科学出版社"十四五"普通高等教育本科规划教材

中医膏方学

苏惠萍　倪　磊　主　编

科学出版社

北京

内 容 简 介

本教材是科学出版社"十四五"普通高等教育本科规划教材之一。介绍了中医膏方学的理论概述、制备实践和临床调治，临床调治部分包含四季膏方、偏颇体质膏方调治和内科、外科、妇科、男科、儿科各系统疾病膏方调治等内容。本教材整合了内服膏方和外用膏方，理论知识与制备实践，四季体质养生与临床疾病治疗，并提供可视化的中医膏方视频学术报告。

本教材为国内中医膏方领域知名专家联合撰写，由中国中医药信息学会膏方分会推荐作为全国中医药膏方行业规划教材供高等院校中医药专业学生、中医药学者及爱好者学习膏方使用。

图书在版编目（CIP）数据

中医膏方学 / 苏惠萍，倪磊主编. —北京：科学出版社，2023.11
科学出版社"十四五"普通高等教育本科规划教材
ISBN 978-7-03-075987-0

Ⅰ. ①中… Ⅱ. ①苏… ②倪… Ⅲ. ①膏剂-方书-中国-高等学校-教材 Ⅳ. ①R289.6

中国国家版本馆 CIP 数据核字（2023）第 127210 号

责任编辑：鲍 燕 / 责任校对：胡小洁
责任印制：徐晓晨 / 封面设计：蓝正设计

科 学 出 版 社 出版
北京东黄城根北街 16 号
邮政编码：100717
http://www.sciencep.com

三河市宏图印务有限公司 印刷
科学出版社发行 各地新华书店经销
*
2023 年 11 月第 一 版 开本：787×1092 1/16
2023 年 11 月第一次印刷 印张：23 1/2
字数：632 000
定价：98.00 元
（如有印装质量问题，我社负责调换）

《中医膏方学》编委会

主　编　苏惠萍　倪　磊
副主编　庞　敏　衷敬柏　李　雁　施　怡　范　磊
编　委　（按姓氏笔画排序）

王丽新　同济大学附属上海市肺科医院

王佑华　上海中医药大学附属龙华医院

刘克勤　太原市中医医院

汤　军　浙江中医药大学附属第一医院

苏惠萍　北京中医药大学东直门医院

李　雁　上海市中医医院

吴剑坤　首都医科大学附属北京中医医院

范　磊　山东中医药大学

林　燕　北京中医药大学东直门医院

庞　敏　辽宁中医药大学附属第二医院

庞　博　中国中医科学院广安门医院

施　怡　北京中医药大学东直门医院

姜　影　北京王府中西医结合医院

倪　磊　北京中医药大学

衷敬柏　中国中医科学院西苑医院

高登鹏　廊坊市中医医院

黄欲晓　中国中医科学院西苑医院

嵇　冰　浙江中医药大学附属湖州中医院

前　言

中医药学是中华文明的瑰宝，为维护人类的健康、民族的繁荣昌盛做出了不可磨灭的贡献。党的二十大报告明确指出要促进中医药传承创新发展，推进健康中国建设，为推动中医药事业发展指明了方向。国务院办公厅印发《"十四五"中医药发展规划》也进一步强调"提升中医药服务能力，充分发挥中医药在治未病、重大疾病治疗、疾病康复中的重要作用，全方位全周期保障人民健康"。新时代背景下，中医学"治未病"思想在养生康复、慢病防治实践中应用广泛，在生命健康全周期服务医学领域中凸显优势，成为中医学传承发展的重要内容之一。

中医膏方历史悠久，历代医家长期医学实践过程使其从理论到应用得以不断发展完善。随着社会的发展、医学的进步及大众健康意识的增强，中医膏方的应用日趋广泛。内服膏方口感优化、易于久服，外用膏方安全可靠、使用便捷，以及膏方养治结合、扶正救偏等特点，使中医膏方在养生保健和慢病防治中更易被大众所接受，充分贯穿于"未病先防、既病防变、病后防复"的临床实践中。为了满足人民群众健康的需求，目前很多中医医疗机构都开设了膏方门诊。这些对中医膏方相关的知识能力提升和人才培养提出了新时代的更高要求，这也是编写《中医膏方学》的意义所在。

中医膏方发展至今，在膏方的处方原则、药物选择、临床应用、制备工艺、加工技术、质量控制等方面已具有明显的学术特色及成熟的技术方法，并在中医基础理论指导下，形成了与中药学、方剂学等中医基础学科及中医临床内、外、妇、儿等各相关学科融合创新的一门新兴学科。《中医膏方学》教材的编写，正是以此为契机，总结完善中医膏方学的理论内涵，并结合古今中医药学家的临床实践，从理法方药到制备工艺，进行了系统的梳理及归纳。本教材分为上篇理论概述、中篇制备实践、下篇临床调治三部分。理论概述主要论述了中医膏方的基本定义、历史源流、理论基础、治则治法及注意事项等内容，使读者可以宏观地了解中医膏方的基本内涵。由于中医膏方具有特定的制备工艺，因此，制备实践成为中医膏方学的重要特色内容之一，制备实践篇章中分别论述了内服膏方和外用膏方的制备加工技术，而且重点内容还有相关的视频链接，以便学习者更容易理解和掌握。临床调治章节内容全面，包括以养生保健常用的四季膏方、偏颇体质调治膏方和以慢病防治为主的膏方应用，涉及内、外、妇、男、儿等多个专科的常见病种，可满足不同专业读者的学习需求，特别是针对每种疾病均有"膏方示例""组方及应用要点""古今膏方"的内容设计，以突出本教材的指导性及实用性。在"古今膏方"中，部分经典膏方涉及穿山甲等国家保护动物特殊药材，本教材对此进行了保留，力争对中医经典处方原汁原味呈现，实际运用中请遵循国家法律法规进行处方用药。

　　本教材编写组主要成员来自全国各大中医院校及临床医院的专家学者，长期从事中医膏方的教学或临床医药工作，具有丰富的理论及实践经验。编写过程中注重理论与实践结合，通过查阅大量古籍文献，全面梳理膏方的理论内容、组方用药，归纳已达共识的工艺技术，并结合现代中医膏方应用特点写出膏方示例。在注重教材的基本知识、基本理论、基本技能的前提下，强调教材的科学性、先进性、实用性，以膏方临床组方的思维训练和膏方制备实践的能力培养，引导完成人才培养高阶性、创新性和挑战度的要求。在此，对《中医膏方学》编写组的各位成员在编写过程中的辛苦付出，表示感谢！

　　由于编写时间及编者水平有限，书中难免存在不足，衷心希望领域的专家学者及各位读者批评指教，以便今后修改提高。

苏惠萍　倪　磊

2023 年 5 月 1 日

目 录

上篇 理 论 概 述

中篇 制 备 实 践

下篇 临 床 调 治

上 篇
理 论 概 述

第一章 绪 论

　　中医膏方学是研究中医膏方的处方原理、配伍规律、加工工艺、储存保管和临床运用的科学。它不仅与中药学、方剂学、中药炮制学、中药制剂学、中医养生学、中医康复学等各学科有密切联系，而且涵盖中医内、外、妇、儿等各科疾病治疗，是中医药学的重要组成部分。中医膏方学的基本理论和相关知识是在中医理论指导下运用中药及其制剂防治疾病的经验总结。中医膏方历史悠久、应用广泛，经过历代医家不断发展完善，已成为高效简便、养治同调、内外结合的中医养生保健和防治疾病的有效方法。

第一节 膏方定义与种类

视频 1-1 膏方概念
解析及认识.mp4

　　中医膏方（Chinese medicinal paste），简称膏方，广义上是指在中医理论指导下，以养生保健或防治疾病为目的，按规定的药物处方以中药饮片为基本原料，或配以基质或辅料，通过制剂工艺加工成膏剂的中药制品。膏，属于丸、散、膏、丹、酒、露、汤、锭八种中医剂型之一。质地上，膏是浓稠物，具有凝而不固、甘美滑腴、滋养膏润的特点，《礼记·内则》记载"脂肥凝者，释者曰膏"。成分上，膏是物之精华，为中药的精粹，"膏"在《正韵》《博雅》中释为"润泽"。膏方按照给药途径，分为内服膏方和外用膏方。膏方，狭义上通常指内服膏方。

一、内 服 膏 方

　　内服膏方（oral paste），又称煎膏剂、膏滋，是用水煎煮饮片，取煎煮液浓缩，或加细料、胶类、炼蜜或糖（或转化糖）等，制成供口服使用的半流体制剂。近代名医秦伯未在《膏方大全》中指出："膏方者，盖煎熬药汁成脂液，而所以营养五脏六腑之枯燥虚弱者也，故俗称膏滋药。"临床上，内服膏方扶正祛邪、养治结合，除了应用于体虚补益的养生方面外，对内、外、妇、儿等各科疾病在祛瘀、化痰、散结等治疗方面也有广泛的应用。根据不同的加工特点和应用人群范围，内服膏方有不同的分类。

（一）清膏与蜜膏

　　膏方制作中糖类是指蜂蜜、冰糖、白糖、红糖、饴糖、替代糖等。根据是否加入糖类，内服膏方可分为清膏和蜜膏。在制作过程中经浓缩达黏稠状态未加入糖类的内服膏方，称为清膏（sugarless paste），清膏最大程度上保留了药材或食材成分萃取后的浓缩物原貌，既可直接食用，也可在此基础上进行加工，成为其他种类膏方的原料。在制作过程中加入糖类的内服膏方，称为蜜膏（sugary paste），不同糖类的选用不仅有利于矫正口味，也可发挥和中、润肺、通便等不同功效。

（二）素膏与荤膏

　　根据是否加入动物胶（如阿胶、龟甲胶等）或动物药（如胎盘、鹿鞭、海马等），内服膏方可分为荤膏和素膏。内服膏方在制作过程中，如果加入动物胶或动物药，称为荤膏（meat paste）；如果没有加入动物胶或动物药，称为素膏（vegetarian paste）。素膏在素食者或小儿人群中应用广泛。

（三）成方膏方与个体膏方

根据应用人群范围，内服膏方可分为成方膏方与个体膏方。

成方膏方是指根据地域和时期的不同情况，针对部分人群的体质或疾病特征，以中医理论为指导辨证论治，结合临床经验组方或依据经典名方，将中药饮片及相关辅料组合一体，按照工艺流程熬制成膏，批量生产以供选用，如琼玉膏、益母草膏、二冬膏、八珍膏、十全大补膏、夏枯草膏、秋梨膏、川贝母枇杷膏、龟苓膏等。此类膏方能够适用部分人群，有明确的保健功能或治疗功效，但此类膏方不能盲目使用，仍需辨证，只有对证才能起到确切的疗效。

个体膏方是指医师根据患者不同的体质和具体临床表现，在中医辨证论治的基础上组方用药并加工而成的膏方。个体膏方一人一方，具有明确的针对性。

二、外 用 膏 方

外用膏方（external paste），也称外敷膏剂、膏药，是以动植物油脂、白蜡、黄蜡、酒、蜂蜜、松香、铅丹、宫粉或凡士林等为基质，加入中药细粉、水煎液、流浸膏等，加热混合搅匀制成供外用的半固体制剂，是中医外治法中常用药物剂型。外用膏方是以中医的整体观念和辨证论治思想为指导，以五脏为中心，结合中医经络理论运用各种不同的方法将药物施于皮肤、孔窍、腧穴等部位，使失去平衡的脏腑阴阳得以重新调整和改善，从而达到防病、治病的目的。外用膏方可用于烧烫伤、扭挫伤、关节炎等急慢性外科疾病，使用时发挥药物消炎防腐、通经活络、行滞祛瘀、祛风散寒等功效；也可将药物施于患者体表特定部位，内病外治，经皮吸收产生整体作用，治疗内、妇、儿等其他各科疾病。按照外用膏方的质地与形态，可分为软膏与硬膏。

（一）软膏

软膏（ointment）是指将原料药物与基质混合制成的常温下半凝固状态的外用制剂。软膏早在春秋战国时期的医籍中即有记载，至今依然广泛使用。传统软膏的加工制作工艺有将药物放入油脂中煎熬提炼而成；将药物粉末与油脂混合调制而成；将含有油脂成分的药物，如蓖麻子、杏仁等，与其他药物粉末混合槌捣而成，又称千槌膏。

软膏因药物在基质中分散状态不同，有溶液型软膏剂和混悬型软膏剂之分。溶液型软膏剂为药物溶解（或共熔）于基质或基质组分中制成的软膏剂；混悬型软膏剂为药物细粉均匀分散于基质中制成的软膏剂。药物粉末含量在25%以上的软膏剂称糊剂。

软膏按照基质的不同，可分为油脂性软膏、水溶性软膏和乳剂基质软膏。其中用乳剂基质制成的软膏又称为乳膏剂，按照油水比例又可以分为水包油（O/W）型乳膏和油包水（W/O）型乳膏。

软膏可直接涂敷于病患局部的皮肤上，也可摊于布或油纸上贴于患处皮肤上，具有润滑、保护和治疗作用。

（二）硬膏

硬膏（hard plaster），又称硬膏药、膏药、膏贴，是由药物与黏性基质制成，摊涂于裱褙材料上，常温下呈固体状态、加热呈半流体状态的外用膏剂，因其质地硬，故称硬膏药。以其加工制作时使用的基质不同，其色有黑、白、红之异，故通常又称黑膏药、白膏药、红膏药。

硬膏是继软膏之后，秦汉时期方士炼丹过程中发明的剂型，其制作工艺较软膏复杂且要求严格。硬膏的成品是将膏药涂在布和纸裱褙等材料上，使用时稍加火烤熔化或加热使其软化后贴敷于患处或穴位。硬膏较软膏效力持久、贴敷牢固，贴敷时间较软膏长。

第二节 膏方学的历史源流

中医膏方有着悠久的历史，是我国中医药学的瑰宝，在中医丸、散、膏、丹、汤、酒、露、锭八大剂型中，膏剂起源早，用途广。膏方大体历经先秦两汉时期、魏晋隋唐时期、宋金元时期、明清时期及近现代5个时期的发展。

一、先秦两汉时期的雏形

关于膏剂外敷的记载，可溯源于先秦古籍《山海经》。书中记载了一种羊脂类膏剂，用于涂擦皮肤，防治皲裂。在东周时期芮国刘家洼遗址的文物考古中，也实物印证了我国古代先民确实已经在使用动物类脂肪外敷皮肤。这种动物类脂肪外敷剂型，可以说是外用膏药的雏形，后来发展为含药可外贴的油脂膏。

长沙马王堆汉墓出土的14种医学方技书中，记有药方的共有4种：分别是《五十二病方》《养生方》《杂疗方》《胎产书》。这些古医书是已发现的我国最古老的医方，在考察我国古代医药学的起源和发展方面，都具有极重要的价值。

帛书《五十二病方》中膏剂有30余方，制作时加用膏糊的做法被称为"膏之"。用膏命名的药物有肪膏、脂膏、久膏、彘膏、猪膏、豹膏、蛇膏等。所治病证多为外伤，即单纯用动物脂肪或以动物脂肪加热提取药物外敷。如《五十二病方》中的"诸伤"，第九治方载："令伤毋般（瘢），取彘膏□衍并冶，傅之。"第十一治方则在肪膏中加药混合使用，"金伤者，以方（肪）膏乌豙（喙）□□皆相合煎，鈲（施）之"。胶的入药在书中出现4次，多是与他药配成剂型应用，如《五十二病方》中的"大待"，"以清煮胶，以涂之"。清即是去滓的甜酒。阿胶尚无外用的记载，至于用的是何种胶仍然有待进一步考证。

《养生方》和《杂疗方》两书中记载用蜜或枣膏制丸的药方。所谓枣膏就是将煮烂的大枣捣成泥状，在《养生方》中又称为"枣脂"。《杂疗方》中也有类似的记载："取巴叔（菽）三，蛇床二，桂、姜各一，蕉荚四，皆治，并合，以蜜若枣膏和，丸之。"

《黄帝内经》保存的13方中，有2方关于膏方的记载。《灵枢·痈疽》记载了豕膏，对发于咽喉之猛疽"化为脓者，泻则合豕膏"，对米疽则"治之以砭石，欲细而长，疏砭之，涂以豕膏"。《灵枢·经筋》记载了马膏，对筋脉弛纵"治之以马膏，膏其急者，以白酒和桂，以涂其缓者"。豕膏、马膏以动物脂肪为膏剂，用于治疗外科疾病。此时尚未见到内服膏方的记载。

最早有完整组方及服用方法，并以"膏药"命名的膏方，见于1972年在甘肃武威县东汉墓出土的《武威汉代医简》。书中有相对完整的3个膏方，即百病膏药方、千金膏药方、妇人膏药方，有完整的组方配伍，既可外摩又可内服，治疗由"恶气"所致的病证。

内服膏方萌芽于东汉末年。张仲景在《金匮要略》中记载的"煎"剂，与现代的膏方制作方法相似，并且以内服为主。如猪膏发煎和大乌头煎，分别用于治疗黄疸和寒疝腹痛，而且有较详细的制作加工方法。"大乌头煎方，乌头大者五枚，熬去皮，不咀，上以水三升，煮取一升，去滓，内蜜二升，煎令水气尽，取二升，强人服七合，弱人服五合，不差，明日更服。"可以看出，这种水煎中药，去药渣继续浓缩药液，最后入蜜，再煎煮蒸发水分使药汁呈半流体状态的加工方法，在制剂上已具有现代膏方加工工艺的雏形。

纵观两汉时期之膏方，总以外敷膏为多，内服膏仅处于雏形时期，记载甚少。

二、魏晋隋唐时期的发展

到了晋代，膏方的运用逐步发展到既可外用以摩病处，又可内服以疗疾病的内外并用之法。《肘后备急方》在"治百病备急丸散膏诸要方"中收载了7首膏剂。其中裴氏五毒神膏、陈元膏、华佗虎骨膏等，兼可外用与内服，药物亦多用附子、细辛、巴豆、乌头等峻猛攻邪之品，受当时服石之风的影响，膏方组成中亦不乏雄黄、朱砂、钟乳石等矿物类药，上述的这些膏剂其作用方向，还是以祛邪疗疾为主。

值得一提的是葛洪的《肘后备急方》中详细记载了黑膏药的加工制备方法"清麻油十三两，菜油亦得，黄丹七两，二物铁铛文火煎，粗湿柳批篦，搅不停，至色黑，加武火，仍以扇扇之，搅不停，烟断绝尽，看渐稠膏成"。油、丹用量"麻油十三两，黄丹七两"，"一丹二油"的用量比例与操作的方法，至今沿用。书中载有以猪脂为基质的膏药方10张，其中有治百病、中风恶气及头面诸疾的"神明白膏"，治疗痹证用的"丹参膏"等。葛氏已将膏药的使用范围扩大到痈疽疮疖及金刃伤之外的周身病证，促进了膏剂的发展。

至南北朝时期，陈延之《小品方》所载的单地黄煎是一首具有补虚作用的方剂，功效是"补虚除热，散乳石、痈疽、疮疖等热"。制备方法记载"生地黄不拘多少，取汁，于铜钵中重汤上煮，勿盖釜，令气得泄。煎去半，更以新布滤绞，去粗滓秽。又煎，令如饧而成"。这是我国最早期的滋补膏方，且提出了收膏完成的膏体性状特征。陶弘景在《本草经集注》记有："疾有宜服丸者，服散者，服汤者，服酒者，服膏煎者，亦兼参用所病之源以为其制耳。"可见膏煎已为内服剂型。此外，《本草经集注》对膏煎的制作也有详尽说明。如"凡合膏，初以苦酒渍取令淹浃，不用多汁，密覆勿泄。云时者，周时也，从今旦至明旦。亦有止一宿者。煮膏，当三上三下，以泄其焦势，令药味得出。上之使匝匝沸仍下之，下之取沸静乃上，宁欲小生。其中有薤白者，以两头微焦黄为候。有白芷、附子者，亦令小黄色也。猪肪勿令经水，腊月弥佳。绞膏亦以新布绞之。若是可服之膏，膏滓亦堪酒煮稍饮之。可摩之膏，膏滓即宜以敷病上，此盖贫野人欲兼尽其力""凡膏中有雄黄、朱砂辈，皆别捣细研如面，须绞膏竟乃投中，以物疾搅，至于凝强，勿使沉聚在下不调也。有水银者，于凝膏中研令消散，有胡粉亦尔"。《本草经集注》对于内服与外用膏的制作工艺、药物炮制处理、煎煮火候、入药时机、注意事项等都有详细记载，并提出熬膏后的药渣外敷的使用方法，对于膏方的现代制作和使用仍有启发意义。

外用膏方面，《刘涓子鬼遗方》记载外用膏药方79张，将膏剂称作"薄""贴""膏"，其中称"薄"者3方，称"贴"者3方，称"膏"者73方，皆是软膏。如青龙膏"上四味于铜器中，猛火投之，磨细末，乃合猪脂捣一千杵"。此时期外用膏的治疗范围，仍以痈疽疮疖等外科疾病为主。

至隋唐时期，内服膏方仍多称为"煎"，也有"膏"的称谓。唐代孙思邈的《备急千金要方》中的"煎"方，如卷十六的地黄煎就是滋养胃阴、清解虚热的膏方。地黄煎的组成有地黄汁、茯神、知母、萎蕤、瓜蒌根、竹沥、生姜汁、生白蜜、生地骨皮、石膏、生麦冬汁。方后除有详细的煎服法外，还有制法与服法的时机，不宜作膏时作散服之，其他还有苏子煎、金水膏等，如"以水一斗二升先煮诸药，取汁三升，去滓，下竹沥、地黄、麦门冬汁，微火煎四五沸，下蜜姜汁，微火煎取六升。初服四合，日三夜一，加至六七合。四月五月作散服之"。王焘《外台秘要》中载有"古今诸家煎方六首"，有广济阿魏药煎方、鹿角胶煎、蒜煎方、地黄煎、小品单地黄煎、近效地黄煎，均是滋补强壮之剂。

此时期典籍中记载的内服与外用膏方数量乃前朝未有，应用范围也扩大至内、外、妇、儿、五官、皮肤等各科，不仅用于已病的治疗，亦用于未病的预防。

三、宋金元时期的成熟

宋金元时期，膏方逐步走向成熟，用途也日趋广泛。

宋代除官办的和剂药局外，民间药商亦很活跃，大大推进了膏剂和中成药的发展。《太平惠民和剂局方》《圣济总录》等大型官修方书中收录了大量膏方。宋代膏剂制备方法也逐渐完善，或煎清膏，或用蜂蜜收膏，而猪脂已较少使用。如《御药院方》卷六记载的太和膏，制法中有"膏成滴水中凝结不散"的记载，已与现代膏方制作工艺要求的"滴水成珠"接近。"煎"剂逐渐为"膏"的称呼所替代，故该时期内服膏方在命名上"煎"与"膏"往往并用。《圣济总录》中瓜蒌根膏、酸枣仁煎方、生地黄煎方，基本上与唐代煎方名称类同。

《太平圣惠方》是历代膏方记载最多的官修方书，仅外用的软、硬膏药就有百余方之多。宋代膏药虽然以治外科病为主，但较唐代显著发展的是膏剂已广泛地应用于骨伤科。《圣济总录·伤折》中有"接骨膏""接骨桂芸膏""续筋膏"等接骨续筋药方。方中用药多用狗脊骨、狗头骨、虎头骨、雄鸡、土鳖虫、自然铜等动物类、虫类和矿物类药。外用膏内病外治的临床使用范围逐步扩大，在内科方面，《太平圣惠方》中有"神验摩风膏"治血脉不宣通，腹内百病；"摩风膏"治胁下积聚如杯者，摩之涂之即瘥。在妇科方面，用"如圣膏"贴足心，治难产和死胎不下。《妇科良方》中载有用"阿魏膏"治一切痞块，是后世用膏敷法治疗癥瘕积聚的开端。在儿科方面，用"蛇蜕膏"治小儿囟门不合。用膏剂外敷治疗传染病已见端倪，《圣济总录》用"扼虎膏"贴虎口治疗痎疟。关于外用膏的名称，此时只称膏，不再称"薄"和"贴"。

至金元时期李杲的清空膏，朱丹溪的润肺膏、参术膏等开始以"膏"命名，"膏"的称呼开始取代"煎"的记载。同时，膏方在治疗方面也向多样化的方向发展，扩大了膏方治病的范围。内服膏方开始确立了兼具补益和治疗作用的特点。如《世医得效方》治消渴的地黄膏，《太平圣惠方》中的神仙服黄精膏、神仙茯苓膏、枸杞煎等。值得一提的是，《饮膳正要》收载的膏滋剂，如荔枝膏、牛髓膏子、羊蜜膏等，亦食亦药，拓展了膏方的应用范围。

宋金元时期中具有代表性的方书中所收载的内服膏剂，以滋补强壮、延年益寿者开始增多。外用膏除用于外科、骨伤、皮肤病等病证的治疗，也用于内、妇、儿、五官、传染病等内科病证，扩大了外用膏方的应用范畴。

四、明清时期的兴盛

明清时期，中药成方制剂有了较大发展，膏方发展也进入兴盛阶段，制剂工艺已基本成熟且固定。

明代缪希雍《先醒斋医学广笔记》曰："膏者，熬成稠膏也。"明代倪朱谟所著《本草汇言》中有膏滋的详细制备方法。此时期，膏方的应用范围也得到相应的扩大，出现了理脾调中化湿膏、清热养肝和络膏等补泻兼施的综合调理类的膏方。记载成药膏方的著作也颇多，膏方已成为临床治疗疾病的常用手段，膏剂名方迭现，其中许多膏方沿用至今，如龟鹿二仙膏、琼玉膏、霞天膏等。明代《奇效良方》汇集的膏方甚多，如补精膏、黄精膏。各方之后所附内服膏方制作法，一般用水多次煎熬，浓缩药液，最后加蜂蜜等成膏。

外用膏的发展亦在继承前人基础上有深远发展，陈实功《外科正宗》中载膏方 26 张，有陈氏自创者，有继承前人者，也有在继承的基础上加以改进者，其膏方影响较大，大多沿用至今。汪机《外科理例》中有膏药方 11 张。同时代的薛己、李梃、王肯堂等也都善于用膏剂治病。清代《慈禧光绪医方选议》共收内服膏方 28 首。

清代祁坤《外科大成》载"绀珠膏"既可内服，又可外敷，用于治疗痈疽、痈疮、内疽、鹅掌风、风寒湿痹、风寒咳嗽、头痛，以及内、外、皮肤科 7 种疾病。《医宗金鉴·外科心法要诀》载膏药方 22 张，以软膏为多，多用麻油、黄蜡、白蜡、醋、酒、牛皮胶、水、松香为基质，猪脂已很少使用。

明清时期膏方多以"××膏"的方式命名，膏方的用药也由简到繁。如两仪膏、代参膏、益母草膏、茯苓膏等膏方多一二味药，至晚清膏方用药则多达二三十味，有的甚至更多，对后世膏方配伍起到重要的借鉴作用。

此时期医家在总结前人经验的基础上，进一步探讨膏方的理论机制。徐灵胎在《医学源流论》"薄贴论"中则论"今所用之膏药，古人谓之薄贴。其用大端有二：一以治表，一以治里。治表者如呼脓去腐，止痛生肌，并遮风护肉之类，其膏宜轻薄而日换，此理人所易知；治里者，或驱风寒，或和气血，或消痰痞，或壮筋骨，其方甚多。药亦随病加减，其膏宜重厚而久贴，此理人所难知。何也？盖人之疾病，由外以入内，其流行于经络脏腑者，必服药乃能驱之。若其病既有定所，在皮肤筋骨之间，可按而得者，用膏贴之，闭塞其气，使药性从毛孔而入其腠理，通经贯络，或提而出之，或攻而散之，较之服药尤有力，此至妙之法也。故凡病之气聚血结而有形者，薄贴之法为良"。其后《理瀹骈文》对膏方的治病机制、配制工艺、应用方法等均有详细的论述。书中明确指出"膏方取法，不外于汤丸，凡汤丸之有效者皆可熬膏""外治之理，即内治之理；外治之药，亦即内治之药，所异者法耳"。该书将内外二法融会贯通，颇具特色。

五、近现代的创新

近现代以来，中医膏方随着中医的振兴而得到迅速发展。人们结合现代科学技术研究膏方，为膏方的科学应用提供了依据。现代中药制剂设备的运用也使膏方的制作更加简便快捷，利于推广使用。在秉承先辈经验基础上，许多膏方专著相继面世。如 1928 年秦伯未出版《膏方大全》，1938 年出版《谦斋膏方案》。目前除市售成方膏方外，越来越多的民众选择经医生辨证定制的个体膏方。

随着科学技术的发展，外用膏药的生产设备和制作工艺不断升级，膏药提取与炼油器、膏药生产取合装置等适用于批量生产的设备都已研制成功并投入使用，生产质量较以往有了显著提高。

综上所述，中医膏方学是在历代医家广泛实践基础上，不断发展成熟的一门学科。展望未来，中医膏方学的独特优势将会进一步得到发挥，必将取得更大的成就，对人类的健康做出新的贡献。

第三节　中医膏方的理论基础

一、膏方与中医理论

膏方处方时，医师需望闻问切，四诊合参，在辨别证候的基础上，综合患者的既往疾病和体质特点，拟定治则和治法，进而选方用药。过程中须综合中医各科知识，在中医整体观念的基础上将辨证、辨病、辨体相结合。

如外用膏方调治中，通过经络运行气血、联络脏腑肢节的功能，使药物能够加速透过皮肤并作用于全身各脏腑经脉。《灵枢·海论》云："十二经脉者，内属于腑脏，外络于肢节"。外用膏方贴敷于某些特定的穴位，直接作用于人体经络系统，通过局部的吸收、透入和经络的传导、转输，从而激发调节经络之气和脏腑功能，疏通经络气血，纠正阴阳偏盛偏衰，达到祛除病邪和防病治病的目的。

外用膏方具有"拔""截""提""攻"之功效，作用于病变局部，可以起到消肿、拔毒、止痛、生肌、收口等治疗作用。清代吴尚先所著《理瀹骈文》对外用膏方的作用机制用"截""拔"

二字加以概括:"凡病所结聚之处,拔之则病自出,无深入内陷之患;病所经由之处,截之则邪自断,无妄行传变之虞。"如阳性疮疖疔多半集聚于皮下,使用"拔毒膏"既可拔脓又可散瘀,使病邪自去。

在针对病证干预的同时,中医内服与外用膏方治疗强调祛邪扶正、调理气血阴阳,通过纠正人体阴阳气血的失衡,以求"阴平阳秘,精神乃治"。

二、膏方与中医养生

膏方在中医养生方面的应用主要体现在以下三方面。

1. 防病治病

中医学认为"正气存内,邪不可干"。膏方根据患者体质调整气血阴阳,匡扶正气,体现出其防病的功效。对于慢性疾病,膏方的防病、治病作用尤为突出。

2. 补虚强身

急性疾病和重大疾病的恢复期,慢性消耗性疾病,以及术后、产后,或素体气血不足、五脏亏损的亚健康人群,往往正气虚弱,气血不足,脏腑亏损,阴阳失衡。膏方利用中药的偏性和功效,可以调补气血,调节脏腑功能,补虚强身,平衡阴阳,从而促进康复和减少疾病。

3. 抗衰延年

衰老是随年龄增加而脏腑功能低下,气血衰退,肌肤腠理失去濡养所致。膏方调补气血,调节脏腑,填精补髓,补益先后天之本,内外同调,可以起到延年益寿,抗衰老的作用。

三、内服膏方与时令进补

临床上膏方的具体服法,一是要根据患者的病情决定;二是要考虑患者的体质、应时的季节、气候、地理条件等因素,做到因人、因时、因地制宜。一般来说,服用冬季进补膏方多由冬至即"一九"开始,至"九九"结束。冬天为封藏的季节,滋补为主的膏方容易被机体吸收储藏,所以冬令是服用补益类膏方的最佳季节。以治疗疾病为主的调治膏方可视病情需要,根据不同时令特点随季节处方。

四、外用膏方与透皮吸收

外用膏方贴近皮肤,通彻于腠理之中,将药物的气味透达经络,传入脏腑,以调节脏腑气血阴阳,扶正祛邪,从而治愈疾病。其有效成分主要通过腠理进入人体,不仅能透过皮、毛、孔、窍达到局部治疗作用,还可以起到祛风散寒、调和气血、消痰痞、壮筋骨、通经络、祛风湿等全身治疗作用。因此外用膏方的透皮吸收率是决定其临床疗效的关键因素。

外用膏方入体途径主要包括表皮途径和附属器途径。表皮途径是指药物透过表皮角质层进入活性表皮,扩散至真皮,被毛细血管吸收进入体循环的途径,它是药物经皮吸收的主要途径。表皮途径又可分为跨细胞途径和细胞间途径,前者药物穿过角质层细胞到达活性表皮,后者药物通过跨细胞途径时需经多次亲水/亲脂环境的分配过程,所以跨细胞途径在表皮途径中只占极小的一部分。药物分子主要通过细胞间途径进入活性表皮,继而被吸收进入体循环。附属器途径是指药物通过皮肤附属器吸收,即通过毛囊、皮脂腺和汗腺吸收。外用膏方药物成分通过皮肤附属器的穿透速度要比表皮途径快,但皮肤附属器在皮肤表面所占的面积只有 0.1%左右,因此不是药物经皮吸收的主要途径。当外用膏方药物成分开始渗透时,首先通过皮肤附属器途径被吸收,当药物通过表皮途径到达血液循环后,外用膏方药物成分经皮渗透达稳态,则附属器途径的作用可被忽略。但对于一些离子型药物及水溶性的大分子，由于难以通过富含类脂的角质层，表皮途径的渗透速率很低，因此附属器途径吸收是很重要的。

外用膏方透皮吸收主要有释放、穿透和吸收三个步骤，即药物从基质中释放出来扩散到皮肤或黏膜上；药物成分透过表皮进入真皮层及皮下组织，起到局部治疗作用；药物成分透入皮肤或与黏膜接触后经血管、淋巴管进入体循环而产生全身作用。

因此，外用透皮治疗具有一定优势，如外用膏方透皮吸收可以绕过肝脏的首过效应；避免药物受胃肠 pH 或酶的破坏；避免刺激性大的药物对胃黏膜的刺激；释药速度缓慢，延长作用时间，维持稳定持久的血药浓度，减少用药次数；降低内服药物毒性和不良反应。

（范　磊、苏惠萍）

第二章　膏方常用治则治法与处方基本内容

第一节　膏方常用治则

治则，是治疗疾病时所必须遵循的基本原则。它是在整体观念和辨证论治思想指导下而制定的治疗疾病的准绳，对临床立法、处方、用药等具有普遍的指导意义。中医学治疗疾病的主导思想是治病求本，在此思想的指导下，中医基本治疗法则的主要内容包括正治与反治、治标与治本、扶正与祛邪、调整阴阳、调理精气血津液、三因制宜等。

膏方的处方是医师根据患者体质不同与病情的需要，按照中医学的理法方药原则拟就的。由于医师在处方时要综合考虑膏方既"疗疾"又"补虚"的双重性，内服膏方服用时间较长，因此膏方的常用治则有调治求本、把握阴阳，五味合化、以平为期，调补五脏、独重脾肾，动静结合、补而勿滞，补泻兼施、攻补相宜，调和气血、贵在流通，因人制宜、养治结合，形神共养、祛病延年。

一、调治求本，把握阴阳

掌握疾病的标本，就能分清主次，抓住治疗的关键，有利于从复杂的疾病矛盾中找出和处理其主要矛盾或矛盾的主要方面。内服膏方多用于治疗慢性疾病、急性病的恢复期，或者调养虚弱体质。缓则治其本，在暂无急重病证的情况下，着眼于疾病本质的治疗，本病得治，标病自然也随之而去。因此，膏方调治疾病须辨证准确，把握关键病机，探求疾病之本，方能奏效。

中医理论认为，任何疾病的发生发展过程都是由于致病因素作用于人体，引起机体阴阳偏盛偏衰，脏腑经络功能失调的结果。中药防病治病的基本作用，不外祛邪去因，扶正固本，协调脏腑经络功能，从而纠正阴阳偏盛偏衰，使机体恢复到阴平阳秘的正常状态。

因此，膏方处方注重对患者脏腑气血阴阳的综合调治，"谨察阴阳所在而调之，以平为期"（《素问·至真要大论》），从而使人体精充神安、气畅血通。古今善用膏方的名医大家拟定膏方处方时，往往调补与治病并施，寓攻于补、补攻兼施，达到纠正阴阳、脏腑、气血偏盛偏衰的目的，机体阴平阳秘则气血调和，脏腑健旺。

二、五味合化，以平为期

《素问·至真要大论》云："辛甘发散为阳，酸苦涌泄为阴。"其后历代医家通过不断实践和总结，将五味药性理论发展为五味合化配伍理论。五味即酸、苦、甘、辛、咸五种药性，合有集合、配合之意，化即转化、变化之谓。五味合化即酸、苦、甘、辛、咸五种药性配伍化合出新的功用，包括辛甘合用以化阳、酸甘同用以化阴、辛开苦降以调和中焦胃气、苦咸相伍泻热而存阴等。

辛甘化阳：辛味、甘味在属性上同属于阳，故辛味药与甘味药相配伍，则辛能助甘益气行血，甘能使辛散而不过，可共奏化生阳气、透阳外达之效。如证因阳气随汗而脱，心阳不足，心失温煦而见心悸不宁，《伤寒论》以辛温之桂枝配以甘味之甘草，即成桂枝甘草汤，辛甘合化温通心阳之功，心阳虚得温补，故心悸可愈。此外，膏方需长期服用，也应考虑到辛甘化阳中辛味药用量，过于辛窜则膏方口感降低，难于入口。

酸甘化阴：酸能收、能涩，有收敛固涩作用，甘能补、能和、能缓，有补虚和中、调和药性、缓急止痛的作用。酸甘化阴是众多养阴法之一，其不同在于酸甘化阴是利用药物的相互作用来调动机体自身的修复能力，并非单纯的补充津液。如芍药甘草汤治疗过汗伤及阴津，筋脉失养所致的脚挛急，即为酸甘化阴配伍的经典范例。方中以酸味药芍药配以甘味药甘草和营生津养血，补中滋养胃阴，一敛一滋，两药合用协同化生阴液，令阴血复而筋得所养，则脚挛急自解。再如虚劳病酸枣仁汤证，属血虚成劳之虚烦不眠，以酸味之酸枣仁配伍甘味之甘草、茯苓，酸甘合化滋生阴血，养心安神。

辛开苦降：辛可升发行散，苦能降泄通利。辛热药与苦寒药配合，一辛一苦，一寒一热，一薄一厚，一阳一阴，相伍使用，升散之中寓通泄，通泄之中寄升散，清热而不患寒，散寒而不忧热，两者相反相成，平衡阴阳，斡旋气机，多可用于错杂之证。如半夏泻心汤所治之痞证方中辛味药干姜、半夏等，味辛能散，可宣通气机，祛痰化湿；苦味药黄连、黄芩等，味苦主降，能泻热和胃，消除痞满。用辛味宣开之功合苦味通降之效，两味相合，可令通中有降，泄中有开，使气机调畅，升降如常，进而达到通畅中焦气机、平调寒热、除虚消痞的作用。

苦咸泻热：苦味药和咸味药多具有寒凉性质，同属于阴，苦能泄、能燥、能坚，咸能软、能下，故而苦咸合用可通下泻热。《伤寒杂病论》苦咸配伍的承气类方大承气汤中，大黄苦寒攻下，泻热通便；芒硝咸寒软坚，泻热通便。

《素问·至真要大论》云"谨察阴阳所在而调之，以平为期"；又"皆随胜气，安其屈伏，无问其数，以平为期，此其道也"。以平为期即是指根据正邪的盛衰，斟酌阴阳之虚实，用相应的方法调整人体功能，以达到平和、协调、稳定的状态。膏方多属大方、复方范畴，处方时不应堆砌药物，而应遵守合化五味的规则，不偏不倚，祛邪补虚，使人体达到平和状态。

三、调补五脏，独重脾肾

确立膏方治则时，调补五脏的重点在于补脾肾二脏。肾为先天之本，脾为后天之本，补先天以充养后天，补后天以滋养先天。膏方进补，扶元匡赢，必须经过脾胃的受纳运化，方能被消化吸收而发挥作用，"脾执中央以灌四旁"，故"虚则补之，损者益之"，膏方若用于补益，其药效必赖脾土而后生，因此，强调膏方扶赢补益，当以扶脾为先。肾为先天之本、性命之根，脏腑功能之发挥赖肾气之推动。服用膏方者多为患有慢性疾病的中老年人、先天不足的小儿，或者体质虚弱之人，需补肾以强壮体质，补肾中之阴，可起到滋水涵木作用，补肾中之阳，可起到补火暖土之功。

四、动静结合，补而勿滞

明清以来，内服膏方应用逐渐偏重于补益，虚则补之。补益药是内服膏方重要的组成部分，但大多补益药属厚味滋腻之"静药"，若素有脾运不健者，易使脾胃运化受阻。脾胃是后天之本，再好的膏滋之品，如果脾胃功能差，不能很好地消化吸收，补益作用就会大大削弱，还会产生积滞不消、助湿生痰、气机壅滞的不良反应，如胃脘胀满、食欲不振等。因此，在内服膏方组方施药时应考虑配伍芳香健脾、助运开胃、辛香行气之品，苍术、白术、陈皮、砂仁、枳壳、佛手、香橼、茯苓等均为常用之品。这些药具有走窜流动之性，属于"动药"，能起到补而不滞的作用。一料好膏方，药物组方配伍上"动静"结合，主次有序，则有利于脾胃健运，精气血化生，药物得以运化，膏方才能发挥出应有的功效。

五、补泻兼施，攻补相宜

膏方组方时应遵循补泻兼施、攻补相宜的治则。对于里实正虚之证，不攻则里实不去，泻实则正气更伤；不补则正虚无救，补虚则里实愈坚。唯用补泻兼施之法，方能攻不伤正，补不助邪，各得其所。如里实便秘而兼阴液大亏者，可以大黄、枳实配伍玄参、生地黄、麦冬等益阴增液；若兼气血两虚者，可配以黄芪、当归等补益气血。

但应注意的是，内服膏方需长期服用，应考量患者的体质、年龄、是否有慢性疾病等，宜益中兼以祛邪，不能峻攻、猛攻造成正气损伤，攻邪太过则有"虚虚"之嫌。但若认为膏方纯补无泻，一味地扶正固本、益气养血，标实不分，则实邪难除，扶正太多恐患"实实"之误。

六、调和气血，贵在流通

气和血，是构成人体的基本物质，也是人体各种生理活动的物质基础。《素问·调经论》云"人之所有者，血与气耳"，若"气血不和"则"百病乃变化而生"。气的失常，主要包括两个方面：一是气的生化不足或耗散太过，形成气虚的病理状态。二是气的某些功能减退及气的运动失常，出现气滞、气逆、气陷、气闭或气脱等气机失调的病理变化。血的失常，一是因血液的生成不足或耗损太过，致血的濡养功能减弱而引起的血虚；二是血液运行失常而出现的血瘀、出血等病理变化。

气属阳，无形而善动，主司温煦、推动等作用；血属阴，有形而多静，具有营养、滋润等功效，所谓"气主煦之，血主濡之"，"气为血之帅，血为气之母"，气与血在生理上密切相关，在病理上则相互影响。《素问·举痛论》云："百病生于气也。"气血不和是疾病发生的基本病机，调和气血是治疗疾病的基本原则。

临床可通过辨证论治运用膏方来调理气血，如气虚者可以培补元气、补气健脾；阳虚者可甘温养阳；阴虚者可以甘寒养阴；血虚者可健脾补血；痰湿者可健脾化湿、化痰消积；湿热者可分消湿热、清泄伏火；瘀血者可活血祛瘀、疏通经络；气郁者可调畅气机、理气开郁；特禀质可益气固表、养血消风。调和气血，贵在流通，旨在使周身气血流通，生化有源，防微杜渐，达到气血充沛、精力旺盛的目的。

七、因人制宜，养治结合

"人以天地之气生"（《素问·宝命全形论》），自然界天地阴阳之气的运动变化与人体息息相通，因此人的生理活动、病理变化必然受着诸如时令气候节律、地域环境等因素的影响。患者的性别、年龄、体质等个体差异，也对疾病的发生、发展与转归产生一定的影响。因此，在治疗疾病时，就必须根据这些具体因素做出分析，区别对待，从而制订出适宜的治法与方药，即所谓因时、因地和因人制宜，也是治疗疾病所必须遵循的基本原则。

定制膏方，一人一方，针对性强，不同人群因年龄、性别、性情、劳逸、起居环境、先天禀赋、后天调养等不同而有体质上的差异，选择不同药物可使膏方产生不同的效果，故用定制膏方当因人而异。医师根据患者不同体质特点和病情，不同症状、体征进行详细诊察与辨证，望、闻、问、切四诊参合，结合气候季节特点从整体出发，辨证择药配伍施膏养治结合，充分体现了因时、因地、因人制宜的个体化处方原则。

八、形神共养，祛病延年

膏方组方治疗疾病、调理体质需注重形神共养。《素问·上古天真论》云："上古之人，其知道者，法于阴阳，和于术数，食饮有节，起居有常，不妄作劳，故能形与神俱，而尽终其天年，度百岁乃去。""形"是指人的形体结构，包括皮肉、筋骨、脏腑、脉络及精血等，它是构成人体生命活动的物质基础。形健则神旺。水谷精气充盛、气血运行畅通，是神正常活动的前提。精神意识活动由人体五脏产生，并藏于五脏之中，神的一切运动变化依赖于后天水谷精气的滋养。形是神的藏舍之处，神是形的生命主宰，形神合一是生命存在的基础。"动以养形，静以养神"，方法虽异，但目的均是促进机体气血畅通、脏腑调和，达到形神共养、阴平阳秘，从而维持生命健康，祛病疗疾，延年益寿。

第二节　膏方常用治法

治法的沿革历史悠久，内容也极为丰富。《素问·阴阳应象大论》首先提出"阳病治阴，阴病治阳"的基本治则，并针对病位、病性、病情提出"其在皮者，汗而发之""其高者，因而越之；其下者，引而竭之；中满者，泻之于内""寒者热之，热者寒之，温者清之""实者泻之，虚者补之""结者散之""逸者行之""急者缓之""惊者平之"等治疗大法。继《黄帝内经》之后，历代医家在长期的医疗实践中制订了众多治法，逐渐形成治疗体系，内容丰富。清代程钟龄将诸法系统地概括为"八法"，谓"论病之原，以内伤、外感四字括之。论病之情，则以寒、热、虚、实、表、里、阴、阳八字统之。而论治病之方，则又以汗、和、下、消、吐、清、温、补八法尽之"。

膏方分外治与内治两类，《理瀹骈文》云："外治之理，即内治之理；外治之药，亦即内治之药，所异者法耳。"膏方处方重在立法，以辨证论治，不言膏药分类，根据用药八法，可以归纳为以下各类。

一、补　　法

补法即指通过补益、滋养人体气血阴阳，或调补脏腑功能，用于因气、血、阴、阳不足或脏腑虚弱所引起的虚证的治法。《素问·三部九候论》中"虚则补之""损者益之""劳者温之"，以及《素问·阴阳应象大论》中"形不足者，温之以气，精不足者，补之以味"是本法最早的理论依据。

由于虚证不外气、血、阴、阳之不足，补法则有补气、补血、补阴、补阳及气血双补、阴阳并补几类，因此，补法是内服膏方最常用的治法。补法代表膏方有"大补阴膏""龟鹿二仙膏""两仪膏"等。

二、和　　法

和法是通过和解与调和作用，以疏解邪气、调整脏腑功能的治法。此法的特点是作用缓和，照顾全面，应用较广泛，适应的证情比较复杂。和法不同于汗、吐、下三种治法以专事攻邪为目的，也不同于补法以专补正气为目的，而是通过缓和的手段以解除外邪，通过调盈济虚、平亢扶卑以恢复脏腑功能的协调。

因膏方常用大方、复方，擅长调理复杂病证，故和法是膏方的常用重要治法之一。和法代表膏方有"调肝和胃膏""天麻膏""防风补煎"等。

三、温　　法

温法是通过温里、祛寒、回阳、通脉等作用，以消除脏腑经络间寒邪的治法，《素问·至真要大论》中"寒者热之""治寒以热"是本法的理论依据。

温法主要有温中散寒、回阳救逆、温经散寒三类。膏方中常用的温法是温中散寒与温经散寒法，温中散寒法适用于中焦寒证，温经散寒法主治寒凝经脉证。寒病的发生与阳气的关系最为密切，故本法常与补法中的温补阳气法结合使用。温法代表膏方有"二物大乌头煎""茱萸煎""御寒暖胃膏""塌气藁膏"等。

四、清　　法

清法是指通过清热凉血，泻火解毒等作用，以清除体内温热火毒之邪，治疗里热证的治法。《素问·至真要大论》中"热者寒之""温者清之""治热以寒"是本法的理论依据。里热证多为外邪入里化热或五志过极化火所致。里热涉及温热病、火毒证、湿热病、暑热证、虚热证等多种病证，发病也有卫分、气分、营分、血分不同阶段，病位也涉及不同脏腑，因此清法有清热泻火（清气分热）、清营凉血、清热解毒、清脏腑热、清热祛暑、清热祛湿、清虚热等多种具体治法。

使用清法时，内服膏方用药不宜过于苦寒，亦不可长期服用，以免苦寒败胃；外用膏方则擅于清热解毒。清法代表膏方有"黄连膏""通淋膏""犀栀膏""导赤泻心膏"等。

五、消　　法

消法即通过消导食积、消痞化癥、消痰祛湿、行气散滞、活血化瘀、消疳杀虫、消疮散痈等作用，消除体内因气、血、痰、水、虫、食等久积而成的有形之痞结癥块的治法。《素问·至真要大论》中"坚者削之""结者散之""逸者行之"为本法的理论依据。消法以渐消缓散为特点，适用于逐渐形成的有形实邪。积滞痞块的形成主因有食积、气滞、血瘀、痰阻、湿聚等不同侧重，消法则有消导食积、消痞化癥、消痰祛湿、行气散滞、活血化瘀、消疳杀虫、消疮散痈等区别。

内服膏方用消法可消导食积、消痞化癥、消痰祛湿、行气散滞、活血化瘀；外用膏方用消法可消导食积、活血化瘀、消疮散痈。消法代表膏方有"定喘膏""万应膏""如意金黄膏"等。

六、下　　法

下法即通过泻下通便，使积聚体内的宿食、燥屎、冷积、瘀血、水饮等有形实邪排出体外的治法。《素问·至真要大论》中"其下者，引而竭之""中满者，泻之于内"是本法最早的理论根据。下法适用于里实证，因病邪有积滞、水饮、瘀血之不同，病性有寒、热之异，人体有强、弱之别，病势有急、缓之殊，所以下法有寒下、温下、润下、逐痰、逐水、逐瘀及攻补兼施的区别。

内服与外用膏方使用下法时应掌握用量与服用时间，不宜长期服用，中病即止，否则易伤正气。下法代表膏方有"腑行膏""丹参赤膏"等。

第三节　中医膏方处方的基本内容

内服膏方与外用膏方处方的基本内容有所不同，分别论述如下。

一、内服膏方

因内服膏方服用时间长，医师必须深思熟虑，立法力求平稳，不能稍有偏差，必须掌握膏方的处方方法。

（一）组成要素

1. 饮片

膏方中药物的主体是中药饮片（ordinary herbs）。医师通过望、闻、问、切辨证分析后，根据患者的不同体质与证候的需要，进行药物的配伍组方。膏方中药饮片的药量为汤剂处方的 10~20 倍，多为 15 倍，可根据服用的时间长短而相应增减。膏方处方时，一般既要考虑"治病"，又要兼顾"保健"；既要"疗疾"，又要"补益"。

总体来说，膏滋处方中选择中药饮片时，有以下 6 个注意事项。

（1）配伍处方时应选择质量好的药材，才能保证膏方发挥最佳的药效。

（2）因需要服用的时间较长，因此处方时应避免药量不足，出膏较少，服用时间过短而使药效不达；当然也应注意辨证论治，避免处方品种过多、总量过大造成矢不中的、药材资源的浪费和膏方费用的增加。

（3）在辨证论治基础上，尽量选择出膏量高的药物，如茯苓、粉葛、山药等，并可将此类含淀粉量高或者含油质较多的药物打成极细粉过筛，在收膏时加入，有利于膏方赋形。

（4）因膏方需要长期服用，应尽量保持口感的适宜，应避免使用腥臭气味较重的药物，如五灵脂、鱼腥草等。

（5）尽量少用或者不用有毒、有刺激性或者攻下峻猛的中药，如牵牛子、甘遂、芫花之类。

（6）基本不用使君子、雷丸等驱虫药和涌吐类药。

2. 细料

为了体现补益和保健等功效，膏方处方中除了含有一般常用中药以外，通常配伍参茸类或其他贵重中药材，这些药物称为细料（valued herbs）或贵细药材。细料常常作为补益强身功效的重要组成部分。为了避免浪费，膏方中细料需要单独加工处理。

3. 胶类

胶类（medical gelatin）是以动物的皮、骨、甲、角、肉等为原料，用水煎煮，去渣取汁，浓缩而成的胶状物质。它在常温时呈半透明的固体制品，加热则熔化，能溶于水，形成胶体溶液，也可溶于乙醇及有机溶剂。胶类有动物蛋白质特有的气味，经充分干燥后，在密闭容器内可久储不坏，供内服之用。胶剂按处方组成药味不同，有单纯用一种或一种以上的动物性药物，或另加其他药料制成。

常用的动物类胶有阿胶、鹿角胶、龟甲胶、鳖甲胶、黄明胶等。常用的植物类胶有桃胶、琼脂等。动物类胶入膏剂前需打碎烊化，或者打粉用黄酒烊化后加入其中用于收膏。植物类胶则浸泡加热炖化后，于收膏前加入清膏中收膏。

4. 糖类

糖类（sugar/sugar substitute）包括蜂蜜、冰糖、红糖、饴糖、白砂糖、替代糖等。糖类物质不仅能掩盖药物的苦味，调节膏方口感，而且部分糖类具有补益缓中作用，还可使膏体增稠，有助于膏方的固定成形和保存。在膏滋方配伍时既可单用糖、单用蜂蜜或者单用替代糖，也可视需要糖与蜂蜜并用。各种糖在品质和功效上有所差异，应根据辨证需要选择。

5. 辅料

膏方常需选配辅料（auxiliary herbs），辅料可改善膏滋方口味，增加膏滋方固体成分，并具有良好的补益作用。膏方中常用的辅料有黄酒、黑芝麻、核桃仁、大枣等。

黄酒是膏滋加工中常用的辅料，黄酒的性味甘、辛，具有活血通络、推动药势、温阳散寒、矫味矫臭等功效，并且酒又是良好的有机溶媒。因此，用酒浸泡动物类胶不仅可以降低各种动物类胶的腥膻气味，而且可以加强药物在体内的运化吸收作用。

黄酒用于浸泡阿胶、鹿角胶、龟甲胶、鳖甲胶等动物类胶，胶类与黄酒的比例一般是 2∶1 或 1∶1，即 300 克胶剂用 150～300 毫升黄酒浸泡。在收膏之前，可以预先将动物类胶敲成小碎块或研磨成粗粉，用黄酒浸泡 30～60 分钟，使之软化，再隔水加热将胶炖烊，趁热和入药汁中共同收膏。

其他辅料，诸如黑芝麻、核桃仁宜炒香碾碎，大枣要煮熟后去皮、去核碾成泥状。此类辅料常是药食两用的中药，有温补脾肾或润肠通便等功效，并可增加膏滋方的口感。

（二）配伍原则

制订膏方应注重针对性，针对患者的疾病、性质和体质类型，经辨证后配方制膏。若能一人一方，量体用药，则能收到更好疗效。另外，膏方中多含补益气血阴阳的药物，其性黏腻难化，若不顾实际情况，一味纯补峻补，妨碍气血，脏腑或经络失和，无益健康。所以，配伍用药至为重要，组方时尤应注意如下几个方面。

1. 重视医案，辨证施治

膏方不仅是滋补强壮的药品，更是治疗慢性疾病的最佳剂型。所以膏方的制订，首当重视辨证论治。医家应从患者错综复杂的症状中，分析出病因、病机、病位，衡量正邪之盛衰进退，探求疾病之根源，从而确定固本清源的方药。中医注重的理、法、方、药特色，必须充分体现在膏方的医案中，并且正确、科学地书写医案，才能保证治疗的有序和准确，避免开出的膏方既无理、法、方、药的内容，又无君、臣、佐、使的规律，杂乱无章。

2. 明辨体质，量体用药

个体差异，需详细分析，根据具体情况，制订不同的治疗计划。《素问·评热病论》云："邪之所凑，其气必虚。"人体体质的减弱，是病邪得以侵袭、疾病得以产生的主要原因。而体质每因年龄、性别、生活境遇、先天禀赋、后天调养等不同而各有差异。因此，选方用药也因人而异。如老年人脏气衰退，气血运行迟缓，膏方中多佐行气活血之品。妇女以肝为先天，易于肝气郁滞，故宜辅以疏肝解郁之药。小儿为纯阳之体，不能过早服用补品，如果确实需要，多以甘淡之品调养，如四君子汤、六味地黄丸等。中年人负担堪重，又多七情劳逸所伤，治疗时多需补泻兼施。

3. 斡旋气机，开胃醒脾

口服膏方后，胃中舒适，药物被消化吸收，方可达到补益的目的。

服用膏方进补前，服开路方（previous TCM decoction for constitution regulation），或祛除外邪，或消除宿滞，或运脾健胃，照顾脾胃的运化功能。开路方是指部分使用者在服用膏方前针对性地服用的汤药，以调整其生理状态，从而更好地发挥膏方养生的功效。开路方一般服用 1～2 周，它可作为先行的试探性调补，观察患者服药后的反应，并调节功能状态，为之后应用膏方做准备。脾胃功能弱，对药物敏感，或痰、湿、瘀、热等蕴邪情况，都可考虑先应用开路方。

膏方组方时，宜考虑是否需要佐以运脾健胃之品加入众多滋腻补品中，消除补药黏腻之性，以资脾运之功。如配伍木香、炒麦芽，以醒脾开胃；配伍桔梗、枳壳，以升降相因；配伍陈皮、山楂、神曲以消食化积；配伍苍术辛香运脾。

（三）药物用量

膏方中药物处方的用量，基本为平常处方的 10～20 倍，一般都以汤剂处方用量的 15 倍来计算，膏方的药量可根据服用的时间长短做出增减。

至于膏方的药味，一般在 30 味以下，属制之小者；30～40 味，属制之中者；而 40 味以上，则属制之大者。需要注意的是，如果药量太少，往往不易成膏，或成膏量太少，不能满足治疗的需要。

二、外 用 膏 方

传统的外用膏方分为软膏与硬膏两大类。

（一）组成要素

1. 基质用料

常用的软膏基质主要有猪脂、黄蜡、白蜡、松脂、醋、米醋、米酒等。常用的硬膏基质主要有麻油、黄丹等。关于基质的选择，将在第五章外用膏方制备实践操作中具体讲述。

2. 治疗用药

治疗用药根据外用膏方常用药物分清热药、消肿药、止痛药、止血药、化腐药、排脓药、生肌药、收敛药、化痞药、续筋接骨药十类。

清热药，是指性寒味苦，功能清热解毒泻火，用于治疗痈毒疮疖初起、红肿热痛的药物，如黄连、黄柏、生地黄、大黄等。

消肿药，是指用于消散肿块的药物。初期宜温热药外敷，引风寒之邪外散，即"发表不远热"之意；中期焮热，则宜清热消肿为宜。如黄芩、川芎、当归、防风、天花粉等。

止痛药，是指减轻、缓解、消除疼痛的药物。薛立斋云："止痛之法，热者清之，寒者温之，实者损之，虚者补之，脓郁者开之，恶肉侵袭者去之，如是则痛自止。"常用的有芍药、延胡索、乳香、没药、细辛等。

止血药，是指能够促进血管收缩，减少出血、充血及渗出的药物，如云母、乌贼骨、白蔹、三七等。

化腐药，是指能够腐蚀死肉，化腐肉为脓水的药物，如雄黄、雌黄、宫粉、朱砂等。

排脓药，是指能够促进痈疽疮疖溃烂，脓液排出的药物，如天花粉、黄芪、松脂、冰片等。

生肌药，是指能够助养气血、温肌生肉，促进肌肉新生的药物，如猪脂、龙骨、薤白、肉苁蓉等。

收敛药，是指能够促进疮口愈合的药物，如血竭、秦艽、五倍子、硫黄等。

化痞药，是指具有软坚、消积的药物，如透骨草、阿魏、牡蛎、三棱、莪术等。

续筋接骨药，是指能够促进骨折愈合，增强局部血液循环的药物，如自然铜、续断、骨碎补、白及等。

3. 细料

细料是指外用膏方中的名贵中药，如麝香、冰片、牛黄等。麝香外用功能消肿，可抑制局部炎症，辛香走窜，提高药物穿透力。冰片功能化腐排脓、生肌收口，可增强膏药的黏力和渗透力。牛黄具有清热、解毒、利胆、定惊之功效。三者均有人工制品可替代使用。

（二）配伍原则

1. 辨证组方，章法有度

外用膏方，特别是黑膏药处方庞大，一方常用几十味甚至上百味药材，但其"杂中有序、序中有理"，大致可分为三部分：第一部分为基质方，由植物油和红丹组成；第二部分为基础方，由姜、葱、韭、蒜、薤、槐、柳、桃等辛温热类药物组成；第三部分为主治方，遣药组方依据辨证立法而定。

其中基础方往往独立于膏药施治之外，保持相对固定的方药组成，如吴尚先所云："开窍有香"（冰片、麝香、沉香、檀香、菖蒲之类），"破结有辛"（胡椒、白芥、干姜、官桂之类），"发散用姜、葱、韭、蒜，热用椒、茴"，皆膏内应之药。

主治方是指在辨证立法的基础上选择相应药物配伍组成的药组。吴尚先云"约以三四十种，以一方为主，如汤之有君药，参以二方三方，如汤之有臣、佐、使药""物以杂而得全，功以协而成和"。

因此，外用膏方组成虽复杂，但杂中有序，序中有理。

2. 遵古崇经，效仿古法

外用膏方既可治疗皮肤疮疡、痈疽疔疖，又可拔脓托毒、祛腐生肌，还可内病外治，冬病夏治。因此，几经使用验证，历代医家留下了大量效宏力雄的外用膏方配方。现代医家除可辨证处方，还可在仿效古法古方基础上，通过改良配方、工艺，重归经典加工制备适用于现代病证的膏方。常用的有经方（系指《伤寒杂病论》中的处方，如蛇床子散方）、古方（系指古籍中记载的处方，如《外科正宗》中的生肌玉红膏）、时方（系指从清代至今出现的处方，如《理瀹骈文》中的清阳膏），此外还有单方、验方和秘方，均是现代外用膏方处方的重要配方参考。

（三）药物用量

外用膏方分软膏、硬膏，硬膏又分黑膏、白膏、红膏，不同膏药膏贴药物组成差别较大，并无定制，既可单方、小方，药物不过一二味，也可大方、复方，药物组成十几味到上百味。但传统外用膏方的便捷之处在于，既可小量调制立即使用，也可大量制作长期保存。因此，从用药剂量上来讲，对于处方复杂、工艺烦琐的膏药，特别是黑膏药，一料处方中每味药的剂量多大于内服汤剂，一般每味药的药量在 60～100 克，一副膏药药物总量在 1.5～5 千克，但外用膏方的药物用量也需视具体情况而有所增减。

（四）透皮影响

外用膏方应用时，应考虑透皮吸收的影响因素，如皮肤的生理病理条件、药物活性成分的理化性质、基质组成与性质、穴位效应、其他疗法协同作用等。

1. 皮肤的生理病理条件

皮肤的渗透性是影响药物经皮吸收的主要因素之一，皮肤的渗透性存在个体差异，年龄、性别、用药部位及皮肤的状态都可能引起皮肤渗透性的差异。

（1）年龄：新生儿皮肤很薄，真皮结缔组织的纤维较细并较稀疏，毛细血管网丰富，皮肤渗透性高于成人。

（2）部位差异：身体的不同部位角质层细胞层数、真皮厚度、皮肤附属器密度、皮肤生化成分均不同，因此其对药物的渗透性也不同。一般渗透性的大小为阴囊＞耳后＞腋窝区＞头皮＞手臂＞腿部＞胸部。

（3）物种差异：不同人种皮肤角质层厚度、单位面积汗腺数量与毛孔数量、皮肤血流灌注情况等均不一样。有研究发现白色人种皮肤对刺激物的反应较黑色人种强，即白色人种的皮肤渗透性大。

（4）病理因素：由于机械、物理、化学、创伤等损伤，破坏了皮肤结构，不同程度地损伤了角质层的屏障作用，致使吸收的途径敞开，药物的透皮率明显增加。如烫伤会破坏皮肤角质层使皮肤通透性增高，患有牛皮癣、湿疹等疾病也会使皮肤对药物的渗透性增加。

（5）角质层水合程度：皮肤的角质细胞与水分结合后使细胞体积膨大，角质层肿胀疏松，皮肤的渗透性变大。

（6）皮肤温度：药物在角质层中的扩散属于被动扩散，温度的改变能明显影响药物的渗透系数。人体表温度不稳定，各部位之间的差异也较大，且受到皮肤内血流和外界气温的影响。据测试，皮肤的温度上升 10℃，药物的经皮渗透速率提高 1.4～3.0 倍，吸收时滞也明显减小。通透性的提高有三方面的原因：其一是温度升高，皮肤内的血管舒张，血液流量增加，经表皮扩散进入真皮的药物很快被血流带走，皮肤表层和深层之间的药物浓度差变大，药物的透皮速率提高；其二是药物在皮肤中转运的活化能下降而溶解度增加；其三是温度升高，使得脂质通道的流动性提高，脂溶性药物的经皮渗透系数可大大提高。因此，若在皮肤表面加上合适的温度场，即可有效地改善皮肤的通透性。

2. 药物活性成分的理化性质

药物的理化性质包括药物分子大小和形状、熔点、溶解度与油水分配系数、分子形式等。相对分子质量小、线性分子结构、低熔点的药物透皮吸收率更高。药物与油水分配系数呈抛物线关系，即渗透系数开始随油水分配系数的增大而增大，但油水分配系数大到一定程度渗透系数反而下降。很多药物是有机弱酸或有机弱碱，它们以分子型存在时有较大的透皮性能，而离子型药物难以透过皮肤。当溶液中同时存在分子型与离子型两种形式的药物时，这两种形式的药物以不同的速度通过皮肤，总的透皮速率与它们各自的经皮渗透系数及浓度有关。理想的经皮吸收药物应符合以下特征：①药物分子质量小于 500Da；②药物的油水分配系数对数值为 1～4；③在液状石蜡和水中的溶解度都大于 1 毫克/毫升。

药材成分与组方配伍也会影响透皮吸收率。清代吴尚先曾就此阐述"膏中用药味，必得通经走络，开窍透骨，拔病外出之品为引，如姜、葱、韭、蒜、白芥子、花椒……轻粉、穿山甲之类，要不可少，不独冰麝也""膏中用药味，必得气味俱厚者方能得力"。强调膏中用药总要猛药、生药、香药，率领群药，开结行滞，直达病所。现代研究表明，吴尚先以上论述中提到的药物为外用膏方中提高药物有效成分透皮吸收率的主要影响因素。①芳香类药物：即吴氏所说的引药及气味俱厚之品，在膏药中几乎每方必用，对膏药的透皮吸收起着极其重要的作用，它们能使机体充分地吸收利用膏方中的有效成分，提高治疗效果。现代研究表明，在外用膏方中高频应用的冰片、麝香、沉香、石菖蒲、川椒、肉桂等芳香类药物敷于局部，可使皮质类固醇透皮能力提高 8～10倍。可见，先贤多取芳香类药物为主进行外治，有其深刻道理。②表面活性剂类药物：膏药中所含的铅皂是一种表面活性剂，可促进被动扩散的吸收，增加表皮类脂膜对药物的透过率。③促进局部血液循环药物：姜、葱、蒜等能够改善皮肤局部血液循环、提升新陈代谢率、促进药物吸收。

3. 基质组成与性质

基质类型、对药物亲和力、pH、对皮肤的水合作用等对其透皮吸收率具有影响。①外用膏方的不同基质类型具有不同的吸收率，一般基质中药物吸收速度为水包油型（O/W 型）＞油包水型（W/O 型）＞动物油、羊毛脂＞植物油＞烃类基质（凡士林、液状石蜡等）＞水溶性基质。②基质对药物亲和力越大，药物越难从基质向皮肤释放转移，不利于吸收。水溶性基质释放药物活性成分最快，但较难被皮肤吸收。③基质的 pH 会影响药物解离速率，离子型药物一般不易透过角质层，非离子型药物具有较高的渗透性。④皮肤的水合作用对药物透皮率具有影响，一般基质对皮肤水合作用影响为油脂性基质＞油包水型（W/O 型）＞水包油型（O/W 型）＞水溶性基质。由此可见，综合考虑基质对药物解离、药物穿透皮肤、对皮肤水合作用等方面的影响，才能选择适宜的基质。

4. 穴位效应

从外用膏方施治部位来看，可分非穴位用药和穴位用药两种。非穴位用药大多视病之所在，直接贴敷患处；穴位用药则需贴在一定的穴位上，按照中医辨证分型原则分经取穴。①非穴位药物外治透皮吸收率主要由药物组方成分、皮肤生理病理条件决定。此外，采用膏方外用具有"形附丽而不离""气闭藏而不泄"的功效，使皮肤局部形成一种汗水难以蒸发扩散的密闭状态。正常皮肤角质层含水量在 5%～15%，经外用膏方产生水合作用后，角质层的含水量增至 50%，可膨胀成多孔状态，易于药物穿透。药物的透皮速率可因此而增加 4～5 倍。同时还能使皮温从 32℃增至 37℃，加速血液循环，促进药物吸收。②经穴外敷给药是中医外治的特色。当药物作用于人体穴位后，使该穴位的组织结构、皮肤、神经、血管、淋巴均发生一定的变化，某些中药能刺激穴位使局部的温度增高，毛细血管扩张，有利于药物成分通过皮肤穿过毛孔不断地进入淋巴液、血液，从而发挥其药理作用。经穴对药物具有外敏感性和放大效应，药物对穴位的刺激能提高药物的透皮吸收率。

5. 其他疗法协同作用

传统膏方外用治疗中，还配合应用膏摩、局部温热等疗法以增加药物的透皮吸收率。如清代医家吴尚先治疗阴寒证，用炮姜、附子、肉桂、麝香、吴茱萸末等包裹放入脐内，上盖生姜片、葱根，并用熨斗或烙铁进行加热以"逼药气入肚"。现代所用的中药电离子导入法、中药透皮法、中药电热熨法、电热药物温熨法等都脱胎于这种传统提高药物透皮吸收率的外治法。

（范　磊、苏惠萍）

第三章　中医膏方的注意事项

第一节　适用范围

一、内服膏方适用范围

内服膏方适合病证或体质状态相对稳定、方案短期变化不大的人群，如各类慢性病患者、手术后恢复期患者、围绝经期妇女、产后妇女、偏颇体质的亚健康人群等。

1. 慢性病患者

各系统常见慢性病，如内科的冠心病、支气管哮喘、慢性胃炎等，妇科的痛经、不孕症等，外科的乳腺病，儿科的小儿哮喘、厌食、多动症，脊柱病等。通过膏方的辨证调治，能控制疾病的发作，减轻相关症状。例如，针对高血脂、高血压、高血糖的人群内服用膏，可以防患于未然，针对中老年人经常头昏、手足麻木而两尺脉虚弱、肝肾阴不足者，以膏调治，培补肝肾，预防中风发生；心脑血管意外发生后，根据症状的轻重差异，可辨证组成膏方施治，防病中变化，防病后复发。

2. 手术后恢复期患者

较大创伤的手术后，患者处于虚弱的状态，需要恢复体力，可根据每个患者手术后的虚损性质及程度，结合术后的具体病情变化，因人、因时而异，采取不同的方案，辨证施膏，对早日恢复大有裨益。肿瘤患者手术后尚未稳定，或需进一步放疗、化疗、靶向治疗、免疫治疗等，可待情况稳定后再予以膏方调治。

3. 围绝经期妇女

围绝经期，俗称更年期，即绝经前后的一段时间，一般在45～55岁，此期妇女常出现卵巢功能衰退的征兆，如出现月经周期紊乱，忽来忽隐，经量不一，并逐渐减少；情绪急躁，易于激动，心悸，思想不集中，喜怒无常；面部潮红，经常汗出，头痛；血压升高，关节酸痛，体形发胖等症状。其中，潮热、汗出、心悸、情绪抑郁波动较为常见。可针对妇女围绝经期的不同表现，辨证施膏。

4. 产后妇女

产妇由于分娩时的疼痛、出血，会导致出现气血消耗过大的症状，如头昏乏力、心悸懒言等虚亏表现，如果母乳喂养，气血会更加虚弱，即所谓"产后百脉空虚"。产后病的病机大致分为三方面：一是亡血伤津，由于分娩用力、出汗和产伤或失血过多，使阴血暴亡，变生他病；二是瘀血内阻，产后余血浊液易生瘀滞，或胞衣残留或感染邪毒，均可导致瘀血内阻，败血为病；三是外感六淫或饮食房劳所伤，产后气血俱伤，元气受损，抵抗力减弱，稍有感触或生活失慎，致产后诸病。所以针对产后妇女选方用膏，必须照顾气血。行气无过耗散，消导必兼扶脾，寒证不宜过用温燥，热证不宜过用寒凉，应因人因证，灵活化裁。

5. 偏颇体质的亚健康人群

目前中医9种体质中，除平和质外，其他均为偏颇体质，包括气郁质、痰湿质、特禀质、湿热质、气虚质、瘀血质、阴虚质、阳虚质。这些偏颇体质多表现为亚健康状态,如疲劳、睡眠不佳、食欲不振、妇女月经不调等,通过内、外、妇、儿各科及相关理化检查,未曾发现明显的器质性疾病。纠正偏颇体质,一般需要较长时间,从便携性、口感、稳定性等方面综合考虑,适宜膏方调理。在临床工作中较少出现单独的体质特征,常有两个或三个以上体质特征同时出现,此时需要结合具体人群,根据特点,全面归纳,正确使用膏方。

此外,针对工作时间过长、体育运动量过大、劳动过度的体力劳动者,长期伏案学习工作、经常熬夜加班、脑力劳动过度者,脏腑功能渐衰、元气逐渐虚弱的中老年人,也可以针对具体情况采用膏方调和阴阳、益身养生。

二、外用膏方适用范围

外用膏方可透入皮肤产生消炎止痛、活血化瘀、通经走络、开窍透骨、祛风散寒等功效。贴于体表的外用膏方能刺激神经末梢,通过反射、扩张血管,促进局部血液循环,改善周围组织营养,达到消肿、消炎和镇痛的目的。此外,药物穿通腠理肌肤后,通过特定的穴位沿经络联系,或者经过血管或淋巴管进入体循环,也可产生全身性药物作用。因此,外用膏方疗法的应用范围广泛,不但可以治疗体表的病证,也可以治疗脏腑的病证,既可以治疗某些慢性病,又可以治疗一些急性病,除用于皮肤疮疡、关节病变、骨折损伤等疾患外,还在内、外、妇、儿等科病证的内病外治中使用。

第二节 膏方的使用

一、使 用 时 间

1. 服用时令

临床上膏方的具体服法,一是根据服用者的病情或者状态特点决定;二是考虑服用者的体质、应时的季节、气候、地理条件等因素,做到因人、因时、因地制宜。

一般来说,服用冬季进补的膏方多由冬至即"一九"开始,至"九九"结束。冬天为封藏的季节,滋补为主的膏方容易被机体吸收储藏,所以冬令是服用补益类膏方的最佳季节。以治疗疾病为主的调治膏方可视病情需要,根据不同时令特点随季节处方。

2. 服用时间

根据以补益为主还是以纠偏祛邪为主的治疗目的、患者的体质和脾胃功能状态,可分为空腹服、餐前服、餐后服和睡前服。

(1)空腹服:现常指饭前 1 小时或饭后 2 小时服药,而严格意义上空腹服是指晨起未进食前服药。由于空腹服用有利于药物与消化道黏膜接触进而被吸收,因此,除驱虫、盐类泻药宜选择空腹服用外,补益为主的膏方中有参、茸、胶等滋养补益之品,也可早晨空腹服用,有利于更好地吸收营养成分。

(2)餐前服:指在饭前 30～60 分钟服药。餐前服药的优点是可使药物迅速入肠,并保持较高浓度而迅速发挥药效。滋补类膏方除空腹服外,也可餐前服。如果病在下焦,欲使药力迅速下达者,也宜餐前服。

(3)餐后服:指在饭后 30～60 分钟服药。这时食物入胃后引起胃的容受性舒张、蠕动和胃液分泌,食物在下药物在上。如果病在上焦,欲使药力停留上焦较久者,宜餐后服;如果患者餐前服用因空腹而自觉胃肠不适者,可在餐后 30～60 分钟服用。

（4）睡前服：是指在睡前15～30分钟服用，如补心脾、安心神、镇静安眠的膏方宜睡前服。

二、使 用 方 法

1. 服用方式

根据具体情况可以有噙化、冲服、调服三种方式。

（1）噙化：也称"含化"。是将膏滋含在口中，让药慢慢在口中溶化，发挥药效。如治疗慢性咽炎所用的青果膏、秋梨膏等，噙化利于药物直接在局部发挥作用。但因为膏方服用时间较长，为了更好地保存，常将其放入冰箱中，因此，服用这些袋装膏方需放到开水中烫透，再晾至适合的温度口服含化。脾胃比较虚弱、食冷饮凉容易腹泻的人群，须把膏方加热到45℃左右再服用。

（2）冲服：取适量膏方放入杯中，用温开水溶化调匀后服下。根据病情需要，也可用温热的黄酒冲化膏方服用。

（3）调服：将膏方用适当的汤药等隔水炖热，调好和匀服下。

2. 服用剂量

服药剂量的多少，应根据膏方的性质、疾病的轻重及服用者体质强弱等情况而决定。

如果是瓶装的膏方，一般每次服用膏方取常用汤匙1匙（合15～20毫升），每日2次。如果是袋装的膏方，一般有10～30克多种规格，通常每次15克，每日2次服用。同时，根据患者体质强弱等个体差异，在剂量上也有所不同，老年人肝肾功能衰退、小儿脏腑功能全而未壮，用药量应小于青壮年人；体质强者的用量可重于体质弱者。临床中具体用量须从病情等各方面作全面考虑。

特殊情况下，需向患者交代具体情况，如药物分有毒无毒、峻烈缓和的不同。一般性质平和的膏方，用量可以稍大。凡方中有有毒、峻烈的药物，如附子、大黄之类，用量宜小，并且应从小剂量开始，逐渐增加，以免中毒或耗伤正气。轻病、慢性病者，剂量不必过重；重病、急性病者，用量可适当增加。因为病轻药重，药力太过，反伤正气；病重药轻，药力不足，往往贻误病情。

三、使 用 禁 忌

1. 一般禁忌

为了达到治疗目的，服药期间要求患者忌食某些食物，避免降低治疗效果或产生不良反应，就是服药禁忌，俗称"忌口"。近年来通过大量的临床和科学实验，忌口的范围已日渐缩小且日趋合理。

从药物配伍方面来说，应遵守"十八反""十九畏"配伍禁忌，如服膏方时一般不宜饮浓茶，服含有人参的膏药要忌食萝卜，服含有首乌类滋补药时要忌猪血、羊血及铁剂。

从服用者自身状况来说，某些食物可能导致膏方的疗效降低，或引起不良反应。阴虚体质，如口干、口腔溃疡、睑腺炎等属于阴虚火旺证者，忌食辛辣刺激食物，如狗肉、羊肉、辣椒等；失眠者，傍晚及睡前不宜喝咖啡、可乐等含有咖啡因的饮料；如有胃溃疡、反流性胃炎、反流性食管炎等消化道病变，应尽量避免饮酒。阳虚体质，尤其腹胀等胃肠蠕动不足者，不宜进食生冷之品，如螃蟹、柿子、西瓜等，并忌用或避免过用厚味腻滞之品。

2. 补膏禁忌

应用膏方补益虚损，要注意以下两点。

（1）防止"闭门留寇"：在外邪未尽的情况下，不要过早使用补膏，以免留邪为患。如在服用膏方前或服用期间，出现感冒发热、呕吐腹泻等病症，要暂停服用补益类膏方，待外邪尽去，再服用补膏。

（2）防止"虚不受补"：对于慢性虚证患者，宜缓缓调养，不宜骤补、猛补。若为求得"速效"，加倍服用膏方，往往欲速不达，身体不能耐受而出现咽喉疼痛、痤疮、牙痛、腹泻等症状。组方时也可于补益膏方中酌加助运之品，如木香、陈皮、枳壳等，以免滋腻碍胃。

此外，患者在服用补膏期间不可再自行服用补益的药物，比如人参、西洋参、阿胶、鹿茸等补品，避免补益过度，"气有余便是火"（《格致余论》），出现化热征象。

总之，补膏不能乱用，错用有害无益。对于阴阳俱虚、气血不足、数病同发的情况，治疗时必须仔细辨证分析，谨慎选方，合理用药，才能获得佳效，切忌孟浪投药。

3. 妊娠禁忌

（1）为了治疗疾病，在服用膏方期间怀孕，须暂停膏方。如果正在服用的膏方含有辛香走窜、活血化瘀或药性猛烈有毒之品，应停服此膏方，以免造成滑胎、堕胎之流弊。

（2）有习惯性流产史或其他妊娠疾病，为保胎或治疗妊娠疾病，医师应根据患者的具体病情定制膏方，"有故无殒，亦无殒也"（《素问·六元正纪大论》），这种膏方需要遵照医嘱服用。

总而言之，妊娠期间，在临证时要注意药物的选用，注意妊娠禁忌。

4. 小儿禁忌

除非证候需要，否则避免给小儿大量补益之品，如人参、鹿茸、海马、紫河车、阿胶等，此类补虚之品会干扰和加速小儿发育，造成小儿早熟。

5. 外用膏方注意事项

（1）所贴患部需严格消毒，破口处可先用稀高锰酸钾溶液洗净脓血，拭干后再贴膏药。红、肿、痛部位或局部穴位贴膏药前，应用75%乙醇将贴膏部位消毒后再贴膏药。

（2）应按时更换或停用膏药，如贴膏药后引起局部瘙痒，可将膏药取下，间隔数小时后再贴，避免连续贴敷。若出现严重过敏性瘙痒，需暂停贴敷。

（3）部分外用膏药中含有铅化合物或其他有毒性药物，不可内服，内服可致中毒，甚至出现生命危险。

（4）患部因贴膏药发生水疱、溃烂等刺激反应时，应及时将膏药取下，对患部消毒后用纱布包扎。

（5）需要加热熔化的膏药，要注意温度适当。温度过热易烫伤皮肤，温度过低则不易贴敷。

（范　磊、苏惠萍）

中　篇
制　备　实　践

第四章 内服膏方制备实践操作

第一节 前期准备

膏方遵循辨证施膏的原则，辨证准确、处方精当是发挥膏方疗效的关键，但膏方制作工艺也不可忽视。膏方制备关乎膏方质量，是保证膏方疗效的重要一环。膏方的制作方法属于传统加工工艺，共有配方（备料）、浸药、提取、沉淀（过滤）、浓缩、收膏、分装、凉膏八个步骤。浸泡方法、加水量、投料时间、煎煮时间等因素对膏方药效起决定性作用，同时辅料使用量、前处理方法及收膏终点的控制对膏方最终质量也有较大影响。

一、常用细料的选用与预处理

细料，也称贵细药材，是膏方处方中较为贵重药物的统称，也是体现补益虚损的重要部分。为保证膏方疗效，且减少中药的损耗，处方中的细料需单独加工，以供配方。贵细药材常用的处理方法有打粉掺入和另煎兑入。打粉掺入法具体操作为将贵细药材研成极细粉，100～120目过筛后，在收膏接近完成前徐徐撒入膏中，或与适量沸水配成混悬液兑入膏中。另煎兑入法具体操作为将贵细药材另泡、另锅煎煮2～3次，每次40～60分钟，榨渣取汁，合并以80～100目筛网过滤，再煮成浓缩汁，将浓缩汁于收膏前兑入清膏中制成膏滋方，或将另煎液过滤后，与普通饮片共煎过滤后的药汁合并浓缩收膏。需要强调的是，贵细药材不能与其他中药饮片一同入锅煎煮，否则贵重而药量较小的参类等贵细药材所煎煮出的有效成分，极容易被其他饮片药渣吸收一部分，从而造成贵细药材的浪费，并且降低药效。

（一）贵重植物类药

1. 人参

本品为五加科植物人参的干燥根和根茎。多于秋季采挖，洗净后晒干或烘干。栽培者，俗称"园参"；山林野生状态下自然生长者，称为"林下山参"，习称"籽海"。

性味归经 甘、微苦，微温。归脾、肺、心、肾经。

功能主治 大补元气，复脉固脱，生津养血，补脾益肺，安神益智。用于体虚欲脱，津伤口渴，内热消渴，气血亏虚，脾虚食少，肺虚喘咳，惊悸失眠，阳痿宫冷。

用法用量 文火另煎浓缩或者制备极细粉兑入并搅拌均匀，30日内服膏方用量为园参45～135克，林下山参10～20克。

注意事项 不宜与藜芦、五灵脂同用。

2. 西洋参

本品为五加科植物西洋参的根。秋季采挖，洗净，晒干或低温干燥。

性味归经 甘、微苦，凉。归心、肺、肾经。

功能主治 补气养阴，清热生津。用于气虚阴亏，虚热烦倦，内热消渴，口燥咽干，咳喘痰血。

用法用量 文火另煎浓缩或者制备极细粉兑入并搅拌均匀，30日内服膏方用量为45～90克。

注意事项 不宜与藜芦同用。

3. 西红花

本品为鸢尾科植物番红花的干燥柱头。

性味归经 甘，平。归心、肝经。

功能主治 活血化瘀，凉血解毒，解郁安神。用于经闭癥瘕，产后瘀阻，温毒发斑，忧郁痞闷，惊悸发狂。

用法用量 文火另煎浓缩兑入，30日内服膏方用量为15～45克。

注意事项 孕妇慎用。

4. 川贝母

本品为百合科植物川贝母、暗紫贝母、甘肃贝母、梭砂贝母、太白贝母或瓦布贝母的干燥鳞茎。夏、秋二季或积雪融化后采挖，除去须根、粗皮及泥沙，晒干或低温干燥。

性味归经 苦、甘，微寒。归肺、心经。

功能主治 清热润肺，化痰止咳，散结消痈。用于肺热燥咳，干咳少痰，阴虚劳嗽，痰中带血，瘰疬，乳痈，肺痈。

用法用量 文火另煎浓缩或者制备极细粉兑入并搅拌均匀，30日内服膏方用量为45～150克。

注意事项 不宜与川乌、制川乌、草乌、制草乌、附子同用。

5. 三七

本品为五加科植物三七的干燥根和根茎。秋季花开前采挖，洗净，分开主根、支根及根茎，干燥。支根习称"筋条"，根茎习称"剪口"。

性味归经 甘、微苦，温。归肝、胃经。

功能主治 散瘀止血，消肿定痛。用于衄血，咯血，便血，崩漏，外伤出血，胸腹刺痛，跌仆肿痛。

用法用量 文火另煎浓缩或者制备极细粉兑入并搅拌均匀，30日内服膏方用量为15～135克。

注意事项 孕妇慎用。

6. 铁皮石斛

本品为兰科植物铁皮石斛的干燥茎。11月至翌年3月采收，除去杂质，剪去部分须根，边加热边扭成螺旋形或弹簧状，烘干；或切成段，干燥或低温烘干，前者习称"铁皮枫斗"（耳环石斛）；后者习称"铁皮石斛"。

性味归经 甘，微寒。归胃、肾经。

功能主治 益胃生津，滋阴清热。用于热病津伤，口干烦渴，胃阴不足，食少干呕，病后虚热不退，阴虚火旺，骨蒸劳热，目暗不明，筋骨痿软。

用法用量 文火另煎浓缩兑入，30日内服膏方用量为90～120克。

（二）贵重动物类药

贵重动物类药如羚羊角、鹿茸、海马、海龙、蛤蚧、珍珠、狗鞭、牛鞭、鹿鞭等。

1. 羚羊角

本品为牛科动物赛加羚羊的角。猎取后锯取其角，晒干。

性味归经 咸，寒。归肝、心经。

功能主治 平肝息风，清肝明目，散血解毒。用于肝风内动，惊痫抽搐，妊娠子痫，高热痉厥，癫痫发狂，头痛眩晕，目赤翳障，温毒发斑，痈肿疮毒。

用法用量 文火另煎2小时以上浓缩或磨汁或制备极细粉兑入并搅拌均匀，30日内服膏方用量为9～18克。

注意事项 脾虚慢惊者忌用。

2. 鹿茸

本品为鹿科动物梅花鹿或马鹿的雄鹿未骨化密生茸毛的幼角。前者习称"花鹿茸"，后者习称"马鹿茸"。夏、秋二季锯取鹿茸，经加工后，阴干或烘干，燎去茸毛，刮净，以布带缠绕茸体，自锯口面小孔灌入热白酒，并不断添酒，至润透或灌酒稍蒸，横切薄片，压平，干燥。

性味归经 甘、咸，温。归肾、肝经。

功能主治 壮肾阳，益精血，强筋骨，调冲任，托疮毒。用于肾阳不足，精血亏虚，阳痿滑精，宫冷不孕，羸瘦，神疲，畏寒，眩晕，耳鸣，耳聋，腰脊冷痛，筋骨痿软，崩漏带下，阴疽不敛。

用法用量 制备极细粉兑入并搅拌均匀，30日内服膏方用量为30～60克。

注意事项 凡阴虚阳亢，血分有热，胃火炽盛，肺有痰热，外感热病者忌用。服用鹿茸宜从小量开始，缓缓增加，不宜骤用大量，以免阳升风动，头晕目赤，或伤阴动血。

3. 海马

本品为海龙科动物线纹海马、刺海马、大海马、三斑海马或小海马（海蛆）的干燥体。夏、秋二季捕捞，洗净，晒干；或除去皮膜和内脏，晒干。

性味归经 甘、咸，温。归肝、肾经。

功能主治 温肾壮阳，散结消肿。用于阳痿，遗尿，肾虚作喘，癥瘕积聚，跌仆损伤；外治痈肿疔疮。

用法用量 文火另煎浓缩兑入，30日内服膏方用量为45～135克。

注意事项 阴虚火旺者忌服。

4. 海龙

本品为海龙科动物刁海龙、拟海龙或尖海龙的干燥体。多于夏、秋二季捕捞，刁海龙、拟海龙除去皮膜，洗净，晒干；尖海龙直接洗净，晒干。

性味归经 甘、咸，温。归肝、肾经。

功能主治 温肾壮阳，散结消肿。用于肾阳不足，阳痿遗精，癥瘕积聚，瘰疬痰核，跌仆损伤；外治痈肿疔疮。

用法用量 文火另煎浓缩兑入，30日内服膏方用量为45～135克。

注意事项 阴虚火旺者忌服。

5. 蛤蚧

本品为壁虎科动物蛤蚧的干燥体。全年均可捕捉，除去内脏，拭净，用竹片撑开，使全体扁平顺直，低温干燥。取蛤蚧块，用黄酒浸润后，烘干，称为酒蛤蚧。

性味归经 咸，平。归肺、肾经。

功能主治 补肺益肾，纳气定喘，助阳益精。用于肺肾不足，虚喘气促，劳嗽咯血，阳痿，遗精。

用法用量 制备极细粉兑入并搅拌均匀，30日内服膏方用量为45～90克。

注意事项 风寒或实热咳喘者忌服。

6. 珍珠

本品为珍珠贝科动物马氏珍珠贝、蚌科动物三角帆蚌或褶纹冠蚌等双壳类动物受刺激形成的珍珠。自动物体内取出，洗净，干燥。

性味归经 甘、咸，寒。归心、肝经。

功能主治 安神定惊，明目消翳，解毒生肌，润肤祛斑。用于惊悸失眠，惊风癫痫，目赤翳障，疮疡不敛，皮肤色斑。

用法用量 制备极细粉兑入并搅拌均匀，30日内服膏方用量为1.5～4.5克。

注意事项 脾胃虚寒者慎用。

（三）贵重菌藻类药

贵重菌藻类药有冬虫夏草、灵芝等。除灵芝孢子粉、多种花粉本身就是细末外，其他菌藻类药均须研成极细粉文火另煎，调入清膏中收膏。

1. 冬虫夏草

本品为麦角菌科真菌冬虫夏草菌寄生在蝙蝠蛾科昆虫幼虫上的子座和幼虫尸体的干燥复合体。夏初子座出土、孢子未发散时挖取，晒至六七成干，除去似纤维状的附着物及杂质，晒干或低温干燥。

性味归经　甘，平。归肺、肾经。

功能主治　补肾益肺，止血化痰。用于肾虚精亏，阳痿遗精，腰膝酸痛，久咳虚喘，劳嗽咯血。

用法用量　制备极细粉文火另煎浓缩兑入并搅拌均匀，30 日内服膏方用量为 45～135 克。

注意事项　久服宜慎；阴虚火旺者，不宜单独使用。

2. 灵芝

本品为多孔菌科真菌赤芝或紫芝的干燥子实体。全年采收，除去杂质，剪除附有朽木、泥沙或培养基质的下端菌柄，阴干或在 40～50℃烘干。

性味归经　甘，平。归心、肺、肝、肾经。

功能主治　补气安神，止咳平喘。用于心神不宁，失眠心悸，肺虚咳喘，虚劳短气，不思饮食。

用法用量　制备极细粉文火另煎浓缩兑入并搅拌均匀，30 日内服膏方用量为 90～180 克；破壁后灵芝孢子粉 30 日内服膏方用量为 15～30 克。

（四）贵重矿物药

膏方中如琥珀等矿物药应用相对较少，使用时均需研成极细粉，调入清膏中制成膏方。

（五）特殊来源类药

鲜竹沥、牛乳、青黛等这类特殊来源的药材，一般不用加工，可直接兑入清膏中制成膏方。

二、胶类的选用与预处理

多数膏方中含有胶类中药，其不仅具有补益虚损的作用，还能增加膏汁的黏稠度，有助于膏方制剂的固定成型，主要为阿胶、鹿角胶、龟甲胶、鳖甲胶、黄明胶、鱼鳔胶、猪皮胶等。通常可以一胶单用，也可以视需要按一定比例数胶合用，30 日内服膏方用量鹿角胶为 90～180 克，其余胶类一般为 90～270 克。不同的胶有其特定的药性和功效，需根据服用者体质类型及病情的需要进行配伍组方，不能盲目注重出膏率而加大胶类药的用量。

（一）常用胶类

1. 阿胶

本品又名驴皮胶，为马科动物驴的干燥皮或鲜皮经煎煮、浓缩制成的固体胶，主产于山东，甘肃等地也有产出。

性味归经　甘，平。归肝、肺、肾经。

功能主治　补血滋阴，润燥，止血。用于血虚萎黄，眩晕心悸，肌痿无力，心烦不眠，虚风内动，肺燥咳嗽，劳嗽咯血，吐血尿血，便血崩漏，妊娠胎漏。

注意事项　烊化兑服。其为血肉有情之品，有碍脾胃之嫌，凡脾胃虚弱不思饮食或纳食不消、呕吐泄泻、腹胀便溏、咳嗽痰多者慎用。

阿胶长于补血，能治疗血虚引起的各种病证，并能通过补虚起到滋润皮肤的作用，有利于皮肤保健。服用阿胶后，会使面色红润，肌肤细嫩有光泽，并能调经保胎，改善睡眠，健脑益智，延缓衰老。阿胶具有清热养阴功效，适用于肺阴不足所导致的咳嗽、咯血，也可应用于妇女肝肾、阴血不足导致的闭经或者崩漏等。

2. 鹿角胶

本品又称白胶、鹿胶，为鹿科动物梅花鹿或马鹿的头角加水煎煮，浓缩（可加适量黄酒、冰糖和豆油）制成的固体胶，呈黄棕色或红棕色，半透明，有的上部有黄白色泡沫层。质脆，易碎，断面光亮。

性味归经　甘、咸，温。归肾、肝经。

功能主治　温补肝肾，益精养血。用于肝肾不足所致的腰膝酸冷，阳痿遗精，虚劳羸瘦，崩漏下血，便血尿血，阴疽肿痛。

注意事项　烊化兑服。孕妇、儿童及阴虚火旺者慎用。

3. 龟甲胶

本品又称龟胶，为龟科动物乌龟背甲与腹甲经煎煮、浓缩制成的固体胶，呈深褐色，质硬而脆，断面光亮，对光照视呈半透明状。

性味归经　咸、甘，凉。归肝、肾、心经。

功能主治　滋阴，养血，止血。用于阴虚潮热，骨蒸盗汗，腰膝酸软，血虚萎黄，崩漏带下。

注意事项　烊化兑服。其性滋腻且寒凉，孕妇、胃有寒湿者，或消化不良、脘腹胀满者忌服；阳虚及外感邪气未解者，亦不宜服用。

4. 鳖甲胶

本品为鳖科动物中华鳖的甲壳经煎熬、浓缩制成的固体胶，呈棕褐色，具凹纹，半透明，质坚脆，断面不均匀，具光泽。

性味归经　咸，微寒。归肺、肝、肾经。

功能主治　滋阴潜阳，退热除蒸，软坚散结。用于阴虚发热，骨蒸劳热，阴虚阳亢，头晕目眩，虚风内动，手足瘛疭，经闭，癥瘕，肝脾大，肝硬化等。

注意事项　烊化兑服。

5. 黄明胶

本品又称牛皮胶、水胶、广胶，为牛科动物黄牛的皮经漂泡、去毛后熬制的胶块。

性味归经　甘，平。归肺、大肠经。

功能主治　滋阴润燥，养血止血，活血消肿，解毒。用于虚劳肺痿，咳嗽咯血，吐衄，崩漏，下痢便血，跌仆损伤，痈疽疮毒，烧烫伤。

《本草汇言》言："黄明胶，止诸般失血之药……其性黏腻，其味甘涩，入服食药中，固气敛脱，与阿胶仿佛通用，但其性平补，宜于虚热者也。如散痈肿，调脓止痛，护膜生肌，则黄明胶又优于阿胶一筹也。"黄明胶与阿胶同等入药，可作止血药用。

6. 鱼鳔胶

本品又称花胶，是石首鱼科动物大黄鱼、小黄鱼或鲟鱼科动物中华鲟、鳇鱼等的鱼鳔干燥而成，一般将干燥的鳔压制成长圆形薄片，色淡黄，角质状，略有光泽，久煮可熔化，浓厚的溶液冷却后凝成胶冻状，黏性很强，为海味八珍之一。

性味归经　甘、咸，平。归肾经。

功能主治　补益精血，滋养筋脉，止血消肿。用于肾虚滑精、产后风痉、吐血、崩漏、腰膝酸软等。鱼鳔胶补益肾精，可治疗女子闭经，男子遗精滑精、勃起功能障碍，小儿遗尿，能增加肌肉耐力，缓解疲劳。

7. 猪皮胶

本品又称新阿胶，为猪科动物猪的皮肤熬制的胶块。猪皮胶呈方块状，表面棕褐色，对光透视不透明，断面不光亮。

性味归经　甘，凉。归肺、脾、肾经。

功能主治　清热养阴，固冲利咽，养血止血。用于虚火上炎所致的咽痛咽干，脾虚泄泻，鼻衄、齿衄、紫癜、痔疮出血、便血和贫血等。

注意事项　患有肝病、动脉硬化、高血压的患者应少食或不食为好。

（二）烊胶

取处方量的胶类药，可捣碎如丁状，甚至打成细粉，以利于药液溶胶。如需加黄酒，可先将黄酒于容器内加热，冷却后，加盖浸泡胶类，次日隔水加热烊化，收膏前兑入清膏中。乙醇过敏、肝病患者的膏方或具有止血功效的膏方，则不宜用黄酒，可用适量开水浸泡胶类后再隔水烊化。

三、糖类的选用与预处理

糖类，不仅能矫味利于服用，还有一定的补益作用，且有助于膏方制剂的固定成型，不易变质。

（一）常用糖类

1. 蜂蜜

本品为蜜蜂科昆虫中华蜜蜂或意大利蜂所酿的蜜。春至秋季采收，滤过。其质量会因为花源、地理环境等不同而有差异，北方蜜含水分少，南方蜜含水分多。蜂蜜中主要成分为果糖和葡萄糖，另含有少量的蔗糖、麦芽糖、有机酸、多种维生素、酶类、多种矿物质等营养成分。熟蜜又称"炼蜜"，是将生蜜加适量的水，经水沸、滤过、去沫及杂质、适当加热浓缩而成。

性味归经　甘，平。归肺、脾、大肠经。

功能主治　补中，润燥，止痛，解毒；外用生肌敛疮。用于脘腹虚痛，肺燥干咳，肠燥便秘，解乌头类药毒；外治疮疡不敛，水火烫伤。

2. 冰糖

本品为禾本科甘蔗属植物甘蔗茎中的液汁，制成白砂糖后再煎炼而成的冰块状结晶。有白色、微黄、微红、深红等色，结晶如冰状，故名冰糖，在汉代已有生产，在古方文献中，冰糖也称白文冰。冰糖以透明者质量最好，纯净，杂质少，口味清甜，半透明者次之。在膏方制备中，如用冰糖，选老冰糖即多晶冰糖为佳。

性味归经　平，甘。归脾、肺经。

功能主治　补中和胃，润肺止咳。用于脾胃气虚，肺燥咳嗽，或痰中带血。

3. 红糖

本品是以禾本科甘蔗属植物甘蔗为原料，经提取糖汁，洁净处理后，浓缩形成的带蜜糖，颜色呈金黄色或红褐色，具有焦糖的芳香味。因未经过高度精炼，几乎保留了蔗汁中的全部成分，除具备糖类的功效外，还含有维生素和微量元素，如铁、锌、锰、铬等，营养成分较白砂糖高。

性味归经　甘，温。归肝、脾、胃经。

功能主治　补脾缓肝，活血散瘀。用于产后恶露不行，口干呕哕，虚羸寒热。

注意事项　湿热中满者及儿童慎服。

4. 饴糖

本品是以米、大麦、小麦、粟或玉米等谷物经发酵糖化制成的糖类食品。有软、硬两种，软者称"胶饴"，硬者称"白饴糖"，均可入药，以用胶饴为主。

性味归经　甘，温。归脾、胃、肺经。

功能主治　缓中，补虚，生津，润燥。用于劳倦伤脾、里急腹痛、肺燥咳嗽、吐血、口渴、咽痛、便秘。

注意事项 湿热内郁及中满吐逆者禁服。

5. 白糖

本品是由甘蔗和甜菜榨出的糖蜜制成的精糖，其色白，干净，甜度高。白糖主要分为两大类，即白砂糖和绵白糖。白砂糖是蔗糖的结晶体，绵白糖是细小的蔗糖晶粒被一层转化糖浆包裹而成。绵白糖最宜直接食用，冷饮凉食用之尤佳，膏方制备时如用白糖，以选用白砂糖为佳。

性味归经 甘，平。归脾、肺经。

功能主治 和中缓急，生津润燥。主治中虚腹痛，口干燥渴，肺燥咳嗽。

注意事项 湿重中满者慎服；小儿勿多食。

（二）替代糖

替代糖包括木糖醇、甜菊糖、元贞糖、甜蜜素、糖精等天然物提取制剂或人工合成的甜味剂。对于糖尿病患者或者不愿多摄入糖分的人群，可选用低热量的甜味剂代用。

1. 木糖醇

本品是从白桦树、橡树、玉米芯、甘蔗渣等植物原料中提取的天然甜味剂。作为人体正常糖类代谢的中间体，木糖醇在体内代谢不依赖胰岛素的参与，直接透过细胞膜参与糖代谢但不增加血中葡萄糖水平，其甜味与葡萄糖相仿，亦可促进胰岛素少量分泌，因此可作为糖的代用品用于糖尿病患者。

现代研究表明，木糖醇能够降低龋齿发生率；具有控制甘油、中性脂肪、游离脂肪酸合成的功能，用于治疗肥胖。对本品过敏者及低血糖患者禁用。

2. 甜菊糖

本品是从菊科草本植物甜叶菊叶中精提的天然低热值甜味剂。甜菊糖可用于糖尿病、高血压、肥胖、胃炎、口腔疾病、胃酸过多人群的膏方中。

3. 元贞糖

本品是以麦芽糊精、甜菊糖、罗汉果糖、甘草提取物等配料制成的食用糖。元贞糖不增高患者血糖水平和尿糖含量，是安全的高甜度、低热量食用糖，可用于糖尿病患者，以改善其生活质量。

糖类选择上，蜂蜜偏于润燥益损，适用于老年便秘，劳损者；红糖偏于温寒止痛，用于妇女宫寒，阳虚者；冰糖偏于滋阴润肺，用于阴虚内热，身体刚燥者；饴糖偏于温中补虚，用于脾失健运、脾胃虚寒者。大便不实者，未满1岁的婴儿不宜吃蜂蜜；平素痰湿偏盛或肥胖、中满痞胀、龋齿及糖尿病患者，不宜食用糖类，可选择一些低热量的甜味剂作为替代糖。

一料膏方糖的用量，应根据药料的多少而定。以往多以饮片与糖的比例为 1 : 1 的方法加糖，随着健康观念的转变，加糖量应视具体情况而定，3～5 千克饮片一般用糖量为 250～500 克，也可根据患者的喜恶斟酌用量。除另有规定外，加炼蜜或糖（或转化糖）的量，一般不超过清膏量的 3 倍。替代糖选剂、用量、比例等应严格按其产品说明进行换算，切勿滥用，如木糖醇通常一料膏方用量约为 80 克。

（三）熬糖与炼蜜

糖类在使用前需要炼制，目的为控制水分含量、增加黏合力、抑制微生物生长，以利于膏方的保存，还可避免膏方久储出现"返砂"现象。

1. 熬糖

砂糖、冰糖、饴糖等常用糖类小火加热至熔化，并用锅铲不断搅拌，以免糖焦枯黏着锅底，过滤，除去杂质，再搅拌加热，炼至糖液呈金黄色、泛泡发亮即可。

2. 炼蜜

将蜂蜜置于锅内加热，使之完全熔化，并使其中水分大部分蒸发，待其泛起大泡，呈老红色后，除去其中杂质，即成炼蜜。一般炼蜜以生蜜 500 克炼成 400 克左右为宜。少炼则嫩，黏性不足；多炼则老，不易化解。

炼蜜或熬糖的程度根据膏方中胶类的比例、膏方的加工季节温度湿度等具体情况而定。作为糖类替代品的甜味剂在制膏时可直接加入，无须预加工。

四、辅料的选用与预处理

在烊化胶类时使用黄酒，主要用于浸泡阿胶等动物类，可祛除胶类的腥膻气味，并加强药物在体内的运化吸收，一般药胶与黄酒的用量比例为 1∶1 配合使用。乙醇过敏、肝病患者的膏方或具有止血功效的膏方，则不宜用黄酒。

黄酒

性味归经　甘、辛，大热。入足厥阴肝、足少阳胆经。

功能主治　活血通络，行药势，散寒，矫味矫臭。

第二节　膏方的制备

千百年来，中医在膏方的制备方面积累了丰富的理论知识和加工经验。这些内容，一部分记载在有关的中医药典籍里，一部分蕴藏在老药工的实际经验中。概括起来，除配方外，膏方的制作过程包括浸药、提取、浓缩、收膏、分装、凉膏等几道工序（图 4-1）。

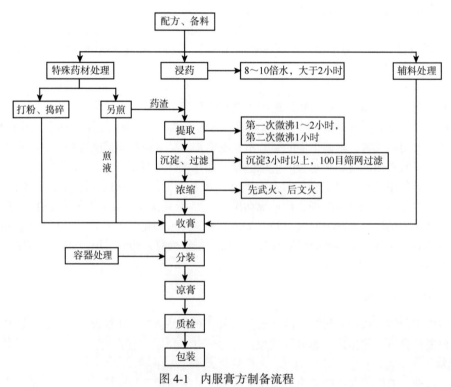

图 4-1　内服膏方制备流程

一、浸　药

浸药是膏方制备的第一步，目的是使药材充分溶胀，让有效成分易于煎出，煮后药材无白心现象。将配齐的药料检查后，除胶类药外统一放入容量相当的洁净器具内，加入适量的水浸润药料，一般在中药饮片的 8～10 倍量清水中可完全浸没，令其充分膨胀，稍后加水以高出药面 10 厘米左右为宜。因中药以根茎类多见，浸泡时需确保足够时间，从而使饮片润透，便于有效成分的充分提取。采用常规煎煮方法煎煮，浸泡时间应大于 8 小时；采用加压煎药方法煎药，浸泡时间应大于 12 小时。如车前子、蚕沙、旋覆花等一些特殊药材则需包煎，否则难以滤过。若处方中松泡的药物较多，则可适量多加水，确保全部药材充分浸泡。同时要注意环境温度的变化，夏季天气炎热，若较长时间隔夜浸泡，则需放置在阴凉环境中，以防止药材浸泡液发霉。

二、提　取

药物浸透后加热煎熬。煎煮容器，可选砂锅、铜锅或不锈钢锅，避免使用铁锅、铝锅煎煮药物。具体流程如下。

（1）中药饮片经浸泡后，一般煎煮 2～3 次，先以武火即大火煮沸，再用文火煮 1～2 小时，每次加水量约为药料的 6 倍，如煎煮水量蒸发减少时，可适当加水，以浸没药料为度。如三煎后煎液尚浓时，如法再煎煮 1～2 次，煮至药料已透，无硬心，煎液气味淡薄为度。

（2）采用加压煎煮方法煎药的，第一次大于 1 小时，第二次大于半小时。

（3）每次煎煮后采用压榨法取药液，60 目筛网过滤。合并药液后放置 10 小时左右，取上清液，80 目筛网过滤，备用。

煎煮次数及时间，具体操作时可根据药料的性质而定。如含糖或淀粉类较多的药物，煎煮时间要长，次数要多，如制参芪膏、琼玉膏；一般草药，如制益母草膏时，煎煮次数较少，时间也可缩短。

贵重药物一般不和上述药物共煎，另炖取浓汁，或另研细粉。如人参需另炖浓汁，鹿茸、冬虫夏草、珍珠、蛤蚧、海马等要另研细粉，制好后备用。

三、浓　缩

将煎煮并过滤微粒和杂质后的药液，在洁净的锅内浓缩，先以武火加热煮沸，随时去除表面浮沫，汁转浓时，降低火力，改用文火徐徐蒸发浓缩，不断搅动，加工过程中注意掌握火候，防止药液沸腾溢出或焦化结底。后期浓稠时，取少许药汁滴于吸水纸上（如餐巾纸）检视，以不渗纸为度，即得传统的清膏（半成品）。此时的清膏，应无焦煳成分，膏体外观光亮，口感细腻润滑，无异味。

四、收　膏

将预处理好的胶类药及炼糖或蜂蜜加入浓缩好的清膏中，于小火上慢慢熬炼，不断用铲搅拌避免焦化，至膏体呈蜂窝状沸腾，俗称"鱼泡眼"。在收膏结束前加入细料药粉，以及其他如核桃仁、芝麻、龙眼肉等经加工备用的辅料，可事先用少量凉水调匀后加入，避免粉末入热锅而结块，边加入边搅拌，混合均匀，直至成膏。

成膏的判断方法：用竹铲蘸起药汁并水平提起，药汁沿竹铲边缘呈片状垂下或滴下（俗称"挂旗"）即可；也可用搅拌棒蘸取少许药汁，滴入清水中，药滴呈珠状，短时间内不散开，即"滴水成珠"即可。通常炼糖、炼蜜的用量在清膏量的 3 倍以内。收膏的传统标准为"冬天挂旗，夏天拉丝"，或者"滴水成珠"。膏方太稠，放置后则不易取出；太稀则含水量多，不能很好地保存，易发霉变质。

一些成药膏方有时也可供收膏之用，如金樱子膏、桑椹膏、二冬膏、益母草膏，成药膏方无须事先烊化，可直接加入浓缩药汁中。

五、分　装

膏方在收膏完毕后，趁热分装入已清洁、烘干并消毒的容器中，贴上标签。目前用于膏方包装的有罐装和小包装，无论哪种，在使用前均要对其进行消毒。其中小包装是将成膏趁热直接包装而成，不需凉膏过程。罐装膏方，以瓷质或玻璃广口容器为佳，用干净纱布覆盖装有膏方的容器口，及时移入凉膏间自然放凉。

六、凉　膏

凉膏间有净化装置为佳，洁净度 30 万级以下，温度应保持在 20℃以下，相对湿度 45%～65%，每日不少于 2 次（每次半小时以上）紫外线消毒。凉膏时间一般需 12 小时以上，采用自然放凉。待膏方成品完全冷却至室温后加盖，以防止水汽冷凝后滴入膏体表面，形成局部低渗溶液，从而引起发霉变质。膏方冷却后，拧上盖子即为成品。

按《中国药典》要求，应做好成品不溶物检查、装量差异检测、微生物限度检查后，移入冷藏室保存。

第三节　成品的质量要求

内服膏方属于《中国药典》制剂通则项下"煎膏剂"，即饮片用水煎煮，取煎液浓缩，加炼蜜或糖（转化糖）制成的半流体制剂。如需加入药粉，一般应加入细粉，要待冷却后加入，搅拌均匀。加炼蜜或糖（转化糖）的量，一般不超过清膏的 3 倍。内服膏方质量要求目前按照《中国药典》四部通则"煎膏剂"标准执行。

一、质　量　检　查

2020 年版《中国药典》四部规定，煎膏剂（膏滋）检查的项目包括相对密度、不溶物、装量差异和微生物限度。

（一）相对密度

膏方相对密度应不低于 1.38。如有核桃仁、龙眼肉等应去除后检查。若相对密度较高，含水量较低，收膏时易发生结块等不良现象，膏方的口感较差，疗效也受影响；相对密度较低，则含水量较高，易发生霉变。

（二）不溶物

取供试品 5 克，置于玻璃检验容器内，加入 90℃左右的热水 200 毫升，持续搅拌，放置 3 分钟后观察，容器内不得有焦屑等异物。需加饮片细粉的煎膏剂，应在未加药粉前检查，符合规定后方可加入药粉。加入药粉后不再检查不溶物。

（三）装量差异

1. 重量法

重量法适用于标示装量以重量计的制剂。取供试品 5 个（50 克以上者 3 个），除去外盖和标签，容器外壁用适宜的方法清洁并干燥，分别精密称定重量，除去内容物，容器用适宜的溶剂洗净并干燥，再分别精密称定空容器的重量，求出每个容器内容物的装量与平均装量，均应符合表 4-1 的有关规定。如有 1 个容器装量不符合规定，则另取 5 个（50 克以上者 3 个）复试，应全部符合规定。

2. 容量法

容量法适用于标示装量以容量计的制剂。除另有规定外，取供试品 5 个（50 毫升以上者 3 个），开启时注意避免损失，将内容物转移至预经标化的干燥量入式量筒中（量具的大小应使待测体积至少占其额定体积的 40%），内服膏方倾出后，除另有规定外，将容器倒置 15 分钟，尽量倾净。2 毫升及以下者用预经标化的干燥量入式注射器抽尽。读出每个容器内容物的装量，并求其平均装量，均应符合表 4-1 的有关规定。如有 1 个容器装量不符合规定，则另取 5 个（50 毫升以上者 3 个）复试，应全部符合规定。

表 4-1　内服膏方装量规定

标示装量	内服膏方	
	平均装量	每个容器装量
20 克（毫升）以下	不少于标示装量	不少于标示装量的 93%
20 克（毫升）至 50 克（毫升）	不少于标示装量	不少于标示装量的 95%
50 克（毫升）以上	不少于标示装量	不少于标示装量的 97%

（四）微生物限度

按照口服给药液体及半固体制剂的标准检查，细菌、霉菌和酵母菌、大肠菌群等均应符合有关规定，不得超出规定限度。

1. 不含药材原粉的膏方

细菌数：每克不超过 1000 个，每毫升不超过 100 个。

霉菌和酵母菌数：每克或毫升不超过 100 个。

大肠埃希菌：每克或毫升不得检出。

2. 含药材原粉的膏方

细菌数：每克不超过 10 000 个，每毫升不超过 500 个。

霉菌和酵母菌数：每克或毫升不超过 100 个。

大肠埃希菌：每克或毫升不得检出。

大肠菌群：每克不超过 100 个，每毫升不超过 10 个。

3. 含豆豉、神曲等发酵成分的膏方

细菌数：每克不超过 100 000 个，每毫升不超过 1000 个。

霉菌和酵母菌数：每克不超过 500 个，每毫升不超过 100 个。

大肠埃希菌：每克或毫升不得检出。

大肠菌群：每克不超过 100 个，每毫升不超过 10 个。

4. 含动物组织（包括提取物）及动物类原药材粉（蜂蜜、蜂王浆、动物角、阿胶除外）的膏方

每 10 克或 10 毫升不得检出沙门菌。

5. 霉变、长螨的膏方

为不合格产品。

（五）含量测定

对于成品膏方，如规定君药主要成分的含量，可用高效液相色谱法测定，有条件的情况下，贵细药材含量也可作定量检测。

（六）定性鉴别

对于成品膏方，可对组方成分中药饮片采用薄层色谱法进行定性鉴别。

二、性 状 特 征

膏方应具光泽，口感润滑，味甜或微苦，具有适宜的流动性和黏度，适宜直接口服或用热水溶化后再服用，且水溶性较好。

（一）外观

色泽均匀，无异味；无糖结晶析出。

（二）口感

口感润滑，甜度适宜。

（三）流动性

流动性适宜。

（四）黏度

用玻璃棒适宜搅拌，用汤匙适宜舀起，直接服用适宜下咽。

（五）水溶性

无焦屑；用水调服时水溶性好，搅拌即溶。
另外，膏方还应有适宜的服药量。

三、常见质量问题

膏方在制备、储存、使用过程中会发生一些常见质量问题，如膏体焦化、返砂、霉变。

（一）焦化

在制备过程中，药材提取液若静置时间过短、加水量不足；熬制蒸发太过，时间太长；种子及淀粉类药物未注意搅拌，均可在浓缩、收膏时出现锅底药液糊化现象，膏体会有焦煳味道。药材应充分浸泡，按要求加水，并注意控制火候和时间，时常搅拌。

（二）返砂

膏方含水量过低或加入炼蜜过多，会造成储存的返砂问题。应适当降低收膏稠度，提高膏体含水量，严格控制炼蜜的加入量，控制总糖量。

（三）霉变

膏方中偶见粉状团块，或膏体表面出现少量霉点现象，这与细料的加入方式有关。传统的兑入方式为起锅前将细料细粉直接撒入，搅拌均匀即收膏、分装。细料撒入后易出现结成团、不易搅拌均匀等问题，团块间易生霉变。

第四节 内服膏方的保存方法

冬令补益类膏方，一般从冬至前一周开始服用，至翌年立春时结束，历时近 80 天。而随着治未病、冬病夏治理念的普及，夏季膏方也逐渐被群众认可。为了使膏方能在服用期间保质而充分发挥药力，其容器的选择、处理和膏方的存取方法都很重要。

一、膏方保存的要求

（一）容器的选择及处理

盛放膏方的容器一定要清洁、干燥，不能留有水分，如果容器是陶瓷、玻璃类，可采取洗净后小火烘干，或用微波炉消毒烘干；如果容器为有机材料类，可在洗净后沥干，放于消毒柜中消毒，或用微波炉稍加热烘干水分即可。需要注意的是，膏方制作灌装完成后，必须待其充分冷却后才可加盖。另外，不宜用铝、铁等金属类的容器盛装，以免与药物发生反应，影响疗效。

（二）膏方的存取

膏方启用后需妥善保管，及时放于阴凉干燥处或冷藏柜中保存，不宜放在湿热环境中，以防霉变。如果是罐装膏方，应备专用调匙，放于膏方内，或取出 3～5 日服用量，置于小的容器内。启封后，调匙需干燥无水，避免多次取用时污染膏方。

二、膏方霉变后的处理

发霉是膏方常见的质量问题，引起发霉的主要原因是膏方在制备和服用过程中接触细菌，以及过多的水分。因此在制备过程中要注意环境和设备的消毒，特别是罐装容器的消毒；收膏过程要充分控制好时间，以保证将含水量控制在一定的范围内，避免因膏质过嫩、水分过多导致霉菌滋生；及时服用并妥善保存，膏方服用时间较长，取用后应密闭保存，并存放冰箱冷藏以防止霉变。如表层出现少许小霉点时，可将有小霉点的表层去除，余下部分倒出重新入锅煮，煮透后膏液再次装入干净容器；或将余下部分隔水蒸透，待完全凉透后，加盖密封，放入冰箱冷藏。

（吴剑坤、倪 磊）

第五章　外用膏方制备实践操作

第 一 节　前 期 准 备

一、常用细料的选用与预处理

外用膏方中常用的细料有麝香、冰片、沉香、人参等药物。其中麝香、冰片在外用膏方中用药频次很高，此类药物芳香走窜，可促进药物透皮吸收。此类药物易挥发，通常提前磨成细粉，过 120 目筛网，在膏药熬制完冷却到一定程度时再加入。

1. 麝香

麝香为鹿科动物林麝、马麝或原麝成熟雄体香囊中的干燥分泌物。

性味归经　辛，温。归心、脾经。

功能主治　具有开窍醒神，活血通经，消肿止痛的功效。主治闭证神昏，疮疡肿毒，瘰疬痰核，咽喉肿痛，血瘀经闭，癥瘕，心腹暴痛，头痛，跌打损伤，风寒湿痹，难产，死胎，胞衣不下。

其他　《本草纲目》中记载此药"通诸窍，开经络，透肌骨"。本品辛香走窜，现代实验证明，可使皮质类固醇透皮率提高 6～8 倍，提高药物透皮吸收率。此外，本品还具有抗炎、抑制肉芽组织增生、抑制金黄色葡萄球菌生长的作用。

2. 冰片

冰片，又名片脑、桔片、艾片、龙脑香、梅花冰片、羯布罗香、梅花脑、冰片脑、梅冰等，是由菊科艾纳香茎叶或樟科植物龙脑樟枝叶经水蒸气蒸馏并重结晶而得。

性味归经　辛，苦，凉。归心、脾、肺经。

功能主治　清香宣散，性走而不守，具有开窍醒神，清热散毒，明目退翳的功效。主治热病高热神昏，中风痰厥惊痫，暑湿蒙蔽清窍，喉痹耳聋，口疮齿肿，疮痈痔痔，目赤肿痛，翳膜遮睛。

其他　《本草求真》中记载："冰片辛香走窜，无往不达，能治一切风湿，不留内在，引火热之气，自外而出，然必风病在骨髓者宜之。"

二、基质的选用

外用膏方的透皮吸收率与选用的基质关系密切。外用膏方可以分为软膏剂、硬膏剂两大类。软膏剂基质与硬膏剂基质有所不同。

（一）软膏剂基质

应依据不同的治疗目的选择不同类型的软膏剂，再选择适宜的基质。

1. 油脂性基质

油脂性基质的优点是润滑，刺激性小；对皮肤的保护和软化作用比其他基质强；减慢皮肤水分蒸发，促进皮肤水合作用；能与较多的药物配伍而不发生配伍禁忌。缺点是疏水性较大，与水性液体、分泌液不易混合；油腻性大，不易洗除；药物释放、穿透作用较差。此类基质包括油脂类、类脂类、烃类等，主要适用于遇水不稳定的药物软膏的制备，不宜用于急性且有多量渗出液的皮肤疾病，也不宜用于脂溢性皮炎、粉刺、溃疡、湿疹等病灶。此类基质一般不单独使用，为克服其强疏水性，常加入表面活性剂等，或制成乳剂型基质。

（1）油脂类：主要指高级脂肪酸甘油酯及其混合物，包括动物油、植物油、氢化植物油。

1）动物油：包括猪油、羊油、牛油，熔点 $36\sim42℃$，因含有胆固醇可吸收 15% 的水。此类基质易腐败，常加入油溶性抗氧剂（如 2% 的安息香和 6% 的干燥亚硫酸钠）防止酸败。

2）植物油：包括麻油、花生油、棉籽油。此类油脂常温下多为液体，因此常与蜂蜡加热熔合成单软膏，并加入抗氧剂防止腐败。

3）氢化植物油：植物油经氢化反应后可得到饱和脂肪酸甘油酯，这类基质主要指完全氢化的植物油，油脂呈蜡状，不易腐败，熔点较高。不完全氢化的植物油呈半固体状，较植物油、动物油稳定，但仍能被氧化而变质酸败。

（2）类脂类：多指由高级脂肪酸与高级一元醇化合而成的酯类，其性质与油脂类相似，但化学性质更稳定。由于其表面活性而具有一定的吸水性能，常与油脂类基质合用。

1）羊毛脂：属于蜡类，又称无水羊毛脂，为淡棕黄色半固体，熔点与猪油类似，主要成分为胆甾醇（胆固醇）类及其酯类。此基质因含胆甾醇而具有良好的吸水性，可吸收本身重量 150% 左右的水、140% 左右的甘油、40% 左右的乙醇（浓度 70%），可形成油包水（W/O）型乳剂。而且其组成成分与皮脂分泌物接近，有利于药物的透皮吸收。但因其过于黏稠不宜单独使用，常与凡士林合用，以改善凡士林的吸水性和渗透性。

2）蜂蜡：又称黄蜡，白蜡系由黄蜡漂白精制而成。主要成分为棕榈酸蜂蜡醇酯，因含有少量的游离高级醇而有乳化作用，皂化后的生成物亲油性大，有较弱的吸水性，能制成油包水（W/O）型乳剂，可作为辅助乳化剂。也可以添加在水包油（O/W）型乳剂基质中起增加稳定性的作用。其性质稳定，不易酸败，常用于调节基质的稠度。

（3）烃类：多指石油分馏得到的多种高级烃的混合物。其特点是性质稳定，很少与主药发生作用，不会酸败，不易被皮肤吸收，适用于保护性软膏；不溶于水及醇，但在多数的脂肪油或挥发油中能溶解。

1）凡士林：有黄、白两种，白凡士林是黄凡士林漂白而得。熔点 $38\sim60℃$，化学性质稳定，不易酸败，能与大多数药物配伍，特别适用于遇水不稳定的药物。吸水性较低（约吸收 5% 水分），故不宜用于有多量渗出液的伤患处。本基质释药性、穿透性差，常用于皮肤表面病变。加入适量的羊毛脂或胆甾醇，可增加其吸水性；加入适量的聚山梨酯类等表面活性剂可改善药物的释放力与穿透力。

2）固体石蜡与液状石蜡：前者为各种固体烃的混合物；后者为各种液体烃的混合物，分为轻质和重质两种。可用液状石蜡研磨药物细粉成糊状，以利于与基质混合均匀。两者主要用于调节软膏稠度。

（4）硅酮类：称硅油，系有机硅氧化物的聚合物，常用二甲聚硅与甲苯聚硅，为无色无味的透明油状液体，黏度随分子量增大而增加。本品性质稳定，对皮肤无刺激性，润滑性好，易于涂布，且不污染衣物，也不妨碍皮肤的正常功能。可与油脂性基质相互混合制成防护性软膏；也可作为乳剂型基质，用于乳膏剂。对眼有刺激性，不宜作眼膏基质。

2. 水溶性基质

水溶性基质系由天然或合成高分子水溶性物质制成，因不含油溶性成分，又称无脂物。其特点是无油腻性，易洗除，能与水性液体混合（包括分泌物），药物自基质中释放较快。但润滑性差，易霉败，水分易蒸发，常需加入保湿剂与防腐剂。此类基质常用于湿润、糜烂的创面，有利于分泌物排泄，也常用于腔道黏膜。常用的水溶性基质有聚乙二醇（PEG）类、纤维素类等。

（1）PEG 类：为乙二醇的高分子聚合物，平均分子量 200～700Da 的为液体，1000～1500Da 的为半固体，2000Da 以上的为固体。将不同分子量的聚乙二醇按适当比例混合可以得到稠度适宜的基质，如聚乙二醇 1500 与聚乙二醇 300 等量的融合物、聚乙二醇 4000 与聚乙二醇 400 等量的融合物。不宜用于制备遇水不稳定的药物软膏。

（2）纤维素衍生物：常用甲基纤维素（MC）、羧甲基纤维素钠（CMC-Na）等。甲基纤维素能与冷水形成复合物而胶溶。羧甲基纤维素钠在冷、热水中均溶解，浓度较高时呈凝胶状。呈中性、性质稳定，不易腐败，一般不需要加入防腐剂。

（3）卡波普尔（Cb）：系丙烯酸与丙烯基蔗糖交联的高分子聚合物，又称聚丙烯酸，为白色疏松粉末，引湿性强，水溶液黏度低，呈酸性，加碱中和后呈稠厚凝胶。无毒、无刺激性，以它作基质做成的软膏涂用舒适，尤适用于脂溢性皮炎的治疗，还具有透皮促进作用。

（4）甘油明胶：为甘油与明胶的混合基质，此类基质与药物的比例一般为明胶 30%、甘油 25%、活性药物 10%、水 35%。

（5）其他：药汁、酒、醋等，这类基质多用于糊剂的制作。

3. 乳剂型基质

乳剂型基质是指油相、水相物质借乳化剂的作用而制成的乳状半固体基质，由油相物质、水相物质、乳化剂、保湿剂、防腐剂等组成，乳剂由水相（用 W 表示）、油相（用 O 表示）和乳化剂组成。根据乳化剂的种类、性质及相体积比，可形成水包油（O/W）或油包水（W/O）型乳剂，此外，也可制备复乳（multiple emulsions），如 O/W/O 或 W/O/W 型，以及纳米乳等类型。

油相基质一般为硬脂酸、石蜡、蜂蜡、高级脂肪醇酸、液状石蜡等；水相一般为蒸馏水、药物水溶液；乳化剂一般为皂类、月桂醇硫酸钠、多元醇脂肪酸酯、吐温类等。防腐剂常用尼泊金类、氯甲酚、三氯叔丁醇；保湿剂常用甘油、丙二醇、山梨醇。

乳剂型基质对油、水都有一定亲和力，活性药物的释放与穿透性好，可与创面上的渗出液或分泌物混合，不影响皮肤正常功能。易涂布、清洗。通常用于亚急性、慢性、无渗出的皮肤损伤或皮肤瘙痒症。遇水不稳定的药物不宜选用。

（1）水包油（O/W）型乳剂基质：由油、水和乳化剂混合形成，形态是油分散在水中的乳化体系，油相是内相或分散相，水是外相或分散介质。外观形态似雪花膏状，与水混合，可用水或其他药物水溶液稀释后使用。易洗涤，不污染衣物，能吸收一定量的渗出液。在储存过程中易发生霉变；当外相失水后，其结构易被破坏，使软膏变硬，常需加入保湿剂、防腐剂。润滑性较差，久用易黏于创面，易致有大量渗出液的糜烂疮面产生炎症而使病情恶化，故应根据临床适应证灵活选用。常用的乳剂基质有一价皂类、高级脂肪醇硫酸酯、非离子表面活性剂吐温类等。

（2）油包水（W/O）型乳剂基质：由油、水和乳化剂混合形成，体系的形态是水以小液滴的形式分散于油中，水相是内相或分散相，油是外相或分散介质，外观形态似油膏状，又称冷霜或乳膏。涂展性能好，能吸收少量水分，不能与水混合。在软膏制备中应用较少。不易清洗，常用作润肤剂。常用乳化剂为多价皂（如镁皂、钙皂）、非离子表面活性剂司盘类、蜂蜡、胆固醇、硬脂醇等。

（二）硬膏剂基质

按照基质不同，硬膏剂可以分为铅膏药、松香膏、橡胶贴膏（原橡胶贴膏）、巴布剂贴膏（凝胶贴膏）等多种类型。

1. 铅膏药基质

铅膏药分为黑膏药与白膏药，前者以食用植物油、红丹为基质，后者以食用植物油、宫粉为基质。

（1）植物油：应选用质地纯净、沸点低、熬炼时泡沫少、制成品软化点及黏着力适当的植物油。

以麻油最好，棉籽油、豆油、菜籽油、花生油等也可应用，但炼制时易产生泡沫。

（2）红丹：又称章丹、铅丹、黄丹、东丹、陶丹，为橘红色非结晶性粉末，主要成分为四氧化三铅（Pb_3O_4），含量要求在 95% 以上。使用前应炒去水分，并过筛使成松散细粉，以免聚结成颗粒，下丹时沉于锅底，不易与油充分反应。

（3）宫粉：又称为官粉、铅白、铅粉，为白色粉末，主要成分为碱式碳酸铅。

2. 松香膏基质

松香膏药为传统铅膏药改良制法，以植物油与松香作为基质制成。植物油一般选用麻油。松香又称松脂、松膏等，为油松、马尾松分泌的树脂，含松香酸酐及松香酸约 80%、树脂烃 5%～6%、挥发油约 0.5%、微量苦味物质。

3. 橡胶贴膏基质

橡胶贴膏指活性药物与橡胶等基质混匀后涂布于背衬材料上制成的贴膏剂。其基质一般包括生橡胶、增黏剂、软化剂、填充剂。

（1）生橡胶：未经硫化的生橡胶是橡胶贴膏基质的主要原料，不透气，不透水，传热性能差，也可用合成橡胶代替。

（2）增黏剂：以往常用松香[软化点 70～75℃，酸价 170～175（KOH）/（mg/g）]，现多采用具有抗氧化、耐光、耐老化和抗过敏等性能的甘油松香酯、氢化松香、β-蒎烯等新型材料代替，可用来增加膏体的黏性，提高橡胶贴膏的稳定性。

（3）软化剂：常用凡士林、羊毛脂、植物油、液状石蜡、邻苯二甲酸二丁酯、邻苯二甲酸二辛酯等，含中药挥发性成分（如樟脑、冰片、薄荷油等），用于软化生橡胶，增加膏剂的可塑性，改善黏性、耐寒性。

（4）填充剂：常用氧化锌、锌钡白，可增加膏料黏性、减少贴膏对皮肤的刺激、增加胶料的硬度。

4. 巴布剂贴膏基质

巴布剂贴膏指活性药物与适宜的亲水性基质混匀后涂布于背衬材料上制成的贴膏剂，又称凝胶贴膏。

（1）黏合剂：多为天然、半合成和合成高分子聚合物，如聚丙烯酸钠、羧甲基纤维素钠、明胶、甘油和微粉硅胶等。

（2）保湿剂：常用甘油、丙二醇、聚乙二醇、山梨醇等。

（3）填充剂：常用微粉碳酸钙、氧化锌粉、硅胶、白陶土等。

（4）渗透促进剂：常用氮酮、二甲基亚砜及中药挥发性成分如薄荷油、桉叶油、冰片等。

三、现代附加剂的选用

（一）表面活性剂

表面活性剂（surfactant）是指能使目标溶液表面张力显著下降的物质。表面活性剂具有润湿或抗黏、乳化或破乳、起泡或消泡、增溶、分散、洗涤、防腐、抗静电等一系列物理化学作用。表面活性剂分为离子型表面活性剂（包括阳离子表面活性剂与阴离子表面活性剂）、非离子型表面活性剂、两性表面活性剂、复配表面活性剂、其他表面活性剂等。阴离子表面活性剂主要包括皂类（高级脂肪酸盐）、硫酸化物（高级脂肪酸硫酸酯）、磺酸化物（脂肪酸磺酸化物）。阳离子表面活性剂主要有苯扎氯铵（洁尔灭）和苯扎溴铵（新洁尔灭）等。非离子型表面活性剂主要为烷基葡糖苷（APG）、脂肪酸甘油酯、失水山梨醇脂肪酸酯（司盘）、聚山梨酯（吐温），以及弱乳化剂如蜂蜡、胆固醇、硬脂醇等。

（二）穿透促进剂

近年来，人们还将穿透促进剂引进中药外治领域，使药物呈分子或亚分子状态均匀地分布于基质中，以利迅速、均匀地透皮吸收进入血液循环。常用穿透促进剂包括二甲基亚砜、氮酮、中药挥发油等。

（三）其他附加剂

除了表面活性剂、穿透促进剂，必要时可加入保湿剂、防腐剂、抗氧剂、助溶剂、增稠剂等。常用的抗氧剂有维生素 E、维生素 C、没食子酸丙酯、丁基羟基甲苯、丁基羟基茴香醚。常用的防腐剂有苯甲酸、对羟基苯甲酸甲酯。

第二节　软膏的制备

软膏应具有一定的黏稠性，将软膏涂布在皮损部位上，通过体温可使其逐渐软化，软膏中药物的有效成分将逐渐得以释放发挥疗效。

一、软膏剂质量要求

软膏剂型要求膏体均匀、细腻，涂布在皮肤上无粗糙感；软膏基质应有一定黏稠性，易涂擦在皮损上且不易熔化；软膏的膏体应性质稳定，无腐败变质现象，能保持药物的固有疗效；软膏用于皮损及疮面上时无不良刺激；制作软膏和内包装时，应采用无菌操作和灭菌包装；软膏长期使用不易致敏，不应有其他副作用。

二、软膏剂的制法

软膏剂制备一般是将活性药物粉碎，或者提取活性药物挥发油、制备药物水煎液后与适宜的基质通过一定的方法混合制取而成。

（一）基质处理

1. 油脂性基质

应先加热熔融，趁热过滤，除去杂质，然后采用干热灭菌、热压灭菌，即加热到150℃约 1 小时灭菌并除去水分，灭菌时忌用直火。基质熔融后应趁热过滤，应通过多层织物滤材或 120 目筛网，保证基质的均匀细腻。基质灭菌若采用蒸汽加热时，一般蒸汽压力要达到 441～490kPa，锅内温度才能达到 150℃。

2. 水溶性基质

高分子水溶性基质应溶胀制成溶液或胶冻。

（二）活性药物处理

1. 固体活性药物

不溶于基质的固体药物应先磨成最细粉或极细粉，过 200 目筛网后，加入半固体基质或熔融的基质中，在加入时必须不断搅拌至冷凝。

可在基质中溶解的药物，则用熔化的基质将药物溶解，制成溶液型软膏。

在某种溶剂中可溶解的固体活性药物，可根据溶解性质，选择合适的溶剂溶解，加入溶剂的量要尽量少，调成糊状再与基质混合。如水溶性药物可先用少量水溶解，以羊毛脂吸收后，再与油脂性基质混合；当水溶性药物与水溶性基质混合时，则可直接将药物的水溶液加入混合；油溶性药物可先用少量有机溶剂溶解，再与脂溶性基质混合。对乳剂型基质而言，制备时可根据药物的溶解性直接将药物溶于水相或油相中。

2. 活性药物水煎提取液

中药提取液含水量较大，应先浓缩至稠膏状，可根据需要选择加入适量的吸水剂、防腐剂、增溶剂等，然后再与基质混合。

3. 活性药物挥发油

挥发性或易升华的药物或遇热易结块的树脂类药物，应使基质降温至 40℃左右后再与药物混合。如两种或两种以上药物混合后，出现润湿或液化现象，称为低共熔（eutectic state）。若组分中有药物能形成低共熔，应先使之形成低共熔。

（三）活性药物与基质混合

根据活性药物及基质性质不同和生产量的不同，可以采用以下三种方法制备。

1. 研合法

（1）适用范围：当软膏基质稠度适中或活性药物不宜加热，且在常温下通过研磨即能均匀混合时，可采用研合法制备。

（2）制作工具：通常用软膏刀在软膏板或玻璃板上调匀，亦可在乳钵中研匀，大量生产时多用电动研钵。

（3）操作方法：将活性药物细粉用少量基质研匀或用适宜液体研磨成细糊状，再递加其余基质研匀。

2. 熔合法

（1）适用范围：软膏中含有不同熔点的基质，在常温下不能均匀混合；活性药物可溶于基质；熔融基质提取药材有效成分。

（2）制作工具：常用三棍研磨机生产，使其均匀、无颗粒感。

（3）操作方法：将基质先加热熔化，再将药物分次逐渐加入，边加边搅拌，直至冷凝。

（4）注意事项：生产时熔点较高的基质，如蜂蜡、石蜡等应先加热熔融；熔点较低的基质，如凡士林、羊毛脂等随后加入熔化。挥发性药物或遇热分解药物宜低温加入。不溶性药物细粉加入熔融或软化的基质中，应搅拌至冷凝，以免活性药物与基质密度不同而分层。凝固后则停止搅拌以免搅入空气影响质量。

3. 乳化法

（1）制作工具：大量生产时，在两相搅拌混合温度降至约 30℃时，再通过乳匀机或胶体磨，使产品更均匀细腻。

（2）操作方法：将油溶性组分（油相）混合加热熔融；另将水溶性组分（水相）加热至与油相相同温度（约 80℃）时，两相等温混合，不断搅拌，直至冷凝。乳化法中油、水两相的混合有三种方法：①分散相加到连续相中，适合于含小体积分散相的乳膏剂；②连续相加到分散相中，适用于多数乳膏剂，在混合过程中引起乳剂的转型，从而产生更为细小的分散相粒子；③两相同时掺和，适用于连续的或大批量的操作，需要一定设备，通过真空均质制膏机或胶体磨，使其更细腻、均匀。

（3）注意事项：搅拌乳化时应向着同一方向，搅速适宜而充分。冷凝后切勿搅拌，以免破乳或带入气泡。注意添加适量的防腐剂、保湿剂、抗氧剂等。

第三节　硬膏的制作

硬膏包括铅硬膏、松香膏、橡胶硬膏、巴布膏、贴膏等多种外用剂型。以高级脂肪酸铅盐为基质的铅硬膏又称膏药，应用历史悠久，是独具传统中医特色的外用膏方，本节重点介绍铅硬膏的制作。

一、黑膏药的制作

1. 熬制黑膏药相关器材（表 5-1）

表 5-1 熬制黑膏药相关器材名称、数量、作用

器材	数量	作用
天平	1	称药配料
温度计（最大计量 450℃）	1	测量油温
勺	1	打油、下药
铲	1	铲膏
过滤器、细钢丝筛子、铁漏勺	各 1	过滤药渣、药油，打捞油渣
消毒纱布	若干	过滤药渣
炉灶（可放两个锅）	1	煎药油、熬膏药
锅（带盖）	2	一个锅煎药油，一个锅熬膏药
细瓷盆	1	盛药油
水缸	1	浸膏药
磨碎机（或药碾子及药碾槽）	1	磨切药物，包括细料
大鬃刷子	1	清理药粉
木枝	若干	搅拌膏药

2. 黑膏药熬制流程（图 5-1）

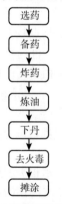

图 5-1　黑膏药熬制流程

（1）选药：按治疗需要选择主药与基质。

（2）备药：饮片粉碎备用，细料磨细粉备用。

（3）炸药：粉碎后的饮片加入油中炸制，油温 200～220℃，20～30 分钟后，去药渣，过滤沉淀药油。

（4）炼油：过滤、沉淀后的药油入锅内炼油，油温 320～330℃，5～6 小时。

（5）下丹：在上述炼成的药油中加入红丹，反应、搅拌后成膏；油温 270℃，5～10 分钟。

（6）去火毒：倒入冷水中浸泡去除对皮肤有刺激性的火毒，放置 3～7 日。

（7）摊涂：浸泡后的膏块再加热，兑入细料，搅匀摊涂于褙料上。

3. 熬制黑膏药的具体操作方法

（1）活性药物与基质的选择与处理：按照治疗需要选择质量合格的药物与基质，主要活性药物多选用药物饮片。选药后将饮片适当粉碎，以备下一步药料提取。贵细药物、挥发性药材及矿物药等，如乳香、没药、麝香、樟脑、冰片、雄黄、朱砂等，则粉碎成细粉，以备摊涂时直接加入膏料中混匀或在摊涂时撒布于膏药表面。

（2）药料提取（炸药）：将油按配料量（一般一料用油 7.5 升），入锅内加热熬至 40～80℃后，按处方要求将处理后的药物陆续下锅。药物经过适当处理后，依据性质的不同分为先炸和后炸。先将新鲜药材、质地肥厚的或坚硬的药材（根、茎、骨肉、坚果之类）放入油中，次下枝、梗、种子

等，最后下细小籽种、花叶之类。有些树脂和松香、乳香、没药等因在高温下易着火燃烧，所以常在膏药将成时，熄火等油微凉时才下锅，以免发生意外。

操作时，一般油与药物同时加入，以免飞溅，开始时火力可稍大，待油液沸腾后则使用文火，控制油温为200～220℃。下药后，如有漂浮在油面的药物，需用漏勺压沉，数分钟后将诸药翻搅一次再压沉，如此反复数次，即三上三下使诸药均能煎透以更好地提取药物有效成分。药物炸到需要的程度后用细钢丝筛子滤除药渣，去渣后即得药油。

这一操作一般用20～30分钟，熬至诸药外表深褐色、内部焦黄色即可（不可枯而变炭）。用漏勺或细钢丝筛子滤除药渣，把药渣与药油分离净尽。将熬成的药油倾入瓷盆内，等沉淀后再进行过滤，以保证膏药质量柔细。

（3）炼油：将反复过滤、沉淀的药油复入锅内，以先小火后大火的火力，继续加热至320～330℃，使其在高温条件下发生氧化、聚合、增稠，以适应下丹的需要。此过程中需要不停地搅动，用时5～6小时。这一操作是熬制膏药的关键，熬油适中与否决定膏药的质量。如油熬得不到火候则膏药质软松，贴后受热流动不能固着患部；如油熬得太过，则出膏少、膏药质硬，黏着力小，容易脱落或者造成废品。

可以根据三个方面判断炼油火候：①看油烟，油熬至沸，冒青色烟，但烟很淡，当青烟由淡变浓并发灰白色时再熬，则烟又渐渐由青色变白色并带有清香药味，此时表示油快要炼成，这个时间很短，为1～2分钟，所以必须细心操作，并不断搅动，以免油在高温时燃烧，如有着火时，应立即将铁锅盖盖上将火压灭；②看油花，一般情况下沸腾开始时，油花多在锅壁周边附近，以油花向锅中央集聚时为度；③看滴水成珠，取少许油液滴入冷水中成珠状，吹之不散或散而复聚，色黑亮为准。

（4）下丹：是指在炼成的油液中加入红丹，使反应生成高级脂肪酸铅盐，并促进油脂进一步氧化、聚合、增稠而成膏状的过程。即在270℃以上的高温下，缓缓加红丹于炼油中，边加边搅，使油、丹充分化合成为黑褐色的稠厚液体。下丹时间，一般为5～10分钟。用丹的标准，因膏药种类、季节不同而不同。油丹用量比一般为500：210～500：150（冬少夏多），夏季每500毫升油用樟丹240克，冬季用120克，春秋两季用210克为宜。丹质不纯，用量宜酌增。

下丹时将丹置于细钢丝筛子内，一人持筛缓缓弹动，使丹均匀撒在油中，一人用木棍迅速搅拌，使丹与药油充分产生作用，勿使丹浮油面或结粒沉于锅底。油、丹皂化为放热反应，温度高达300℃以上，应控制好下丹速度，并注意通风、防火。丹与油发生化学反应，使油由黄褐色稀浆变成黑褐色的稠膏，并逐渐变成黑亮的膏药，在这一系列的变化中，释放出大量具有刺激性的浓烟（青烟）。此时应迅速搅动，让烟与热尽可能飞散，不然会发火燃烧，使膏药变质。当烟由青色变成白色时，并有膏药的香味放出，表示膏药已成。

膏药的老、嫩判断，可取少量滴于水中，随即做出判断：膏黏手，表示太嫩，应继续加热，或补加铅丹后加热；膏不黏手，且稠度适当，表示合格；膏发脆，表示过老，可添加适量炼油或掺入适量较嫩膏药肉调整。除经验指标外，测定软化点也是控制膏药老嫩程度的重要方法。

（5）去火毒：以上制成的膏药若直接应用，会对皮肤局部产生一定的刺激性，引起瘙痒、红斑，严重的可能会导致发疱、溃疡，这些刺激性产生的因素俗称火毒。产生的原因是油在高温条件下氧化分解的有刺激性的低级分解产物如醛、酮、低级脂肪酸等，这些分解产物对机体具有损害性。这种化合物具有水溶性、挥发性、不稳定性，用水浸泡或长期置于阴凉处即可除去。膏药熬成后以细流状倒入备好的冷水盆中，倾倒时将水朝一个方向搅转，使膏药倾入后，集聚成整团，边倒边搅，使成带状，待膏药冷凝后即取出反复捏压成团块，在冷水中浸泡3～7日，注意每日换水或使用长流水。火毒去净后，挤净膏药内部的水分，即可加热摊涂。

（6）摊涂：取膏药团块置于适宜容器中，文火或水浴加热熔化，于60～70℃保温，兑入香窜药及珍贵细料（如麝香、冰片、珍珠、西红花），搅拌均匀，按规定量摊涂于纸、布或兽皮等裱褙材料上，圆形者摊涂约 1/3，长方形者摊涂约 3/5，膏面上覆盖衬纸，折叠，包装，置阴凉处储藏。不能同油共熬，必须碾成细粉在膏成摊贴时掺入膏药内，或在膏成冷后掺入揉匀备用。

二、白膏药的制作

白膏药是以食用植物与宫粉（化学组成为碱式碳酸铅）为基质的铅硬膏。用油炸药料，去渣后，与宫粉反应则成另一种白膏药。

白膏药的制法与黑膏药略同，但下丹时需将油冷至 100℃左右，缓缓递加宫粉，宫粉的氧化作用不如铅丹剧烈，有少部分过量的宫粉不能皂化或分解。宫粉的用量较铅丹为多，它与油的比例为 1:1 或 1.5:1。加入宫粉后须搅拌，视其将要变黑时迅速投入冷水中，成品为黄白色，制成小纸型膏药即得。

三、松香膏的制作

松香膏是以食用植物油与松香为主要基质的外用膏方，相对铅硬膏具有以下优点：①制备工艺较为简单；②低油温加工，生产事故发生率低；③中药饮片在低温加工条件下可保留成分较全，可应用药物较广。

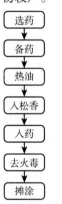

图 5-2 松香膏制作流程

松香膏基质用油一般为麻油，除了松香，基质中还可以根据需要添加凡士林、蜂蜡等。制作时先用以上基质熬制膏油，再添加活性药物成分进行混合。活性药物可以经乙醇浸泡、水煎提取，也可以直接打细粉加入膏油中搅匀熬制。

松香膏制作流程见图 5-2。

（1）选药：按治疗需要选择主药与基质。

（2）备药：饮片粉碎备用；细料磨细粉备用（过 120 目筛网）。

（3）热油：文火加热麻油；油温 40～80℃。

（4）入松香：加入松香（按需另加黄蜡、凡士林等），搅拌至熬成松膏油；判断火候方法同黑膏药熬制（滴水成珠、老嫩试验、贴药试验）。

（5）入药：文火加热膏油，加入活性药物成分搅匀熬制；活性药物成分可以为乙醇浸泡液、水煎液、饮片细粉末。

（6）去火毒：倒入冷水中浸泡去除对皮肤有刺激性的火毒；时间 3～7 日。

（7）摊涂：加热浸泡后的膏药团块，兑入细料，搅匀摊涂于褙料上。

四、橡胶膏的制作

橡胶膏常用的生产方法有溶剂法和热压法两种。

1. 溶剂法

将生橡胶洗净，50～60℃加热干燥或晾干，切成适宜大小的条块，在炼胶机中压成网状，消除静电 18～24 小时后，浸入适量汽油中，浸泡至充分溶胀或成凝胶状，再移入打胶机中搅匀，依次加入增黏剂、软化剂、填充剂等制成均匀的混合物，再加入药物或药材提取物，不断继续搅拌制成均匀膏浆，过 120 目筛网，即得膏料。将膏料涂于细白布上，回收汽油，盖衬，切割，包装。

2. 热压法

制网状胶片的方法与溶剂法相同，胶片制好后加入油脂性药物浸泡，待充分溶胀后再加入其他药物和增黏剂、软化剂、填充剂等，炼压均匀，涂膏，切割，盖衬，包装。本法不需用汽油，但成品光滑性差。

橡胶膏大致生产工艺流程见图 5-3。

（1）选药：按治疗需要选择主药与基质。

（2）备药：饮片粉碎为细末、乙醇浸泡提取、水煎提取，备用；细料磨细粉备用（过 120 目筛网）。

（3）备胶浆：生橡胶洗净、加热干燥、切块，在炼胶机中压成网状并消除静电；浸入汽油或油脂性药物中溶胀成胶状，再用打浆机搅匀制成胶浆。

（4）入基质：依次加入增黏剂、软化剂、填充剂；用打浆机搅拌均匀。

（5）入药：加入备药或药材提取物；不断搅拌制成均匀膏浆，过 120 目筛网，得到膏料。

（6）摊涂：将膏料均匀涂在褙料上；如果是用汽油浸泡橡胶制备的，则需涂膏后回收汽油。

（7）分装：切割、盖衬、包装。

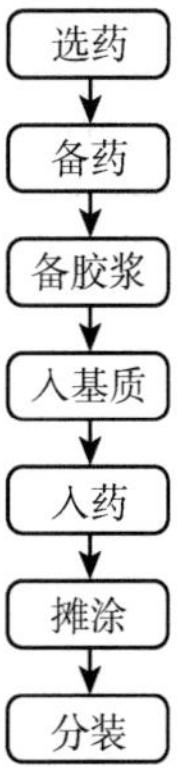

选药 → 备药 → 备胶浆 → 入基质 → 入药 → 摊涂 → 分装

图 5-3　橡胶膏制作流程

五、巴布膏的制作

由于中药大多用的是复方，成分复杂，而基质所用的种类和规格繁多，与不同的药物配伍配比不一样，致使巴布膏的制备工艺至今尚难统一。目前，巴布膏的制备工艺流程大致见图 5-4。

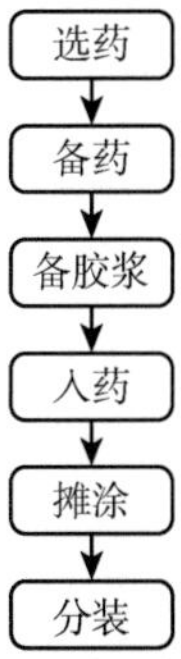

（1）选药：按治疗需要选择主药与基质。

（2）备药：饮片粉碎为细末、乙醇浸泡提取、水煎提取，备用；细料磨细粉备用（过 120 目筛网）。

（3）备胶浆：基质原料粉碎过 120 目筛网；混合或分别加水溶胀；加温搅拌软化或溶解制成基质胶浆。

（4）入药：加入备药或药材提取物；不断搅拌制成均匀膏浆，过 120 目筛网，得到膏料。

（5）摊涂：将膏料均匀涂在褙料上。

选药 → 备药 → 备胶浆 → 入药 → 摊涂 → 分装

图 5-4　巴布膏制作流程

（6）分装：切割、盖衬、包装。

（施　怡、倪　磊）

下 篇
临 床 调 治

第六章 四季膏方

冬令进补是我国进补文化的传统，随着膏方应用经验的积累，现在对一些慢性病，已经有相当多的医家采用膏方来调补，膏方成为四季可用的进补调理方式。《素问·宝命全形论》"人以天地之气生，四时之法成"，强调了人体小整体要服从于宇宙大整体，体现了古代先贤天人相应的生命观与健康观。四季膏方应用，就是需要着重体现自然界的年规律及其对人体健康与疾病状态的影响，适时、适当地进行补益调理。《本草纲目·四时用药例》说："春月宜加辛温之药，薄荷、荆芥之类，以顺春升之气；夏月宜加辛热之药，香薷、生姜之类，以顺夏浮之气；秋月宜加酸温之药，芍药、乌梅之类，以顺秋降之气；冬月宜加苦寒之药，黄芩、知母之类，以顺冬沉之气。"

视频 6-1 北派四季应用膏方调治.mp4

第一节 春季膏方

春季相当于农历正月至三月，处于立春前后至立夏前后的大约 90 日时间内。一般来说，冬令进补的膏方，往往可以服至春季。在夏季加重的疾病，除冬令进补调养，还可以在春季用膏方进行调理，是治未病理念在膏方应用中的体现。

一、气候与物候

《素问·四气调神大论》云："春三月，此谓发陈，天地俱生，万物以荣。"春季属木应于肝，阳气升发，气候由寒渐暖，由北风转向东南风；自然界万物复苏，草木萌芽，花繁枝茂，白天渐长，黑夜渐短。

二、膏方调治要点

春属风木，应于肝，阳气由内渐外，阳气渐生，尚未壮盛，易出现肝虚致郁之症，又易出现肺虚外感之症，春季亦是花粉过敏性疾病的高发季节，春季膏方当遵循《素问·四气调神大论》"生而勿杀，予而勿夺，赏而勿罚，此春气之应，养生之道也"。膏方调理首重补益肺肝肾之气。常用治法治则包括益肺固表，补肝益气。

三、春季膏方举例

春季膏方可以发挥冬季膏方"接力棒"的作用，冬季服用膏方后，补益初见成效，过了冬季停用膏方后，自觉膏方药力消减，症状若有反复之势，可续接冬季膏方继续调养。

疏肝柔润膏

组成　当归 120 克，炒白芍 120 克，生地黄 120 克，川芎 30 克，枸杞子 120 克，生麦芽 120

克，茵陈 120 克，茯苓 150 克，炒白术 120 克，百合 120 克，制香附 80 克，佛手 150 克，薄荷 30 克，鳖甲胶 120 克，生姜汁 60 毫升，蜂蜜 200 克。

制法 将鳖甲胶打碎加入黄酒加热烊化，蜂蜜炼熟后备用。除鳖甲胶、蜂蜜及生姜汁外其他药材浸泡后，再添加水共煎煮 3 次，滤取水煎液加入生姜汁加热浓缩，兑入烊化后的鳖甲胶和炼制后的蜂蜜，搅拌均匀，慢火收膏。

功用 养血柔肝，滋阴健脾。

适应证 尤其适用于肝阴血不足，症见心烦失眠、目涩眼花、精力不足的人群。

四、古今膏方

1. 菊花延龄膏

来源 《清宫配方集成》。

组成 鲜菊花瓣 1.5 千克。

制法 上药用水熬透，去渣再熬浓汁，少兑炼蜜收膏。

功用 清肝明目，补益延年。

适应证 肝阴不足，肝阳上扰，眩晕、手足麻木，腰膝无力。现可用于神经衰弱、脑血管硬化症、高血压、白内障等。

用法 每次 9~12 克，每日 2 次，白开水冲服。

2. 明目延龄膏

来源 《清宫膏方精华》。

组成 霜桑叶 800 克，菊花 800 克。

制法 共以水熬透，去渣，再熬浓汁，少兑炼蜜收膏。

功用 疏风清热，明目延年。

适应证 肝肾不足，风阳上扰，眩晕，视物昏花，手足麻木，腰膝酸软。

用法 每次 9 克，每日 2 次，白开水冲服。

3. 清热养肝活络膏

来源 《慈禧光绪医方选议》。

组成 细生地黄 250 克，杭芍 200 克，酒当归 200 克，羚羊角 125 克，明天麻 100 克，炒僵蚕 150 克，川秦艽 150 克，橘红 100 克，川贝母 150 克，炒枳壳 100 克，炒建曲 150 克，生甘草 50 克。

制法 上药共以水熬透，去渣再熬浓汁，炼蜜收膏。

功用 养肝活络，育阴清热。

适应证 肝阴不足，虚阳上扰，头晕微疼，目不清爽，视物不清，手足麻木。现代可用于治疗高血压、脑动脉硬化症、眩晕症。

用法 每次 10 克，每日 2 次，白开水冲服。

第二节 夏季膏方

夏季相当于农历四月至六月，处于立夏前后至立秋前后的大约 90 日时间内。冬病夏治对纠正体质偏颇，预防和减轻冬令旧疾发作有重要意义，是四时养生不可或缺的环节。夏季阳气旺于外，脾胃阳气不足，夏季易发脾阳不足型泄泻。夏季膏方趁夏初旧病未发，病缓之机，施以调补，扶正复元之功易达，从而减轻或预防旧疾发作。

一、气候与物候

《素问·四气调神大论》云:"夏三月,此谓蕃秀,天地气交,万物华实。"夏季阳气长,阴气收,气候炎热,甚或酷暑难耐,湿热交蒸,天气降,地气升,两气交融,则草木生长,茂盛秀美。人体阳气生长并出于外,精神外露,心情愉悦,克己愤怒,精神舒畅,欣赏喜爱之意表现于外。

二、膏方调治要点

夏季膏方重在脾胃,脾胃为后天之本,药忌过寒过热,宜清补平补。夏季炎热多雨,易湿困脾胃,或暑伤气津,故夏季膏方宜以清补为主,并注意运脾化湿。夏季气温偏高,人们好贪凉饮冷,阳气在外,脾胃中虚,运化力弱,故除不宜过于滋腻厚味,尚须佐灵动运脾和胃之品,如山楂、神曲、麦芽,化湿行气如砂仁、豆蔻、薏苡仁、佩兰等。

三、夏季膏方举例

清暑益气膏

组成 西洋参100克,麦冬150克,五味子90克,生地黄100克,荷叶100克,玉竹150克,佛手150克,生甘草30克,茯苓100克,陈皮50克,佩兰50克,薄荷30克,铁皮石斛60克,龟甲胶80克,黄明胶60克,西瓜汁100毫升,冰糖200克。

制法 预先将龟甲胶和黄明胶打碎,兑入适量黄酒加热烊化,西洋参和铁皮石斛另煎3次取汁,以西瓜汁熬制冰糖,将其他药材浸泡后加适量水共煎3次,将所有煎液过滤去渣取汁合并浓缩,不停搅拌以免烧着锅底,待膏将成之际兑入烊化后的龟甲胶、黄明胶和西瓜汁熬制后的冰糖,搅拌均匀,慢火浓缩至稠膏状。

功用 清暑利湿,益气养阴。

适应证 适用于气弱阴亏,表现为夏季多汗,动则益甚者。

四、古 今 膏 方

1. 扶元和中膏

来源 《慈禧光绪医方选议》。

组成 党参225克,炒白术150克,茯苓150克,砂仁60克,当归身150克,炒杜仲150克,制香附90克,生黄芪150克,炒谷芽150克,鸡内金150克,姜半夏120克,佩兰草90克,生姜60克,红枣肉100枚。

制法 上药共以水熬透,去渣,再熬浓,兑冰糖300克收膏。

功用 补脾行气,开胃消食。

适应证 久病脾虚食少,胸闷干哕,倒饱食难,食物不消。现可用于慢性胃炎、慢性胆囊炎、消化不良等。

用法 每次9克,每日2次,开水冲服。

2. 调气化饮膏

来源 《清宫膏方精华》。

组成 沙参200克,炒白术150克,茯苓200克,槟榔200克,三棱200克,木香100克,广砂仁100克,炒苍术150克,制厚朴150克,陈皮150克,鸡内金150克,炒枳实150克,生甘草80克。

制法　上药共以水熬透，去渣再熬浓，兑炼蜜为膏，瓷器盛之。

功用　健脾和中，行气化饮。

适应证　脾虚气滞饮停，中脘胀闷，不思饮食，少气疲倦，肠间辘辘有声，大便溏泄，或有四肢水肿。可用于慢性肝炎、慢性胃肠炎及消化不良。

用法　每次12～15克，每日2次，开水化服。

3. 理脾和肝化湿膏

来源　《清宫配方集成》。

组成　西洋参90克，苍术60克，杭芍150克，元参150克，化橘红90克，猪苓150克，泽泻90克，云茯苓150克，旋覆花90克，枳壳90克，川贝母90克，瓜蒌皮90克，菟丝饼150克，玉竹90克，菊花90克，桑白皮90克，莱菔子90克，竹茹90克，鸡内金120克，三仙饮各90克。

制法　上药共以水煎透，去渣，再熬浓汁，兑蜜150克。

功用　育阴健脾，柔肝消食，化痰止咳。

适应证　脾虚生痰，肝肾不足，食少脘胀，咳嗽有痰，头目昏眩，腰膝酸软，神倦少气。

用法　每次3匙，每日2次，白开水送服。

4. 理脾养胃除湿膏

来源　《清宫配方集成》。

组成　党参120克，炒白术180克，茯苓180克，莲子肉180克，薏苡仁180克，扁豆180克，藿梗90克，炒神曲120克，炒麦芽180克，陈皮90克，广砂仁60克，甘草48克。

制法　上药共以水煎透，去渣，再熬浓汁，少加炼蜜，成膏。

功用　补气健脾，消食除湿。

适应证　小儿脾虚湿停食滞，形体消瘦，食少难化，中脘痞闷，大便溏薄。现常用于小儿营养不良、厌食症。

用法　每次6克，每日2次，白开水化服。

第三节　秋季膏方

秋季相当于农历七月至九月，处于立秋前后至立冬前后的大约90日时间内。初秋余暑未尽，天气渐凉，燥气当令。秋燥多易伤肺，肺燥津伤，故秋季膏方重养收之道，养肺阴，缓秋刑，敛神气。

一、气候与物候

《素问·四气调神大论》云："秋三月，此谓容平，天气以急，地气以明。"秋季阳气由升发转为潜降，地气清明，肃杀劲急，草木凋零，提醒人们要精神内守，意志安定，顺应收敛之势，收敛肺气。

二、膏方调治要点

秋季膏方应以清补为主，润肺补气，兼以补肾。《饮膳正要》云："秋气燥，宜食麻以润燥。"《素问·至真要大论》云"燥者润之""燥者濡之"，秋为肺金主令，气候多燥，养阴生津润肺是主药，如川贝母、枇杷叶、北沙参、麦冬、款冬花。秋季属金主辛，秋金过旺可以克木，《素问·脏气法时论》云："肺欲收，急食酸以收之，用酸补之，辛泻之。"秋季宜收不宜散，酸味敛肺，膏方中用酸以敛肺气，辛润之品助肺宣发，秋燥季节避免使用辛燥之品，辛燥之物易损伤津液。

三、秋季膏方举例

滋阴润燥膏

组成　北沙参 120 克，麦冬 120 克，生地黄 150 克，玄参 120 克，桔梗 150 克，枸杞子 100 克，佛手 80 克，香橼 100 克，杏仁 120 克，炒白芍 120 克，炙甘草 90 克，百合 150 克，桑叶 150 克，白菊花 100 克，黄明胶 120 克，阿胶 80 克，梨汁 200 毫升，蜂蜜 200 克。

制法　将黄明胶和阿胶打碎加适量黄酒加热烊化，蜂蜜炼制后备用，再将除梨汁外其他药材浸泡后加适量水共煎 3 次，将所有煎液过滤去渣取汁与梨汁合并浓缩，搅拌均匀，兑入烊化后的黄明胶、阿胶和炼制后的蜂蜜，搅拌均匀慢火浓缩至稠膏状。

功用　养阴润燥，清肺止咳。

适应证　适用于肺津不足，津亏燥而时见干咳少痰者。

四、古 今 膏 方

1. 补肺百花煎

来源　《圣济总录》。

组成　生地黄汁 600 毫升，生姜汁 300 毫升，黄牛乳 900 毫升，藕汁 600 毫升，核桃仁 10 枚，干柿 5 枚，大枣 21 枚，清酒 1 升，黄明胶 15 克，秦艽末 15 克，杏仁 90 克。

制法　上 11 味，相次下，煎减一半，却入上色蜜 120 克，徐徐著火，养成煎后，入瓷盒中盛。

功用　养阴补肺，润燥止血。

适应证　肺痨咳嗽、咯血不止。现代可用于肺结核、支气管扩张症引起的咯血。

用法　每次 1 匙，每日 3 次，糯米饮或酒调下。

2. 阿胶煎

来源　《普济方》。

组成　阿胶 60 克，山药 30 克，贝母 30 克，白茯苓 30 克，天冬 45 克，酥 30 克，生地黄汁 1 升，生姜汁 100 克，白蜜 200 克，杏仁 30 克。

制法　上药前五味研细末，与后五味相和，放入锅中，以慢火熬成膏即得。

功用　滋阴健脾，化痰止咳。

适应证　肺虚久咳不愈，或唾脓血。现代用于肺结核、慢性支气管炎、慢性肺脓肿属肺肾两伤、痰浊内停者。

用法　每次 6 克，不拘时候，开水化服。

备注　酥为牛乳或羊乳经提炼而成的酥油，具有养阴清热、益气血、止渴润燥的功效。

3. 元霜膏

来源　《验方新编》。

组成　乌梅汁、梨汁、萝卜汁、柿霜、白砂糖、白蜜各 200 克，姜汁 50 克，赤茯苓末 40 克，款冬花（乳汁浸，晒干）、紫菀末各 100 克。

制法　赤茯苓末、款冬花末、紫菀末用水煎汁，过滤去渣取汁，加入乌梅汁、梨汁、萝卜汁、柿霜、姜汁浓缩，兑入熬炼后的白砂糖和白蜜，再熬成膏。

功用　清肺润燥，化痰止咳。

适应证　治虚劳咳嗽，吐血下血，烧热困倦。

用法　每次 6～10 克，每日 3 次，开水化服。

第四节　冬季膏方

冬季相当于农历十月至十二月，处于立冬前后至立春前后的大约 90 日时间内。冬令是传统的进补季节，经历了春夏秋三个季节消耗，到冬季其气血阴阳常常因耗损致虚，冬季服用膏方滋补调理，延缓精气耗损，增强体质。

一、气候与物候

《素问·四气调神大论》云："冬三月，此谓闭藏，水冰地坼，无扰乎阳。"冬季天寒地冻，易伤阳气，而人体阳气应时而潜藏于内，不受外界滋扰。冬季养生应慎起居，调情志，适寒温，节动静，养藏蛰居，避寒就暖，勿使肌腠开泄汗出，使阳气潜藏于内而不伤于寒。"善养生者，必奉于藏"或"奉阴者寿"，说明冬令养生不仅要使阳气潜藏于内，也要滋补阴精，使阳气化源充足，来年健康方有保障。

二、膏方调治要点

冬季进补重在肝脾肾三脏，秦伯未先生认为，补益之剂，宜静而戒动，宜藏而戒泄。服膏滋药进补，宜秋冬而不宜春夏，取其易于受纳，而得遂其营养之作用也。但怯弱证候，不限于秋冬有之。膏滋之方，于春夏时期亦未尝不可施用，但终不若秋冬之获效大也。

三、冬季膏方举例

益精固本膏

组成　熟地黄 120 克，怀山药 120 克，山茱萸 120 克，茯苓 150 克，枸杞子 150 克，淫羊藿 120 克，黄精 120 克，炒白术 100 克，杜仲 120 克，桑寄生 150 克，肉桂 30 克，炒麦芽 150 克，红枣 200 克，龟甲胶 120 克，鹿角胶 30 克，蜂蜜 200 克。

制法　将龟甲胶和鹿角胶打碎加入适量黄酒加热烊化，蜂蜜炼制后备用，再将其他药材浸泡后加适量水共煎 3 次，将煎液过滤去渣取汁合并浓缩，搅拌均匀，兑入烊化后的龟甲胶、鹿角胶和炼制后的蜂蜜，搅拌均匀慢火浓缩至稠膏状。

功用　补血固本，培元益精。

适应证　适用于腰膝酸冷的肾虚患者。

四、古今膏方

1. 调元百补膏

来源　《寿世保元》。

组成　当归身 120 克，生地黄 300 克，熟地黄 120 克，枸杞子 300 克，白芍 300 克，人参 120 克，莲子肉 120 克，五味子 30 克，麦冬 150 克，地骨皮 120 克，白术 300 克，白茯苓 360 克，山药 150 克，贝母 90 克，薏苡仁 240 克，甘草 90 克，琥珀 40 克。

制法　上药锉细，煎煮 4 次，滤去渣，取汁，文武火浓缩，兑蜜成膏。

功用　气血双补，养肝益精，调补脏腑。

适应证　诸劳虚极，元气不足，脾胃虚弱，形瘦食少，体倦神疲，失眠多梦，午后潮热，咳嗽气喘。现代可用于慢性再生障碍性贫血、功能性低热、结核病、慢性支气管炎、肺气肿、慢性肝炎、神经衰弱等。

用法 口服，每次 20～30 毫升，每日 2 次，开水化服。

2. 补真膏

来源 《赤水玄珠》。

组成 黄精 120 克，山药 120 克，怀生地黄 120 克，熟地黄 120 克，天冬 120 克，麦冬 120 克，莲子肉 120 克，黑芝麻 120 克，柏子仁 120 克，松子仁 120 克，制何首乌 120 克，人参 120 克，茯苓 120 克，菟丝子 120 克，杜仲 120 克，肉苁蓉 60 克，五味子 36 克，黄柏 120 克，白术 180 克，当归 180 克，甘草 60 克，陈皮 60 克，砂仁 60 克，知母 60 克，白芍 60 克，川芎 60 克，鹿茸 60 克，小茴香 60 克，苍术 60 克。

制法 上药各洗净，浸泡熬汁 3 次，合并药液，过滤去渣，慢火熬成膏。

功用 补益气血，滋水壮阳。

适应证 一切虚损劳怯，精神疲倦，少气懒言，眩晕耳鸣，腰酸腿软，阳痿早泄，崩中漏下。现代可用于贫血、眩晕症、神经衰弱、性功能障碍、功能失调性子宫出血及更年期综合征等。

用法 每次 6～9 克，每日 2 次，开水化服。

（袁敬柏、倪　磊）

第七章　偏颇体质膏方调治

第一节　偏颇体质概述

中医体质是指秉承于先天，得养于后天，在多种因素如饮食、起居、气候、环境、婚育、情志等相互作用下形成的人体个性特征。不同体质，反映了不同个体正气偏颇状态。不同体质特征与特定疾病的发生及易感性相关，在某种程度上与发病后的临床证候特点、疾病转归有关。

早在《黄帝内经》中就有相关论述。《灵枢·行针》中，根据阴阳之气盛衰的不同，有"重阳之人""颇有阴""多阴而少阳""阴阳和调"四种类型。《灵枢·通天》将体质分为五类"太阴之人""少阴之人""太阳之人""少阳之人""阴阳和平之人"，"凡五人者，其态不同，其筋骨气血各不等"。《灵枢·阴阳二十五人》运用阴阳五行学说，根据人的皮肤颜色、形态特征、生理功能、行为习惯、心理特征、对环境的适应调节能力、对某些疾病的易罹性和倾向性等各方面的特征，将人划分为"木""火""土""金""水"五种基本体质类型，又结合五音（角、徵、宫、商、羽）的太少、阴阳属性，以及手足三阳经的左右上下、气血多少的差异，将上述木、火、土、金、水五型中的每一类型再分为五个亚型，即成为五五二十五种体质类型，即"阴阳二十五人"。在体质与疾病关系方面，《素问·经脉别论》说"勇者气行则已，怯者则着而为病"；《灵枢·五变》说"内不坚，腠理疏，则善病风""五脏皆柔弱者，善病消瘅""小骨弱肉者，善病寒热"。

在此基础上，历代医家医学经验不断丰富和发展，对体质的认识也逐渐深入。20世纪70年代，相对独立的中医体质学的学科体系开始构建，明确了中医体质学的概念。2009年中华中医药学会颁布体质判定分类标准，将体质分为平和质与偏颇质，共九种。偏颇质包括气虚质、阴虚质、阳虚质、痰湿质、湿热质、血瘀质、气郁质、特禀质。调整偏颇体质状态在疾病的防治中具有重要意义。

第二节　气　虚　质

一、气虚质特点

因元气不足而出现气虚的表现。根据各脏气不同，或者表现为容易肺气不足，或者表现为容易脾气虚，或者表现为容易心气虚，或者表现为容易胆气虚，或者表现为容易肾气虚。

气虚质的总体特征：元气不足，以疲乏、气短、自汗等气虚表现为主要特征。

常见表现：平素语音低弱，气短懒言，容易疲乏，精神不振，易出汗，舌淡红，舌边有齿痕，脉弱。

发病倾向：易患感冒、内脏下垂等病；病后康复缓慢。

对外界环境适应能力：不耐受风、寒、暑、湿邪。

二、膏方调治方法与用药

以调补元气，健脾和中为法。肺气不足者补肺；脾气不足者，补脾升阳；肾气不足者，补肾；肝胆气虚者，补肝胆之气；心气不足者，补心气。脾胃为气血生化之源，调补元气，需要健脾和中，以后天补先天。脾胃中焦升降之枢纽运转正常，则可输送营养到达全身及四末。

代表方剂：补中益气汤、参苓白术散、四君子汤等。

常用药物：白术、茯苓、党参、甘草、黄芪、谷芽、麦芽、陈皮、车前子。做膏方时可加扁豆、莲子、大枣、山药等药食同用健脾补气之品。

三、膏方调治注意事项

气虚者，容易出现推动无力而气郁、血瘀，甚至郁热。因而在补气时，需要特别注重补而不滞，通补兼施。气为血之帅，血为气之母，气虚日久可兼见血虚，气虚推动无力也可出现血瘀征象，因此气虚质补气时应注重气血的关系；有的气虚质容易出现补气生热的现象，尤其在阴分不足的情况下更为明显，因此补气时也应注重气阴的关系。

四、膏方应用示例

气虚质者，调养当以益气健脾补肺为基本治疗方法，可用益气和脾膏，方如下。

组成　炒白术 90 克，茯苓 120 克，炙甘草 60 克，炒神曲 90 克，山药 150 克，炒山楂 120 克，炒麦芽 200 克，莲子肉 150 克，陈皮 90 克，香橼 150 克，黄芩 60 克，生黄芪 150 克，大枣 300 克，人参 90 克，蜂蜜 300 克。

制法　将人参另煎 3 次，蜂蜜炼制，其余药材浸泡后加适量水共煎 3 次，将所有煎液合并过滤去渣取汁，兑入蜂蜜，搅拌均匀，慢火浓缩至稠膏状。

用法　每次 10～15 克，每日 1～2 次。

第三节　阴　虚　质

一、阴虚质特点

阴虚质个体易出现阴津耗伤的表现，而有肺胃之阴津亏虚口舌干燥，虚而生内热而手足心热，肠燥津亏大便偏干，肝阴亏虚而脾气急，夏季炎热、秋天温燥尤甚。易感受风温而出现温邪犯肺之症。

阴虚质的总体特征：阴液亏少，以口燥咽干、手足心热等虚热表现为主要特征。

常见表现：手足心热、口燥咽干、鼻微干、喜冷饮、大便干燥、舌红少津、脉细数。

发病倾向：易患虚劳、失精、不寐等病；感邪易从热化。

对外界环境适应能力：耐冬不耐夏；不耐受暑、热、燥邪。

二、膏方调治方法与用药

以滋养阴液为法，结合个体脏腑功能，心阴不足者，滋养心阴；肺阴不足者，滋养肺阴；脾阴不足者，滋养脾阴；肾阴不足者，滋养肾阴；肝阴不足者，滋养肝阴。

代表方剂：六味地黄丸、大补阴丸、百合固金汤、一贯煎、天王补心丹等。

常用药物：熟地黄、山萸肉、山药、麦冬、天冬、玄参、北沙参、黄精、白芍、石斛、玉竹、女贞子、旱莲草等。调治膏方可加百合、桑椹、蜂蜜、甘蔗、银耳、芝麻等药食同源养阴之品。

三、膏方调治注意事项

养阴与清热常并用，膏方应用养阴药物时易滋腻碍脾，注意同时理气健脾。

四、膏方应用示例

阴虚质者调理以补肺胃之阴为主，或兼补肝阴，可用润燥养阴膏，方如下。

组成 枸杞子 120 克，麦冬 200 克，生地黄 150 克，北沙参 150 克，当归 100 克，玉竹 100 克，百合 300 克，川楝子 30 克，知母 60 克，白芍 200 克，五味子 60 克，酸枣仁 200 克，陈皮 60 克，佛手 150 克，生牡蛎 300 克 炙甘草 60 克，炒山楂 100 克，生麦芽 150 克，黄明胶 100 克，鳖甲胶 100 克，蜂蜜 200 克。

制法 将黄明胶和鳖甲胶打碎加入适量黄酒加热烊化，蜂蜜炼制后备用，生牡蛎打碎先煎，其余药材浸泡后加适量水共煎 3 次，将 3 次煎液过滤去渣取汁合并浓缩，兑入烊化后的黄明胶、鳖甲胶和炼制后的蜂蜜，搅拌均匀，慢火浓缩至稠膏状。

用法 每次 10～15 克，每日 1～2 次。

第四节 阳 虚 质

一、阳虚质特点

阳虚质的总体特征：阳气不足，以畏寒怕冷、手足不温等虚寒表现为主要特征。

常见表现：平素畏冷，手足不温，腰膝冷痛，喜热饮食，进食凉的食物或者受凉后可能出现胃痛、腹痛、腹泻，精神不振，身体困乏，阳虚甚者，水气不化而水肿，舌淡胖嫩，脉沉迟。

发病倾向：易患痰饮、肿胀、泄泻等病；感邪易从寒化。

对外界环境适应能力：耐夏不耐冬；易感风、寒、湿邪。

二、膏方调治方法与用药

以温阳化气为法。具体用药结合个体不同的脏腑阳虚情况，选择不同的方药。

代表方剂：肾阳虚者右归丸，脾阳虚者理中丸，脾肾阳虚者附子理中丸，胃阳虚者吴茱萸汤等。

常用药物：附子、肉桂、枸杞子、鹿角胶、菟丝子、杜仲、续断、桑寄生、仙茅、淫羊藿、肉苁蓉等。调治膏方也可加鸽子肉、驴肉、生姜等温阳食物。

三、膏方调治注意事项

温阳药物性温热，调治不当容易出现内火郁滞而口干、舌燥、生疮、便秘等症状，注意阴阳互根互用，阴中求阳，阳中求阴。补阳的同时少佐养阴药，以防燥热伤阴。

四、膏方应用示例

阳虚质者调理以脾肾为主，或兼顾心火，可用健脾补肾温阳膏，方如下。

组成　桂枝 90 克，白芍 90 克，大枣 200 克，炙甘草 100 克，炙黄芪 120 克，锁阳 100 克，巴戟天 100 克，菟丝子 200 克，黄柏 100 克，砂仁 30 克，山药 150 克，桑寄生 200 克，炮姜 60 克，焦山楂 100 克，陈皮 100 克，茯神 120 克，炒神曲 90 克，人参 100 克，鹿角胶 100 克，蜂蜜 200 克。

制法　将人参研磨成极细粉，鹿角胶打碎加适量黄酒加热烊化，蜂蜜炼制后备用，其余药材浸泡后加适量水共煎 3 次，将 3 次煎液过滤去渣取汁合并浓缩，兑入人参粉、烊化后的鹿角胶和炼制后的蜂蜜，搅拌均匀，慢火浓缩至稠膏状。

用法　每次 10～15 克，每日 1～2 次。

第五节　痰　湿　质

一、痰湿质特点

痰湿质的总体特征：痰湿凝聚不化，以形体肥胖、腹部肥满、口黏苔腻为主要特征。

常见表现：形体偏胖、易疲乏或感身体困重，或胸闷憋气，口吐痰涎，或睡眠多而不解乏，头面油腻、湿疹、大便次数多，舌苔腻，脉滑。

发病倾向：易患消渴、中风、胸痹等病。

对外界环境适应能力：对梅雨季节及湿重环境适应能力差。

二、膏方调治方法与用药

以祛湿化痰为法。痰湿与脾虚关系最为密切，同时健脾方能祛湿。

代表方剂：二陈汤、平胃散、三仁汤、藿朴夏苓汤、茵陈术附汤等。

常用药物：苍术、白术、陈皮、半夏、厚朴、茯苓、薏苡仁、白蔻仁、藿香、佩兰、苏梗等。脾虚不化者，适量加党参、黄芪等健脾益气之品。

三、膏方调治注意事项

化痰祛湿日久可能会伤阴化燥，用药注意湿与燥等的关系。

四、膏方应用示例

痰湿质以运化水湿，调理肺脾肾三脏为主。痰湿重者，可用清膏，如矫味可以在普通饮片中加入甜叶菊叶，方如下。

组成　炒苍术 120 克，炒白术 120 克，陈皮 120 克，制半夏 90 克，厚朴 120 克，炙甘草 60 克，白蔻仁 90 克，炒薏苡仁 300 克，茯苓皮 150 克，枳实 90 克，苏梗 90 克，石菖蒲 90 克，葛根 150 克，焦山楂 90 克，竹茹 50 克，荷叶 60 克，佩兰 90 克，炒神曲 200 克，甜叶菊叶 50 克，人参 100 克。

制法 将人参研成极细粉，其余药材浸泡后加适量水共煎 3 次，将 3 次煎液过滤去渣取汁合并浓缩，兑入人参粉，搅拌均匀，慢火浓缩至稠膏状。

用法 每次 10～15 克，每日 1～2 次。

第六节 湿 热 质

一、湿热质特点

湿热质的总体特征：湿热内蕴，以面垢油光、口苦、苔黄腻为主要特征。

常见表现：面垢油光，易生痤疮，口苦口干，身重困倦，大便黏滞不畅或燥结，小便短黄，男性易阴囊潮湿，女性易带下增多，或伴身体困重，肢体酸重，或有湿疹，舌质偏红，苔黄腻，脉滑数。

发病倾向：易患疮疖、黄疸、热淋等病。

对外界环境适应能力：对夏末秋初湿热气候，湿重或气温偏高环境较难适应。

二、膏方调治方法与用药

以清热化湿为法。

代表方剂：甘露消毒丹、三仁汤。

常用药物：白蔻仁、薏苡仁、藿香、黄芩、滑石、茯苓、通草、佩兰等。调治膏方可以加赤小豆、冬瓜皮、莲藕、马齿苋、木瓜、丝瓜等药食同用清热利湿之品。

三、膏方调治注意事项

清热祛湿容易伤阳，也容易伤阴化燥，根据临床表现进行适当配伍，治疗过程中观察症状等变化、证候等转变。

四、膏方应用示例

湿热体质宜以汤药清热利湿为宜，并注意扶脾助运，方如下。

组成 竹叶 90 克，生薏苡仁 300 克，黄芩 100 克，滑石 180 克，茯苓皮 100 克，猪苓 150 克，通草 60 克，大腹皮 100 克，荷叶 100 克，焦神曲 150 克，炙甘草 30 克，炒麦芽 150 克，甜叶菊叶 50 克。

制法 将滑石用纱布包好与其他药材浸泡后加适量水共煎 3 次，将 3 次煎液过滤去渣取汁合并浓缩，慢火浓缩至稠膏状。

用法 每次 10～15 克，每日 1～2 次。

第七节 血 瘀 质

一、血瘀质特点

血瘀质的总体特征：血行不畅，以肤色晦暗、舌质紫暗为主要特征。

常见表现：肤色晦暗、色素沉着，容易出现瘀斑，口唇暗淡，舌暗或有瘀点，舌下络脉紫暗或增粗，脉涩。女性表现为痛经、月经有血块等。

发病倾向：易患癥瘕及痛证、血证等。

对外界环境适应能力：不耐受寒邪。

二、膏方调治方法与用药

以活血化瘀为法。

代表方剂：四物汤、血府逐瘀汤。

常用药物：生地黄、当归、桃仁、红花、赤芍、鸡血藤、丹参、川芎、三棱、莪术、益母草、牡丹皮等。

三、膏方调治注意事项

气虚、血虚、热郁、气滞、寒凝、阳虚等均可导致血行不畅，因而在活血化瘀的同时，根据不同情况，进行益气、清热、理气、养血治疗。补气加黄芪、党参，理气加柴胡、香附、枳壳等，活血行血而不散血、不耗气。

四、膏方应用示例

血瘀形成时间久，适合膏方调理，可服活血益气膏，方如下。

组成　生地黄 150 克，当归 120 克，桃仁 80 克，红花 80 克，川芎 90 克，赤芍 120 克，柴胡 60 克，枳壳 120 克，桔梗 80 克，川牛膝 150 克，郁金 120 克，牡丹皮 80 克，生黄芪 60 克，陈皮 60 克，大枣 200 克，炒山楂 200 克，生麦芽 100 克，炒麦芽 100 克，西红花 30 克，鳖甲胶 200 克，红糖 200 克。

制法　将鳖甲胶打碎加入适量黄酒加热烊化，西红花文火另煎 3 次，红糖熬制后备用，其余药材浸泡后加适量水共煎 3 次，将 3 次煎液与西红花药液合并过滤去渣取汁慢火浓缩，兑入烊化后的鳖甲胶和熬制后的红糖，搅拌均匀，慢火浓缩至稠膏状。

用法　每次 10~15 克，每日 1~2 次。

第八节　气　郁　质

一、气郁质特点

以气机郁滞为特点，尤其以肝气郁结，心气不舒为主。

气郁质的总体特征：气机郁滞，以神情抑郁、忧虑脆弱为主要特征。

常见表现：神情抑郁，情感脆弱，烦闷不乐，两胁胀痛，乳腺肿块，咽中如有物堵，睡眠多梦，易醒，舌淡红，苔薄白，脉弦。

发病倾向：易患脏躁、梅核气、百合病及郁证。

对外界环境适应能力：对精神刺激适应能力较差；不适应阴雨天气。

二、膏方调治方法与用药

疏肝解郁，条达安神。

代表方剂：逍遥散、柴胡疏肝散。

常用药物：柴胡、枳壳、青皮、香附、延胡索、川楝子、合欢皮、木香、乌药等。

三、膏方调治注意事项

气郁日久，津液不化，而成痰气郁结，理气的同时需要化痰散结，配伍瓜蒌、贝母等药物。理气散瘀日久会耗伤气阴，需要注意配伍补气养阴。

四、膏方应用示例

气郁质的治疗调理重在肝与肺，可用疏肝理气膏，方如下。

组成　柴胡 120 克，白芍 120 克，当归 120 克，茯苓 200 克，大枣 400 克，黄芩 60 克，制半夏 80 克，太子参 300 克，炙甘草 100 克，淮小麦 300 克，香附 90 克，合欢皮 300 克，焦山楂 150 克，陈皮 90 克，香橼皮 150 克，生地黄 100 克，佛手 100 克，苏梗 150 克，砂仁 30 克，蜂蜜 300 克。

制法　将蜂蜜炼制，其余药材浸泡后加适量水共煎 3 次，将 3 次煎液过滤去渣取汁合并浓缩，兑入蜂蜜，慢火浓缩至稠膏状。

用法　每次 10～15 克，每日 1～2 次。

第九节　特　禀　质

一、特禀质特点

特禀质的总体特征：先天禀赋不足，以生理缺陷、过敏反应等为主要特征。

常见表现：过敏体质者常见哮喘、风团、咽痒、鼻塞、打喷嚏等。

发病倾向：过敏体质者易患哮喘、荨麻疹、花粉症及药物过敏；遗传性疾病如血友病、唐氏综合征等；胎传性疾病如五迟（立迟、行迟、发迟、齿迟和语迟）、五软（头软、项软、手足软、肌肉软、口软）、解颅、胎惊、胎痫等。

对外界环境适应能力：适应能力差，如过敏体质者对易致过敏季节适应能力差，易引发宿疾。

二、膏方调治方法与用药

先天禀赋不足以肾虚为根本。以补肾健脾，祛风养血为法。

常用药物：生地黄、当归、荆芥、防风、白芷、茜草、紫草、龟甲、菟丝子、巴戟天、茯苓、泽泻等。

三、膏方调治注意事项

膏方调治注意特禀质体质特点，容易出现过敏，药物需要反复斟酌，问清既往过敏药物与因素。

四、膏方应用示例

特禀质的状况复杂，在无发病情况下，可通过调理肺肾来干预，可用益肺补肾膏，方如下。

　　组成　菊花 150 克，桑叶 200 克，生地黄 120 克，山药 300 克，牡丹皮 120 克，白鲜皮 150 克，当归 80 克，荆芥 150 克，防风 150 克，蝉蜕 100 克，牛蒡子 150 克，茜草 100 克，陈皮 90 克，乌梅 120 克，地肤子 150 克，五味子 90 克，炒神曲 90 克，黄明胶 200 克，蜂蜜 200 克。

　　制法　将黄明胶加黄酒加热烊化，蜂蜜炼制后备用，其余药材浸泡后加水煎煮 3 次，滤汁去渣，合并滤液，慢火浓缩，兑入烊化后的黄明胶和炼制后的蜂蜜，搅拌均匀，至稠膏状。

　　用法　每次 10～15 克，每日 1～2 次。

（袁敬柏、倪　磊）

第八章 内科膏方调治

第一节 肺系病证

咳 嗽

咳嗽是指肺气上逆作声，咯吐痰液的病证，多由六淫外邪侵袭肺系，或脏腑功能失调，内伤及肺，肺失宣肃所成。无痰而有声者称为咳，无声而有痰者称为嗽，既有痰又有声者称为咳嗽。究其成因，正如《景岳全书·咳嗽》说"咳嗽之要，止惟二证，何为二证? 一曰外感，一曰内伤"。外感咳嗽主要是由于风、寒、暑、湿、燥、火六淫之邪犯肺所致，临床以风、寒居多，又因风为百病之长，故在外感咳嗽诸证中，多以风为先导，夹寒、热、燥等外邪入侵，伤于肺系而为咳嗽，其起病急，病程短，常伴鼻塞流涕、打喷嚏、咽痒、头痛、全身酸楚、恶风寒、发热等症状。内伤咳嗽多为久病，常反复发作，病程较长，主要是由肺脏虚弱，或他脏有病累及于肺，引起咳嗽。他脏引起内伤咳嗽的原因主要有脾虚生痰、肝火犯肺、肾气虚衰，其表现常伴其他脏腑失调症状。综上所述，不论外感、内伤之咳嗽，均为肺系受病而发生。

西医学的上呼吸道感染、急慢性支气管炎、支气管扩张、肺炎等疾病，以咳嗽为主症时，或其他原因引起的慢性咳嗽，均可参考本病辨证论治。

一、膏方治疗优势证候辨治

咳嗽病位主要在肺。辨证论治首辨外感、内伤，外感咳嗽病起于肺，而内伤咳嗽则由他脏生病累及于肺。常见外感咳嗽证候为风寒证、风热证、温燥证、凉燥证、火热证，内伤咳嗽证候为痰湿证、痰热证、肝火证、阴虚证、气虚证、阳虚证。膏方治疗以病程较长的内伤咳嗽为优势证候，由于外感咳嗽证候变化较快，非膏方治疗优势证候。

1. 痰湿证

症状：咳嗽痰多，痰白而黏，胸脘作闷，食纳不佳，四肢乏力，舌苔白腻，脉濡滑。

治法：健脾燥湿，理气化痰。

方药：二陈汤加减。可加苍术、厚朴等燥湿理脾行气，以助化痰。若寒痰较重，痰黏白如沫，怯寒背冷，加干姜、细辛温肺化痰；久病脾虚见神倦者加党参、白术。

内服膏方示例：

组成 党参 300 克，制半夏 200 克，陈皮 300 克，茯苓 300 克，炒白术 150 克，龙眼肉 60 克，炒莱菔子 100 克，紫苏子 100 克，姜厚朴 100 克，桔梗 100 克，炙甘草 60 克，乌梅 30 克，生姜 30 克。

制法 将上述药材浸泡后加适量水共煎 3 次，将 3 次煎液过滤去渣取汁合并，慢火浓缩至稠膏状，或以适量饴糖收膏。

2. 痰热证

症状：咳嗽，痰稠色黄，胸闷，口干，口苦，舌苔黄腻或黄白相兼，脉滑数。

治法：清热肃肺，豁痰止咳。

方药：清金化痰汤加减。可加金荞麦根、冬瓜子、薏苡仁等加强清化痰热之力。若胸满咳逆，痰涌，便秘者加葶苈子、大黄泻肺通腑逐痰；痰热伤津见口干，舌红少津者加南沙参、天冬、天花粉养阴生津。

内服膏方示例：

组成　黄芩 150 克，栀子 150 克，知母 120 克，桑白皮 150 克，浙贝母 150 克，瓜蒌 150 克，橘红 150 克，桔梗 100 克，麦冬 150 克，白茯苓 150 克，天花粉 120 克，芦根 120 克，甘草 90 克，鲜竹沥 100 毫升。

制法　将除鲜竹沥外其余药材浸泡后加适量水共煎 3 次，将 3 次煎液过滤去渣取汁合并，慢火浓缩，加入鲜竹沥至稠膏状，或加适量冰糖收膏。

3. 肝火证

症状：咳嗽气逆，咳则连声，或痰带血丝，胸胁窜痛，性急易怒，烦热口苦，咽喉干燥，面红目赤，舌苔薄黄少津，脉弦数。

治法：清肝泻肺。

方药：丹青饮合泻白散加减。如出现面赤生火，加牡丹皮、栀子、黄芩清肝泻火；痰黏难咯加浙贝母、桔梗、全瓜蒌清热豁痰；火郁伤津，咽燥口干，咳嗽日久不减，加南北沙参、麦冬、天花粉养阴生津。

内服膏方示例：

组成　桑白皮 150 克，地骨皮 150 克，黄芩 100 克，夏枯草 100 克，旋覆花 100 克，白蒺藜 100 克，浙贝母 100 克，橘红 100 克，杏仁 100 克，麦冬 100 克，菊花 100 克，石斛 100 克，沙参 120 克，炙甘草 60 克。

制法　将旋覆花用纱布包后与其余药材浸泡后加适量水共煎 3 次，将 3 次煎液过滤去渣取汁合并，慢火浓缩至稠膏状，或加适量冰糖收膏。

4. 阴虚证

症状：干咳无痰，或痰少不爽，口干舌燥，或见咯血，舌红少苔，脉细数。

治法：养阴润肺，宁嗽止咳。

方药：二冬二母汤加减。若口干舌燥甚者，加沙参、百合、生地黄养阴润燥；咳嗽甚者，加百部、紫菀、款冬花润肺止咳；痰黏不利者，加天花粉、芦根清热生津，利痰止咳；咯血者加白及、茜草、藕节止血；心烦不寐者加柏子仁、合欢花、茯神养心安神。

内服膏方示例：

组成　麦冬 300 克，天冬 300 克，知母 200 克，浙贝母 200 克，雪梨 300 克，款冬花 300 克，杏仁 200 克，天花粉 100 克，桔梗 100 克，炙甘草 60 克，黄明胶 250 克。

制法　将黄明胶用黄酒烊化，其余药材浸泡后加适量水共煎 3 次，将 3 次煎液过滤去渣取汁合并，慢火浓缩，加入烊化后的黄明胶，兑蜜成膏。

5. 气虚证

症状：咳嗽声低无力，气短，痰多清稀，神疲，畏风，自汗，易于感冒，舌淡苔薄白，脉弱。

治法：补益肺气，化痰宁嗽。

方药：补肺汤加减。咳痰量多者，可去桑白皮，加陈皮、法半夏、苍术燥湿化痰；脘腹痞胀、食少便溏、面色萎黄者，加茯苓、炒白术健脾化痰。

内服膏方示例：

组成　黄芪 300 克，熟地黄 200 克，五味子 90 克，蜜紫菀 150 克，桑白皮 150 克，人参 150

克，灵芝 150 克。

制法　将人参、灵芝碾成极细粉，其余药材浸泡后加适量水共煎 3 次，将 3 次煎液过滤去渣取汁合并，兑入人参粉和灵芝粉，慢火浓缩至稠膏状，或以适量饴糖、阿胶收膏。

6. 阳虚证

症状：咳嗽反复，痰涎清稀，平素神疲气怯，畏寒肢冷，腰膝酸软，或饮食少进，大便不实，小便不利，舌苔白润，脉沉滑。

治法：温补脾肾，化痰止咳。

方药：右归丸加减。咳甚者，可加姜半夏、五味子散寒化饮，敛肺止咳；气机不利，胸胁满闷者，加炒枳壳、旋覆花祛痰降气；短气甚者，加人参益气补虚；腹泻便溏者，加肉豆蔻、干姜温中散寒；便秘不畅者加巴戟天、肉苁蓉；腰膝酸软者，加核桃仁、杜仲。

内服膏方示例：

组成　熟地黄 150 克，炒山药 120 克，山茱萸 90 克，枸杞子 90 克，菟丝子 120 克，炒杜仲 120 克，当归 90 克，肉桂 90 克，炮附子 60 克，五味子 90 克，姜半夏 90 克，肉苁蓉 200 克，鹿角胶 200 克。

制法　将鹿角胶烊化，炮附子先煎 1 小时后与浸泡后的其余药材加适量水共煎 3 次，将 3 次煎液过滤去渣取汁合并，慢火浓缩，加入烊化后的鹿角胶，兑蜜成膏。

二、组方及应用要点

（一）变化应用

膏方治疗咳嗽，以慢性咳嗽、久咳不愈的内伤咳嗽为优势。若服药期间外感邪气导致咳嗽加重者，可暂停膏方，短期服用汤药，待外邪尽，继服膏方。若在原有咳嗽基础上病情加重，如哮喘发作，突发咳血，并发肺炎、心衰、呼吸困难等危重症，也需停服膏方，急则治其标。若在服用膏方期间证候及病机转化明显，如痰湿证的膏方治疗中，痰从寒化，痰稀色白，可辨证以射干麻黄汤加减组方煎汤调服膏方；或痰从热化，痰稠色黄，可辨证以桑白皮汤加减煎汤调服膏方。通过短期治疗，转化为基础证候时，停服汤药继服膏方。

另外，咳嗽是多种肺系疾病的常见症状，基础疾病可轻可重，轻者往往证候单一，重者多为本虚标实的复合证候，膏方应用以复合证候为多，临证需根据辨证，结合本节所述单一证候，组合应用，理法处方。

（二）胶糖选择

咳嗽虚证肺阴不足者，可选择黄明胶、阿胶、猪皮胶养阴润燥；肾阳不足者，可选用鹿角胶温阳补虚；兼潮热盗汗、手足心热、胁下痞硬等者，可选用龟甲胶、鳖甲胶滋阴清热。咳嗽若痰浊盛，可减少胶类及糖蜜用量，或调制为清膏。咳嗽脾胃虚寒者宜选用饴糖；肺燥痰热者宜选用冰糖；合并糖尿病者可用木糖醇或元贞糖。

（三）细料选择

咳嗽若痰热重可于浓缩收膏时兑入鲜竹沥；若阴虚口干舌红，可川贝母、西洋参文火另煎浓缩或者制备极细粉兑入，铁皮石斛文火另煎浓缩兑入；若见咳血者，可加入三七粉兑入；气虚者，可选用人参、灵芝制备极细粉或灵芝孢子粉兑入；若肺肾两虚，可选用冬虫夏草补益肺肾；若肾不纳气，可加人参、蛤蚧增强补气纳肾之力。

三、古 今 膏 方

（一）内服膏方

1. 苏子煎

来源　《备急千金要方》。

组成　苏子、杏仁、生姜汁、地黄汁、白蜜各60克。

制法　将苏子择净，研为粗末，加生姜汁、地黄汁煎煮片刻，去渣取汁，再纳入杏仁煎煮片刻，去渣取汁，加入白蜜，文火熬成膏状即成。

功用　降气化痰，宣肺止咳。

适应证　上气咳嗽。

用法　每次10毫升，每日4次，日3夜1，饮服或冲饮。

2. 润肺和肝膏

来源　《慈禧光绪医方选议》。

组成　党参15克，生薏苡仁30克，麦冬24克，橘红12克，桑叶、枇杷叶各24克，杭白芍18克，石斛24克，甘草9克，炒枳壳12克。

制法　将诸药择净，研细，水煎3次，3液合并，文火浓缩，加入蜂蜜适量煮沸收膏即成。

功用　止嗽，化痰，理肺。

适应证　肝肺气道欠调，时作咳嗽。

用法　每次10毫升，每日3次，温开水适量送服。

3. 银杏膏

来源　《寿世保元》。

组成　陈细茶、白果、核桃肉、蜂蜜各500克。

制法　将除蜂蜜外其余药材切碎，水浸后煎煮，纱布滤去药渣，如此3遍，将所滤汁液加热浓缩，下入蜂蜜，慢火熬至膏状。

功用　清热化痰，敛肺止咳。

适应证　年老之人或久年咳嗽吐痰。

用法　每次10毫升，口中噙化，不拘时服。

禁忌证　实证不宜。

（二）外用膏方

八味膏

来源　《理瀹骈文》。

组成　熟地黄108克，山药、山茱萸各27克，茯苓78克，牡丹皮、泽泻、桂枝各27克，附子4.5克，牛膝、车前子各27克。

制法　将诸药择净，研细，水煎3次，3液合并，文火浓缩收膏即成。

功用　温补肾阳，化气行水。

适应证　肾虚水肿，腰膝酸软，小便不利，畏寒肢冷，以及肝虚不能克制肾水，水泛为痰，吐而不咳者。

用法　每次适量，摊于布上贴脐，每日1换。

喘　　证

喘证以气息急迫为其主要临床表现，可见呼吸困难，甚至张口抬肩，鼻煽，不能平卧，严重者每致喘脱。喘不仅是肺系病的主要症状之一，也可因其他脏腑病变影响于肺所致，如水肿、鼓胀、虚劳等。当喘成为这些疾病某一阶段的主症时，即称作喘证。六淫外感、七情所伤、水饮潴留、痰浊内蕴及饮食劳欲久病都可以引起喘证，而喘证发生的根本原因又在于人体肺、脾、肾等脏功能失调，或者由于上述致病因素作用于这些脏器所引起，或者因为这些脏器本身虚损而发病。

西医学中的急慢性支气管炎、肺炎、慢性阻塞性肺疾病、心力衰竭等疾病，出现呼吸困难，均可参照喘证辨证论治。

一、膏方治疗优势证候辨治

喘证的病机可分为虚实两类。实喘在肺，病势急骤，声粗息高，甚则张口抬肩，以肺气宣肃失常为病机要点，因外邪、痰浊、水饮或肝郁气逆、壅塞肺气而宣降不利；虚喘在肾，或在肺肾两脏，病势徐缓，呼多吸少，动则加剧，以肺气失肃、肾失摄纳为其病机要点，因精气不足或气阴亏耗，而致肺肾出纳失常。病情错杂者，可下虚上实并见，即叶天士所谓"在肺为实，在肾为虚"。本证的严重阶段，不但肺肾俱虚，在孤阳欲脱之时，每多影响到心，可导致心气、心阳衰惫，鼓动血脉无力，不仅喘逆剧甚，端坐不能平卧，还见烦躁不安、面青唇紫、汗出如珠、肢冷、脉浮大无根，或模糊不清，出现喘汗致脱、亡阳、亡阴的危局。

膏方治疗喘证，适用于喘发日久迁延不愈，或喘证相对稳定期。以标实为主的实喘常见证候为痰湿蕴肺、肺气郁闭，以本虚为主的虚喘常见证候为脾肺两虚、脾肾阳虚、肺肾阴虚。通过膏方养治结合，扶正祛邪，以减轻症状、减少急性加重、改善肺功能，进而达到减缓病情发展，提高患者生活质量的目的。对于喘证急性加重或外感表邪未解的证候，如风寒束肺、外寒内饮、风热犯肺、痰热壅肺等，发病过程中，证候多变，不宜应用膏方，更多选用汤剂治之，以便随症加减，及时调方。

（一）实喘

1. 痰湿蕴肺证

症状：气喘，咳嗽，痰多而黏，咯吐不利，胸中满闷，恶心，舌苔白腻，脉滑。

治法：化痰降气。

方药：二陈汤合三子养亲汤加减。可加苍术、厚朴等燥湿理脾行气，以助化痰。痰多黏稠加海蛤粉；兼有黄痰，配冬瓜子、薏苡仁、芦根等。

内服膏方示例：

组成 制半夏 80 克，陈皮 150 克，茯苓 300 克，炒白术 150 克，炙甘草 100 克，紫苏子 150 克，炒莱菔子 150 克，党参 200 克，姜厚朴 100 克，桔梗 60 克，紫苏梗 100 克，芦根 150 克，龙眼肉 150 克。

制法 将上述药材浸泡后加适量水共煎 3 次，将 3 次煎液过滤去渣取汁合并，慢火浓缩至稠膏状，或加饴糖适量收膏。

2. 肺气郁闭证

症状：平素常有咽喉异物感，吞吐不得，情志不畅，胸膈满闷，每遇情志刺激而喘，发时突然呼吸短促，但喉中痰声不著，气憋，胸闷胸痛，咽中如室，或失眠，心悸，苔薄，脉弦。

治法：行气开郁，降逆化痰。

方药：五磨饮子合半夏厚朴汤加减。本方用沉香、木香、槟榔、乌药、枳壳、半夏、厚朴、茯苓等开郁降气化痰，伴有心悸、失眠者加百合、合欢花、酸枣仁、远志等宁心安神，兼见血瘀者加丹参、川芎等。另外，宜劝慰患者心情开朗，配合治疗。

内服膏方示例：

组成 沉香 30 克，木香 50 克，槟榔 100 克，枳实 100 克，乌药 60 克，制半夏 100 克，厚朴 100 克，茯苓 150 克，苏叶 100 克，百合 300 克，郁金 150 克，合欢皮 200 克，酸枣仁 300 克，远志 100 克，川芎 100 克，生姜 30 克。

制法 将上述药材浸泡后加适量水共煎 3 次，将 3 次煎液过滤去渣取汁合并浓缩，兑蜜，慢火浓缩至稠膏状，或加适量冰糖、蜂蜜收膏。

（二）虚喘

1. 脾肺两虚证

症状：喘促短气，气怯声低，喉有鼾声，咳声低弱，痰吐稀薄，自汗畏风，或咳呛痰少质黏，烦热口干，咽喉不利，面潮红，舌质淡红或舌红苔剥，脉软弱或细数。

治法：补肺健脾，益气养阴。

方药：生脉散合补肺汤加减。若脾气虚甚者，可加强健脾益气，补肺固表之力，可配以玉屏风散、四君子汤加减组方，选用黄芪、党参、白术、茯苓、防风、甘草等药物。若肺阴虚甚者，可配以百合固金汤加减组方。

内服膏方示例：

组成 黄芪 200 克，麦冬 150 克，五味子 100 克，炒白术 150 克，防风 100 克，紫菀 150 克，白前 150 克，紫苏子 150 克，陈皮 100 克，清半夏 80 克，茯苓 300 克，人参 150 克，核桃仁 100 克，黄明胶 200 克，蜂蜜 300 克。

制法 将人参、核桃仁研成极细粉，黄明胶用黄酒烊化，蜂蜜炼制后备用，其余药材浸泡后加适量水共煎 3 次，将 3 次煎液过滤去渣取汁合并浓缩，兑入人参粉、核桃仁粉，烊化后的黄明胶，炼制后的蜂蜜，搅拌均匀，慢火浓缩至稠膏状。

2. 脾肾阳虚证

症状：喘促日久，动则喘甚，呼多吸少，气不得续，形瘦神惫，跗肿，汗出肢冷，面青唇紫，舌苔淡白或黑润，脉微细或沉弱。

治法：温肾纳气。

方药：金匮肾气丸加减。兼痰多壅盛，上实下虚，可酌加紫苏子、前胡、海蛤壳、杏仁、橘红、车前子等以降气豁痰。

内服膏方示例：

组成 熟地黄 150 克，山药 150 克，山茱萸 100 克，茯苓 200 克，丹参 150 克，泽泻 150 克，肉桂 50 克，炮附子 30 克，炙甘草 50 克，紫苏子 100 克，陈皮 100 克，人参 100 克，蛤蚧 1 对（雌雄各 1），鹿角胶 200 克，蜂蜜 300 克。

制法 将人参、蛤蚧研成极细粉，鹿角胶用黄酒烊化，蜂蜜炼制后备用，炮附子先煎 1 小时后与浸泡后的其余药材加适量水共煎 3 次，将 3 次煎液过滤去渣取汁合并浓缩，兑入人参粉、蛤蚧粉、烊化后的鹿角胶，炼制后的蜂蜜，搅拌均匀，慢火浓缩至稠膏状。

3. 肺肾阴虚证

症状：喘促气短，动则喘甚，口干，心烦，手足心热，面赤，潮热，盗汗，尿黄，舌红，脉细数。

治法：滋阴填精，纳气平喘。

方药：七味都气丸合蛤蚧定喘丸加减。七味都气丸滋阴敛肺补肾，收涩精气，适用于肺肾阴虚而咳喘之证，肺阴虚甚者合蛤蚧定喘丸加减组方，滋阴清肺，止嗽定喘。如气阴两虚，动则喘甚，可配用人参胡桃汤、人参蛤蚧散加减组方，补虚定喘。

内服膏方示例：

组成 熟地黄 150 克，山药 150 克，山茱萸 100 克，茯苓 200 克，牡丹皮 150 克，泽泻 150 克，五味子 100 克，天冬 150 克，麦冬 150 克，百合 200 克，黄芩 100 克，炙麻黄 60 克，杏仁 100 克，紫苏子 80 克，瓜蒌仁 100 克，玉竹 200 克，西洋参 100 克，蛤蚧 1 对（雌雄各 1），龟甲胶 100 克，鳖甲胶 100 克，蜂蜜 300 克。

制法　将西洋参、蛤蚧研成极细粉，龟甲胶和鳖甲胶用黄酒烊化，蜂蜜炼制后备用，其余药材浸泡后加适量水共煎 3 次，将 3 次煎液过滤去渣取汁合并浓缩，兑入西洋参粉、蛤蚧粉，炼制后的蜂蜜，烊化后的龟甲胶和鳖甲胶，搅拌均匀，慢火浓缩至稠膏状。

二、组方及应用要点

（一）变化应用

膏方治疗喘证，以虚证或因虚致实为优势治疗证候，对于伴有腹胀纳呆、舌苔厚腻、大便溏薄者，建议先服开路方健脾开胃；膏方服用期间出现发热，痰黄脓浊，呼吸急促，提示病情急性加重，或感受外邪，兼见表证时，应暂停服用膏方，"急则治其标"，先辨证施治，服用中药汤剂治疗，待病情缓解后，继服膏方治疗；肺气郁闭证候，常用合欢花以解郁安神，应用膏方时更宜选用同等功效的合欢皮，一是植物皮比花更易出膏，而且合欢皮除入心肝经外还入肺经，既可解郁安神，还可清肺化痰。

（二）胶糖选择

虚喘兼肺阴不足，可选择黄明胶、阿胶、猪皮胶，养阴润燥；肾阳不足，可选用鹿角胶，温阳补虚；兼潮热盗汗、手足心热、胁下痞硬等，可选用龟甲胶、鳖甲胶滋阴补血。应用膏方治疗以实喘为主的喘证时，一般不宜加用胶类，此时组方用药更应注意选择易出膏的药物，以助成膏，比如痰湿蕴肺证，痰多咳喘，常用陈皮、苍术、半夏等燥湿化痰之品，此时可佐用龙眼肉适量，既可助药成膏，也可缓解组方燥热之性，并能起到健脾益气化痰之功效。喘证若痰浊盛，可减少糖和蜜的加入，或调制为清膏。喘证脾胃虚寒者宜选用饴糖；肺燥痰热者宜选用冰糖；合并糖尿病者可用木糖醇或元贞糖。

（三）细料选择

喘证气虚者选择参类时，若阳虚怕冷的老年患者选用红参；气虚神疲者选用生晒参。不宜用人参者，可酌情于普通饮片组方中选用党参、太子参、南沙参、北沙参、玄参等益气养阴润肺。若阳痿，遗尿，肾阳虚作喘，可加海马文火另煎兑入。若口干舌红，属肺阴虚者，可用铁皮石斛、西洋参等益气养阴润肺；若肺肾两虚，可选用冬虫夏草、紫河车、蛤蚧等补益肺肾，纳气定喘。

三、古今膏方

（一）内服膏方

1. 定喘膏

来源　《赤水玄珠》。

组成　香麻油 30 毫升，蜂蜜 60 毫升，生姜自然汁 15 毫升，紫菀、麻黄、杏仁、桔梗、细辛、制半夏、人参各 10 克。

制法　将后 7 味药择净，研细，水煎 3 次，3 液合并，文火浓缩，加入香麻油、蜂蜜、生姜自然汁煮沸收膏即成。

功用　宣肺理气，化痰定喘。

适应证　肺气虚兼有寒痰之哮喘。

用法　每次 20 毫升，每日 1 次，临睡时用温开水适量送服。

2. 丹溪琼玉膏

来源　《景岳全书》。

组成　人参 100 克，白茯苓 150 克，琥珀、沉香各 20 克，鲜地黄、蜂蜜各 500 克。

制法　将前 4 味药研为极细末，鲜地黄取自然汁。将鲜地黄自然汁与蜂蜜混匀，加热，再下入前药末，搅拌均匀，慢火浓缩至稠膏状。

功用　健脾补中，纳气平喘。

适应证　虚劳干咳及嗜酒而致的久咳。

用法　每天清晨和午后服用，每服 3 汤匙，用温酒或白开水调服。

备注　痰湿内盛者慎服。

3. 蛤蚧膏

来源　《御药院方》。

组成　麻黄 500 克，紫菀茸、艾叶、槐角、陈皮、枇杷叶、桑白皮、甜葶苈、款冬花、薄荷叶、杏仁、佛耳草、五味子、贝母、紫苏叶、皂角各 15 克，潞党参 45 克，蛤蚧 1 对（雌雄各 1）。

制法　将除蛤蚧外其余药物择净，研为粗末，加清水适量，水煎 3 次，3 液合并，收膏，蛤蚧研为极细末后兑入，和匀即成。

功用　补肾益肺，纳气平喘。

适应证　远年近日咳嗽，上气喘满。

用法　每次 10 克，每日 3 次，口服。

（二）外用膏方

1. 三建膏

来源　《类证治裁》。

组成　天雄、川乌、桂心、肉桂、桂枝、细辛、川椒、干姜各 50 克，麻油 500 克，铅丹 300 克。

制法　将麻油倒入铜锅中煮沸，然后将除铅丹外的其余药物放入锅中煎煮，待到药物变为焦黑色时即可滤出药渣，然后将铅丹放入锅中，并不断用筷子搅拌收膏备用。

功用　助阳散寒，温肺化饮。

适应证　寒痰内盛，又外感风寒之喘证。

用法　使用时将膏药均匀摊于牛皮纸上，然后贴于肺俞穴处即可。

备注　此方亦载于《张氏医通·专方·哮门》，用于阴疽腐肉不化，腹痛食少泄泻，阳衰阴冷，冷哮喘嗽，癥瘕积聚。阴疽者，先用葱煎汤洗净，加入少许银粉后摊涂患处；腹痛食少泄泻者，摊开后加丁香末少许，贴神阙及中脘穴；阳衰阴冷者，摊开后加阿芙蓉少许，贴神阙及丹田穴；冷哮喘嗽者，摊开后加麝香少许，贴肺俞及华盖、膻中穴；癥瘕积聚者，摊开后加麝香、阿魏少许，贴患处。方中天雄、川乌及细辛、铅丹均有毒。

2. 开解六郁膏

来源　《清宫膏方精华》。

组成　香附 40 克，川郁金 40 克，枳实 32 克，青皮 32 克，栀子 20 克，姜黄 24 克，木香 24 克，橘红 24 克，红花 20 克，全当归 40 克，苏子 40 克，沉香 20 克，麝香 8 克，莱菔子 24 克，白芥子 24 克，苍术 24 克。

制法　用麻油将药炸枯，去渣，兑黄丹为膏。

功用　降气平喘，开解六郁。

适应证　胸中痞闷，咳喘不适。

用法　使用时将膏药均匀摊于牛皮纸上，摊贴肺俞穴、上脘穴。

备注　越鞠丸解五郁，加延胡索理气活血为六郁丸，供内服。此方由六郁丸加三子养亲汤化裁，理气活血药居多，外用，摊贴肺俞、上脘穴，侧重治肺气不畅。

哮　病

哮病是一种发作性的以呼吸喘促、喉间哮鸣有声为临床特征的疾患，由于哮必兼喘，哮病又常被称作哮喘。发时喉中哮鸣有声，呼吸气促困难，甚则喘息不能平卧。哮病的基本病因病机是宿痰内伏于肺，每因外感、饮食、情志、劳倦等因素，以致痰阻气道、肺失宣降。

西医学的支气管哮喘、哮喘性支气管炎、嗜酸粒细胞增多症或其他肺部过敏性疾患引起的哮喘，均可参考本病辨证论治。

一、膏方治疗优势证候辨治

哮病分为发作期和缓解期，发作期的基本病机变化为"伏痰"遇感引触，痰阻气闭，以邪实为主，常表现为突然发作，或先有恶寒发热、打喷嚏、鼻痒、咽痒、咳嗽或胸闷、恶心呕吐、腹胀、情绪不宁等症状而后出现哮喘并逐渐加重。患者呼吸困难，呼气延长，往往不能平卧，伴有哮鸣、咳嗽，痰多呈黏液样或稀水样，咯吐不利，如能咯出黏痰则痰鸣气喘可得暂时平息，而移时复作。哮喘严重时，甚至张口出气，两肩高耸，心悸怔忡，额部冷汗淋漓，面唇紫黑，睛突、烦躁不安，痛苦异常。每次发作可持续数分钟、数小时或数日不等。哮病在缓解期，可有轻度咳嗽、咯痰、呼吸紧迫感等表现，但也有毫无症状者；病程日久，反复发作者，寒痰伤及脾肾之阳，热痰伤及肺肾之阴，则可从实转虚，致使肺、脾、肾三脏渐虚，可见气喘、咳嗽、咯痰，呼吸时喉间有声，以及自汗畏风、神疲形瘦、腰酸、浮肿等症状。当大发作时，可见正虚与邪实相互错杂，甚则发生喘脱。

哮病属邪实正虚，发作时以邪实为主，未发时以正虚为主，但久病正虚者，发时每多虚实错杂。发作期常见证候为冷哮和热哮；缓解期常见证候为肺脾气虚和肺肾两虚；哮病危证可见阳气暴脱。膏方适用于缓解期的哮病患者，尤其以肺脾气虚和肺肾两虚为优势治疗证候。其治疗目标是控制哮喘的症状，改善肺功能，改善患者体质，增强机体抗病能力，减少或预防哮喘发作。

1. 肺脾气虚证

症状：咳嗽短气，痰液清稀，面色㿠白，自汗畏风，食少，纳呆，便溏，头面四肢浮肿，舌淡有齿痕，苔白，脉濡弱。

治法：健脾益气，补土生金。

方药：玉屏风汤合四君子汤加减。若怕冷畏风，加桂枝、白芍、生姜、大枣调和营卫。食少、腹胀、痰多者，加半夏、陈皮、前胡。面色㿠白、形寒肢冷便溏者，加肉桂、干姜以温脾益气。

内服膏方示例：

组成　炙黄芪300克，党参300克，白术150克，防风100克，茯苓200克，陈皮100克，制半夏80克，龙眼肉200克，大枣60克，干姜30克，炙甘草60克，阿胶100克，饴糖200克。

制法　将阿胶用黄酒烊化，饴糖熬制后备用，其余药材浸泡后加适量水共煎3次，将3次煎液过滤去渣取汁合并浓缩，兑入烊化后的阿胶、熬制后的饴糖，搅拌均匀，慢火浓缩至稠膏状。

2. 肺肾两虚证

症状：咳嗽短气，自汗畏风，动则气促，腰膝酸软，脑转耳鸣，盗汗遗精，舌淡，脉弱。

治法：肺肾双补。

方药：四君子汤合金水六君煎加减。以肺气虚为主者，加黄芪、山药之类；以肾虚为主者，加杜仲、怀牛膝、菟丝子、补骨脂、淫羊藿之类；咳嗽气喘者，加川贝母、杏仁、车前子、前胡、紫苏子、旋覆花。

内服膏方示例：

组成 熟地黄 150 克，白术 150 克，茯苓 300 克，炙甘草 100 克，陈皮 150 克，当归 100 克，制半夏 100 克，补骨脂 150 克，桑椹 200 克，蛤蚧 1 对（雌雄各 1），人参 100 克，阿胶 60 克，鹿角胶 80 克，蜂蜜 300 克。

制法 将人参、蛤蚧研成极细粉，阿胶和鹿角胶用黄酒烊化，蜂蜜熬制后备用，其余药材浸泡后加适量水共煎 3 次，将 3 次煎液过滤去渣取汁合并浓缩，兑入人参粉、蛤蚧粉，烊化后的阿胶、鹿角胶，熬制后的蜂蜜，搅拌均匀，慢火浓缩至稠膏状。

二、组方及应用要点

（一）变化应用

膏方治疗哮病，以哮病缓解期的肺脾气虚和肺肾两虚为优势治疗证候，膏方服用期间出现证候变化，可先根据证候特点组成汤剂处方，用汤剂短期调服膏方，或暂停膏方，改为汤药辨证治疗，如缓解期突然因感受外邪导致哮病急性发作时，症见咳喘哮鸣皆呈，而兼见恶寒发热、鼻塞流涕、头痛，舌质淡，苔白滑，脉浮紧之寒哮者，可选用小青龙汤、射干麻黄汤加减治疗；如兼见发热，喘咳气促，口渴喜饮，舌质红，苔黄腻，脉滑数之热哮者，可选用定喘汤加减治疗，宣肺清热，化痰定喘。待哮喘相对缓解后，再恢复既往膏方调理。

（二）胶糖选择

哮病见肺阴不足者可选择黄明胶、阿胶，养阴补血；肾阳不足者，可选用鹿角胶，温阳补虚；兼潮热盗汗、手足心热等者，可选用龟甲胶滋阴补血。哮病若痰浊盛，可减少糖和蜜的加入，或调制为清膏。哮证脾胃虚寒者宜选用饴糖；肺热痰黄者宜选用冰糖；合并糖尿病者可用木糖醇或元贞糖。

（三）细料选择

若肾不纳气型哮病，可加蛤蚧制备极细粉兑入，增强补气纳肾之力。若肾阳虚甚，可加海马、红参兑入。若肺阴虚致口干舌红，可加铁皮石斛、西洋参；若肺肾两虚，可选用冬虫夏草等补益肺肾。气虚神疲者选用生晒参极细粉兑入。咳嗽咯痰者，可加用川贝粉兑入。

三、古 今 膏 方

（一）内服膏方

1. 定喘膏

（见本章节"喘证"古今膏方）

2. 阿胶膏

来源 《太平圣惠方》。

组成 阿胶 90 克，杏仁 90 克，薯蓣 60 克，薤白 30 克，白羊肾 3 对，黄牛酥 120 毫升，羊肾脂 120 克。

制法 将杏仁、薯蓣、薤白 3 药择净，捣烂，与诸药同入锅中，加清水适量，文火熬膏即成。

功用　宣肺理气，温肾健脾。

适应证　肺气喘急，下焦虚伤。

用法　每次 10 毫升，每日 3 次，温黄酒适量送服。

（二）外用膏方

白芥子散

来源　《张氏医通》。

组成　白芥子、延胡索各 20 克，甘遂、细辛各 10 克，麝香 1 克。

制法　除麝香外其余药材共为细末，加麝香，杵匀，姜汁调为膏。

功用　温肺散痰。

适应证　冷哮。

用法　调敷肺俞、膏肓、百劳等穴，涂后麻木疼痛者，切勿揭去，候二炷香足方去之。十日后涂一次，二次病根去。

肺　胀

肺胀是慢性肺系疾患反复发作迁延不愈，导致肺气胀满、不能敛降的病证，临床表现为胸部膨满，胀闷如塞，喘咳上气，痰多，烦躁，甚则面色晦暗，唇舌发绀，颜面四肢浮肿，喘脱等。

西医学的慢性阻塞性肺疾病、呼吸衰竭、慢性肺源性心脏病和老年性肺气肿等出现慢性咳喘而有胸闷胀满者，均可参照本病辨证论治。至于肺性脑病，可按肺胀的危重变证进行相应的急救处理。

一、膏方治疗优势证候辨治

肺胀病位主要在肺，兼及他脏。肺胀的主要病理因素为痰浊、水饮与血瘀兼见同病，互为转化，在发病中的各种病理因素多由正虚而生，正虚邪实互为因果，彼此影响，故致病情缠绵难愈。因此，肺胀分为急性加重期和缓解期。其中缓解期主要以正虚为主，常见证候有肺肾两虚（气虚或阴虚）及脾肾阳虚；急性发作期主要以邪实为主，邪实可分为外邪（风寒、风热），内邪（水饮、痰浊、气滞、血瘀等），常见证候有寒饮射肺、痰浊壅肺、痰热郁肺。肺胀失治误治，病情进一步发展，可出现危重证候之闭证（寒痰内闭、热痰内闭）和脱证。膏方适用于肺胀缓解期以本虚为主的患者，以肺肾两虚、脾肾阳虚等为优势治疗证候。其治疗目标是提高机体免疫力，减轻症状，减少疾病加重次数，延缓病情进展，防止喘脱等危重证候的发生。

1. 肺肾两虚证

症状：气短，语声低怯，动则气喘，或见面色晦暗，或见面目浮肿，舌淡苔白，脉沉而弱。若肺肾阴虚则见咳嗽痰少，胸满烦躁，手足心热，动则气促，口干欲饮，舌红苔净，脉沉细。

治法：补益肺肾，止咳平喘。

方药：人参蛤蚧散加减。气虚为主者，可加黄芪、冬虫夏草、沉香、五味子、苏子、胡桃仁、龙眼肉等，以增补肾纳气、降逆平喘之功。若肺肾阴虚为主者，可加用百合、生地黄、熟地黄、当归、五味子、石斛、桑椹等，以滋养肺肾。

内服膏方示例：

组成　蛤蚧 1 对（雌雄各 1），贝母 60 克，桑白皮 60 克，茯苓 100 克，杏仁 80 克，知母 60 克，甘草 60 克，黄芪 100 克，五味子 60 克，龙眼肉 100 克，陈皮 100 克，紫苏梗 60 克，丹参 100 克，人参 60 克，阿胶 60 克，鹿角胶 60 克，蜂蜜 300 克。

制法 将人参和蛤蚧研成极细粉,阿胶、鹿角胶用黄酒烊化,蜂蜜熬制后备用,其余药材浸泡后加适量水共煎 3 次,将 3 次煎液过滤去渣取汁合并,慢火浓缩,兑入人参粉、蛤蚧粉,烊化后的阿胶、鹿角胶,熬制后的蜂蜜,搅拌均匀,成膏。

2. 脾肾阳虚证

症状:胸闷气憋,呼多吸少,动则气喘,冷汗自出,四肢不温,畏寒神怯,小便清长或失禁,舌淡而嫩胖,脉沉细。

治法:脾肾双补,温阳纳气。

方药:金匮肾气丸加减。

内服膏方示例:

组成 熟地黄 200 克,泽泻 100 克,山茱萸 120 克,牡丹皮 100 克,山药 150 克,茯苓 120 克,肉桂 80 克,炮附子 30 克,补骨脂 120 克,沉香 30 克,冬虫夏草 30 克,紫苏子 100 克,桔梗 60 克,红景天 100 克,陈皮 100 克,姜半夏 80 克,砂仁 30 克,炙甘草 60 克,鹿角胶 100 克,阿胶 60 克,饴糖 200 克。

制法 将冬虫夏草、沉香研成极细粉,鹿角胶、阿胶烊化,饴糖熬制后备用,炮附子先煎 1 小时后与浸泡后的其余药材加适量水共煎 3 次,将 3 次煎液过滤去渣取汁合并,慢火浓缩,兑入冬虫夏草粉、沉香粉及烊化后的鹿角胶和阿胶、熬制后的饴糖,搅拌均匀,成膏。

二、组方及应用要点

(一)变化应用

膏方治疗肺胀,若服用期间出现证候变化,可先根据证候特点辨证组成汤剂处方,用汤剂短期调服膏方。如服用膏方治疗肺肾两虚证的过程中,痰量增多、喘憋加重,舌苔厚腻,出现本虚标实、痰浊阻肺证候特点,可选用三子养亲汤、二陈汤、平胃散等经典化痰剂加减组成汤药处方冲服膏方,以加强标本兼治、扶正祛邪之功效,待邪实证候减轻或缓解后,即可停用汤剂继服膏方;肺胀缓解期以本虚为重,膏方组方中常重用补益之品,并更应注重脾胃的调和,常配伍陈皮、制半夏、砂仁、苍术、香附、苏子、神曲等健脾和胃、理气化痰方药,以助膏方中补益药的消化吸收,也可达到扶正不留邪的功效;肺胀为多种慢性疾病迁延不愈发展而成,久病入络,在本虚基础上常兼见血瘀之象,故临证组方中常配伍红景天、丹参、当归、红花等养血活血之方药。若在膏方服用期间病情突然加重,出现闭证或脱证,应暂服膏方,采取相应的急救措施。

(二)胶糖选择

膏方治疗肺胀在胶类选择上,阴血不足者宜用黄明胶、阿胶,养阴补血;脾肾阳虚者宜选用补虚缓中的饴糖,胶类可选择鹿角胶,温阳补虚;肺胀属肺系疾病的重症阶段,或气阴两虚,或阴阳两虚并见,组方中常有阿胶、鹿角胶、鳖甲胶等数胶同用,以获阴中求阳、阳中求阴、气血阴阳同补之功效;合并糖尿病者可用木糖醇或元贞糖。若实证痰浊盛,可减少糖和蜜的加入,或调制为清膏。肺虚者宜选用蜂蜜。

(三)细料选择

肺胀面色晦暗、唇舌发绀等血瘀明显者可加入西红花文火另煎浓缩兑入以活血化瘀;阴虚者可选用西洋参制备极细粉或文火另煎浓缩,铁皮石斛文火另煎浓缩兑入以养阴润肺;肺胀气虚神疲者可用生晒参、灵芝制备极细粉或灵芝孢子粉兑入以补益肺气;肺肾两虚者,可选用冬虫夏草、海马、蛤蚧等补益肺肾。

三、古 今 膏 方

（一）内服膏方

1. 八仙长寿膏

来源　《寿世保元》。

组成　生地黄 240 克，山茱萸、怀山药各 120 克，白茯苓、牡丹皮、泽泻、麦冬各 90 克，五味子、益智仁各 60 克。

制法　上药研为细末，水煎 2 次，2 液合并，文火浓缩，加入蜂蜜适量煮沸收膏即成。

功用　滋阴补肾，降火清热。

适应证　慢性支气管炎、肺气肿，肺肾阴亏，潮热盗汗，咽干咯血，眩晕耳鸣，腰膝酸软，消渴等。

用法　每次 20 毫升，每日 3 次，温开水适量送服。

2. 补真膏

来源　《清宫膏方精华》。

组成　人参 120 克，山药、芡实、莲子肉、红枣、杏仁、核桃肉各 500 克，沉香 9 克，炼蜜 1.5 升，真酥油 500 毫升。

制法　前 80 味药择净，研细，加真酥油、炼蜜适量煮沸，熬膏即成。

功用　大补真元。

适应证　肺胀、虚劳。

用法　每次 20 毫升，每日 2 次，温开水送服。

3. 蛤蚧膏

（见本章节"喘证"古今膏方）

（二）外用膏方

保元固本膏

来源　《慈禧光绪医方选议》。

组成　党参、白术、鹿角、当归、生黄芪、香附各 45 克，川芎、制附子、独活、干姜、川椒、杜仲、鳖甲、荜茇、草果仁、白芍各 30 克。

制法　用麻油 1.5 千克，将上药炸枯，去滓，再熬至滴水成珠，入黄丹 560 克。肉桂、沉香、丁香各 9 克，共研磨为极细末，候油冷再加入，搅匀，候去火气，3 日后方可摊贴。

功用　脾肾双补，肾阴阳同治，兼顾先后天之本。

适应证　肺胀，属脾肾阳虚者。

用法　每次 1 贴，贴敷于膻中穴、神阙穴、肺俞穴、肾俞穴，每日或隔日 1 换。

肺　痿

肺痿，是指肺叶痿弱不用，以气短、咳吐浊唾涎沫、反复发作为特点，为肺脏的慢性虚损性疾患。由于肺痿多为久咳不愈演变而成，故其发病与肺部其他疾患有密切关系。肺不伤则不痿，如肺痈、肺痨、哮喘、久嗽等日久伤肺，均可转化为肺痿。肺痿有虚热、虚寒之别，若虚热肺痿日久不愈，阴损及阳，常可转为虚寒之候；反之，虚寒肺痿，亦可由寒郁化热，转为虚热之证。由此可见，肺痿之病因病机，不外乎肺有燥热和肺气虚冷两者。而阴伤、气耗亦可导致肺痿的形成，热则灼伤肺阴，冷则气阻津液不输。故尤在泾《金匮要略心典·肺痿肺痈咳嗽上气病脉证治》中说："肺为娇脏，热则气烁，故不用而痿；冷则气沮，故亦不用而痿。"

西医学的慢性支气管炎、支气管扩张症、慢性肺脓肿后期、肺间质纤维化、肺不张、肺硬化、硅沉着病等各种原因所致的慢性咳嗽，经久不愈，以咳吐浊唾涎沫为主症的虚损性病变者，均可参照本病辨证论治。

一、膏方治疗优势证候辨治

肺痿辨证首辨寒热。虚热肺痿是阴液不足，虚热内生；虚寒肺痿是阳气耗伤，肺中虚冷；虚热肺痿日久，阴损及阳，可见气阴两虚，或出现寒热夹杂现象。寒热夹杂者，应当辨其阴虚内热为主，或是气伤虚冷为主。肺痿的主要证候有虚热证、虚寒证、寒热夹杂证，均为膏方优势治疗证候。

1. 虚热证

症状：咳吐浊唾涎沫，其质黏稠，不易咯出，痰黏长丝不断，或痰中带有血丝，或咳甚而咯血，其色鲜红，咽干而燥，渴喜凉饮，形体消瘦，皮毛干枯，舌红质干，脉虚数。兼肾阴亏损者，可同时有潮热盗汗、手足心热、腰膝酸软、遗精尿频等症状；兼心阴不足者，可见心悸虚烦、健忘少寐、易惊多梦等症状。

治法：滋阴清热，润肺生津。

方药：麦门冬汤合清燥救肺汤加减。前方润肺生津，止逆下气，后方养阴润燥，清金降火。若火盛，出现虚烦、咳呛、呕逆者，加竹茹清热和胃降逆。若咳吐浊黏痰，口干欲饮，加天花粉、知母、川贝母。津伤甚者，加沙参、玉竹以养肺津。若兼肾阴不足者，可用月华丸、麦味地黄丸等加减以治之。

内服膏方示例：

组成 麦冬 150 克，生地黄 150 克，熟地黄 120 克，五味子 100 克，桑白皮 100 克，地骨皮 100 克，知母 80 克，当归 100 克，女贞子 100 克，橘红 100 克，杏仁 80 克，牡丹皮 100 克，莲子肉 150 克，百合 200 克，大枣 100 克，桑椹 200 克，粳米 100 克，炙甘草 60 克，制半夏 100 克，玉竹 100 克，川贝母 30 克，西洋参 150 克，龟甲胶 200 克，冰糖 200 克。

制法 将西洋参、川贝母研成极细粉，龟甲胶用黄酒烊化，冰糖熬制后备用，其余药材浸泡后加适量水共煎 3 次，将 3 次煎液过滤去渣取汁合并，慢火浓缩，兑入西洋参粉、川贝母粉及烊化后的龟甲胶和熬制后的冰糖，搅拌均匀，至稠膏状。

2. 虚寒证

症状：咳吐涎沫，其质清稀量多，口不渴，形寒气短，小便数或遗尿，舌质淡润，脉虚弱。兼脾气虚弱者，可同时有全身乏力、四肢沉重、纳少腹胀、大便稀溏等症；兼肾气不足者，可同时有腰腿无力、阳痿早泄、咳则遗溺、心悸气喘、动则加重、气不得续等症。

治法：健脾益气，温中祛寒。

方药：甘草干姜汤加减。若脾气虚弱，可合用补中益气汤、保元汤补益肺脾；若兼肾阳不足，可用拯阳理劳汤，温补肾阳，以益脾肺之虚弱，若痰涎量多咳逆者，加制半夏、陈皮，以降逆止咳；若大便溏者，加扁豆、莲子肉，以健脾止泻。

内服膏方示例：

组成 炙甘草 150 克，干姜 80 克，大陈皮 100 克，制半夏 80 克，龙眼肉 150 克，莲子肉 150 克，炒扁豆 100 克，茯苓 150 克，炒白术 100 克，大枣 100 克，人参 60 克，冬虫夏草 100 克，鹿角胶 100 克，饴糖 250 克。

制法 将人参、冬虫夏草研成极细粉，鹿角胶用黄酒烊化，饴糖熬制后备用，其余药材浸泡后加适量水共煎 3 次，将 3 次煎液过滤去渣取汁合并，慢火浓缩，兑入人参粉、冬虫夏草粉混合均匀，再加入烊化后的鹿角胶和熬制后的饴糖，搅拌均匀，至稠膏状。

二、组方及应用要点

（一）变化应用

肺痿是肺叶痿弱不用的肺部慢性虚损性疾患，无论证属虚热或虚寒，治疗总以补肺生津为原则，时刻注意保护津液，虽然病位在肺，但应重视调理脾肾。脾为肺金之母，培土有助于生金，肾为气之根，益肾以助纳气，补上制下。膏方治疗肺痿，需久服取效，更应注意脾胃的调护，切忌过用苦寒之品伤胃或滋腻之品碍胃。治疗虚热证多选用甘寒之百合、生地黄、玉竹、麦冬，桑椹等，药性平和，滋润不腻，也易出膏。治疗虚寒证，不可过用燥热之药，以免耗散伤津，尤附子、细辛之类，若必须使用该类药物时，应注重配伍用药以制约或减弱其火燥之性，比如甘草干姜汤为肺痿虚寒证的代表方，虽用辛温之干姜温脾阳，然而甘草之剂量大于干姜一倍，旨在既扶脾阳而不伤已受劫之营阴。肺痿为肺系重症难治之疾，膏方治疗期间若病情由重转危，出现张口短气、呼吸困难或微弱、咯血等危候，预后多不良，应停服膏方，改用急救汤药或其他急救措施。

（二）胶糖选择

肺痿以虚证为主要病机，胶糖类适当选择可增强补虚作用。虚寒证宜选用鹿角胶、饴糖；虚热证宜选用龟甲胶、冰糖；合并糖尿病者可用木糖醇或元贞糖。肺阴不足咳血者，可选择黄明胶、阿胶，补血滋阴，润燥止血。

（三）细料选择

肺痿细料选择上，虚寒证可选用人参、灵芝制备极细粉或灵芝孢子粉兑入；不宜用人参者，可酌情在普通饮片组方中选用党参、太子参、沙参、玄参等益气养阴润肺。兼有形寒肢冷，肺肾阳虚者，可选用冬虫夏草、海马、蛤蚧等补益肺肾，纳气助阳。虚热证者选用西洋参、铁皮石斛以养阴润肺，川贝母以润肺清热止咳。

三、古 今 膏 方

内服膏方

1. 玄霜雪梨膏

来源 《古今医鉴》。

组成 雪梨汁 3 升，藕汁、新鲜生地黄汁各 1 升，麦冬、萝卜汁各 500 毫升，茅根汁 1 升，蜜 500 克，饴糖、柿霜各 250 克，姜汁 100 毫升。

制法 将前 6 味药汁同放入锅中，煎沸，文火浓缩，加蜜、饴糖、柿霜、姜汁再煎，文火浓缩成膏即成。

功用 清热宣肺，凉血止血。

适应证 肺燥津伤，咳嗽，咯血，吐血，劳心动火，劳嗽久不愈，口津干，能食，脉洪数，吐血咳痰，肺痿干咳，便秘便血，赤淋溺血等。

用法 每次 20 毫升，每日 3 次，温开水适量调服。

2. 杏酥膏

来源 《医宗金鉴》。

组成 杏仁霜、奶酥油、炼白蜜各等量。

制法 将诸药择净，同入锅中，煮沸收膏即成。

功用　润肺化痰。

适应证　肺燥、肺痿干咳等。

用法　每次 20 毫升，每日 2 次，温开水适量送服。

3. 百花膏

来源　《清宫膏方精华》。

组成　天冬、紫菀、元参、麦冬、浙贝母、百部、山药、茯苓、牡丹皮、橘红、黄芩、桑白皮、桔梗、知母、甘草各 80 克。

制法　将诸药共研细末，炼蜜成丸。

功用　益气和血，滋阴降火。

适应证　忧思气怒，饥饱劳伤，言谈太过，酒色失度，损伤脾肺，以致气血不和，阴虚内热，午后潮热，手足五心发热，遍身无力，精神疲倦，口干声哑，上焦郁热，咳嗽喘急，无色痰稠，肺痿、肺痈、吐血、衄血，痰中带血，并皆治之。

用法　每次 20 毫升，每日 2 次，温开水适量送服。

肺　　痨

肺痨是具有传染性的慢性虚弱性疾患，以咳嗽、咳血、潮热、盗汗、胸痛、消瘦为特征，肺痨又名"痨瘵""劳嗽""急痨""疳痨"等。肺痨的病因不外乎内外两端，外因系痨虫传染，侵袭肺脏，腐蚀肺叶，引起肺失清肃、肺络受损、肺热阴虚；内因系正气虚弱，若先天禀赋薄弱、嗜欲无度、忧思劳倦、大病久病失调等，耗伤气血津液，正气内虚，抗病力弱，则痨虫乘虚伤人，侵蚀肺体，发为肺痨，两者可相互影响。

西医学的肺结核、肺外结核与本病表现相同者，也可参照本病辨证论治。

一、膏方治疗优势证候辨治

肺痨的病位在肺，病理性质主要在阴虚。由于病情有轻重之分，病变发展阶段不同，病机也随之演变转化。一般来说，肺痨初起肺体受损，肺阴被耗，失其滋润，主要表现为肺阴不足；继则肺肾阴虚，兼及心肝，或肺脾同病，气阴两伤；后期多发展为肺脾肾三脏交亏，阴损及阳，终至阴阳两虚的严重局面。肺痨主要围绕其咳嗽、咳血、潮热、盗汗、胸痛、消瘦六大主症，其他兼症，以及舌脉进行辨证。常见的证候有阴虚肺热、肺肾阴虚、气阴亏耗、阴阳两虚，以上四种证候均为膏方优势治疗证候。治疗目标主要以补虚培元和抗痨杀虫为主，补虚培元，增强正气，以提高抗病能力；抗痨杀虫以对因治疗，绝其根本，膏方可改善肺痨的症状、减低抗痨药物毒副作用及减少耐药性的产生。在治疗中注意滋阴润肺、培土生金、虚实兼顾。

1. 阴虚肺热证

症状：干咳无痰，或痰少不易咯出，咳则胸痛，或痰中带血，如丝如点，口燥鼻干，午后潮热，手足心热，夜间盗汗，两颧发赤，皮肤干灼，唇红咽干，形体消瘦，舌边尖质红，苔薄，脉细数。

治法：滋阴润肺，清热除蒸。

方药：百合固金汤合秦艽鳖甲汤加减。若咳血者，加白及、炙百部止血杀虫。阴虚甚者，加龟板、阿胶、五味子滋阴养血。咳嗽痰黏或色黄者，加桑白皮、浙贝母清肺化痰。兼胸痛者，加三七、郁金化瘀和络。盗汗者，加乌梅、地骨皮、浮小麦等清肺除蒸，敛肺止汗。

内服膏方示例：

组成　百合 100 克，地黄 200 克，熟地黄 300 克，麦冬 150 克，玄参 80 克，川贝母 60 克，当归 100 克，白芍 100 克，桔梗 80 克，甘草 100 克，柴胡 100 克，地骨皮 200 克，秦艽 100 克，当归 100 克，知母 100 克，三七 30 克，鳖甲胶 200 克，蜂蜜 300 克。

制法 将川贝母和三七研成极细粉，鳖甲胶烊化，蜂蜜炼制后备用，其余药材浸泡后加适量水共煎 3 次，将 3 次煎液过滤去渣取汁合并，兑入川贝母粉、三七粉、烊化后的鳖甲胶和炼制后的蜂蜜，搅拌均匀，至稠膏状。

2. 肺肾阴虚证

症状：口干咽燥，干咳短促，或少痰带血，腰膝酸软，头晕耳鸣，心烦失眠，五心烦热，男子遗精，女子经闭，形体消瘦，舌质红，苔薄黄少津，或光剥，脉细数无力。

治法：补益肺肾，滋阴润肺。

方药：月华丸加减。肺阴虚甚者，可加用玉竹、百合滋补肺阴；若肾阴不足明显者，加石斛、桑椹滋肾益阴；痰中带血者可加白及、藕节、仙鹤草、阿胶等和络止血。

内服膏方示例：

组成 沙参 150 克，麦冬 150 克，天冬 150 克，生地黄 150 克，炒山药 150 克，蜜百部 150 克，玉竹 150 克，百合 150 克，熟地黄 150 克，三七 30 克，茯苓 100 克，桑椹 150 克，川贝母 60 克，阿胶 100 克，龟甲胶 100 克，蜂蜜 300 克。

制法 将除阿胶、龟甲胶、川贝母和蜂蜜外的其余药材浸泡后加适量水共煎 3 次，将 3 次煎液过滤去渣取汁合并，慢火浓缩，兑入川贝母粉、烊化后的阿胶和龟甲胶、炼制后的蜂蜜，搅拌均匀，至稠膏状。

3. 气阴亏耗证

症状：咳嗽无力，气短声低，咯痰偶或夹血，血色淡红，午后潮热，热势不高，自汗与盗汗并见，食少神疲，面色㿠白或午后潮红，舌质淡或嫩红，边有齿痕，苔薄白，脉细弱而数。

治法：益气养阴，肺脾同治。

方药：保真汤加减。热势不高可去黄柏、知母，以免苦泻伤脾。咳嗽痰稀可加紫菀、款冬花、苏子等温润止嗽。湿痰多者可配陈皮、茯苓、制半夏健脾化痰。食少便溏可加莲子肉、龙眼肉甘淡健脾。

内服膏方示例：

组成 人参 150 克，黄芪 150 克，白术 150 克，茯苓 150 克，大枣 100 克，天冬 100 克，麦冬 100 克，生地黄 150 克，五味子 90 克，熟地黄 150 克，当归 150 克，白芍 90 克，陈皮 90 克，地骨皮 90 克，炙甘草 90 克，龟甲胶 100 克，冰糖 200 克。

制法 将除人参、龟甲胶和冰糖外的其他药材浸泡后加适量水共煎 3 次，将 3 次煎液过滤去渣取汁合并，慢火浓缩，兑入研成极细粉的人参、烊化后的龟甲胶和熬制后的冰糖，搅拌均匀，至稠膏状。

4. 阴阳两虚证

症状：咳逆喘息，少气不续，动则更甚，痰呈泡沫状，或夹暗淡色血液，潮热不休，形寒肢冷，自汗盗汗，面浮肢肿，大肉尽脱，心慌气怯，口唇紫暗，或口舌生糜，或五更泄泻，男子滑精、阳痿，女子经少、经闭，舌光剥而淡，或呈紫暗，或有黄苔，少津，脉微细而数或虚大无力。

治法：滋阴补阳，培元固本。

方药：补天大造丸。若肾虚气逆喘息，可配冬虫夏草。若心悸气怯，加丹参、远志。五更泄泻者，加补骨脂、肉豆蔻补火暖土。

内服膏方示例：

组成 人参 150 克，炙黄芪 200 克，炒白术 200 克，茯苓 150 克，山药 150 克，酸枣仁 150 克，制远志 150 克，枸杞子 150 克，当归 150 克，白芍 90 克，熟地黄 150 克，陈皮 100 克，丹参 150 克，鹿角胶 100 克，龟甲胶 60 克，蜂蜜 250 克。

　　制法　将鹿角胶和龟甲胶烊化，人参单煎 3 次，蜂蜜炼制后备用，其他药材浸泡后加适量水共煎 3 次，将 3 次煎液与人参煎液合并过滤去渣取汁，慢火浓缩，兑入烊化后的鹿角胶、龟甲胶和炼制后的蜂蜜，搅拌均匀，至稠膏状。

二、组方及应用要点

（一）变化应用

　　膏方的组方应用可围绕其六大主症和兼症进行随症加减。咳嗽：轻者选加贝母、杏仁、桑白皮、款冬花、百部等配合主方治疗；重者频咳不止，可酌用紫菀汤或加味百花膏。咳血、咯血：痰中带血，或轻度咯血，酌加白茅根、白及、藕节、仙鹤草、小蓟、侧柏叶、血余炭等。咯血久发不已，可暂服膏方，选用补络补营汤冲服云南白药 0.3 克，每日 3 次；咯血已止，病情逐渐趋于稳定之后，继服膏方。潮热、骨蒸者选加秦艽、青蒿、鳖甲、银柴胡、胡黄连、地骨皮等，也可选用秦艽鳖甲散随症化裁。盗汗、自汗者选加浮小麦、麻黄根、五味子、五倍子、山茱萸、龙骨、牡蛎之类。胸痛因咳更甚者，是肺络有瘀滞，选加丝瓜络、郁金、橘络、延胡索等。

（二）胶糖选择

　　肺痨病机以阴虚为主，阴虚者宜选用蜂蜜、冰糖；合并糖尿病者可用木糖醇或元贞糖。对于肺痨易出现咳血症状，大部分胶类有较好的止血功能兼具补益功效，膏方中应选用。潮热盗汗、手足心热的阴虚肺热证，可选择鳖甲胶、鱼鳔胶、龟甲胶、猪皮胶补肺兼退虚热；肺阴虚者，可选阿胶养阴润肺；病及肾阴，可选龟甲胶、鱼鳔胶填精益肾。阴阳两虚证，可选用鹿角胶、龟甲胶阴阳双补。肺痨易出现咳血，如已出现咳血，烊化胶类时不宜选用黄酒。

（三）细料选择

　　肺痨细料中阴虚内热者选用西洋参、铁皮石斛以补气养阴，川贝母以润肺清热、散结止咳；气虚神疲者选用生晒参，不宜用红参以防煽风点火，引动热象。若病及肺肾，劳嗽咳血、形寒肢冷，肺肾阳虚者，可加蛤蚧补肺益肾，纳气助阳；阴阳两虚者，可选用冬虫夏草、紫河车等补益肺肾。

三、古 今 膏 方

内服膏方

1. 文武膏

　　来源　《本草纲目》。

　　组成　桑椹适量。

　　制法　将桑椹择净，捣汁，文火浓缩成膏备用。

　　功用　养阴清热，化痰止咳。

　　适应证　肺结核，瘰疬痰核。

　　用法　每次 30 毫升，每日 3 次，温开水适量送服。

2. 百部膏

　　来源　《类证治裁》。

　　组成　百部、款冬花、百合、沙参、麦冬、五味子、紫菀、贝母、杏仁各 30 克，白蜜适量。

　　制法　将除白蜜外其余药材择净，水煎取汁，共煎 3 次，3 液合并，文火浓缩，加白蜜适量煮沸收膏即成。

功用 杀虫治嗽。

适应证 肺痨咳嗽。

用法 每次 30 毫升，每日 3 次，温开水冲服。

3. 黄芪膏

来源 《医学衷中参西录》。

组成 生黄芪、生石膏、鲜茅根各 20 克，甘草 10 克，生山药 15 克，蜂蜜 100 克。

制法 将前 5 味药切碎，水浸后煎煮，纱布滤去药渣，将所滤汁液加热浓缩，下入蜂蜜，慢火熬至如膏状。

功用 清热润肺，祛痰止咳。

适应证 肺痨之虚热内生，灼伤肺阴，炼液成痰，肺气不利而致的咳嗽。

用法 上述膏药为 1 日的用量，1 日分 3 次服完，饭后服用，用白开水送服。

禁忌证 虚寒证慎用。

4. 锦囊新定痨嗽膏滋药方

来源 《冯氏锦囊秘录·杂症大小合参》。

组成 熟地黄 400 克，生地黄 200 克，丹参、牡丹皮、牛膝各 120 克，薏苡仁 240 克，地骨皮、紫菀、款冬花各 80 克，麦冬 160 克，姜炭 24 克，白蜜（另炼，入药）240 克。

制法 将除白蜜外其余药材加清水煎，取头汁、二汁，去渣，小火炼成膏滋，收入瓷器中储存，再入白茯苓（研净末）120 克，川贝母（去心，研净，末）96 克，两味并炼蜜，收入前膏。

功用 清肺化痰，止咳平喘。

适应证 痨瘵心肺脉俱洪大有力者。

用法 取 20 克，饭后服，一日 3 次。

5. 归元琼玉膏

来源 《清宫膏方精华》。

组成 生地黄 320 克，茯苓 160 克，人参 80 克。

制法 将生地黄煎汁，再用人参、茯苓合蜜收膏。

功用 生血补元，暖胃和脾。

适应证 痨瘵之证久不愈者。

用法 每服用 1 丸。

（王丽新、苏惠萍）

第二节 心系病证

心 悸

视频 8-1 心系病证膏方内外治组方与应用要点

　　心悸是指患者自觉心中悸动，惊惕不安，甚则不能自主的病证，临床一般多呈发作性，每因情绪波动或劳累过度而诱发，且常伴有胸闷、气短、失眠、健忘、眩晕等症。主要由于阳气不足，阴津亏损，心失所养；或痰饮内停，瘀血阻滞，心脉不畅所致。心悸包括惊悸和怔忡。惊悸常因情绪激动、惊恐、劳累而诱发，时作时止，不发时一如常人，其证较轻；怔忡是整日自觉心中悸动不安，稍劳尤甚，全身情况较差，病情较重。惊悸日久不愈，可发展为怔忡。

　　西医学中由各种原因引起的心律失常，如心动过速、心动过缓、期前收缩、心房颤动或扑动、房室传导阻滞、病态窦房结综合征、预激综合征以及心功能不全、心肌炎、部分神经症，有本病表现者，可参考本病进行治疗；其他病证，如痹证、胸痹、咳喘、水肿、眩晕、热病等伴有惊悸、怔忡者，也可参考本病辨证论治。

一、膏方治疗优势证候辨治

心悸病位主要在心，由于心神失养或不宁，引起心神动摇、悸动不安，但发病也与脾、肾、肺、肝四脏有关，心悸辨病位根据是在心还是在其他脏腑，决定治疗的轻重缓急。

辨证论治首先当辨其病性的虚实。虚证有心虚胆怯证、心脾两虚证、心阴亏虚证、肝肾阴虚证、心阳不振证；实证有水饮凌心证、痰浊阻滞证、心血瘀阻证、邪毒犯心证。以上各类证型的稳定期均是膏方优势治疗证候；但心阳不振证若出现大汗淋漓、面唇青紫、肢冷脉微、喘憋不能卧的亡阳之象，必须尽快采取中西医综合措施救治，待病情稳定后再服用膏方。

1. 心虚胆怯证

症状：心悸气短，善恐易惊，坐卧不安，多梦易醒，食少纳呆，恶闻其响，舌象多正常，脉细略数或弦细。

治法：益气养心，镇惊安神。

方药：平补镇心丹加减。夹痰饮者，可加干姜、川椒目、细辛以温化痰饮，苏梗、厚朴、制半夏以行气燥湿。易受惊恐者，除药物治疗外，还应慎于起居，保持环境安静。

内服膏方示例：

组成　人参 100 克，天冬 100 克，五味子 80 克，山药 150 克，龙齿 150 克，茯苓 200 克，黄连 40 克，肉桂 20 克，黛灯心草 20 克，北沙参 60 克，生地黄 60 克，淡竹叶 60 克，竹茹 60 克，枳壳 60 克，麦冬 60 克，制半夏 60 克，丹参 60 克，合欢花 60 克，牛膝 90 克，连翘 90 克，玄参 90 克，远志 90 克，酸枣仁 90 克，珍珠粉 4.5 克，阿胶 180 克，鳖甲胶 120 克，冰糖 500 克。

制法　将人参研制成极细粉，阿胶、鳖甲胶用黄酒烊化，冰糖熬制后备用，除珍珠粉外的其余药材浸泡后浓煎 3 次，滤汁去渣，兑入珍珠粉搅拌均匀，慢火浓缩，加入人参粉、烊化后的阿胶和鳖甲胶，兑入熬制后的冰糖，搅拌均匀，至稠膏状。

2. 心脾两虚证

症状：心悸气短，头晕目眩，面色不华，神疲乏力，纳呆腹胀，舌质淡，脉细弱。

治法：健脾养心，补益气血。

方药：归脾汤加减。心血亏虚，心气不足，可加炙甘草、阿胶以益气养血，复脉定悸。

内服膏方示例：

组成　生黄芪 200 克，茯神 200 克，炒白术 150 克，当归 150 克，五味子 60 克，远志 80 克，炙甘草 80 克，酸枣仁 90 克，龙眼肉 100 克，生姜 100 克，大枣 100 克，炙甘草 80 克，人参 100 克，阿胶 200 克，蜂蜜 300 克。

制法　将人参研制成极细粉，阿胶用黄酒烊化，蜂蜜炼制后备用，其余药材浸泡后加适量水煎煮 3 次，滤汁去渣，药液合并，加热浓缩，兑入人参粉、烊化后的阿胶和炼制后的蜂蜜，搅拌均匀，慢火浓缩至稠膏状。

3. 心阴亏虚证

症状：心悸易惊，心烦失眠，口干，五心烦热，盗汗，舌红少津，脉细数。

治法：滋养阴血，宁心安神。

方药：天王补心汤加减。若心悸烦躁，加龙骨、牡蛎、淮小麦、百合；若情绪易于受惊，睡眠不安，可酌情加朱砂以安神定志，川芎、当归、芍药、熟地黄以补养心血。

内服膏方示例：

组成　西洋参 120 克，龙齿 120 克，酸枣仁 120 克，茯苓 120 克，茯神 120 克，生地黄 120 克，熟地黄 120 克，黄连 30 克，肉桂 15 克，桔梗 60 克，人参 90 克，当归 90 克，天冬 90 克，麦冬 90

克，远志 90 克，柏子仁 90 克，丹参 90 克，知母 90 克，黄柏 90 克，玄参 90 克，山茱萸 90 克，牡丹皮 90 克，龟甲胶 90 克，鹿角胶 90 克，阿胶 90 克，冰糖 250 克。

制法　将龟甲胶、鹿角胶、阿胶用黄酒烊化，冰糖熬制后备用，西洋参和人参另煎 3 次取汁，将其他药物用水煎煮 3 次，煎液与西洋参和人参药汁合并过滤去渣取汁，兑入烊化后的龟甲胶、鹿角胶、阿胶和熬制后的冰糖，搅拌均匀，慢火浓缩至稠膏状。

4. 肝肾阴虚证

症状：心悸失眠，五心烦热，眩晕耳鸣，急躁易怒，腰痛遗精，舌红少津，脉细数。

治法：滋养肝肾，养心安神。

方药：一贯煎合酸枣仁汤加减。夜寐多梦者，可加柏子仁、龙齿、百合、夜交藤。

内服膏方示例：

组成　生地黄 400 克，北沙参 300 克，桔梗、琥珀、龙骨、人参、茯苓、甘草各 50 克，柏子仁、五味子、酸枣仁、天冬、当归、大枣、麦冬各 100 克，蜂蜜 500 克。

制法　将蜂蜜炼制后备用，人参另煎 3 次取汁，其他药物浸泡煎煮 3 次，合并所有煎液，过滤去渣取汁，加入炼制后的蜂蜜，搅拌均匀，慢火浓缩至稠膏状。

5. 心阳不振证

症状：心悸不安，动则尤甚，形寒肢冷，胸闷气短，面色㿠白，自汗，畏寒喜温，或伴心痛，舌质淡，苔白，脉虚弱，或沉细无力。

治法：温补心阳。

方药：桂枝甘草龙骨牡蛎汤加减。形寒肢冷较重者，加炮附子；兼有水饮内停者，酌情加葶苈子、五加皮、大腹皮、茯苓、泽泻、猪苓。

内服膏方示例：

组成　桂枝 300 克，人参 300 克，炙甘草 500 克，生龙骨、生牡蛎各 500 克，阿胶 200 克，饴糖 300 克。

制法　将人参研制为极细粉，阿胶用黄酒烊化，饴糖熬制后备用，其他药物加适量水煎煮 3 次，合并煎液滤汁去渣，加入人参粉、烊化后的阿胶和熬制后的饴糖，搅拌均匀，慢火浓缩至稠膏状。

6. 水饮凌心证

症状：心悸，胸脘痞满，渴不欲饮，小便短少或下肢浮肿，形寒肢冷，眩晕，恶心呕吐，泛涎，舌淡苔滑，脉弦滑或沉细而滑。

治法：振奋心阳，化气行水。

方药：苓桂术甘汤加味。兼见恶心呕吐，加半夏、陈皮、生姜；下肢浮肿较重，加泽泻、猪苓、车前子、防己、大腹皮；兼有喘咳者，加杏仁、前胡、桔梗；兼有瘀血者，加当归、川芎、刘寄奴、泽兰、益母草。

内服膏方示例：

组成　茯苓 300 克，桂枝 200 克，炒白术 200 克，炙甘草 150 克，人参 100 克，饴糖 200 克。

制法　将人参研制为极细粉，饴糖熬制后备用，其他药物浸泡后煎煮 3 次，滤汁去渣，合并煎液，兑入人参粉和熬制后的饴糖，搅拌均匀，慢火浓缩至稠膏状。

7. 痰浊阻滞证

症状：心悸短气，胸闷胀满，痰多，或食少腹胀，舌苔白腻或滑腻，脉弦滑。

治法：理气化痰，宁心安神。

方药：导痰汤加减。失眠者，可加酸枣仁、柏子仁、远志养心安神，兼口苦黄腻，痰浊化热者，可合用黄连温胆汤，以清热豁痰。

内服膏方示例：

组成　制半夏 100 克，制天南星 100 克，竹茹 100 克，陈皮 150 克，枳实 150 克，茯苓 200 克，炙甘草 80 克，黄连 50 克，蜂蜜 100 克。

制法 将蜂蜜加热炼制后备用，其他药物浸泡后加适量水煎煮 3 次，滤汁去渣，合并煎液，加入炼制后的蜂蜜，搅拌均匀，慢火浓缩至稠膏状。

8. 心血瘀阻证

症状：心悸怔忡，短气喘息，胸闷不舒，心痛时作，痛如针刺，唇甲青紫，舌质暗或有瘀点、瘀斑，脉涩或结代。

治法：活血化瘀。

方药：血府逐瘀汤加味。兼有气虚者，可去柴胡、桔梗、枳壳，加黄芪、党参、黄精补气益气；兼血虚者，加熟地黄、枸杞子、制首乌以补血养血；兼阴虚者，加麦冬、玉竹、女贞子、墨旱莲以养阴生津；兼阳虚者，加炮附子、肉桂、淫羊藿、巴戟天以温经助阳。

内服膏方示例：

组成 生黄芪 300 克，丹参 120 克，桃仁 90 克，酸枣仁 90 克，红花 90 克，川芎 90 克，赤芍 90 克，白芍 90 克，川牛膝 90 克，当归 90 克，生地黄 90 克，枳壳 90 克，柴胡 90 克，瓜蒌皮 90 克，广地龙 90 克，生蒲黄 90 克，葛根 90 克，延胡索 90 克，郁金 90 克，煅龙骨 250 克，煅牡蛎 250 克，青皮 45 克，西红花 30 克，人参 80 克，灵芝孢子粉 90 克，红糖 250 克。

制法 将西红花、人参浸泡单独另煎 3 次取煎液，红糖熬制后备用，除灵芝孢子粉外的其余药物浸泡加适量水煎煮 3 次取煎液，合并所有煎液，过滤去渣，加热浓缩，兑入灵芝孢子粉和熬制后的红糖，搅拌均匀，慢火浓缩至稠膏状。

9. 邪毒犯心证

症状：心悸，胸闷，气短，左胸隐痛。发热，恶寒，咳嗽，神疲乏力，口干渴，舌质红，少津，苔薄黄，脉细数，或结代。

治法：清热解毒，益气养阴。

方药：银翘散合生脉散加减。热毒甚者，加板蓝根以清热解毒；夹有血瘀者，加牡丹皮、丹参、益母草、赤芍、红花以活血化瘀；夹湿热者可加茵陈、藿香、佩兰以清热祛湿；兼有气滞者，加绿萼梅、香橼、佛手以理气而不伤阴。

内服膏方示例：

组成 金银花 150 克，连翘 150 克，麦冬 150 克，郁金 120 克，豆豉 120 克，黄芩 120 克，荆芥穗 100 克，浙贝母 100 克，桔梗 100 克，薄荷 100 克，牛蒡子 100 克，淡竹叶 100 克，芦根 100 克，甘草 60 克，五味子 60 克，人参 100 克，蜂蜜 200 克。

制法 将人参研磨成极细粉，蜂蜜炼制后备用，其他药材浸泡后加适量水共煎 3 次，将 3 次煎液过滤去渣取汁合并浓缩，兑入人参粉和炼制后的蜂蜜，搅拌均匀，慢火浓缩至稠膏状。

二、组方及应用要点

（一）变化应用

对于病情后期的患者，属"水饮内停"，故治疗时，益气温阳与利水消肿的药物同时运用；重视顾护脾胃之气，将"健脾益气"的原则贯穿理、法、方、药之中；注重气、血与水饮之间的关系，遣方用药时在利水消肿的同时不忘加入行气活血之药，以取"气行则水行""气行则湿化""血不利则为水"之意。

若在服用膏方期间病情加重，出现阴竭阳脱证，应当立即停药，尽快采取中西医综合措施救治，待病情稳定后再继续服用膏方。

（二）胶糖选择

临证组方时，根据阴阳虚损来选择胶类。阳虚证，如心虚胆怯、心脾两虚、心阳不振，多用阿胶、龟甲胶、鹿角胶以温补阳气，益精养血；阴虚证，如肝肾阴虚、心阴亏虚，多用鳖甲胶以清虚热；实证，多用蜜膏，一般不加入胶类。

糖不仅能掩盖药物中的苦味等不适气味，还关系到膏方的赋型，使膏体变稠厚，药物浓度更高，使膏滋在冬季或适宜的温度环境下稳定，不易变质。阳虚患者，更适宜用饴糖；邪毒犯心者宜用蜂蜜；痰浊较重者，可减少糖和胶的使用；糖尿病患者忌用饴糖、冰糖，应用木糖醇、元贞糖代替。

（三）细料选择

心血瘀阻证，可选用西红花活血化瘀，人参补益心气、推动血行；心阳不振证，可在温通心阳的基础上增选人参补益心气、灵芝孢子粉助阳化气；心阴亏虚证，使用西洋参滋阴清热；热邪扰动惊悸者，加入珍珠粉。

三、古 今 膏 方

（一）内服膏方

1. 养阴润燥膏

来源　《清宫配方集成》。

组成　火麻仁 200 克，杏仁 50 克，郁李仁 100 克，柏子仁 80 克，元明粉 30 克，枳实 20 克。

制法　上药共以水熬透去渣，再熬浓汁，兑蜜 800 克收膏。

功用　益气育神，养阴润燥。

适应证　心气不足，阴分尚弱以致心悸气短，大便干结，时有咳嗽，身肢觉软，脉左寸关弦软，右寸关沉缓。

用法　每服 1 茶匙，白开水冲服。

备注　孕妇慎用。

2. 补心安神膏

来源　《赵绍琴医案》。

组成　黄芪、生地黄、当归、赤芍、白芍、川芎、旱莲草、金樱子、五味子、焦麦芽、鸡内金、桑椹各 60 克，党参、阿胶、女贞子、远志肉各 30 克，黄芩 20 克，川黄连 10 克，生牡蛎、珍珠母各 80 克，鲜葡萄 2.5 千克，鲜苹果 4 千克，蜂蜜 150 克，冰糖 60 克。

制法　将前 20 味药（除阿胶外）共入锅中，煎煮 4 小时，去净药渣，置文火上浓缩，加鲜葡萄和鲜苹果，再煎，再去净渣，加蜂蜜、冰糖，徐徐收膏，同时将阿胶溶化于膏内，以滴水成珠为度，储于瓶中。

功用　健脾安神，养血宁心。

适应证　劳倦太过所致的心脾两虚之失眠，或伴见脾虚食滞者，可见心悸健忘、肢倦神疲、纳食欠佳、面色少华、大便秘结、舌淡、脉细弱。

用法　每日早、晚各服 1 匙，白开水化服。

（二）外用膏方

养心安神膏

来源　《理瀹骈文》。

组成　牛心油：牛心 1 个，牛胆 1 个，用小磨麻油 1.5 千克浸熬滤净备用。主药：川黄连 150
克，大麦冬、丹参、玄参、苦参、郁金、胆南星、黄芩、牡丹皮、天冬、生地黄各 100 克，潞党参、
熟地黄、生黄芪、上于术、酒白芍、当归、贝母、半夏、苦桔梗、广陈皮、川芎、柏子仁、连翘、
熟枣仁、石斛、远志肉（炒黑）、天花粉、蒲黄、金铃子、地骨皮、怀山药、五味子、枳壳、黄柏、
知母、黑山栀、生甘草、木通、泽泻、车前子、红花、官桂、木鳖子、羚羊角、犀角（现以水牛角
代替）各 50 克，生龟板、生龙齿、生龙骨、生牡蛎各 100 克。辅药：姜、竹茹、九节菖蒲各 100
克，槐枝、柳枝、竹叶、桑枝各 400 克，百合、鲜菊花（连根叶）各 200 克，凤仙草 1 株。

制法　主药和辅药用香麻油 8 千克熬枯，滤净，合并牛心油同熬，丹收，再入寒水石、密陀
僧各 120 克，芒硝、朱砂、青黛各 60 克，明矾、赤石脂、煅赭石各 30 克，黄明胶 120 克，收膏
即成。

功用　清心化痰，镇惊安神。

适应证　治心虚有痰火，不能安神者，亦治胆虚。凡老年心怯，病后神不归舍，又少年相火旺，
心肾不交，怔忡梦遗，亦有因惊而不能寐者。

用法　每次 1 贴，贴膻中穴，每日或隔日 1 换。

胸　痹

胸痹是指以胸部闷痛，甚则胸痛彻背，喘息不得卧为主要临床表现的疾病。轻者仅感胸闷隐痛，
呼吸欠畅，心前区、膺背肩胛间隐痛、刺痛、绞痛，历时数秒至数分钟，经休息或治疗后可缓解，
但多反复发作；重者心痛彻背、背痛彻心，持续不能缓解，伴心悸，短气，喘不得卧，甚至大汗淋
漓，唇青肢厥，脉微欲绝。

西医学中的冠状动脉粥样硬化性心脏病（心绞痛、心肌梗死）、心包炎、二尖瓣脱垂综合征、
胸膜炎、病毒性心肌炎、心肌病、心脏神经症、慢性阻塞性肺疾病、肺动脉血栓等，出现胸闷、心
痛彻背、短气、喘不得卧等症状者，也可参考本病辨证论治。

一、膏方治疗优势证候辨治

胸痹病位在心，但发病与肾、肝、脾诸脏的盛衰有关。寒邪内侵、饮食失调、情志失节、年迈
体虚均可引起心痛，在本病的形成和发展过程中，大多先实而后致虚，也有先虚而后实者。

治疗胸痹，先辨标本虚实。实证包括寒凝心脉、气滞心胸、痰浊闭阻、瘀血痹阻；虚证包括心
气不足、心阴不足、心阳亏虚，以上证候的稳定期均为内服膏方的优势治疗证候。但需特别留意，
本病容易出现阴竭阳脱证，若寒凝心脉证出现疼痛较剧而四肢不温、出冷汗，心阴不足之真阴欲竭
者，以及心肾阳虚出现厥逆之证者，不宜使用膏方来治疗，一旦出现脱证之先兆，必须尽快采取中
西医综合措施救治，待病情稳定后再服用膏方。

1. 寒凝心脉证

症状：猝然心痛如绞，形寒，天气寒冷或迎寒风则心痛易作或加剧，甚则手足不温，冷汗出，
短气心悸，心痛彻背，背痛彻心，苔薄白，脉紧。

治法：祛寒活血，宣痹通阳。

方药：当归四逆汤加减。若疼痛发作较剧而彻背者，可酌情加乌头散寒通络止痛，炮附子、干
姜温阳祛寒，蜀椒下气开郁。

内服膏方示例：

组成　桂枝 500g，当归 500 克，赤芍 750 克，细辛 60 克，炙甘草 300 克，大枣 200 克，饴糖
300 克。

制法 将饴糖熬制后备用，其他药物浸泡后加适量水共煎 3 次，将这 3 次煎液过滤去渣取汁合并，兑入熬制后的饴糖，慢火浓缩至稠膏状。

2. 气滞心胸证

症状：心胸满闷，隐痛阵阵，痛无定处，善太息，遇情志不畅则诱发、加剧，或可兼有脘胀、得嗳气、矢气则舒等症，苔薄或薄腻，脉细弦。

治法：疏调气机，理脾和血。

方药：柴胡疏肝散加减。苔腻者为兼脾湿，加入丹参、砂仁、檀香即丹参饮，调气行瘀、化湿畅中。

内服膏方示例：

组成 柴胡 300 克，赤芍 300 克，川芎 300 克，枳壳 300 克，制香附 300 克，陈皮 300 克，炙甘草 180 克，砂仁 60 克，檀香 60 克，冰糖 300 克。

制法 将砂仁、檀香用少量水另煎 5 分钟后，过滤取汁；冰糖熬制后备用。其余药物浸泡煎煮 3 次，滤汁去渣，兑入熬制后的冰糖、砂仁和檀香第一煎药汁，搅拌均匀，慢火浓缩至稠膏状。

3. 痰浊闭阻证

症状：胸闷重而胸痛较轻，或突然胸痛如绞，四肢沉重、无力，痰多气短，身体肥胖，咳喘不能平卧，阴雨天易发作或加重，伴有疲劳，怕冷，饮食减少，腹泻，咳痰如水样，舌体胖大且边有齿痕，苔浊腻或白滑，脉滑。

治法：通阳泄浊，豁痰宣痹。

方药：瓜蒌薤白半夏汤合苓甘五味姜辛汤加减。五味子收涩养阴，不利于痰浊开散，可去之。

内服膏方示例：

组成 瓜蒌 200 克，茯苓 200 克，薤白 150 克，桂枝 150 克，枳实 150 克，制半夏 120 克，炙甘草 100 克，生姜 100 克，细辛 40 克，甜叶菊叶 40 克，蜂蜜 300 克。

制法 将上述药物（除蜂蜜外）浸泡后加适量水共煎 3 次，将 3 次煎液过滤去渣取汁合并，兑入炼制后的蜂蜜，搅拌均匀，慢火浓缩至稠膏状。

4. 瘀血痹阻证

症状：心胸疼痛较剧，如刺如绞，痛有定处，伴有胸闷，日久不愈，或可由暴怒而致心胸剧痛，苔薄，舌暗红、紫暗或有瘀斑，或舌下血脉青紫，脉弦涩或结代。

治法：活血化瘀，通脉止痛。

方药：血府逐瘀汤加减。

内服膏方示例：

组成 桃仁 90 克，红花 90 克，桔梗 90 克，柴胡 90 克，生甘草 90 克，川芎 150 克，赤芍 150 克，生地黄 150 克，当归 300 克，川牛膝 300 克，郁金 120 克，瓜蒌皮 120 克，人参 250 克，阿胶 100 克，龟板胶 150 克，红糖 300 克。

制法 除人参、阿胶、龟板胶、红糖外，将其余药物浸泡后加适量水共煎 3 次，将 3 次煎液过滤去渣取汁合并，兑入研磨成极细粉的人参，黄酒烊化后的阿胶、龟板胶，炼制后的红糖，搅拌均匀，慢火浓缩至稠膏状。

5. 心气不足证

症状：心胸阵阵隐痛，胸闷气短，动则喘息，心悸且慌，倦怠乏力，或懒言，面色白，或易汗出，舌淡红胖，有齿痕，苔薄，脉虚细缓或结代。

治法：补养心气，振奋心阳。

方药：保元汤合甘麦大枣汤加减。胸闷明显而兼见心痛者，可加苏梗、郁金、红花以宽胸活血。

内服膏方示例：

组成　黄芪 300 克，大枣 300 克，淮小麦 300 克，桂枝 200 克，炙甘草 200 克，人参 200 克，阿胶 300 克，蜂蜜 300 克。

制法　将人参研成极细粉，阿胶用黄酒烊化，蜂蜜炼制后备用，其余药材浸泡后加适量水共煎 3 次，将 3 次煎液过滤去渣取汁合并，兑入人参粉、烊化后的阿胶和炼制后的蜂蜜，搅拌均匀，慢火浓缩至稠膏状。

6. 心阴不足证

症状：心胸疼痛时作，或灼痛，或兼胸闷，心悸怔忡，心烦不寐，头晕，盗汗，口干，大便不爽，或有面红升火之象，舌红少津，苔薄或剥，脉细数，或结代。

治法：滋阴养心，活血清热。

方药：天王补心膏加减。眩晕心悸明显者，加珍珠母、灵磁石以重镇潜阳；心痛甚者，加芍药、丹参、益母草、郁金、凌霄花以行血通脉；若夹有气滞者，则应用瓜蒌、郁金、枳实、绿萼梅、玫瑰花、合欢花、金铃子等理气而不伤阴之品。

内服膏方示例：

组成　西洋参 120 克，龙齿 120 克，酸枣仁 120 克，茯苓 120 克，茯神 120 克，生地黄 120 克，熟地黄 120 克，黄连 30 克，肉桂 15 克，桔梗 60 克，人参 90 克，当归 90 克，天冬 90 克，麦冬 90 克，远志 90 克，柏子仁 90 克，丹参 90 克，知母 90 克，黄柏 90 克，玄参 90 克，山茱萸 90 克，牡丹皮 90 克，龟甲胶 90 克，阿胶 90 克，冰糖 250 克。

制法　将龟甲胶、阿胶用黄酒烊化，西洋参和人参另煎 3 次取汁，冰糖熬制后备用，其他药物用水煎煮 3 次，煎液与西洋参和人参煎液合并过滤去渣取汁，兑入烊化的龟甲胶、阿胶和熬制后的冰糖，搅拌均匀，慢火浓缩至稠膏状。

7. 心阳亏虚证

症状：心悸动而痛，胸闷，神倦怯寒，遇冷则心痛加剧，气短，动则更甚，四肢欠温，自汗，舌质淡胖，苔白或腻，脉虚细迟或结代。

治法：补益阳气，温振心阳。

方药：人参汤加减。兼有气血滞涩者，可加薤白、沉香、檀香、绛香、香附、鸡血藤、红花、乳香、没药等温性药以理气活血。

内服膏方示例：

组成　人参 300 克，干姜 60 克，炙甘草 150 克，炒白术 200 克，桂枝 200 克，鹿角胶 100 克，阿胶 100 克，饴糖 500 克。

制法　将鹿角胶、阿胶用黄酒烊化，人参另煎 3 次取汁，饴糖熬制后备用，其余药材浸泡后加适量水共煎 3 次，将 3 次煎液和人参煎液合并过滤去渣取汁，兑入烊化后的鹿角胶和阿胶、熬制后的饴糖，搅拌均匀，慢火浓缩至稠膏状。

二、组方及应用要点

（一）变化应用

心痛患者多因心气亏虚、脾胃功能失调、血脉瘀阻致脾胃虚弱或健运失常，然而膏方中的补气重剂、胶类、糖类太过滋腻，易于壅滞胃气，且药物必须经过脾胃的运化才能发挥疗效。因此用膏方治疗时，必须先使用开路方，顾护胃气，待病情稳定后再服用膏方，膏方中可加一些消谷化食、理气导滞之物。

心痛的严重阶段是多种心脏疾病的终末期，常合并高血糖、高血压、高血脂等疾病，用药要注意对症治疗。若出现危急重症，则需要立即停用膏方，必须尽快采取中西医综合措施救治，待病情稳定后再服用膏方。

（二）胶糖选择

胶是滋补之品，阿胶味甘，性平，长于补血，可治疗心悸、眩晕、血虚萎黄等，心阳亏虚证、心阴不足证、心气不足证均可使用；龟甲胶滋阴补血、益肾健骨、固经止血，阴虚证可用；鳖甲胶滋阴活血，瘀血痹阻证可用。

糖不仅能掩盖药物中的苦味等不适气味，还关系到膏方的赋型，使膏体变稠厚，药物浓度更高，使膏滋在冬季或适宜的温度环境下稳定，不易变质。本病虚证可选用蜂蜜，若心阳虚证宜用补虚缓中的饴糖；瘀血痹阻证宜选用具有活血作用的红糖；需要注意的是痰浊闭阻证，需要减少糖类的使用，以防滋腻碍胃，使病情加重。糖尿病患者不宜使用蜂蜜、冰糖、红糖等，可以使用木糖醇、元贞糖代替。

（三）细料选择

胸痹面色晦暗、唇舌发绀等瘀血证者可加入西红花文火另煎浓缩兑入以活血化瘀；阴虚者可选用西洋参制备极细粉兑入以养心阴；心气虚神疲者可加入人参、灵芝制备极细粉或灵芝孢子粉以补心气。参类调补一身气血阴阳，心阳虚者可选用红参；阴虚者选用西洋参；气虚者选用生晒参；不宜用人参者，可于普通饮片中分别选用党参、太子参等。

三、古 今 膏 方

（一）内服膏方

生地黄膏

来源 《永类钤方》。

组成 石菖蒲、白蜜各150克，前胡、赤茯苓各30克，生地黄汁300克。

制法 上述药物放在一起捣烂为膏。

功用 滋阴清热，宁心止痛。

适应证 热气乘心所致的胸痹心痛。

用法 每日3次，每次1汤匙，紫苏汤送服。

禁忌证 虚寒证慎服。

（二）外用膏方

1. 无比神应膏

来源 《普济方》。

组成 白蔹、白及、木鳖子仁、香白芷、官桂、杏仁、当归、乳香、没药各30克，桂花15克，苏合香丸1丸，黄丹1.25千克，麻油2.5千克，槐条、柳条各250克。

制法 将白蔹、白及、木鳖子仁、香白芷、官桂、杏仁、当归、桂花、槐条、柳条择净，研细，放入麻油内浸泡（春、秋5日，夏3日，冬7日），熬至槐条、柳条呈黑色，滤净，放温，入乳香、没药、苏合香丸，再熬，搅匀，放温，下黄丹毕，熬至滴水成珠，收膏即成。

功用 活血散结，消肿止痛。

适应证 心痛腹痛，小肠疝气，赤白痢泻不止；诸般恶毒疮肿，发背痈疽，瘰疬，臁疮，脚气，跌仆伤损，刀斧伤，汤浇火烧，马、犬、蛇、虫、蜈蚣、蜂、蝎咬伤；多年咳嗽，口内吐血；牙痛，肉溃流脓，顽癣，腰痛，奶痛，瘫痪，杖伤等。

用法　外贴患处，每日或隔日 1 换。用于多年咳嗽，口内吐血，贴背；用于心痛腹痛，小肠疝气，赤白痢泻不止，贴脐下；用于牙痛，贴腮上。

2. 万应紫金膏

来源　《万病回春》。

组成　松香 1.25 千克，威灵仙 60 克，蓖麻子 100 粒，木鳖子 28 个，乳香、没药各 30 克，黄蜡 60 克，生姜汁 100 毫升，香麻油（夏 260 毫升，春、秋 30 毫升，冬 120 毫升）。

制法　将香麻油、威灵仙同熬，滤净，收膏备用。将松香研末，同生姜汁熬化，以桃枝、柳枝搅匀，再纳威灵仙油同熬，再下木鳖子、蓖麻子捣匀入内搅匀，后下乳香、没药、黄蜡搅匀，收膏。

功用　活血化瘀，温经止痛。

适应证　适用于心痛，也可用于跌仆伤损，手足肩背并寒湿脚气风毒，痛不可忍，泻痢，咳嗽、吐血等。

用法　每次适量，摊贴患处，包扎固定，每日或隔日 1 换。使用时先用姜搽患处，后贴上，即时时热熨。胸痹心痛，贴心上；咳嗽、吐血，贴背心；泻痢，贴丹田。

不 寐

不寐是指经常不能获得正常睡眠的病证。轻者入寐不酣、多梦早醒，醒后难以再入睡；重者彻夜不眠、辗转反侧。中医学亦称"失眠""不得卧""目不瞑"。

西医学的神经症、高血压、脑动脉硬化、贫血、肝炎、更年期综合征及某些精神病中凡是有失眠表现者，均可参考本病来治疗。

视频 8-2　产后失眠膏方治疗.mp4

一、膏方治疗优势证候辨治

治疗不寐，首先辨脏腑，不寐的病位主要在心，与肝、脾、肾三脏密切相关，其病机不外心、胆、脾、肾功能失调，阴阳气血失和，以致心神失养或心神被扰。其次辨虚实，不寐病机有虚实之分，实证多由肝郁化火、痰热内蕴等导致阳盛不得入阴，虚证多由心脾两虚、心虚胆怯、心肾不交、水火不济，导致心神失养、阴虚不能纳阳。不寐临床以虚证多见，但日久亦可出现虚实夹杂，实火、湿、痰等病邪与气血阴阳亏虚互相联系，相互转化，而致虚实夹杂之证。短期不寐往往可以通过寻找相关的诱发因素、祛除诱因使患者睡眠恢复正常，然而不寐具有慢性化、复发性的特点，且合并症颇多，非短时用药可以调治。

1. 心脾两虚证

症状：忧思劳倦，多梦易醒，心悸健忘，神疲食少，头晕目眩，伴有四肢倦怠，面色少华，舌淡苔薄，脉细无力。

治法：补益心脾，养心安神。

方药：归脾汤加减。若心血不足，加熟地黄、芍药、阿胶以补养心血；失眠较重，加五味子、柏子仁、首乌藤养心安神，或加龙骨、牡蛎以镇惊安神；若脘腹闷胀、纳呆，可加陈皮、木香、茯苓以健脾理气化痰；食欲不振者，可加砂仁、豆蔻、半夏。脾胃虚弱者，可从茯苓、芡实、怀山药、莲子等运化脾胃之品中选用 1 种或 2 种打粉溶入膏方中煎熬。诸药相佐，使脾胃调和，气机升降有序，而甘补不腻，取补中有通，动静结合之义。

内服膏方示例：

组成　黄芪 300 克，酸枣仁 300 克，茯苓 250 克，熟地黄 250 克，丹参 250 克，芍药 250 克，白术 200 克，远志 70 克，当归 100 克，龙眼肉 100 克，炙甘草 50 克，陈皮 50 克，五味子 150 克，柏子仁 150 克，红枣（去核）150 克，木香 15 克，人参 120 克，阿胶 200 克，蜂蜜 300 克。

制法　将阿胶用黄酒烊化，人参另煎 3 次取汁，蜂蜜炼制后备用，其余药材浸泡后加适量水煎煮 3 次，将 3 次煎液和人参煎液合并过滤去渣取汁，加入烊化后的阿胶和炼制后的蜂蜜，搅拌均匀，慢火浓缩至稠膏状。

2. 阴虚火旺证

症状：心烦不寐，心悸不安，腰酸足软，伴头晕，耳鸣，健忘，遗精，口干津少，五心烦热，舌红少苔，脉细而数。

治法：滋阴降火，清心安神。

方药：黄连阿胶汤合六味地黄丸加减。黄连直降心火；芍药、阿胶、鸡子黄滋养阴血；生地黄、山药、山茱萸滋养肾阴。两方合用共奏滋阴降火、清心安神之功。若心烦心悸、梦遗失精，可加肉桂引火归原；五心烦热、潮热盗汗者，可加黄柏、知母。

内服膏方示例：

组成　生地黄 300 克，丹参 300 克，首乌藤、磁石各 300 克，麦冬 150 克，茯苓 150 克，五味子 150 克，当归 100 克，远志 100 克，川牛膝 100 克，酸枣仁 250 克，川黄连 30 克，人参 120 克，阿胶 250 克，蜂蜜 300 克。

制法　将阿胶用黄酒烊化，人参另煎 3 次取汁，蜂蜜炼制后备用，其余药材浸泡后加适量水煎煮 3 次，将 3 次煎液和人参煎液合并过滤去渣取汁，兑入烊化后的阿胶和炼制后的蜂蜜，搅拌均匀，慢火浓缩至稠膏状。

3. 心虚胆怯证

症状：心烦不寐，多梦易醒，胆怯心悸，触事易惊，伴有气短自汗，倦怠乏力，舌淡，脉弦细。

治法：益气镇惊，安神定志。

方药：安神定志丸合酸枣仁汤加减。茯苓、茯神、远志化痰宁心；龙齿、石菖蒲开窍宁神；酸枣仁宁心安神；知母泻热除烦。若心悸甚，惊惕不安，失眠较重，加生龙骨、生牡蛎、煅龙齿；遇事善惊、心悸不安者，可加磁石、珍珠母。

内服膏方示例：

组成　远志 100 克，竹茹 100 克，合欢花 100 克，茯苓 150 克，石菖蒲 150 克，酸枣仁 150 克，生龙骨 200 克，生龙齿 200 克，知母 60 克，川芎 60 克，人参 100 克，阿胶 200 克，蜂蜜 200 克。

制法　将阿胶用黄酒烊化，人参另煎 3 次取汁，蜂蜜炼制后备用，其余药材浸泡后加适量水煎煮 3 次，将 3 次煎液和人参煎液合并过滤去渣取汁，兑入烊化后的阿胶和炼制后的蜂蜜，搅拌均匀，慢火浓缩至稠膏状。

4. 心火偏亢证

症状：心烦不寐，躁扰不宁，怔忡，口干舌燥，小便短赤，口舌生疮，舌尖红，苔薄黄，脉细数或脉数有力。

治法：清心泻火，宁心安神。

方药：朱砂安神膏加减。朱砂性寒，重镇安神，但因其毒性，膏方组方中应慎用；黄连清心泻火除烦；生地黄、当归滋阴养血，育阴潜阳；若心火亢盛，可加黄芩、栀子、连翘加强本方清心泻火之力。

内服膏方示例：

组成　黄连 90 克，生地黄 250 克，当归 150 克，黄芩 150 克，炒栀子 150 克，连翘 150 克，炙甘草 90 克，竹叶 200 克，甜叶菊叶 40 克，阿胶 300 克。

制法　上述药物（除阿胶外）浸泡加水煎煮 3 次，去渣浓缩为清膏，再加黄酒烊化后的阿胶，搅拌均匀，慢火浓缩至稠膏状。

5. 痰火内扰证

症状：失眠，痰多，心烦，口苦，胸闷，目眩，头重，恶心，嗳气，舌质偏红，舌苔黄腻，脉滑数。

治法：化痰清热，养心安神。

方药：清火涤痰汤加减。若恶心，嗳气重，加陈皮、姜半夏。热证明显，加黄连。

内服膏方示例：

组成　浙贝母 300 克，胆南星 100 克，竹茹 100 克，橘红 150 克，杏仁 150 克，柏子仁 100 克，茯神 300 克，麦冬 200 克，僵蚕 100 克，菊花 150 克，丹参 300 克，黄连 100 克，鲜竹沥 300 毫升，珍珠粉 4.5 克。

制法　除鲜竹沥、珍珠粉外，其余药材浸泡后加水煎煮 3 次，滤汁去渣，合并滤液，兑入鲜竹沥、珍珠粉，搅拌均匀，慢火浓缩至稠膏状。

6. 胃气不和证

症状：失眠，时脘腹胀满或胀痛，时有恶心或呕吐，嗳腐吞酸，大便异臭，或便秘，腹痛，舌苔黄腻或黄燥，脉弦滑或滑数。

治法：和胃化滞。

方药：越鞠丸加减。舌苔厚腻，加麦芽、莱菔子。

内服膏方示例：

组成　苍术 150 克，炒神曲 200 克，炒栀子 150 克，陈皮 150 克，炒白芍 200 克，黄连 100 克，炒山楂 200 克，茯苓 200 克，连翘 200 克，枳实 200 克，当归 150 克，广木香 50 克，炒麦芽 200 克，蜂蜜 200 克。

制法　将蜂蜜炼制后备用，其余药材浸泡后加水煎煮 3 次，滤汁去渣，合并滤液，兑入炼制后的蜂蜜，搅拌均匀，慢火浓缩至稠膏状。

二、组方及应用要点

（一）变化应用

对于有苔厚腻、恶心纳呆等痰湿较重的患者，应当先予以开路方，使用汤剂以化痰燥湿、开胃醒神，以防膏方太过滋腻，加重病情。

对于不寐，首先应注意精神调摄，保持心情舒畅，克服过度紧张、焦虑、惊恐的情绪，保持睡眠环境安静；其次选择合适的剂型进行治疗。

脾胃虚弱者，可选用茯苓、芡实、怀山药、莲子等调和脾胃之品入膏方中煎熬，诸药相佐，使气机升降有序，而甘补不腻，取补中有通，动静结合之义。

（二）胶糖选择

实证多选用蜜膏。心火偏亢证一般不加入胶类，多是加入蜂蜜以达到膏体稠厚的目的；心脾两虚证多用阿胶补心安神；阴虚火旺证可选用鳖甲胶、鱼鳔胶以滋阴补血、退虚热。临证组方时需根据患者的阴阳虚损来选择胶类药物。

脾胃虚寒者宜选用饴糖；阴虚火旺、心火偏亢的患者，糖类一般选用冰糖，组方中也多选用苦寒清热之品；失眠兼有痰浊者，可减少糖和胶的使用；糖尿病患者忌用饴糖、冰糖，应用木糖醇、元贞糖代替。

（三）细料选择

实证中，痰火盛、多梦惊悸者，细料可选用珍珠粉、琥珀粉，惊悸瘀滞明显者可加西红花，活血化瘀、解郁安神。虚者可加入灵芝、参类补气安神。参类调补一身气血阴阳，如心脾两虚患者见气弱阳虚选用红参以温阳健脾；阴虚火旺者选用西洋参以滋阴清热；心胆气虚者选用生晒参，扶正祛邪，补气之力更宏。

三、古 今 膏 方

内服膏方

1. 大补阴膏

来源　《遵生八笺》。

组成　茯神、远志各 60 克，人参 15 克，白术 120 克，茯苓 60 克，橘红、贝母各 45 克，甘草 9 克，紫菀、阿胶各 30 克，五味子 15 克，当归身 90 克，生地黄 45 克，白芍 60 克，熟地黄、天冬、麦冬各 45 克，菟丝子 60 克，枸杞子 90 克，黄柏、山茱萸各 60 克，知母 30 克，鲜姜 132 克，胡桃肉、龙眼肉、枣肉、莲子肉各 24 个，乌梅肉 12 个。

制法　上切，用井花水 24 碗，入鲜姜、胡桃肉、龙眼肉、枣肉、莲子肉、乌梅肉，春浸半月，夏不浸，秋浸 1 日，冬浸 1 日夜，于静室内，用炭火煎至 5 碗，去药滓，用蜂蜜 750 克，煎 1 滚，用纸渗去面上沫，入前药同煎至滴水不散为度；用瓷罐盛，白纸封口，放水盘中，露罐口 7 日，去火毒，取出。

功用　安心神，健脾胃，滋肺金，补元气。

适应证　心脾两虚证。

用法　每服 3 茶匙，空腹白滚汤调下。

2. 灵乌二仁膏

来源　《医方新解》。

组成　灵芝 500 克，首乌 500 克，核桃仁 250 克，薏苡仁 250 克。

制法　首乌、灵芝、薏苡仁反复浓煎，加蜜收膏。将核桃仁研碎末兑入。

功用　滋养肝肾，补益精血，调和脾肺。

适应证　阴虚火旺证。

用法　每次 15～30 克，每日 2 次，开水调服。

3. 潜阳益阴育神膏

来源　《清宫膏方精华》。

组成　生地黄、朱茯神各 120 克，朱麦冬、石斛、肉苁蓉各 80 克，西洋参、竹茹、淡竹叶、橘红、知母各 60 克，生杭芍 100 克，甘草 40 克。

制法　上药共以水煎透，去渣，再熬浓汁，兑蜜 1 千克收膏。

功用　益阴清热，安神潜阳。

适应证　上焦余热不净之口鼻干燥，惊悸失眠，左关稍弦，右寸关沉滑。

用法　每晚服 1 匙，白开水冲服。

（王佑华、庞　敏）

第三节　脾 胃 病 证

吐　酸

视频 8-3　膏方在脾胃病证中的临床应用.mp4

吐酸又称泛酸，是指胃中酸水上泛的病证。由胃中上泛，若随即咽下者，称为吞酸；不咽下而吐出者，则称吐酸。吐酸常与嘈杂、嗳气、胃痛、痞满等病证同时出现。饮食不节、寒邪犯胃、七情内伤、脾胃虚弱，均可导致吐酸。

西医学中的胃溃疡、十二指肠溃疡、食管反流病、慢性胃炎和消化不良等疾病而有吐酸症状者，均可参照本病辨证论治。

一、膏方治疗优势证候辨治

吐酸辨证论治可分虚实，临证辨别当区分寒热虚实。实证吐酸常见证候为肝胃郁热、食积不化、肝气犯胃；虚证吐酸常见证候为脾胃虚寒。吐酸病位在胃，其病性有寒热之分。热证吐酸，舌质红，苔黄腻，脉弦数，多由肝郁化热所致；寒证吐酸，舌质淡，苔薄白，脉沉迟或缓弱，多由寒邪犯胃，或素体脾胃虚寒所致。另有食伤脾胃而致饮食停滞见反酸嗳腐者；肝气犯胃而致吐酸，嗳气频频，心烦，恶心，食少者。这些证候在一定条件下可以互为因果、相互转化。食积日久，久治不愈可致脾胃虚弱；脾胃虚弱亦易致食积不化；肝气犯胃日久，气有余便成火，则可以转化为肝胃郁热，两者最终可以导致脾胃虚弱。食积不化、肝气犯胃、肝胃郁热、脾胃虚寒等证为内服膏方优势治疗证候，对急性加重或病情变化迅速的吐酸情况可选用外用膏方或者易于变化的其他剂型治疗。

（一）实证

1. 食积不化证

症状：吞酸，嗳腐，其气酸臭，胃脘饱闷胀痛，不思饮食，大便不爽，矢气臭秽，舌苔浊腻，脉滑。

治法：消食和胃。

方药：保和丸加减。方中山楂、神曲、莱菔子分别能消肉食、酒食、面食之积，合用可消一切饮食积滞；半夏、陈皮和胃降逆，茯苓健脾利湿，连翘清热散结。诸药合用，使食积得消，胃气得和，则吐酸自止。

内服膏方示例：

组成 山楂肉 500 克，神曲 200 克，苍术 150 克，白术 150 克，姜半夏 150 克，黄芩 150 克，茯苓 150 克，橘红 150 克，莱菔子 100 克，黄连 100 克，吴茱萸 50 克，蜂蜜 300 克。

制法 将蜂蜜炼制后备用，其余药材浸泡后加适量水共煎 3 次，将 3 次煎液过滤去渣取汁合并慢火浓缩，兑入炼制后的蜂蜜，搅拌均匀，至稠膏状。

2. 肝气犯胃证

症状：吞酸，嗳气频频，胸膈痞闷，心烦，恶心，食少，舌淡红，苔薄，脉弦细。

治法：疏肝解郁，理气和胃。

方药：越鞠丸合逍遥散加减。香附合柴胡，行气疏肝解郁；川芎合当归、白芍，养血活血柔肝；苍术合白术，燥湿健脾；神曲合茯苓、甘草，消食和胃；尤用栀子清郁除烦，以防气有余而化成火，两方合用，疏肝和胃。

内服膏方示例：

组成 香附 100 克，川芎 100 克，苍术 100 克，神曲 100 克，栀子 100 克，炙甘草 60 克，当归 150 克，茯苓 150 克，白芍 150 克，白术 150 克，柴胡 150 克，生姜 150 克，薄荷 60 克，蜂蜜 300 克。

制法 将蜂蜜炼制后备用，其余药材浸泡后加适量水共煎 3 次，将 3 次煎液过滤去渣取汁合并浓缩，兑入炼制后的蜂蜜，搅拌均匀，慢火浓缩至稠膏状。

3. 肝胃郁热证

症状：吐酸时作，胃脘痞闷，口苦咽干，或心烦易怒，两胁胀痛，舌红，苔黄，脉弦滑或数。

治法：泄肝和胃，苦辛通降。

方药：左金丸合丹栀逍遥散或龙胆泻肝汤加减。左金丸用黄连配吴茱萸，方中重用黄连为主药，直折其肝火上炎之势；吴茱萸为辅药，辛通下达以开郁结。为增强疏肝泄热、和胃制酸的作用，可合丹栀逍遥散或龙胆泻肝汤加减，前者主要针对肝气郁久化热犯胃而见心烦抑郁者，后者主要针对肝经火热较炽而见口苦舌红者。

内服膏方示例：

组成　黄连 180 克，吴茱萸 30 克，柴胡 100 克，当归 120 克，白芍 120 克，白术 120 克，茯苓 150 克，甘草 60 克，牡丹皮 120 克，龙胆草 60 克，栀子 90 克，黄芩 90 克，木通 90 克，泽泻 120 克，车前子 90 克，蜂蜜 500 克。

制法　将蜂蜜炼制后备用，其余药材浸泡后加适量水共煎 3 次，将 3 次煎液过滤去渣取汁合并浓缩，兑入炼制后的蜂蜜，搅拌均匀，慢火浓缩至稠膏状。

（二）虚证

脾胃虚寒证

症状：吐酸时作时止，胃脘胀闷，喜唾涎沫，饮食喜热，四肢不温，大便溏薄，舌淡红，苔薄白，脉沉迟。

治法：健脾益气，温中散寒。

方药：黄芪建中汤合吴茱萸汤加减。以黄芪建中汤温阳益气，以吴茱萸汤散寒暖胃，尚可酌加川椒、豆蔻仁之类以增强温中和胃之力。如湿浊留恋中焦，舌苔白腻不化者，可再加藿香、佩兰、苍术、厚朴之属以加强化湿醒脾的作用。

内服膏方示例：

组成　黄芪 500 克，桂枝 300 克，白芍 500 克，炙甘草 200 克，大枣 300 克，白术 300 克，茯苓 500 克，陈皮 200 克，吴茱萸 90 克，生姜 180 克，人参 100 克，阿胶 200 克，饴糖 300 克。

制法　将人参研成极细粉，饴糖熬制，阿胶用黄酒烊化后备用，其余药材浸泡后加适量水共煎 3 次，将 3 次煎液过滤去渣取汁合并浓缩，兑入人参粉、熬制后的饴糖、烊化后的阿胶，搅拌均匀，慢火浓缩至稠膏状。

二、组方及应用要点

（一）变化应用

膏方治疗吐酸，以虚证或因虚致实为优势治疗证候，对于伴有恶心纳呆、吐酸嘈杂、舌苔厚腻者，建议先以开路方健脾开胃。吐酸以虚实论治，临床常有虚实夹杂、本虚标实或上实下虚之证，应用膏方辨治时应遵循标本同治、扶正祛邪，补虚而不留邪、祛邪而不伤正的组方原则，且无论实证虚证都应时时顾及肝胃，注意饮食有节，保持情绪调达。

膏方服用期间出现证候变化，可先根据证候特点组成汤剂处方，用汤剂调服膏方或暂停服用膏方。若病情加重，应及时停服膏方，再次诊察综合分析，重新拟定治疗方案。

吐酸总由胃中酸水上犯所致，此为各类证候之共性，因此若胃液分泌过多，出现烧心、吞酸、食管疼痛等现象，可在辨证组方的基础上酌情加入煅瓦楞子、乌贼骨、白螺蛳壳等制酸之品以求标本同治。

（二）胶糖选择

虚证吐酸多用荤膏。若属虚证，可加入阿胶、黄明胶补益阴血；兼见肾阳虚者，可加入鹿角胶，温补肾阳；兼潮热盗汗、手足心热、胁下痞硬等，可选用龟甲胶、鳖甲胶滋阴补血，退热消瘀。

实证吐酸若兼痰食积滞者，可减少糖和蜜的加入，或调制为清膏。脾胃虚寒者宜选用饴糖，温中补虚；合并糖尿病者可用木糖醇或元贞糖；若证属肝胃郁热，组方中多有苦寒清热之品，内服膏药中可合理添加甜味剂以矫正苦味，优化膏方的口感。

（三）细料选择

吐酸患者若见元气大虚，可选用人参大补元气；若症状较轻者，可酌情使用党参，若兼有阴虚内热者，可选用西洋参；阳虚怕冷的老年患者可选择红参；若兼气滞血瘀的患者，可加入三七活血止血。

三、古 今 膏 方

（一）内服膏方

1. 理脾调中化湿膏

来源 《慈禧光绪医方选议》。

组成 党参180克，炒白术90克，生白术90克，陈皮90克，黄连60克，炒神曲120克，炒谷芽120克，砂仁60克，麦冬180克，茯苓180克，香附120克，藿梗90克，炙甘草120克。

制法 上药共以水煎透，去渣再熬浓汁，少兑蜜炼为膏。

功用 益气导滞，化湿醒脾。

适应证 脾虚湿滞化热之脘痞纳呆，嗳腐吞酸，大便泄泻，舌苔白腻渐黄，脉滑。

用法 每服1匙，白开水冲服。

2. 治嘈膏

来源 《清宫配方集成》。

组成 茯苓400克，生白术120克，肉桂50克，生甘草80克。

制法 上药共用河甜水熬浓取汁，另加水熬，连取汁3次，一并熬收成膏。

功用 利水渗湿，助阳化气。

适应证 水湿困脾之胃脘嘈杂，泛酸，头昏眩冒，身软乏倦，睡眠欠安，舌淡红苔白，左关两尺俱弦缓。

用法 临用时酌兑白蜜开水服之，若便溏则不用白蜜，改用冰糖开水兑服。

备注 嘈杂证属胃热者不宜。

（二）外用膏方

1. 暖胃膏

来源 《验方新编》。

组成 生姜500克，牛皮胶25克，乳香末25克，没药末25克。

制法 将生姜捣取自然汁，与牛皮胶、乳香末、没药末同煎，待药末溶尽后离火，摊于纸上。

功用 温中降气，暖胃止痛。

适应证 胃寒所致的呕吐黄水、疼痛等症。

用法 贴胃脘痛处，外以热物熨之。

备注　胃热证不宜使用。

2. 保和丸大膏药

来源　《实用中医内科大膏药手册》。

组成　主药：山楂 300 克，六曲 100 克，半夏 100 克，茯苓 100 克，陈皮 50 克，连翘 50 克，炒莱菔子 50 克，麦芽 50 克。辅药：生姜 45 克，竹茹 45 克，石菖蒲 15 克，葱白、韭白各 30 克，薤白 30 克，藿香 30 克，槐枝 120 克，柳枝 120 克，乌梅 1.5 克，凤仙草 60 克，竹叶 60 克。

制法　主药和辅药共用油适量，以干药 500 克用油 1.5 千克，鲜药 500 克用油 500 克余来计算，分熬去渣，丹收。再入生石膏 120 克、寒水石 60 克、青黛 15 克、牡蛎 30 克、元明粉 30 克、牛胶 60 克。

功用　消导行滞，和胃止痛。

适应证　饮食积滞所致的胃脘痛，临床表现为胃脘胀满，疼痛拒按，嗳腐吞酸，或呕吐不消化之食物，吐后较舒，不思食，大便不爽，舌苔厚腻，脉滑。

用法　将膏药加温变软，揭开贴于中脘穴、足三里穴处。

备注　孕妇禁贴。本膏药方中山楂酸温，善消油腻肉滞；六曲辛温，能消酒食陈腐之积；莱菔子辛甘，能宽畅胸腹，消食化滞；陈皮、半夏、茯苓理气和胃，连翘散结清热，合而共奏消导行滞、和胃止痛之效。所贴之中脘穴乃胃之募穴，能温中理气，治脘腹胀满；足三里穴调理脾胃，有消积化食之功。

3. 神效暖脐膏

来源　《慈禧光绪医方选议》。

组成　肉桂 45 克（去皮），牡丹皮 24 克，黄芪 60 克，党参 60 克，当归身 60 克，生地黄 60 克，白芍 30 克，肉苁蓉 30 克，炮附子 30 克，木鳖子 30 克（去壳），荆芥 15 克，防风 15 克，麻黄 15 克，桂枝 15 克，柴胡 15 克，前胡 15 克，升麻 15 克，葛根 15 克，苏叶 15 克，薄荷 15 克，羌活 15 克，独活 15 克，白芷 15 克，藁本 15 克，川芎 15 克，细辛 15 克。

制法　上药以香麻油 1.5 千克，生姜 120 克，葱头 120 克切碎，慢火熬焦，去滓，滤净汁；每 500 克油，入飞净黄丹 250 克，慢火熬至老嫩得宜，以瓷器收盛。7 天后方可使用。

功用　镇痛止泻，祛风散寒，温中健胃，暖肚。

适应证　感受寒邪，腹痛腹胀，呕吐酸水等。

用法　外用，贴肚脐、腰部，每日或隔日 1 换。

胃　　痛

胃痛又称胃脘痛，指以上腹胃脘部近心窝处疼痛为主要症状的病证，常伴见胃脘部痞闷、胀满、嗳气、吞酸、嘈杂、恶心、呕吐、纳呆等脾胃症状。外邪犯胃、饮食伤胃、情志不畅、脾胃素虚等，均可导致胃痛。

西医学的急、慢性胃炎，胃、十二指肠溃疡，十二指肠炎，胃黏膜脱垂，胃癌，胃神经症等病以上腹部疼痛为主症者，均可参照本病辨证论治。

一、膏方治疗优势证候辨治

胃痛的病位在胃，但与肝、脾关系密切。胃痛辨证论治首辨虚实，临证辨治，需要区分寒热气血。其病性有寒热虚实之不同，总病机可分为虚实两端，实证为气机阻滞，不通则痛；虚证为胃失濡养温煦，不荣则痛。实证主以上腹胃脘部暴痛，痛势较剧，痛处拒按，饥时痛减，纳后痛增，多由寒邪犯胃、饮食积滞、肝气犯胃、气血瘀滞所致。虚证主以上腹胃脘部疼痛隐隐，痛处喜按，空腹痛甚，纳后痛减，多由脾胃虚寒、胃阴不足所致。临床上更有气血同病、寒热错杂、虚实互见的复杂病机存在。脾胃虚寒、气不摄血或血热妄行、瘀久伤络，见吐血、呕血、便血，出血量多不止，来势急骤，则治疗相对棘手。若见胃痛突然引起腹部剧烈疼痛，病情严重，预后较差。

临床辨治，应注意虚实、寒热、气血的转化。实痛常见证候为寒凝气滞、饮食积滞、肝郁气滞、肝胃郁热、瘀血阻络；虚痛常见证候为脾胃虚寒、胃阴亏虚。肝胃郁热、瘀血阻络、脾胃虚寒、胃阴亏虚、肝郁气滞等为膏方优势治疗证候。对于寒凝气滞、饮食积滞等胃痛暴作、起病较急的胃痛情况可选用外用膏方或者易于变化的其他剂型治疗。

（一）实证

1. 寒凝气滞证

症状：胃痛甚剧，每因受寒感凉或饮食生冷而得之或加重，性喜热食，畏寒喜暖，得热痛减，舌苔白，脉弦紧或弦迟。

治法：温胃散寒，行气止痛。

方药：本证疼痛剧烈，变化较快，不宜内服膏药，可选择外用膏方。

外用膏方示例：温胃膏。

来源 《理瀹骈文》。

组成 干姜60克，川乌45克，白术45克，苍术、党参、附子、吴茱萸、黄芪、麻黄、桂枝、北细辛、羌活、独活、防风、麦冬、藁本、柴胡、川芎、当归、酒芍、香附、紫苏、藿梗、杏仁、白芷、青皮、陈皮、炒半夏、南星、厚朴、乌药、威灵仙、麦芽、炒神曲、枳实、泽泻、荜澄茄各30克。

制法 上药共用麻油6千克，分熬，黄丹收。再加木香、丁香、砂仁、肉桂、乳香（制）、没药各30克，牛胶120克（酒蒸化），搅千余遍，令匀。

用法 外贴心口并脐。

2. 饮食积滞证

症状：胃脘胀满，疼痛拒按，嗳腐吞酸，呕吐，或从胃中反出不消化食物之酸腐臭味，不思食，大便秘结或溏滞不爽，伴有大便不尽感，舌苔厚腻而浮，刮之可去，脉滑。

治法：消导行滞，和胃止痛。

方药：本证疼痛剧烈，变化较快，不宜内服膏药，可选择外用膏方。

外用膏方示例：灵脂膏。

来源 《串雅内外编》。

组成 巴豆仁100粒，蓖麻仁100粒，五灵脂120克，阿魏（醋煮化）30克，当归30克，白附子15克，乳香（炙，去油）15克，没药（炙，去油）15克，麝香4克，松香750克，麻油1.5升。

制法 除乳香、没药、麝香、松香、阿魏外，余药俱切片，浸麻油内3日，用砂锅煎药呈黑焦色，去滓，入松香煎半小时，再入乳香、没药、麝香、阿魏，然后取出，入水中抽洗。以金黄色为度，煎时以桃枝、柳枝不住手搅匀，勿令枯。

用法 摊狗皮上贴患处，每日需热熨，令药气深入为妙。

3. 肝郁气滞证

症状：胃脘攻撑胀痛，痛连两胁，胸闷嗳气，善太息，每因烦恼郁怒而痛作，苔多薄白，脉弦。

治法：疏肝理气，和胃止痛。

方药：逍遥散合柴胡疏肝散加减。痛甚者加金铃子散以增强理气解郁止痛之功，余如香橼、佛手、玫瑰花、绿萼梅等也可选用。若见目光忧郁，神情默默，悲伤欲哭，并用甘麦大枣汤。

内服膏方示例：

组成 炙甘草150克，当归300克，茯苓300克，白芍300克，白术300克，柴胡300克，陈皮200克，川芎45克，香附60克，麸炒枳壳200克，蜂蜜300克。

制法 将上述药材（除蜂蜜外）浸泡后加适量水共煎3次，将3次煎液过滤去渣取汁合并浓缩，兑蜜，搅拌均匀，慢火浓缩至稠膏状。

4. 肝胃郁热证

症状：胃脘灼痛，泛酸，嘈杂，口苦口干，烦躁易怒，口气热臭，或牙龈红肿、疼痛、出血，舌红苔黄，脉弦数。

治法：疏肝和胃，泻热止痛。

方药：丹栀逍遥散合清胃散加减。如火热内盛，灼伤胃络而导致吐血，伴见面赤、便秘、心烦，可用《金匮要略》泻心汤苦寒清泄，直折其火；若伤阴明显，可并用一贯煎合沙参麦冬汤；若热中夹湿，伴舌苔黄腻、恶心、胸闷纳呆、渴不欲饮、肢体困重者，根据湿热偏颇，可选用藿朴夏苓汤、连朴饮、黄连温胆汤之类加减。

内服膏方示例：

组成 炙甘草150克，当归300克，茯苓300克，白芍300克，白术300克，柴胡300克，牡丹皮200克，栀子100克，生地黄100克，黄连60克，升麻90克，冰糖200克。

制法 将冰糖熬制后备用，其余药材浸泡后加适量水共煎3次，将3次煎液过滤去渣取汁合并浓缩，兑入熬制后的冰糖，搅拌均匀，慢火浓缩至稠膏状。

5. 瘀血阻络证

症状：胃脘痛如针刺或刀割，痛处固定，拒按，或见吐血、黑便，舌质紫暗或有瘀斑，舌下静脉迂曲扩张，脉涩或细。

治法：活血化瘀，理气止痛。

方药：丹参饮加味。痛甚者还可加郁金、延胡索、乳香、没药，同时可酌加枳壳、青皮、佛手等以行气；血瘀气滞疼痛较剧者，可选用血府逐瘀汤或膈下逐瘀汤；若血瘀胃痛伴吐血便血，加入三七粉、白及。

内服膏方示例：

组成 丹参500克，檀香50克，砂仁80克，郁金300克，延胡索300克，蜂蜜300克。

制法 将蜂蜜炼制后备用，其余药材浸泡后加适量水共煎3次，将3次煎液过滤去渣取汁合并浓缩，兑入炼制后的蜂蜜，搅拌均匀，慢火浓缩至稠膏状。

（二）虚证

1. 脾胃虚寒证

症状：胃脘隐隐作痛，绵绵不断，喜暖喜按，得食则减，时吐清水，纳少，乏力神疲，手足欠温，大便溏薄，舌质淡，脉细弱。

治法：健脾益气，温中助阳。

方药：黄芪建中汤加减。若胃寒痛甚，方中桂枝改为肉桂，并可加良附丸、吴茱萸汤以增强温中散寒、行气止痛之效；如泛吐清水较多者可加艾叶、陈皮、半夏、茯苓以降逆和胃；若吐酸水者可去饴糖加左金丸、瓦楞子、海螵蛸。痛止之后，可服用六君子丸或香砂六君子丸以温健脾胃，巩固疗效。

内服膏方示例：

组成 黄芪900克，桂枝600克，炙甘草600克，大枣400克，芍药600克，生姜300克，饴糖300克。

制法 将饴糖熬制后备用，其余药材浸泡后加适量水共煎3次，将3次煎液过滤去渣取汁合并浓缩，兑入熬制后的饴糖，搅拌均匀，慢火浓缩至稠膏状。

2. 胃阴亏虚证

症状：胃脘隐痛，口燥咽干，食少，大便干结，舌红少苔，脉细数或细弦。

治法：养阴益胃，缓急止痛。

方药：芍药甘草汤合一贯煎加减。如兼津枯便秘，需加大生地黄、当归的用量；如反便溏，则需酌量减少甘润之品，并配伍茯苓、白术、山药；如阴虚兼有内热，烦闷口干，欲呕，可投竹叶石膏汤甘寒清胃泄热；如口渴明显，可再加芦根、石斛、天花粉等。

内服膏方示例：

组成 芍药 600 克，炙甘草 600 克，北沙参 450 克，麦冬 450 克，当归身 450 克，生地黄 800 克，枸杞子 800 克，川楝子 120 克，蜂蜜 300 克。

制法 将蜂蜜炼制后备用，其余药材浸泡后加适量水共煎 3 次，将 3 次煎液过滤去渣取汁合并浓缩，兑入炼制后的蜂蜜，搅拌均匀，慢火浓缩至稠膏状。

二、组方及应用要点

（一）变化应用

膏方治疗胃痛，以虚证或因虚致实为优势治疗证候，对于伴有恶心呕吐、吐酸嘈杂、舌苔厚腻者，建议先以开路方健脾和胃；胃痛以虚实论治，临床上常有虚实夹杂、本虚标实之证，应用膏方辨治时应遵循标本同治、扶正祛邪，补虚而不留邪、祛邪而不伤正的治则。无论实证虚证，治疗中都应时时注意疏导气机，恢复脾胃升降功能，调畅气血，则其痛自已。

胃痛多以气滞血瘀为标实。膏方服用期间若出现气滞日久，瘀而化热，迫血妄行等证候变化的情况，可先辨证组成汤剂调服膏方，或暂停服用膏方。待标实渐缓、血流已止，再继续应用膏方治疗。

胃痛临床多兼气滞，所以常用辛香理气药，一般应中病即止，不可过剂，以免耗气伤阴。

（二）胶糖选择

实性胃痛患者不宜用荤膏。虚性胃痛患者，脾胃运化功能欠佳，阿胶、龟甲胶、鳖甲胶等胶类药物大多滋腻，容易影响脾胃运化功能，可考虑减量或应用鱼鳔胶、猪皮胶。

实性胃痛患者，若痰食积滞较重，可减少糖和蜜的加入，或调为清膏；合并糖尿病者可用木糖醇或元贞糖；胃阴不足，肠燥便秘者，可选用蜂蜜；胃中空虚或作痛者，宜选用白砂糖；脾胃虚寒的患者，可选用饴糖，以温中补虚，缓急止痛。

（三）细料选择

实痛瘀血阻络证，可用西红花等，若胃镜下见胃黏膜红赤溃疡，可选用珍珠粉、三七粉敛疮生肌；虚痛，若气虚者可加入人参大补元气，若症状较轻，可于普通饮片中加用太子参或党参；若兼有阴虚内热，可选用西洋参、铁皮石斛。

三、古 今 膏 方

（一）内服膏方

1. 安胃止疼舒气调经膏

来源 《清宫配方集成》。

组成 制香附、川郁金、全当归、娑罗子各 150 克，木香 50 克，酒赤芍、草豆蔻、片姜黄、延胡索、青皮、五灵脂各 100 克，炙甘草 75 克。

制法 将上药切碎，水浸后煎煮，纱布滤去药渣，如此 3 遍，再将所滤药液加热浓缩，下入蜂蜜，搅拌均匀，收膏即成。

功用 安胃止疼，舒气调经。

适应证 肝胃不和、气滞水饮伤胃，以致胃脘疼痛，胸闷恶心，有时身倦，荣分不调，脉左关沉弦，右寸关滑。

用法 每服 6 克，白开水冲服。

备注 胃痛属肝热犯胃者非本方所宜。

2. 茱萸煎

来源 《外台秘要》。

组成 吴茱萸 100 克，蜀椒 250 克，甘草 60 克，干地黄 500 克。

制法 将上述 4 味药物用酒浸渍 3 个晚上，绞榨滤汁，放入铜制器皿中另煎沸腾，同时将麦冬 250 克去心，干漆 500 克切碎后纳入前药中合煎，待药物颜色变黄，过滤去渣，再加入石斛 150 克、阿胶 500 克、白蜜 300 克，一起煎煮，直至成膏。

功用 温中散寒，缓急止痛。

适应证 胃脘疼痛难忍，牵引背部，腹胀，食积不下。

用法 每次 3 克，含化，每天 3 次，病重者可以一天服至 5～6 次。

备注 方中干漆有小毒，勿过量服用。

（二）外用膏方

1. 温胃膏

来源 《理瀹骈文》。

组成 主药：炒干姜 60 克，川乌、白术各 45 克，苍术、党参、附子、黄芪、麻黄、桂枝、细辛、羌活、独活、防风、麦冬、藁本、炒柴胡、川芎、当归、酒白芍、香附、紫苏、藿梗、杏仁、白芷、青皮、陈皮、炒半夏、南星、川朴、乌药、威灵仙、麦芽、炒神曲、枳实、泽泻、荜澄茄、草果、草蔻仁、补骨脂、高良姜、益智仁、大茴香、巴戟天、荜茇、车前子、延胡索、灵脂各 30 克，川连、吴茱萸（水炒）、五味子各 15 克，甘草 21 克。辅药：生姜、葱白各 120 克，艾叶、薤白、韭白、石菖蒲各 60 克，凤仙 1 株，木瓜、川椒、白芥子、胡椒各 30 克，大枣、乌梅各 5 个。

制法 用麻油 6 千克将上药熬枯去渣，熬油成下丹频搅，再入木香、丁香、砂仁、肉桂、乳香、没药各 30 克，牛胶 120 克（酒蒸化），搅匀收膏。

功用 温中和胃，散寒止痛。

适应证 胃寒不纳，呕吐，泄泻，痞胀，疼痛。

用法 将膏药化开，摊贴于胃口与脐部。

备注 孕妇禁贴。禁食生冷硬滑食物。

2. 御寒暖胃膏

来源 《理瀹骈文》。

组成 生姜汁 50 毫升，牛阿胶 12 克，乳香、没药各 10 克。

制法 将生姜汁熬沸，入牛阿胶化开，乳香、没药研细末加入收膏。

功用 暖胃散寒，行气止痛。

适应证 胃寒不思饮食，腹胀，呕呃，疼痛。

用法 撒花椒末贴于中脘穴，每日 1 次。

备注 忌食生冷之品。

3. 双灵膏

来源 《御药院方》。

组成 炒高良姜 30 克，炒白芥子 15 克，白面 90 克。

制法 前 2 味共研细末，加入白面，水调成膏。

功用 温中散寒，除湿止痛。

适应证 胃脘及肌肉寒性疼痛。

用法 将药膏摊在纸上，外贴患处，每日 1～2 次。

备注 忌风冷。皮肤过敏者忌用。

腹　痛

腹痛是指以胃脘以下、耻骨毛际以上部位疼痛为主症的病证。腹痛是临床常见病证之一，也是某些疾病的常见症状，多见于内、妇、外科等疾病，而以消化系统和妇科疾病更为常见。外邪侵袭、饮食不节、情志失调、跌仆损伤及素体阳虚、气血不足、脏腑失养等均可导致腹痛。其病性有寒热虚实之分，病理因素有寒凝、湿热、瘀血、食积等。

西医学的急性胰腺炎、胃肠痉挛、嵌顿疝早期、肠易激综合征腹痛、消化不良腹痛及腹型过敏性紫癜、腹型癫痫引起的腹痛，均可参照本病辨证论治。

一、膏方治疗优势证候辨治

腹痛辨证论治首辨虚实，临床辨治当区别寒热、气血。痛势急剧，痛时拒按，按则加重，腹胀恶食，得食则甚者为实痛；绵绵作痛，喜揉喜按者为虚痛；腹痛拘急，疼痛暴作，痛无间断，遇冷痛剧，得热则减者为寒痛；腹痛急迫，痛处灼热，时轻时重，腹胀便秘，得凉痛减者为热痛；腹痛胀满，痛处不定，嗳气矢气则胀痛减轻者，为气滞痛；腹部刺痛，固定不移，痛无休止，按之加重，入夜尤甚者，为血瘀痛；脘腹胀满，嗳气频作，嗳后稍舒，痛甚欲便，便后痛减者，为伤食痛。腹痛之虚实、寒热、气血之间常相互转化兼夹为病。如寒痛日久，郁而化热，可致郁热内结；气滞作痛，迁延不愈，由气入血，可致血瘀腹痛；实证腹痛，经久不愈，耗伤气血，可由实转虚，或虚实夹杂；虚痛感邪或夹食滞则成虚实夹杂，本虚标实之证。临证辨别需注意虚实、寒热、气血之间的转化。

实痛常见证候为实寒腹痛、实热腹痛、气滞腹痛、瘀血腹痛、食积腹痛；虚痛常见证候为虚寒腹痛。气滞腹痛、瘀血腹痛、食积腹痛、虚寒腹痛等相对稳定的腹痛情况为内服膏方治疗优势证候，对实寒腹痛、实热腹痛等急性加重或变化迅速的腹痛情况，可选用外用膏方或者易于变化的其他剂型。

（一）实痛

1. 实寒腹痛

症状：腹痛较剧烈，大便不通，胁下偏痛，手足厥逆，苔白，脉弦紧。

治法：温里散寒，通便止痛。

方药：外用膏方风寒麻木止疼痛膏方。

外用膏方示例：

来源 《清宫膏方精华》。

组成 当归 30 克，川芎 15 克，羌活 15 克，独活 30 克，威灵仙 15 克，钩藤 30 克，川乌 30 克，草乌 30 克，穿山甲 45 克，生木瓜 30 克，杜仲 60 克，木鳖子 15 克，金银花 15 克，连翘 15

克，西红花 30 克，川牛膝 60 克，透骨草 30 克，地骨皮 45 克，生艾叶 30 克，乳香 45 克，没药 60 克，防风 15 克，桂枝 45 克，荆芥 15 克，木香 30 克，樟丹 1.75 千克，生姜 1.25 千克。

制法　麝香无论多少，将膏药熬好，入麝香，妇人发一团，麻油 4 千克。以上诸药（除樟丹外）共入瓷盆中，用麻油泡一夜。用铁锅熬，以槐柳棍搅，看穿山甲黄糊色即好。过箩去渣，将油入锅再熬开，将妇人发入内化净，即下樟丹再熬，至滴水成珠即好，即将麝香再入药内。

用法　贴肚脐。

2. 气滞腹痛

症状：腹痛兼胀闷不舒，攻窜不定，痛引少腹，嗳气则舒，情绪急躁加剧，苔薄白，脉弦。

治法：疏肝解郁，理气止痛。

方药：四逆散加减。若腹痛拘急可加芍药甘草汤缓急止痛；若少腹绞痛，腹部胀满，肠鸣辘辘，排气则舒，或阴囊疝痛，苔白，脉弦，用天台乌药散加减，或选五磨饮子、立效散等。若寒气滞痛而腹满者，用排气饮加砂仁去泽泻。

内服膏方示例：

组成　炙甘草 600 克，枳实 600 克，柴胡 600 克，芍药 600 克，蜂蜜 300 克。

制法　将蜂蜜炼制后备用，其余药材浸泡后加适量水共煎 3 次，将 3 次煎液过滤去渣取汁合并浓缩，兑入炼制后的蜂蜜，搅拌均匀，慢火浓缩至稠膏状。

3. 瘀血腹痛

症状：少腹痛积块疼痛，或有积块不疼痛，或疼痛无积块，痛处不移，舌质青紫，脉涩。

治法：活血化瘀。

方药：少腹逐瘀汤加减。若瘀血积于腹部，连及胁间刺痛，用小柴胡汤加香附、姜黄、桃仁、大黄；若血蓄下焦，则季肋、少腹胀满刺痛，大便色黑，用手拈散加制大黄、桃仁，或用桃仁承气汤加苏木、红花。

内服膏方示例：

组成　小茴香 150 克，干姜 200 克，延胡索 300 克，没药 500 克，当归 500 克，川芎 300 克，肉桂 200 克，赤芍 500 克，桃仁 500 克。

制法　将蜂蜜炼制后备用，其余药材浸泡后加适量水共煎 3 次，将 3 次煎液过滤去渣取汁合并浓缩，兑入炼制后的蜂蜜，搅拌均匀，慢火浓缩至稠膏状。

4. 食积腹痛

症状：脘腹胀满疼痛，拒按，嗳腐吞酸，厌食呕恶，痛甚欲便，得大便痛减，或大便不通，舌苔厚腻，脉滑有力。

治法：消食导滞。

方药：枳术汤加木香、砂仁送服保和丸。若胸腹痞满，下痢，泄泻腹痛后重，或大便秘结，小便短赤，舌红，苔黄腻，脉沉实等，可用枳实导滞丸。

内服膏方示例：

组成　枳实 400 克，白术 200 克，炒鸡内金 300 克，山楂肉 180 克，苍术 120 克，姜半夏 120 克，黄芩 120 克，白茯苓 120 克，橘红 120 克，莱菔子 120 克，黄连 120 克，神曲 200 克，吴茱萸 40 克，木香 40 克，砂仁 40 克。

制法　将蜂蜜炼制后备用，其余药材浸泡后加适量水共煎 3 次，将 3 次煎液过滤去渣取汁合并浓缩，兑入炼制后的蜂蜜，搅拌均匀，慢火浓缩至稠膏状。

（二）虚痛

虚寒腹痛

症状：腹中时痛或绵绵不休，得温喜按，按之则痛减，伴见面色无华、神疲、畏寒、气短等症，舌淡苔白，脉细无力。

治法：温中补虚，缓急止痛。

方药：小建中汤加减。若失血虚羸不足，腹中疼痛不止，或少腹拘急，痛引腰背，不能饮食，属营血内虚，加当归；若兼气虚，自汗，短气困倦者，加黄芪；若阴寒内盛，脘腹剧痛，呕不能食，上冲皮起，按之似有头足，上下攻痛，不可触近，或腹中辘辘有声，用大建中汤温阳逐寒，降逆止痛；肠鸣腹痛，喜按喜温，大便溏泻或反秘结，小便清长，手足不温，脉沉细或迟缓，舌淡苔白滑，属太阴寒痛，用理中汤；若厥阴寒痛，肢厥，脉细欲绝，用当归四逆汤；若大肠虚寒，冷积便秘腹痛，用温脾汤，温补寓以通下导滞；男女同房之后，中寒而痛，属于阴寒，用葱姜捣烂炒热，熨其脐腹，以解其阴寒凝滞之气，并服理阴煎或理中汤。

内服膏方示例：

组成　桂枝 900 克，甘草 600 克，大枣 600 枚，芍药 180 克，生姜 500 克，鹿角胶 200 克，饴糖 300 克。

制法　将鹿角胶用黄酒烊化，饴糖熬制后备用，其余药材浸泡后加适量水共煎 3 次，将 3 次煎液过滤去渣取汁合并浓缩，兑入用烊化后的鹿角胶和熬制后的饴糖，搅拌均匀，慢火浓缩至稠膏状。

二、组方及应用要点

（一）变化应用

膏方治疗腹痛，以虚证或因虚致实为优势治疗证候，对于伴有恶心纳呆、吐酸嘈杂、舌苔厚腻者，建议先以开路方健脾和胃；腹痛以虚实论治，临床常有虚实夹杂、本虚标实之证，应用膏方辨治时应遵循标本同治、扶正祛邪，补虚而不留邪、祛邪而不伤正的组方原则，且无论实证虚证都应适寒温、慎饮食、怡情志。

腹痛多以积滞为标实，膏方服用期间，若出现积滞日久化热，湿热蕴毒，黄疸急起等证候变化或腹痛加重者，可先辨证组成汤剂调服膏方，或暂停使用膏方。待标实渐缓、外邪已解，再应用膏方治疗。

暴痛在气，久痛在血。腹痛暴作，胀痛拒按，部位不定，乃气机阻滞所致，宜通利气机，通阳泄浊；腹痛绵绵不愈，痛如针刺，部位固定，或腹痛日久，邪滞经络，由气入血，血行不畅，气滞血瘀，正如叶天士所谓"久病入络"，宜采用辛润活血通络之法，亦可加入理气之品，气血同治，冀气行则血行。

（二）胶糖选择

虚痛多用荤膏。腹痛兼肾阳不足者，可选用鹿角胶，温补肾阳；若血虚出血者，可选用阿胶、龟甲胶补血止血。

实证腹痛，若兼饮食积滞较盛者，可减少糖和蜜的加入，或调制为清膏；若属实热腹痛，组方中多有苦寒清热之品，内服膏药中可合理添加甜味剂以矫正苦味，优化膏方的口感；若合并糖尿病者可用木糖醇或元贞糖；若属虚寒腹痛者，宜选用饴糖。

（三）细料选择

腹痛膏方细料中选择参类时，阳虚怕冷的老年患者选用红参；阴虚内热者选用西洋参；气虚神疲者选用生晒参；不宜用人参者，可于普通饮片中酌情选用党参、太子参等益气养阴。若阴虚口干舌红，可选用铁皮石斛。若肾阳不足，精血亏虚，可选用鹿茸、海龙、海马补肾阳，益精血。气滞日久，血瘀腹痛者，可用三七、西红花等。

三、古今膏方

（一）内服膏方

二物大乌头煎

来源 《外台秘要》。

组成 大乌头 90 克，白蜜 1 千克。

制法 将大乌头经炮制后用水煎煮，滤汁去渣，再入白蜜合煎，直至水尽膏成。

功用 温阳散寒止痛。

适应证 寒疝腹痛，症见肚脐周围疼痛难忍，发作时全身冷汗出，手足冰凉，脉沉弦。

用法 身体强壮之人一次服用 30 克，身体弱小者一次服用 20 克。一次服用之后病未能痊愈者，明天再服，每天只能服用 1 次，不可多服。

备注 忌猪肉、冷水。方中大乌头有毒，不宜轻易服用。

（二）外用膏方

1. 丁麝木鳖膏

来源 《扶寿精方》。

组成 木鳖仁 5 枚，母丁香 5 枚，麝香 0.3 克。

制法 上药共研细末，加入适量米汤调膏备用。

功用 温中，散寒，止痛。

适应证 感寒所致腹痛，不欲饮食等症。

用法 外敷脐部，胶布固定，每日 1 次。

备注 避风寒，忌生冷油腻食物。本方有毒，不可入口。孕妇禁用。

2. 固精保元膏

来源 《理瀹骈文》。

组成 党参、黄芪、当归各 15 克，甘草、苍术、五味子、远志、白芷、白及、红花、紫梢花、肉桂各 9 克，附子、麝香各 3 克，鹿角胶 30 克，乳香、丁香各 6 克，麻油 600 毫升，黄丹 200 克，芙蓉膏 50 克。

制法 黄丹、鹿角胶、乳香、丁香、麝香、芙蓉膏研匀备用。麻油熬余药，去渣，入前备药混匀。

功用 益气温阳。

适应证 阳虚腹痛诸症。

用法 外贴脐部及丹田，每日 1 次。

备注 不可内服。孕妇忌用。

3. 封脐膏

来源 《良朋汇集经验神方》。

组成 穿山甲 50 克，木鳖子 30 克，麻油 300 克，铅丹 70 克，乳香 25 克，没药 25 克，麝香 5 克。

制法 将麻油放入铜锅中，先用大火煮沸，再用小火煎煮，然后放入穿山甲、木鳖子继续煎煮，待到锅中药物变为焦黄色，然后滤出药渣，再将滤出的药液放在小火上煎煮，放入麝香、乳香、没药、铅丹，逐渐形成稠膏状和匀收膏，装入瓶中。

功用　活血通经，温阳止泻。

适应证　夏日贪凉失于盖被所致的腹痛、泄泻。

用法　将药物涂于脐上，然后用塑料薄膜覆盖贴好。

备注　湿热所致的泄泻慎用。

4. 通结膏

来源　《古今脐疗良方集解》。

组成　大黄 25 克，巴豆 6 克，干姜 30 克。

制法　上药研细末，水调备用。

功用　泻下通结，导滞止痛。

适应证　饮食积滞较甚，便秘腹痛等症。

用法　外贴脐部，纱布固定，再用热水袋热敷脐部，每次 15～30 分钟，每日 1～3 次。

备注　若 1 日内大便超过 3 次即停药。本品只可外用，忌内服，孕妇忌用。

5. 阳和启脾膏

来源　《太医院秘藏膏丹丸散方剂》。

组成　党参、白术、黄芪、鹿角、当归、香附各 75 克，白芍、川芎、独活、附子、干姜、阿魏、橘皮、三棱、川椒、草果仁各 50 克。

制法　用麻油 1.5 千克，浸上药后微火慢煎，待药物煎至颜色焦黑，用纱布滤去药渣，再将所滤药油加热，下入黄丹 600 克，搅拌均匀，再将肉桂、沉香、丁香各 15 克研为细末加入，收膏即成。

功用　温阳散寒，行气活血。

适应证　脾胃虚弱，阳气不足，中风中寒，食积腹痛，肠鸣腹胀，饮食不香，癥瘕痞块，五更泄泻，一切虚寒之症。

用法　贴于肚脐。

备注　实热证不宜。

呃　逆

呃逆是指气逆上冲，出于喉间，呃呃连声，声短而频，不能自止的病证，俗称打嗝。呃逆可单独发生，亦可作为兼症见于其他疾病，呈连续或间歇性发作。寒邪、胃火、气郁痰滞，或中焦及下元亏损，致使胃气上逆动膈，失于和降，均可导致呃逆。

西医学的单纯性膈肌痉挛、胃肠神经症、食管癌、胃炎胃扩张、肝硬化晚期、胸腹腔肿瘤、脑血管病、尿毒症等疾病，以及胃、食管手术后或其他原因引起的膈肌痉挛，出现呃逆的临床表现时，可参考本病辨证论治。

一、膏方治疗优势证候辨治

呃逆病位在膈，病变脏腑在胃，与肝、脾、肾关系密切。其病性有虚实寒热之分，实证呃声响亮有力，连续发作，多由胃寒、胃热、气滞痰阻所致；虚证呃声低长，时断时续，气虚无力，多由脾肾阳虚、胃阴亏虚所致；寒证呃声沉缓，兼见面青肢冷便溏，多由胃寒所致；热证呃声高亮而短，兼见面红肢热，烦渴便结，多由胃热所致。临证辨治需辨轻重，轻者一时发作，无兼症，呃逆止后如常人，经治易愈；重则呃逆低微，连续不断，饮食难进，脉沉细浮，乃元气衰败之危笃证候，需要细心辨别。

呃逆辨证论治首辨虚实。临床辨治，实证呃逆当区分寒热，虚证当分清阴阳，并注意虚实寒热之变化。实证呃逆常见证候为胃中寒冷、胃火上逆、气滞痰阻；虚证常见证候为脾肾两虚、胃阴不足。证情相对稳定者为内服膏方优势治疗证候，对胃中寒冷、胃火上逆等急性加重或病情变化迅速的呃逆患者，可选用外用膏方或者易于变化的其他剂型。

（一）实证

1. 胃中寒冷证

症状：呃声沉缓有力，遇寒愈甚，得热则减，喜饮热汤，厌食冷物，饮食减少，常兼胸膈及胃脘不舒，舌苔白，脉迟缓。

治法：温中祛寒，降逆止呃。

方药：丁香散为主方。丁香散由丁香、柿蒂、高良姜、炙甘草组成。丁香辛温、暖胃降逆；柿蒂苦温入胃，功擅温中下气而治呃逆；丁香与柿蒂合用，其祛寒降逆的效果更好，乃治呃逆的常用要药；高良姜温中祛寒，宣通胃阳；炙甘草和胃。尚可酌加刀豆子、厚朴、枳壳以增强降逆和胃的作用。

内服膏方示例：

组成　丁香 150 克，柿蒂 300 克，高良姜 150 克，炙甘草 200 克，阿胶 100 克，蜂蜜 200 克。

制法　将阿胶用黄酒烊化，蜂蜜熬制后备用，其余药材浸泡后加适量水共煎 3 次，将 3 次煎液过滤去渣取汁合并浓缩，兑入烊化后的阿胶和熬制后的蜂蜜，搅拌均匀，慢火浓缩至稠膏状。

2. 胃火上逆证

症状：呃声洪亮有力，冲逆而出，口臭烦渴，多喜冷饮，大便秘结，小便短赤，舌苔黄或黄糙，脉滑数。

治法：清火降逆，和胃止呃。

方药：竹叶石膏汤加柿蒂、竹茹。竹叶石膏汤有清热生津、益气降逆和胃的作用。方中竹叶、石膏辛凉甘寒清泄胃火；麦冬滋养津液；粳米、甘草益胃和中；半夏降逆和胃，配合柿蒂、竹茹增强其降逆止呃作用。若胃气不虚，可去人参改用沙参。

内服膏方示例：

组成　竹叶 150 克，石膏 400 克，麦冬 400 克，姜半夏 100 克，甘草 100 克，粳米 100 克，柿蒂 500 克，竹茹 100 克，人参 100 克，蜂蜜 200 克。

制法　将人参研磨成极细粉，蜂蜜炼制后备用，其他药材浸泡后加适量水共煎 3 次，将 3 次煎液过滤去渣取汁合并浓缩，兑入人参粉和炼制后的蜂蜜，搅拌均匀，慢火浓缩至稠膏状。

3. 气滞痰阻证

症状：呃逆常因情志不畅而诱发或加重，伴有脘闷，胸胁胀满，食少，嗳气，甚或呼吸不利，头目昏眩，舌苔薄腻，脉弦滑。

治法：理气化痰，降逆止呃。

方药：五磨饮子为主方。五磨饮子方中取木香、乌药解郁顺气，枳壳、沉香、槟榔宽中降气。可加丁香、代赭石降逆止呃；若痰郁化热，则合用黄连温胆汤；若积滞内停，脘腹胀满，大便秘结或里急后重，可用小承气汤通腑泄热，或用木香槟榔丸行气导滞，腑气通则胃气降，呃逆自止，属上病下取之意。

内服膏方示例：

组成　木香 600 克，乌药 600 克，枳壳 600 克，沉香 150 克，槟榔 600 克，丁香 300 克，代赭石 150 克。

制法　将上述药材浸泡后加适量水共煎 3 次，将 3 次煎液过滤去渣取汁合并浓缩，兑蜜，搅拌均匀，慢火浓缩至稠膏状。

（二）虚证

1. 脾肾两虚证

症状：呃声低弱，气不接续，泛吐清水，脘腹喜热喜按，面白少华，气怯神疲困倦，或便溏久泻，腰膝无力，手足不温，舌质淡，苔薄白，脉细弱。

治法：温补脾肾，和胃降逆。

方药：丁香散合吴茱萸汤、附子理中汤。丁香散降逆止呃，重在治标；吴茱萸汤与附子理中汤温运中焦，补益脾胃，可使脾胃健运，升清降浊的功能恢复正常，重在治本。方中附子、吴茱萸、干姜或高良姜温脾肾之阳；党参、白术、炙甘草健脾益气，振奋脾胃功能；丁香、柿蒂降逆除呃，三方合用，适用于久病呃逆属于脾肾两虚者。

内服膏方示例：

组成　丁香 300 克，柿蒂 300 克，高良姜 150 克，炙甘草 150 克，吴茱萸 900 克，生姜 180 克，人参 500 克，大枣 300 克，炮附子 30 克，白术 800 克，鹿角胶 100 克，龟甲胶 100 克。

制法　将人参研极细末，龟甲胶、鹿角胶用黄酒烊化后备用，炮附子先煎 1 小时后与浸泡后的其余药材加适量水共煎 3 次，将 3 次煎液过滤去渣取汁合并浓缩，兑入人参细末、烊化后的龟甲胶和鹿角胶、炼制的蜂蜜，搅拌均匀，慢火浓缩至稠膏状。

2. 胃阴不足证

症状：呃声短促而不连续，唇燥舌干，烦躁不安，不思饮食，或大便干结，舌质红，苔少而干，脉细数。

治法：益气养阴，和胃止呃。

方药：橘皮竹茹汤合益胃汤为主。橘皮竹茹汤重在和胃降逆治标，益胃汤重在养阴治本。胃阴受损，当复其阴，胃阴复则气降呃平。益胃汤中沙参、麦冬、玉竹、生地黄、冰糖甘润养阴益胃；橘皮竹茹汤中人参、陈皮、竹茹、甘草、生姜、大枣补中益气，和胃降逆，两方合用共奏益气养阴、顺气止呃之功。

内服膏方示例：

组成　橘皮 150 克，竹茹 150 克，大枣 150 克，生姜 150 克，甘草 100 克，人参 150 克，沙参 150 克，麦冬 150 克，细生地 150 克，玉竹 150 克，阿胶 200 克，冰糖 200 克。

制法　将人参研成细末，阿胶用黄酒烊化，冰糖炼化后备用，其余药物浸泡后加适量水共煎 3 次，将 3 次煎液过滤去渣取汁合并浓缩，兑入人参细末、烊化后的阿胶、炼化后的冰糖，搅拌均匀，慢火浓缩至稠膏状。

二、组方及应用要点

（一）变化应用

膏方治疗呃逆，以虚证或因虚致实为优势治疗证候，对于伴有恶心纳呆、吐酸嘈杂、舌苔厚腻者，建议先以开路方健脾和胃。呃逆以虚实论治，临床常有虚实夹杂、本虚标实或上实下虚之证，应用膏方辨治时应遵循标本同治、扶正祛邪、补虚而不留邪、祛邪而不伤正的组方原则，且无论实证虚证都应时时注意和胃止呃、平冲降逆。

呃逆多以胃气上逆为标实，膏方服用期间，若出现证候变化或呃逆加重者，可先临证辨治，组成汤剂调服膏方，或暂停使用膏方。待标实渐缓、外邪已解，再应用膏方治疗。

呃逆的病机为胃气上逆动膈，故而无论何种证候，在审因求本的同时，均应加入和胃止呃、平降气逆之品如生姜、丁香、柿蒂、陈皮、竹茹、枇杷叶、旋覆花、代赭石等药物，以达到标本兼治的作用。

（二）胶糖选择

虚证呃逆多用荤膏。肾阳不足者，可选用鹿角胶；肾阴不足者，可选用龟甲胶；兼胃阴不足者，可选择黄明胶、阿胶；兼潮热盗汗、手足心热、胁下痞硬等，可选用鳖甲胶滋阴补血，退热消瘀。

实证呃逆痰浊较盛，可减少糖和蜜的加入，或调制为清膏；脾胃虚寒者宜选用饴糖；合并糖尿病者可用木糖醇或元贞糖。

（三）细料选择

实证气血瘀滞者，可加三七、西红花等；对于虚证呃逆，可选用人参；肾阳不足者可选用红参；气虚神疲者选用生晒参。不宜用人参者，可于普通饮片中酌情选用党参、太子参等益气养阴；阴虚内热者选用铁皮石斛，滋阴平胃。

三、古 今 膏 方

（一）内服膏方

1. 通噎消食膏酒

来源　《备急千金要方》。

组成　猪膏 1.5 千克，宿姜汁 2.5 千克，吴茱萸、白术各 500 克。

制法　捣研吴茱萸、白术，细细筛下为细末，纳入宿姜汁、猪膏中煎，待水气尽，用纱布滤取汁，冷凝即成。

功用　温脾散寒，降逆止呃。

适应证　脾虚寒劳损，气胀噎满，不欲饮食等症。

用法　每服半匙，温清酒化服，每日 2 次。

备注　实热证不宜服。

2. 春雪膏

来源　《古今医统大全》。

组成　绿豆粉 500 克，真薄荷叶（同绿豆粉和匀放于甑中，盖密，勿令泄气，蒸 2 小时，待冷取下）300 克，沉香（另研）25 克，白硼砂 25 克，砂仁（另研）25 克，冰片 5 克，真柿霜 200 克，白蜜（炼熟）250 克，姜汁 250 克，竹沥 30 克。

制法　将白蜜、姜汁、竹沥混匀熬 2～3 沸，下入余药，搅拌如膏状。

功用　健脾益气，降逆止呃。

适应证　五膈五噎。

用法　每服 1 匙，水调呷之。

备注　实证不宜。

3. 润肠膏

来源　《古今医统大全》。

组成　威灵仙（鲜者捣汁）200 克，生姜 200 克，香麻油 100 克，白砂蜜（煎沸去沫）200 克。

制法　上药入砂锅搅匀，慢火煎如稠膏。

功用　降逆止呃，润肠通便。

适应证　噎膈大便结燥，饮食良久复出。

用法　时时以匙挑服之。1 料未愈，再服 1 料，决效。

备注　实证不宜。

（二）外用膏方

1. 丁香柿蒂膏

来源　《经穴贴敷疗百病》。

组成　丁香64克，旋覆花64克，柿蒂64克，乌药18克，沉香18克。

制法　将上药共研细末，用麻油熬，黄丹收。

功用　温中散寒，降逆止呃。

适应证　虚寒呃逆。

用法　贴敷于足三里、中脘、膈俞、太冲、关元、脾俞、内关等穴位处，每日1次，每次3～5小时，疗程为5～10日。

2. 旋覆代赭汤大膏药

来源　《实用中医内科大膏药手册》。

组成　主药：旋覆花54克，人参36克，生姜54克，代赭石90克，炙甘草36克，半夏54克，大枣24克。辅药：生姜15克，葱白15克，韭白15克，薤白15克，蒜头15克，凤仙草15克，槐枝15克，柳枝15克，桑枝15克，榆枝12克，桃枝12克，石菖蒲3克，莱菔子3克，佛手1.5克，小茴香1.5克。

制法　两药共用油适量，以干药500克用油1.5千克，鲜药500克用油500克余来计算，分熬丹收，再入松香6克、生石膏6克、陈壁土3克、明矾3克、雄黄1.5克、轻粉1.5克、砂仁1.5克、白芥子1.5克、川椒1.5克、木香1.5克、檀香1.5克、肉桂1.5克、乳香1.5克、没药1.5克、牛胶6克，酒蒸化如前下法。

功用　理气化痰，降逆止呃。

适应证　气滞痰阻呃逆，临床表现为呃有痰阻，呼吸不利，脘肋胀痛，肠鸣矢气，或兼恶心嗳气，头目昏眩，脘闷食少，舌苔薄腻，脉弦而滑。也可用于急慢性胃炎、胃肠神经症、溃疡病及幽门不全梗阻所致的呃逆、恶心呕吐、嗳气、大便秘结。

用法　将膏药加温变软，揭开待稍温，贴于上脘穴、足三里穴处。

备注　孕妇禁贴。本膏药方中旋覆花下气消痰，代赭石重镇降逆，半夏、生姜化痰和胃，人参、炙甘草、大枣扶正益胃，合而共奏理气化痰、降逆止呃之效。

噎　膈

噎膈是指饮食吞咽受阻，或食入即吐的病证。噎，指吞咽时哽噎不顺；膈，指饮食格拒不入，或食入即吐。噎证可单独出现，也可为膈证之前驱，临床中往往二证同在，故多噎膈并称。七情内伤、饮食不节、感受外邪、房劳过度、年老精衰等，均可导致噎膈。

西医学的食管癌、贲门癌、贲门痉挛、食管憩室、食管炎、弥漫性食管痉挛等病，出现吞咽困难等表现时，均可参照本病辨证论治。

一、膏方治疗优势证候辨治

噎膈病位在食管，病变脏腑在胃，并涉及肝、脾、肾。其病机改变为食管、贲门狭窄，病性为本虚标实，以正虚为本，以气滞、痰凝、瘀阻、火郁为标。实证主以病程短，吞咽困难，梗塞不顺，疼痛，食入即吐，涌吐痰涎，多由忧思郁怒，饮食所伤，寒温失宜，而致气结血瘀、痰浊内阻所致。虚证主以病程久，食管干涩，饮食不下，口吐涎沫，多由热饮伤津，房劳伤肾，而致胃中干枯所致。临证多有虚实夹杂之候，需要细细辨别。本病初起多为实证，继而转为虚证，尤多虚实夹杂之候，终期脾肾衰败，化源告竭，多属不治。亦有因虚致实者，如肾阴不足，相火偏亢，煎熬津液，致痰凝瘀滞，交阻而成噎膈者，不可不知。临证辨治，应明辨轻重虚实，区分标本缓急。

噎膈辨证论治首辨虚实。临证辨治，需注意标本缓急。实证噎膈常见证候为痰气交阻、痰瘀内结；虚证噎膈常见证候为津亏热结、气虚阳微。痰气交阻、痰瘀内结、津亏热结、气虚阳微等相对稳定者为膏方优势治疗证候，而对急性加重或病情变化迅速的情况可选择外用膏方或者易于变化的其他剂型治疗。

（一）实证

1. 痰气交阻证

症状：吞咽梗阻，胸膈痞满，或疼痛，嗳气，呃逆，或呕吐痰涎及食物，口干咽燥，大便艰涩，形体日渐消瘦，舌质偏红，或红而光，苔薄腻，或黄，脉弦细而滑。

治法：开郁润燥，化痰畅膈。

方药：启膈散加减。可加全瓜蒌、陈皮，以增行气化痰之力；加麦冬、玄参、天花粉、白蜜以增生津润燥之功。此外，旋覆代赭汤也可因证化裁，可取旋覆花、代赭石理气降逆；姜半夏、胆南星、急性子、全瓜蒌下气涤痰；太子参扶胃气；嗳气可酌加沉香、陈皮等。

内服膏方示例：

组成　沙参 500 克，丹参 500 克，茯苓 150 克，郁金 150 克，砂仁壳 120 克，荷叶蒂 200 克，杵头糠 150 克，川贝母 50 克，蜂蜜 300 克。

制法　将川贝母打成极细粉，蜂蜜炼制后备用，其他药材浸泡后加适量水共煎 3 次，将 3 次煎液过滤去渣取汁合并浓缩，兑入川贝母粉和炼制后的蜂蜜，搅拌均匀，慢火浓缩至稠膏状。

2. 痰瘀内结证

症状：吞咽梗阻，胸膈疼痛，食不能下，甚则滴水难进，进食即吐，泛吐黏痰，大便坚硬如羊屎，或吐下如赤豆汁，或便血，面色灰暗，形体羸瘦，肌肤甲错，舌质红或带青紫，舌上少津，脉细涩。

治法：祛痰破结，滋养阴血。

方药：通幽汤加减。可酌加三七、丹参、赤芍、蜣螂、刘寄奴以祛瘀通络；海藻、昆布、贝母、瓜蒌以软坚化瘀；牛、羊乳汁以润其燥。或启膈散合桃仁饮加减，以化瘀软坚，活血散瘀。呕吐痰涎，加莱菔子、生姜汁；气虚加党参、黄芪；血瘀甚，可酌加水蛭、虻虫、土鳖虫、韭汁；痰多酌加竹沥、姜汁、海浮石、牡蛎，或蛇胆、川贝母、猴枣散；如服药即吐，难以下咽，可先服玉枢丹，以开膈降逆，然后再服膏方。

内服膏方示例：

组成　当归 300 克，熟地黄 300 克，红花 300 克，桃仁 300 克，生地黄 300 克，炙甘草 150 克，升麻 100 克，蜂蜜 200 克。

制法　将蜂蜜炼制后备用，其他药材浸泡后加适量水共煎 3 次，将 3 次煎液过滤去渣取汁合并浓缩，兑入炼制后的蜂蜜，搅拌均匀，慢火浓缩至稠膏状。

（二）虚证

1. 津亏热结证

症状：吞咽梗涩而痛，饮水可下，食物难进，食后大部分吐出，夹有黏痰，形体消瘦，肌肤枯燥，胸背灼痛，口干咽燥，欲饮凉水，脘中灼热，五心烦热，或潮热盗汗，大便干结，舌红而干，或有裂纹，脉弦细而数。

治法：滋养津液，泻热散结。

方药：五汁安中饮加减。胃火盛，饮食格拒不入，用黄芩、黄连、栀子、竹茹、枇杷叶、芦根、天花粉降火止吐。

内服膏方示例：

组成 牛乳 600 毫升，韭汁 100 毫升，生姜汁 100 毫升，梨汁 100 毫升，藕汁 100 毫升，阿胶 200 克，蜂蜜 300 克。

制法 将阿胶用黄酒烊化，蜂蜜炼制后备用，五汁置入锅中，隔水缓缓炖熟，兑入炼制后的蜂蜜、烊化后的阿胶，搅拌均匀，慢火浓缩至稠膏状。

2. 气虚阳微证

症状：吞咽受阻，饮食不下，面色㿠白，精神疲惫，形寒气短，泛吐涎沫，面浮足肿，腹胀，舌淡胖，苔淡白，脉细弱，或沉细。

治法：温补脾肾，益气回阳。

方药：补气运脾汤加减。中阳不足，痰凝瘀阻，可用理中汤加姜汁、竹沥、韭汁；浮肿肢冷、便溏，加附子、肉桂。气血两亏，形体羸瘦，肢倦气短，梗阻严重，水饮难下，以八珍汤加黄芪、丹参、天葵子、夏枯草、白花蛇舌草补益气血，兼以软结。温肾用右归丸加减，方中熟地黄、山茱萸、枸杞子、当归滋肾填精，鹿角胶、肉桂、附子、杜仲补肾阳。

内服膏方示例：

组成 人参 300 克，白术 300 克，橘红 450 克，茯苓 450 克，黄芪 300 克，砂仁 60 克，炙甘草 120 克，阿胶 100 克，鹿角胶 100 克，蜂蜜 200 克。

制法 将人参研成极细粉，阿胶和鹿角胶用黄酒烊化后备用，其余药材浸泡后加适量水共煎 3 次，将 3 次煎液过滤去渣取汁合并浓缩，兑入人参粉、烊化后的鹿角胶和阿胶、炼制后的蜂蜜，搅拌均匀，慢火浓缩至稠膏状。

二、组方及应用要点

（一）变化应用

噎膈初起以标实为主，重在治标，以理气开郁，化痰消瘀为法。脾乃气血生化之源，善治痰者，不治痰而调脾，因此膏方治疗噎膈早期痰阻证，应重视中土脾胃之气，方中可加太子参、白术、茯苓、半夏、陈皮、扁豆、山药、砂仁、薏苡仁等，健脾以杜痰源。病久及肾，耗损肾阴肾阳，可用肉苁蓉、巴戟天、杜仲、续断、补骨脂、菟丝子等，也可在其中加入紫河车、龟甲胶、阿胶、鹿角胶等血肉有情之品，补髓填精，意在阴中求阳。用药需循序渐进而不可峻补太过，以免阴阳气血失衡，加重病情。

膏方服用期间出现证候变化或遇感冒发热、伤食腹泻等或噎膈加重情况，可先临证辨治，组成汤剂调服膏方，或暂停服膏方。待标实渐缓、外邪已解，再继续应用膏方治疗。

生津润燥，顾护脾肾。噎膈之虚，主在脾肾。故后期治本，重在滋阴生津润燥；阴损及阳，脾肾阳虚者，又当补气温阳为法。后期津液枯槁，阴血亏损，法当滋阴补血，但膏方滋腻之品亦不可过用，当时时顾护胃气，因滋腻太过有碍于脾胃，胃气一绝，则诸药罔投。

（二）胶糖选择

噎膈以虚为主多用荤膏。噎膈为本虚标实之证，其根本在于补虚，对于大多数患者多以荤胶为主，意在补虚。通常方中常加阿胶，但噎膈伴痰多黏稠者一般不用，改用其他胶类。噎膈虚证多用荤膏，兼阴血亏虚者，可选择阿胶、黄明胶养阴补血；肾阳不足者，可选用鹿角胶温阳补虚。兼潮热盗汗、手足心热、胁下痞硬等，可选用龟甲胶、鳖甲胶滋阴补血，退热消瘀。日晡潮热者加用鳖甲胶；对于邪盛者，如痰瘀郁而化火，津伤燥盛者，可酌情选用素膏，以免滋腻之品黏腻难化，加重病情。

噎膈若痰浊盛，可减少糖和蜜的加入，或调制为清膏。脾胃虚寒者宜选用饴糖；津亏热结便秘者宜选用蜂蜜；合并糖尿病者可用木糖醇或元贞糖。

（三）细料选择

实证噎膈，瘀血内结者，可选用三七、西红花活血散瘀；中气虚弱者，可选用生晒参益气；阳气虚衰证候，可选用红参扶阳助气，海马、海龙散结消肿；阴虚不足证，可选用西洋参；若痰热所致抽搐者，可选用羚羊角、珍珠等。若食管炎或食管癌自身发展或放疗后胃镜下见疮口不敛，可加入珍珠粉、羚羊角粉解毒生肌。

三、古今膏方

（一）内服膏方

1. 治噎膈膏

来源　《清宫配方集成》。

组成　甘蔗汁、冰糖、藕汁、梨汁、甘酒酿、人乳、牛乳、萝卜汁、童便各200克。

制法　先用烧酒1盏，放铜勺内，入玄明粉20克，焙干细末，备用。将上药文武火慢熬至400克，加白蜂蜜100克收膏，每挑调玄明粉1克。

功用　生津润燥，清热泻火。

适应证　噎膈饮食难咽，强咽不能下，或大便如羊粪者。

用法　此膏2汤匙不拘时咽，轻者莲子20粒煎汤，重者人参2克煎汤调服。

备注　脾胃虚寒、便溏者不宜。

2. 参茯膏

来源　《古今医统大全》。

组成　人参、白茯苓、陈皮、生地黄、麦冬各15克，丁香、沉香各6克，蜂蜜50毫升，姜汁100毫升。

制法　将前5味药择净，研细，水煎3次，3液合并，文火浓缩，加入丁香、沉香、蜂蜜、姜汁煮沸收膏即成。

功用　健脾理气。

适应证　五噎五膈，呕逆，食不下。

用法　每次30毫升，每日2次，粟米饮适量送服。

3. 八仙膏

来源　《东医宝鉴》。

组成　生藕汁1盏，生姜汁1盏，梨汁1盏，萝卜汁1盏，甘蔗汁1盏（无则砂糖代之），白果汁1盏，竹沥1盏，蜂蜜1盏。

制法　上药和匀蒸熟收膏。现制法可按上比例依法制成阿胶膏。

功用　生津润燥。

适应证　津亏之噎膈、反胃。

用法　每次2食匙，慢慢咽下，每日2～3次，开水冲烊。

4. 专翁大生膏

来源 《吴鞠通医案》。

组成 熟地黄 100 克，海参 100 克，麦冬 100 克，山萸肉 150 克，洋参 90 克，桂圆 100 克，鲍鱼 100 克，白芍 150 克，牡蛎 150 克，猪脊髓 90 克，乌骨鸡 150 克，云茯苓 100 克，莲子 100 克，沙蒺藜 150 克，芡实 150 克，羊腰子 100 克，阿胶 100 克，鸡子黄 90 克，白蜜 30 克，龟甲胶 200 克，鳖甲胶 200 克。

制法 和匀蒸熟收膏，任意食之。

功用 益气回阳。

适应证 阴衰阳结、食入则痛之膈证。

用法 每次 1 食匙，约 10 克，慢慢咽下，每日 3～5 次，温水调服。

5. 噎膈膏

来源 《种福堂公选良方》。

组成 人乳、牛乳、蔗浆、梨汁、芦根汁、龙眼、肉浓汁、人参浓汁各等份，姜汁少许。

制法 上药隔汤熬成膏，下炼蜜，徐徐频服之。

功用 益气补血，养阴润燥。

适应证 热结津伤，阴液枯干之噎膈。

用法 每次 1 食匙，约 10 克，慢慢咽下，每日 3～5 次，温水调服。

（二）外用膏方

1. 开膈膏

来源 《理瀹骈文》。

组成 党参、白术、苍术、黄芪、茯苓、甘草、生地黄、熟地黄、当归、白芍、川芎、天冬、麦冬、黄连、吴茱萸、黄柏、知母、贝母、青皮、陈皮、半夏、胆星、乌药、香附、厚朴、枳实、桔梗、瓜蒌、连翘、红花、神曲、麦芽、山楂、槟榔、木通、苏子、砂仁、草蔻仁、木香、丁香、藿香、乳香、大黄、巴豆仁、牵牛子、莪术、三棱、草乌、肉桂、雄黄、明矾、郁金、牙皂各 15 克，姜 60 克，凤仙子 3 克，乌梅 7 枚，麻油 2 升，黄丹 500 克。

制法 黄连同吴茱萸炒。麻油熬诸药（除黄丹外）去渣，黄丹收膏。

功用 开膈理气。

适应证 噎膈。

用法 每次适量，贴上脘处，每日或隔日 1 换。

备注 不可内服。雄黄严禁火煅。孕妇忌用。

2. 健脾膏

来源 《理瀹骈文》。

组成 白术 150 克，茯苓、白芍、六神曲、麦芽、香附、当归、枳实、半夏各 70 克，陈皮、黄连、吴茱萸、山楂、白蔻仁、益智、黄芪、山药、甘草各 20 克，党参、广木香各 20 克。

制法 上药麻油熬，黄丹收膏。

功用 健脾益气。

适应证 气虚之噎膈。

用法 贴心口、脐上。

泄 泻

泄泻是指排便次数增多，粪质稀清或完谷不化，甚至泻出如水样的病证。古有将大便溏薄者称为泄，大便如水样者称为泻，现在临床上一般统称为泄泻。主要由于湿胜与脾胃功能失调，而致清浊不分，水谷混杂，并走大肠而成。感受外邪、饮食所伤、情志失调及久病脏腑虚弱等，均可导致泄泻。

西医学的急慢性肠炎、肠结核、肠功能紊乱、结肠过敏等因消化器官发生功能性或器质性病变而导致的腹泻，均可参考本病辨证论治。

一、膏方治疗优势证候辨治

泄泻病位主要在脾胃与大小肠，而脾虚湿盛是导致本病发生的重要因素。其病性有寒热虚实之分，病程有轻重缓急之别。临证辨治需注意虚实寒热、轻重缓急。凡病势急骤，脘腹胀满，腹痛拒按，泻后痛减，小便不利者，多属实证；凡病程较长，腹痛喜按，小便利，口不渴者，多属虚证；粪质清稀如水，腹痛喜温，畏寒，手足欠温，完谷不化者，多属寒证；如粪便黄褐味臭，肛门灼热、泻下急迫，小便短赤，口渴善冷饮者，多属热证。

其次区分轻重缓急，辨别泄泻的病变脏腑。急性泄泻（暴泻）发病急骤，病程较短，常以湿邪为主；慢性泄泻（久泻）发病较缓，病程较长，迁延日久，每因饮食不当，劳倦过度而复发，多以脾虚为主；或病久及肾，出现五更泄泻，腰酸怕冷，是命门火衰，脾肾同病。本证危重阶段可见脾肾衰败，纳食呆滞，形体消瘦，甚则泄泻无度，可见亡阴亡阳之变。暴泄常见证候为寒湿泄泻、湿热泄泻、伤食泄泻，暴泄急性加重或表证未解病情变化迅速的泄泻情况可选择外用膏方或者易于变化的其他剂型治疗。久泻常见证候为脾虚泄泻、肾虚泄泻、肝气乘脾证、瘀阻肠络证，为内服膏方优势治疗证候。

1. 脾虚泄泻

症状：大便时溏时泻，迁延反复，完谷不化，饮食减少，食后脘闷不舒，稍进油腻食物，则大便次数明显增加，面色萎黄，神疲倦怠，舌淡苔白，脉细弱。

治法：健脾益气。

方药：参苓白术散加减。若脾阳虚衰，阴寒内盛，亦可用附子理中汤以温中散寒。若久泻不愈，中气下陷，而兼有脱肛者，可用补中益气汤，并重用黄芪、党参以益气升清，健脾止泻。

内服膏方示例：

组成　白扁豆150克，白术150克，茯苓150克，甘草120克，桔梗120克，莲子120克，砂仁30克，山药120克，薏苡仁120克，人参90克，猪皮胶200克，白砂糖300克。

制法　将人参研成极细粉，猪皮胶熬胶过滤取液，白砂糖熬制后备用，其余药材浸泡后加适量水共煎3次，将3次煎液过滤去渣取汁合并加入猪皮胶浓缩液慢火浓缩，兑入人参粉、熬制后的白砂糖，搅拌均匀，至稠膏状。

2. 肾虚泄泻

症状：黎明之前脐腹作痛，肠鸣即泻，泻后则安，形寒，肢冷，腰膝酸软，舌淡，苔白，脉沉细。

治法：温补脾肾，固涩止泻。

方药：理中汤合四神丸加减。四神丸重用补骨脂补肾阳；肉豆蔻、吴茱萸温中散寒；五味子收敛止泻。配合理中汤温中健脾，可治脾肾虚寒之泄泻。如年老体衰，久泄不止，中气下陷，宜加入益气升阳及止涩之品，如黄芪、诃子肉、赤石脂之类，亦可合用桃花汤以固涩止泻。

内服膏方示例：

组成　干姜90克，炙甘草90克，白术90克，肉豆蔻60克，补骨脂120克，五味子60克，吴茱萸30克，生姜240克，大枣40枚，人参90克，鹿角胶100克，阿胶100克，白砂糖200克。

制法　将人参研成极细粉，鹿角胶和阿胶用黄酒烊化，白砂糖熬制后备用，其余药材浸泡后加适量水共煎 3 次，将 3 次煎液过滤去渣取汁合并浓缩，兑入人参粉、烊化后的鹿角胶和阿胶、熬制后的白砂糖，搅拌均匀，慢火浓缩至稠膏状。

3. 肝气乘脾证

症状：常抑郁恼怒或情绪紧张之时泄泻，腹中雷鸣窜痛，矢气频作，胸胁胀闷，嗳气食少，舌淡红，脉弦。

治法：抑肝扶脾，理气止泻。

方药：痛泻要方加减。痛泻要方中炒白芍养血柔肝，白术健脾补虚，陈皮理气醒脾，防风升清止泻。胸胁胀满疼痛明显者，可加柴胡、木香、郁金、香附疏肝理气止痛；若兼神疲乏力，食欲不振，脾虚甚者，加党参、茯苓、鸡内金等益气健脾开胃；反复泄泻发作可加乌梅、甘草酸甘敛肝，收涩止泻。

内服膏方示例：

组成 炒白芍 150 克，炒白术 150 克，陈皮 150 克，防风 150 克，茯苓 200 克，炙甘草 100 克，乌梅 150 克，党参 100 克，阿胶 200 克，白砂糖 200 克。

制法 将阿胶用黄酒烊化，白砂糖熬制后备用，其余药材浸泡后加适量水共煎 3 次，将 3 次煎液过滤去渣取汁合并浓缩，兑入烊化后的阿胶、熬制后的白砂糖，搅拌均匀，慢火浓缩至稠膏状。

4. 瘀阻肠络证

症状：泄泻日久，泻后有不尽之感，腹部刺痛，痛有定处，按之痛甚，面色晦滞，舌边有瘀斑或舌质暗红，脉弦涩。

治法：化瘀通络，和营止痛。

方药：少腹逐瘀汤加减。方中以蒲黄、五灵脂与当归、川芎配合，是其主要组成部分；但膏方需要久服，尽量保持口感的适宜，应减少或避免使用腥臭气味较重的五灵脂。再加延胡索、没药活血定痛；肉桂、小茴香、干姜温经散瘀，肠络瘀血得散，则泄泻腹痛自止。若气血瘀滞，化为脓血，大便夹有赤白黏冻，可合白头翁汤，以清热凉血。

内服膏方示例：

组成 小茴香 100 克，干姜 200 克，延胡索 300 克，没药 300 克，川芎 300 克，秦皮 200 克，官桂 200 克，赤芍 500 克，当归 60 克，生蒲黄 300 克，红糖 300 克。

制法 将红糖熬制后备用，生蒲黄用纱布包后与其他药材浸泡后加适量水共煎 3 次，将 3 次煎液过滤去渣取汁合并浓缩，兑入熬制后的红糖，搅拌均匀，慢火浓缩至稠膏状。

二、组方及应用要点

（一）变化应用

膏方治疗泄泻，以虚证或因虚致实证为优势治疗证候。对于伴见恶心纳呆、吐酸嘈杂、舌苔厚腻者，建议先以开路方健脾和胃。无论实证、虚证都应时时顾及脾肾，健脾以助于化湿，补肾以温脾阳。

泄泻多以水湿为标实，膏方服用期间若出现证候变化或泄泻加重情况，可先临证辨治，组成汤剂短期调服膏方或暂停服用膏方。待标实渐缓、外邪已解，再继续应用膏方治疗。

淡渗法是治疗泄泻常用而有效的方法，车前子、猪苓、茯苓、薏苡仁等是利小便实大便的理想药物，但应注意的是，淡渗法是通过渗水利尿，使水走前阴而达到止泻目的。然而膏方需要久服，如果过度使用淡渗药物既伤阴也耗气，因而在治疗过程中应注意顾护阴液，荣养胃气，可给予淡盐汤、饭汤、米粥以养胃气。

（二）胶糖选择

虚证泄泻多用荤膏。泄泻脾虚者，可选用猪皮胶缓中补虚；兼肾阳虚者，可选择鹿角胶温阳补虚；若兼见潮热盗汗、手足心热、腰酸、腰膝痿软者，可选择龟甲胶、鳖甲胶滋阴补血；若兼见血虚者，可选择阿胶补血养血。

泄泻水饮湿浊较盛，可减少糖和蜜的加入，或调制为清膏。蜂蜜、饴糖有润肠通便的作用，泄泻虚证者可改用白砂糖或者冰糖助脾缓中；血瘀者可选用红糖助脾破瘀；若合并糖尿病，可用木糖醇或元贞糖。治疗湿热泄泻时，组方用药多有苦寒清热燥湿之品，内服膏方应用应合理添加甜味辅料以矫正苦味，优化内服膏方口感。

（三）细料选择

泄泻兼见脾虚甚者，可选用人参；肾阳亏虚者，可选择巴戟天、鹿茸、鹿角胶；若兼血瘀之象，可加用三七粉、西红花等。

三、古 今 膏 方

（一）内服膏方

1. 理脾养胃除湿膏

来源　《清宫配方集成》。

组成　党参、炒神曲各 100 克，白术、茯苓、莲子肉、薏苡仁、扁豆、炒麦芽各 150 克，藿梗、陈皮各 75 克，砂仁 50 克，甘草 40 克。

制法　将上药切碎，水浸后煎煮，纱布滤去药渣，如此 3 遍，再将所滤药液加热浓缩，下入蜂蜜，收膏即成。

功用　健脾益气，渗湿和胃。

适应证　脾胃虚弱证，症见饮食不消，脘痞腹胀，或呕或泻，乏力纳差，面色萎黄，体倦乏力，舌淡苔白腻，脉虚缓。

用法　每服 7 克，白开水冲服。

2. 调中清热化湿膏

来源　《慈禧光绪医方选议》。

组成　茯苓 180 克，陈皮、茅苍术、藿香梗、大腹皮、白豆蔻、酒黄芩各 90 克，厚朴、酒连炭各 60 克，香附、泽泻各 120 克，生白芍 180 克。

制法　上药以水煎透，去渣再熬浓汁，少兑炼蜜为膏。

功用　调中和胃，清热化湿。

适应证　湿热滞脾之证，症见胸脘痞闷，知饥不食，腹胀泄泻，舌苔白腻，脉濡。

用法　每服 1 匙，白开水冲服。

3. 黄连煎

来源　《备急千金要方》。

组成　黄连、酸石榴皮、地榆各 400 克，黄柏、当归、厚朴、干姜各 300 克，阿胶 400 克。

制法　将阿胶用黄酒烊化，再将前 7 味药切碎，水煎后滤取汁，如此 3 遍，再将所滤汁液混合后浓缩，最后下入烊化后的阿胶，浓缩至如膏状。

功用　辛开苦降，补虚止痢。

适应证　中焦虚寒、洞泄下痢，或因霍乱后，泻黄白无度、腹中虚痛。

用法　每服 1 匙，每日 3 次。

备注　实热证不宜服。

（二）外用膏方

1. 夏日防泻膏

来源　《理瀹骈文》。

组成　生姜、葱、蒜各 60 克，木鳖仁 15 克，穿山甲 9 克，乳香、没药各 7.5 克，丁香 1.5 克，麻油 150 毫升，黄丹 90 克。

制法　麻油熬前 5 味药，去渣，黄丹收膏，研乳香、没药、丁香入膏，混匀。

功用　清热解毒，理气醒脾。

适应证　夏日受寒泄泻。

用法　临睡外贴脐部，每日 1 次。

备注　不可内服。孕妇慎用。

2. 回阳膏

来源　《寿世保元》。

组成　白矾 9 克，黄丹 6 克，干姜 15 克，母丁香 10 枚，胡椒 16 枚，醋适量。

制法　上药研细末，醋调为膏。

功用　温经通阳，散寒止痛。

适应证　脾胃虚弱，饮食生冷，寒积脏腑，四肢厥冷，畏冷憎寒，饮食不化，大便溏泄，呕吐涎沫，或小便频数等因房事不节所致者。

用法　手握药搭脐上，盖被出汗即可，每日 1 次。

备注　不可内服。避风冷。

3. 温脾止泻膏

来源　《古今脐疗良方集解》。

组成　肉桂、鸡内金各 3 克，硫黄、枯矾、五倍子各 6 克，白胡椒 1.5 克，鲜葱头 5 根，醋适量。

制法　前 6 味药研细末，鲜葱头捣烂，与药末拌匀，加醋调膏备用。

功用　温肾暖脾，涩肠止泻。

适应证　脾肾阳虚，泄泻、肠鸣腹痛、泻后则安、肢冷、苔白、脉沉细。

用法　外敷脐部，胶布固定，每次 2 小时，每日 1 次，6 次为 1 疗程。

备注　用药后若皮肤出现红痒，停药即可。

4. 宁和堂暖脐膏

来源　《串雅内外编》。

组成　麻油 500 毫升，生姜片 500 克，黄丹 250 克，麝香 0.3 克。

制法　黄丹水飞。麻油、生姜片共煎去渣，与黄丹再熬成膏，摊于纱布上备用。麝香研细末。

功用　温中，散寒，止痛。

适应证　感寒所致腹痛、泄泻。

用法　在微火上烤，撒入麝香末，外贴神阙穴，每日 1 次。

备注　忌风寒及生冷油腻食物。孕妇禁用。

便　秘

便秘指以大便秘结不通，排便周期延长，或欲大便而艰涩不畅为主症的病证。多由大肠积热，或气滞，或寒凝，或阴阳气血亏虚，使大肠的传导功能失常所致。

西医学的习惯性便秘，全身衰弱致排便动力减弱引起的便秘，肠易激综合征、糖尿病胃肠神经肌肉炎症、肠道炎症恢复期等引起的肠蠕动减弱或痉挛导致的便秘，肛裂痔疮直肠炎、妇女盆底神经肌肉功能紊乱等肛门直肠疾患引起的便秘，以及药物引起的便秘等，均可参考本病辨证论治。

一、膏方治疗优势证候辨治

便秘病位在肠，但与肺、脾、肾关系密切。便秘辨证论治首辨虚实，临床辨治，实秘当区分寒热，虚秘当区分阴阳，并注意虚实寒热之变化。实证便秘主以大便秘结而腹胀拒按，多由素体阳盛，嗜食辛辣厚味，以致胃肠积热，或邪热内燔，津液受灼，肠道燥热，大便干结；或因情志不畅，忧愁思虑过度，或久坐少动，肺气不降，肠道气机郁滞，通降失常，传导失职，糟粕内停，而成便秘。虚证便秘主以大便秘结而腹胀软喜按，多由病后、产后，气血两伤未复，或年迈体弱，气血亏耗所致，气虚则大肠传导无力，血虚则肠失滋润；或下焦阳气不充，阴寒凝结，腑气受阻，糟粕不行，凝结肠道而成便秘。临床辨治，应注意辨别大便性质。一般而言，粪质干结，腹满口苦，多为热结；大便艰涩，便难腹冷，多为寒凝；便结如球，腹无所苦，多属阴血不足；粪质干结不甚，排出不畅，多为气滞；粪质不干，欲便不出，便下无力，多为气虚。寒、热、虚、实在病变过程中，又可相兼发生，或相互转化。如邪热蕴积与气机郁滞并存；阴寒积滞与阳气虚衰同在；气机郁滞，日久化热，而成热结；热结日久，耗伤阴津，可致阴虚等。病证复杂，临证辨别需要注意寒热虚实之变化。

实秘的常见证候为热秘、气秘；虚秘的常见证候为气虚便秘、血虚便秘、阴虚便秘、冷秘。气秘、气虚便秘、血虚便秘、阴虚便秘、冷秘等相对稳定的便秘情况为内服膏方优势治疗证候。对热秘等急性加重或病情变化迅速的便秘情况可选用外用膏方或者易于变化的其他剂型治疗。

（一）实秘

气秘

症状：排便困难，大便干结或不干，嗳气频作，胁腹痞闷胀痛，舌苔薄腻，脉弦。

治法：顺气导滞。

方药：六磨汤加减。如气郁日久化火，症见口苦咽干、苔黄、脉数者，加栀子、龙胆草之类清热泻火；七情郁结，忧郁寡欢者，可加柴胡、白芍、合欢皮之类疏肝解郁；跌仆损伤或术后肠粘连者，于理气之外，宜加活血祛瘀之品，如桃仁、红花、赤芍之类。气秘由于肺气不降者，当肃降肺气，因肺与大肠相表里，用苏子降气汤加莱菔子、火麻仁。如中风、瘫痪致气滞便秘者，可用搜风顺气丸加减。

内服膏方示例：

组成　槟榔 300 克，枳壳 300 克，生白术 100 克，沉香 30 克，木香 30 克，乌药 30 克，大黄 30 克，蜂蜜 300 克。

制法　将蜂蜜炼制后备用，其他药材浸泡后加适量水共煎 3 次，将 3 次煎液过滤去渣取汁合并浓缩，兑入炼制后的蜂蜜，搅拌均匀，慢火浓缩至稠膏状。

（二）虚秘

1. 气虚便秘

症状：大便不一定干硬，虽有便意而艰涩，难于排出，挣则汗出，短气，便后疲乏，面白神疲，肢倦懒言，舌淡嫩，苔白，脉弱。

治法：补气健脾。

方药：黄芪汤加减。气虚下陷脱肛者，可加升麻、柴胡、桔梗、人参，协同黄芪以益气升阳。肺虚久咳者，加生脉散及紫菀、白前。肺为气之主，肾为气之根，气虚日久，服上方不效者，宜兼补肾，可加熟地黄、枸杞子。

内服膏方示例：

组成 黄芪 400 克，麻子仁 400 克，陈皮 150 克，枸杞子 200 克，黄明胶 200 克，蜂蜜 200 克。

制法 将黄明胶用黄酒烊化，蜂蜜炼制后备用，其余药材浸泡后加适量水共煎 3 次，将 3 次煎液过滤去渣取汁合并浓缩，兑入烊化后的黄明胶、炼制后的蜂蜜，搅拌均匀，慢火浓缩至稠膏状。

2. 血虚便秘

症状：大便干结，面唇淡白无华，心悸健忘，头晕目眩，舌淡白，脉细。

治法：养血润燥。

方药：润肠丸加减。若血虚有热，兼见口干心烦，苔剥，脉细数，宜加生何首乌、玉竹、知母等以生津清热；若津液已复而大便仍干燥者，可用五仁丸，以润滑肠道。

内服膏方示例：

组成 桃仁 30 克，当归 30 克，火麻仁 150 克，枳壳 150 克，生地黄 120 克，阿胶 200 克，蜂蜜 200 克。

制法 将阿胶用黄酒烊化，蜂蜜炼制后备用，其余药材浸泡后加适量水共煎 3 次，将 3 次煎液过滤去渣取汁合并浓缩，兑入烊化后的阿胶、炼制后的蜂蜜，搅拌均匀，慢火浓缩至稠膏状。

3. 阴虚便秘

症状：大便干结，或如羊屎状、如算珠状，形体消瘦；或见颧红，眩晕耳鸣，形体消瘦，腰膝酸软，舌红少苔，脉细数。

治法：滋阴补肾。

方药：六味地黄丸加减。阴虚甚者加火麻仁、玄参，以滋阴润肠通便。临床上亦常见虚实夹杂之便秘，如热秘兼气虚者，较为常见，宜黄龙汤加减，以硝黄攻下泄热，以人参、当归补益气血。

内服膏方示例：

组成 熟地黄 400 克，山茱萸 200 克，牡丹皮 90 克，山药 120 克，泽泻 90 克，火麻仁 200 克，玄参 200 克，龟甲胶 200 克，蜂蜜 200 克。

制法 将龟甲胶用黄酒烊化，蜂蜜炼制后备用，其余药材浸泡后加适量水共煎 3 次，将 3 次煎液过滤去渣取汁合并浓缩，兑入烊化后的龟甲胶和炼制后的蜂蜜，搅拌均匀，慢火浓缩至稠膏状。

4. 冷秘

症状：大便干或不干，排出困难，小便清长，面色青白，手足不温，喜热怕冷，腹中冷痛，或腰脊冷重，舌淡，苔白，脉沉迟。

治法：温润通便。

方药：济川煎加减。气虚者可加黄芪。冷秘还可用附桂八味丸，加肉苁蓉、当归、锁阳，或可用四神丸、理中丸等加味治疗。

内服膏方示例：

组成 当归 500 克，牛膝 500 克，肉苁蓉 500 克，泽泻 300 克，升麻 80 克，枳壳 300 克，枸杞子 300 克，鹿角胶 200 克，饴糖 200 克。

制法 将鹿角胶用黄酒烊化，饴糖熬制后备用，其余药材浸泡后加适量水共煎 3 次，将 3 次煎液过滤去渣取汁合并浓缩，兑入烊化后的鹿角胶和熬制后的饴糖，搅拌均匀，慢火浓缩至稠膏状。

二、组方及应用要点

（一）变化应用

膏方治疗便秘，以虚证或因虚致实证为优势治疗证候。便秘以虚实论治，临床常有虚实夹杂、本虚标实之证，无论实证虚证都应时时注意调畅气机，恢复大肠的传导功能。

便秘多以糟粕为标实，膏方服用期间若出现糟粕日久化热，阻于肠道，痹阻气机为患等证候变化或便秘加重情况，可先临证辨治，组成汤剂短期调服膏方或暂停使用膏方。待标实渐缓、外邪已解，再继续应用膏方治疗。

便秘宜用通法，但是通便之法不能都用大黄、芒硝之类的攻下，应针对不同的证候，分别选用不同的治法。如《证治汇补·秘结》云："如少阴不得大便以辛润之，太阴不得大便以苦泄之，阳结者清之，阴结者温之，气滞者疏导之，津少者滋润之，大抵以养血清热为先，急攻通下为次。"

（二）胶糖选择

胶类选择上，虚性便秘多用荤膏。便秘兼气阴亏虚者，可选择黄明胶、龟甲胶；血不足者，可选用阿胶，补血润燥；肾阳不足者可选用鹿角胶，温阳补虚。

糖类选择上，脾肾虚寒者宜选用饴糖；胃肠积热者宜选用冰糖；合并糖尿病者可用木糖醇或元贞糖。治疗热秘时，多使用苦、咸、寒之品，如用内服膏药可合理添加甜味剂以矫正苦味，优化膏方的口感。

（三）细料选择

便秘兼气虚者可选用参类，阳虚怕冷的老年患者选用红参；气虚神疲者选用生晒参。不宜用人参者，可于普通饮片中酌情选用党参、太子参、南沙参、北沙参、玄参。若阴虚口干舌红，可用西洋参、铁皮石斛。

三、古今膏方

（一）内服膏方

1. 养阴理气膏

来源 《清宫配方集成》。

组成 生杭芍、菊花、山楂各 120 克，羚羊角 40 克，当归 100 克，柏子仁 10 克，桃仁泥、瓜蒌仁、黄芩、槟榔各 80 克，枳壳、甘草各 60 克。

制法 将上药切碎，水浸后煎煮，纱布滤去药渣，如此 3 遍，再将所滤药液加热浓缩，下入蜂蜜，收膏即成。

功用 清肝理脾，润肠通便。

适应证 肝热腑滞之证，症见头晕目赤，心烦失眠，脘痞腹胀，口苦纳呆，大便干结，舌边红苔薄黄，脉左关弦数，右寸关滑而近数。

用法 每服 10 克，白开水冲服。

2. 豕膏

来源 《景岳全书》。

组成 当归 500 克，猪板油、白蜜各 1 千克（《备急千金要方》无当归，另有姜汁二升，酒五合）。

制法 将当归切碎，入猪板油中慢火熬，待当归颜色变为焦黄色，纱布滤去药渣，将所滤药油加热，下入白蜜，搅拌均匀，慢火熬至稠膏状。如有阳气不通者可加生姜 400 克，气不利者可加杏仁 200 克，积滞者可以饴糖代白蜜。

功用 润肠通便，润肺止咳。

适应证 老人便秘、噎膈，以及咽部痈疮化脓而阻塞咽喉所致的失音。

用法 不定时服用，每服 1 汤匙。若饮酒之人，亦可用温酒送服。

备注 脾胃虚弱、大便稀溏者慎服。

（二）外用膏方

1. 丹参赤膏

来源 《备急千金要方》。

组成 丹参、雷丸、戎盐、大黄、芒硝各 100 克。

制法 将前 4 味药切碎，用醋浸一夜后，再放入猪油中煎 3 沸，用纱布绞去药渣，纳入芒硝，膏即成。

功用 清热导滞。

适应证 小儿实证引起的身体壮热，大便不通等症。

用法 每取适量，用手摩胸腹部。

备注 不宜内服。

2. 腑行膏

来源 《理瀹骈文》。

组成 大黄 30 克，芒硝 30 克，生地黄 30 克，当归 30 克，枳实 30 克，厚朴 15 克，陈皮 15 克，槟榔 15 克，桃仁 15 克，红花 15 克，麻油 300 毫升，黄丹 200 克。

制法 用麻油熬诸药（除黄丹外），去渣，黄丹收膏。

功用 通腑行气。

适应证 大便秘结。

用法 外贴脐部，每日 1 次。

备注 虚者不宜用。孕妇忌用。

口　疮

口疮又名口疡、口疳、口破，是指口舌疮疡或溃烂的病证。或生于舌，或生于唇内；或单个发，或数个同时发；患处出现淡黄色或灰白色小溃疡，局部灼热疼痛；常以反复发作为特征。心脾肝胃邪热熏蒸，或失于气血荣养，或阴虚火旺，或虚阳浮越，均可导致口疮。口疮病变在口腔内，但与内脏联系密切。

西医学的复发性阿弗他口腔黏膜溃疡、白塞病（又称"贝赫切特综合征"或"眼-口-生殖器综合征"）、创伤性口腔黏膜溃疡、口腔黏膜结核性溃疡，许多感染性疾病伴发的口腔溃疡，以及 B 族维生素缺乏症、维生素 C 缺乏病、白细胞减少症、白血病等疾患所并发的口腔溃疡，均可参照本病辨证论治。

一、膏方治疗优势证候辨治

口疮辨证论治首辨虚实。实证起病急，病程短，局部外观大小不等，表面多黄白分泌物，基底红赤，疮周红肿显著，渗出物量多而色黄浊，剧烈灼痛，伴有全身实热证，多由心、脾、胃热所致。虚证起病慢，病程反复发作，日久不愈，局部外观疮面较小，表面少量灰白色分泌物，基底淡红或淡白，疮周红肿不明显，渗出物量少而色浅淡，疼痛轻，伴有脏腑虚损证候，或气血亏虚，或阴虚，或阳虚，多由气血阴阳亏虚不足所致。口疮反复发作，病机可由实转虚，病情错杂者，尚有寒热并见、虚实夹杂的证候存在。临证辨治，实证口疮当区别寒热，虚证口疮当区分阴阳，并注意虚实、寒热的转化。

实证口疮常见的证候为脏腑积热；虚证口疮常见的证候为气血亏虚、阴虚火旺、阳虚浮火；虚实并见的证候为寒热夹杂证。膏方治疗口疮，气血亏虚证、阴虚火旺证、阳虚浮火证、寒热夹杂证等相对稳定的情况为内服膏方优势治疗证候，对脏腑积热证等急性加重或病情变化的情况可选用外用膏方或者易于变化的其他剂型治疗。

（一）实证

脏腑积热证

症状：口疮个数、大小不等，表面多黄白色分泌物，周围鲜红微肿，疼痛，伴灼热感，口干烦渴，大便干结，小便黄短，舌红，脉数。其他症状根据邪热偏盛所在脏腑不同而有所不同。以心经火热为主者，口舌糜烂，心胸烦热，咽干，失眠，小便赤涩刺痛，舌尖红；以脾经火热为主者，口疮多发于上下唇内侧，口甜，口燥唇干，甚或弄舌；以胃经火热为主者，口气热臭，颊腮肿痛，齿龈糜烂，牙宣出血，易饥，胸膈烦热；以肝脾湿热为主者，疮周红肿，或疮周有水疱，色黄而黏腻，口苦，食少恶心，胁痛，咽颐肿痛，阴汗，小便短赤淋浊，带下黄臭，苔黄而腻。

治法：清泻脏腑火热。或清心泻火，或清脾泻火，或清胃泻火，或清肝脾湿热。

方药：心经火热为主者，宜清心泻火，方用导赤散合清心莲子饮加减；以脾经火热为主者，宜清脾泻火，方用泻黄散加减；以胃经火热为主者，宜清胃泻火，方用清胃散或清胃泻火汤加减；若便秘或大便不畅，胸膈烦热，面赤烦渴，当用凉膈散泻火通便，泻下清上；以肝脾湿热为主者，宜清热化湿解毒，方用龙胆泻肝汤合甘露消毒丹；热偏盛者用龙胆泻肝汤，湿偏盛者用甘露消毒丹。

内服膏方示例：

组成

心经火热为主者：木通 120 克，生地黄 120 克，生甘草梢 80 克，竹叶 80 克，黄芩 120 克，麦冬 200 克，地骨皮 200 克，车前子 150 克，蜂蜜 200 克。

脾经火热为主者：藿香叶 200 克，栀子 300 克，石膏 150 克，甘草 90 克，防风 300 克，蜂蜜 200 克。

以胃经火热为主者：生地黄 120 克，当归身 120 克，牡丹皮 180 克，黄连 120 克，升麻 60 克，桔梗 100 克，黄芩 100 克，栀子 100 克，干葛 60 克，玄参 150 克，薄荷 100 克，甘草 60 克，蜂蜜 200 克。

肝脾湿热为主者：龙胆草 120 克，黄芩 120 克，栀子 120 克，泽泻 120 克，木通 120 克，车前子 120 克，当归 120 克，柴胡 100 克，生甘草 60 克，滑石 360 克，绵茵陈 300 克，石菖蒲 80 克，藿香 120 克，连翘 120 克，白蔻仁 120 克，薄荷 120 克，射干 80 克，蜂蜜 300 克。

制法　将蜂蜜炼制后备用，滑石用纱布包好（方内有滑石者）与其他药材浸泡后加适量水共煎 3 次，将 3 次煎液过滤去渣取汁合并浓缩，兑入炼制后的蜂蜜，搅拌均匀，慢火浓缩至稠膏状。

（二）虚证

1. 气血亏虚证

症状：平素倦怠乏力，口疮反复发作，遇劳时易复发，日久不愈，口疮表面发白，周围色淡红。其他症状根据气血亏虚偏颇而有所不同。以气虚为主者，面色少华，乏力气短，精神倦怠，自汗，便溏，脱肛，舌质淡胖，边有齿痕，脉濡细；以血虚为主者，面色㿠白，唇舌色淡，眩晕，失眠，心悸，手足发麻，妇人月经量少甚或经闭，舌质淡红，脉细。

治法：补益气血。

方药：十全大补汤加减。十全大补汤用人参、白术、茯苓、甘草四君子汤补气，用熟地黄、当归、白芍、川芎四物汤补血，更加黄芪、肉桂温补气血，其妙处在于肉桂可引虚火归原，有利于口疮的愈合。

内服膏方示例：

组成　茯苓 90 克，白术 90 克，炙甘草 30 克，川芎 30 克，当归 100 克，白芍 100 克，熟地黄 100 克，黄芪 100 克，肉桂 40 克，人参 150 克，阿胶 200 克，蜂蜜 300 克。

制法　将人参研成极细粉，阿胶用黄酒烊化，蜂蜜炼制后备用，其余药材浸泡后加适量水共煎 3 次，将 3 次煎液过滤去渣取汁合并浓缩，兑入人参粉、炼制后的蜂蜜、烊化后的阿胶，搅拌均匀，慢火浓缩至稠膏状。

2. 阴虚火旺证

症状：口疮反复发作，灼热疼痛，疮周红肿稍窄，口疮日久起鳞屑或见龟裂。口燥咽干，头晕耳鸣，失眠多梦，心悸健忘，腰膝酸痛，手足心热，舌红少苔，脉细数。

治法：滋阴降火。

方药：知柏地黄丸加减。知柏地黄丸由六味地黄丸加知母、黄柏组成。六味地黄丸滋阴补肾，是治疗肾阴虚证的基本方，加知母、黄柏使其具有滋阴降火之功。其他养阴清热之药如天冬、麦冬、沙参、石斛、白芍、玄参之类，亦可随症加入。如阴虚火旺兼湿热内盛，口疮红肿，分泌物呈黄浊垢腻、其量较多，热痛较著者，证候虚实夹杂，可合用龙胆泻肝汤或甘露消毒丹以清利湿热。

内服膏方示例：

组成　知母 150 克，熟地黄 200 克，黄柏 200 克，山茱萸 150 克，山药 200 克，牡丹皮 200 克，茯苓 200 克，泽泻 200 克，龟甲胶 200 克，蜂蜜 300 克。

制法　将龟甲胶用黄酒烊化，蜂蜜炼制后备用，其余药材浸泡后加适量水共煎 3 次，将 3 次煎液过滤去渣取汁合并浓缩，兑入炼制后的蜂蜜、烊化后的龟甲胶，搅拌均匀，慢火浓缩至稠膏状。

3. 阳虚浮火证

症状：口疮反复发作，日久不愈，表面少量灰白色分泌物，基底淡白而不红肿，渗出物量少而色浅淡，疼痛不明显，服凉药则加重，伴腹胀，纳少，便溏，头晕乏力，或腰膝酸软，面青肢凉，口淡无味，苔白质淡，脉沉弱或浮大无力。

治法：温阳敛火。

方药：以脾阳虚为主者，温中散寒，健脾补气，方用附子理中汤加减；以肾阳虚为主者，方用肾气丸加减。肾气丸由六味地黄丸加附子、桂枝组成。可随症加入牡蛎、珍珠粉、五味子、山茱萸、白及之类以敛火生肌。

内服膏方示例：

以脾阳虚为主者：

组成　干姜 50 克，炮附子 30 克，炙甘草 30 克，白术 150 克，人参 150 克，珍珠粉 3 克，鹿角胶 200 克，蜂蜜 200 克。

制法　将人参研成极细粉，鹿角胶用黄酒烊化后备用，炮附子先煎 1 小时后与浸泡后的其余药材（除珍珠粉、蜂蜜外）加适量水共煎 3 次，将 3 次煎液过滤去渣取汁合并浓缩，兑入人参粉、珍珠粉、烊化后的鹿角胶和炼制后的蜂蜜，搅拌均匀，慢火浓缩至稠膏状。

以肾阳虚为主者：

组成　干地黄 240 克，山药 150 克，山茱萸 100 克，泽泻 150 克，茯苓 150 克，牡丹皮 150 克，桂枝 60 克，枸杞子 60 克，海马 20 克，海龙 20 克，珍珠粉 3 克，鹿角胶 200 克，蜂蜜 300 克。

制法　将鹿角胶用黄酒烊化，海马、海龙另煎 3 次，蜂蜜炼制后备用，其余药材（除珍珠粉外）浸泡后加适量水煎煮 3 次，将所有煎液合并过滤去渣取汁浓缩，兑入珍珠粉、烊化后的鹿角胶和炼制后的蜂蜜，搅拌均匀，慢火浓缩至稠膏状。

（三）虚实并见证

寒热夹杂证

症状：口疮红肿疼痛，灼热，烦渴，大便干结或正常，倦怠乏力，平素怕冷肢凉，舌淡红，苔薄，脉细弦。

治法：寒温并用，攻补兼施。

方药：黄连大黄附子肉桂汤加减。方中黄连清心泻火解毒，大黄通腑导滞泄热，附子、肉桂温阳补肾，引火归原。如素有便溏者，可用半夏泻心汤，方中黄芩、黄连泻热清火，干姜温中散寒，人参、甘草补气扶虚，半夏、大枣调和脾胃，体现寒温并用、扶正祛邪的原则，适用于治疗寒热错杂、虚实并见之证。

内服膏方示例：

组成　黄连 150 克，大黄 150 克，炮附子 30 克，肉桂 40 克，黄明胶 200 克，蜂蜜 200 克。

制法　将黄明胶用黄酒烊化后备用，炮附子先煎 1 小时后与浸泡后的其余药材（除蜂蜜外）加适量水共煎 3 次，将 3 次煎液过滤去渣取汁合并浓缩，兑入烊化后的黄明胶和炼制后的蜂蜜，搅拌均匀，慢火浓缩至稠膏状。

二、组方及应用要点

（一）变化应用

膏方治疗口疮，以虚证或因虚致实证为优势治疗证候，对于伴有恶心纳呆、吐酸嘈杂、舌苔厚腻者，建议先以开路方健脾和胃。口疮以虚实论治，临床常有虚实夹杂、本虚标实、上实下虚之证，应用膏方辨治时应遵循标本同治、扶正祛邪，补虚而不留邪、祛邪而不伤正的组方原则，且无论实证虚证都应时时注意口腔卫生，调节饮食，畅达情志，锻炼身体，增强体质。

口疮多以火热为标，膏方服用期间出现火热蕴毒、复感外邪等证候变化或口疮加重情况，可先临证辨治，组成汤剂短期调服膏方或暂停使用膏方。待标实减缓、外邪已解，再继续应用膏方治疗。

用药可以内外相结合。口疮之发病，与脏腑机体的状况有密切联系，所谓"有诸内必形诸外"。但口疮本身是一种局部病变，充分利用这一点，选用药物外治，使药物直达病所，常可收到满意疗效，有时甚至单用外治法也可见效。如能结合全身症状，内治与外治相结合，局部与整体并重，则收效更佳。

（二）胶糖选择

虚证口疮多用荤膏。虚证兼阴血不足者，可选用阿胶、黄明胶，养阴补血；肾阳不足者，可选用鹿角胶，温阳补虚；兼潮热盗汗、手足心热等阴虚火旺者，可选用龟甲胶滋阴平热。临证组方时，既要依据阴阳虚损选择胶类药物，也应遵循"阴阳并调，以平为期"的组方原则，正如《景岳全书》所说"善补阳者，必于阴中求阳，则阳得阴助而生化无穷；善补阴者，必于阳中求阴，则阴得阳升而泉源不竭"。组方用药配伍得当，阴阳互调，方可获效。

由于蜂蜜具有敛疮生肌之功，膏方治疗口疮时糖类上首选蜂蜜，但若实证口疮脾湿较盛者，可减少蜜的加入。治疗脏腑热盛所致口疮，多用苦寒清热之品，内服膏方组方中应合理添加甜味辅料以矫正苦味，优化内服膏方口感。口疮合并糖尿病者可用木糖醇或元贞糖。

（三）细料选择

口疮不易愈合者，可加入珍珠粉、羚羊角粉收敛生肌；阴虚内热者选用西洋参。实热证不可应用鹿茸、红参等温热之品，若寒热夹杂或阳虚浮火，可考虑应用海马、海龙温调同时又有治疗疔疮肿痛的功效。

三、古 今 膏 方

（一）内服膏方

1. 疗口舌生疮含煎方

来源 《外台秘要》。

组成 升麻、大青叶、射干各 90 克，栀子、黄柏、苦竹叶各 50 克，蜜 160 克，蔷薇白皮 150 克，生地黄汁 100 克，生玄参汁 100 克。

制法 将上述药物（除生地黄汁、蜜外）切碎后加水同煎，直至三分减为一分，滤汁去渣，入生地黄汁、蜜，再煎，直至如糖。

功用 清热解毒，祛湿疗疮。

适应证 口舌生疮。

用法 取适量，含服，直至痊愈。

2. 天门冬煎

来源 《普济方》。

组成 生天冬汁、生麦冬汁各 2 升，人参、肉桂、制半夏各 40 克，生姜汁、生地黄汁各 1 升，赤茯苓 110 克，炙甘草 10 克，牛黄 20 克。

制法 上药除 4 味汁外，余 6 味为末。先以生天冬汁、生麦冬汁煎减半，次入生姜汁，又煎减半，次又入生地黄汁，并余 6 味末同煎，汁欲尽时，入白蜜 600 克、酥 150 克，同煎成膏，瓷器收盛。

功用 养阴清肺，化痰消痈。

适应证 喉痈，咽嗌不利。

用法 每用 1 匙，温水调服，不拘时候，以瘥为度。

（二）外用膏方

塌气藁膏

来源 《普济方》。

组成 吴茱萸、肉桂、附子、花椒、干姜、地龙各 10 克。

制法 将上药共研为末，用姜汁调成膏状。

功用 温经散寒，引火归元。

适应证 下冷上热之人，跳足履地，口舌生疮及眼痛日久不愈，服凉药愈甚。

用法 每用少量贴手足心，外用不透气薄膜覆盖。

（林 燕、庞 敏）

第四节 肝 胆 病 证

黄 疸

黄疸是以目黄、身黄、尿黄为主要临床表现的病证，多由感受湿热疫毒等外邪，内伤饮食、劳倦或者病后，湿浊阻滞脾胃，壅塞肝胆，功能失调，胆液不循常道而泛溢或血败不华于色所致。

黄疸为临床常见病证之一，男女老少皆可为患，但以青壮年居多。历代医家对本病均很重视，古代医籍多有记述，现代研究也有长足进步，中医药治疗本病有较好疗效，对其中某些证候具有明显的优势。

本病与西医所述黄疸意义相同，大体相当于西医学的肝细胞性黄疸、阻塞性黄疸和溶血性黄疸。临床常见的病毒性肝炎、肝硬化、胆石症、胆囊炎、钩端螺旋体病、蚕豆病、某些消化系统肿瘤及出现黄疸的败血症等，若以黄疸为主要表现者，均可参照本证辨证论治。

一、膏方治疗优势证候辨治

黄疸的病机关键是湿，黄疸辨证论治首辨阴阳，阳黄起病迅速，病程短，以湿热疫毒为主，其中有热重于湿、湿重于热、胆腑郁热与疫毒炽盛的不同；阴黄以脾虚寒湿为主，起病缓，病程长，注意有无瘀血。此外，阳黄与阴黄两者在一定条件下可以相互转化。膏方治疗黄疸，尤其是对于脾虚寒湿为主的阴黄及黄疸后期证候较有优势，而对急性加重或表证未解的病情变化迅速的黄疸患者，其治疗目标是减轻症状，阻止病情发展，提高生活质量。

（一）阳黄

1. 热重于湿证

症状：身目俱黄，黄色鲜明，发热口渴，或见心中懊侬，腹部胀闷，胁痛，口干而苦，恶心呕吐，小便短少黄赤，大便秘结，舌质红，舌苔黄腻，脉弦数。

治法：清热通腑，利湿退黄。

方药：茵陈蒿汤加减。若湿热较盛，可加茯苓、泽泻利湿清热，使湿邪从小便而去；若热毒甚者，可加黄柏、蒲公英、虎杖等清热解毒；若胁痛甚，可加柴胡、郁金、川楝子、延胡索等疏肝理气止痛；如心中懊侬，可加黄连、淡豆豉清热除烦；如恶心呕吐，可加橘皮、竹茹、半夏等和胃止呕。

内服膏方示例：

组成　茵陈 400 克，栀子 180 克，大黄 200 克，泽泻 300 克，茯苓 180 克，黄芩 200 克，清半夏 120 克，柴胡 200 克，竹茹 200 克，蜂蜜 200 克。

制法　将蜂蜜炼制后备用，其余药材浸泡后加适量水共煎 3 次，将 3 次煎液过滤去渣取汁合并浓缩，兑入炼制后的蜂蜜，搅拌均匀，慢火浓缩至稠膏状。

2. 湿重于热证

症状：身目俱黄，黄色不如热重于湿证鲜明，头重身困，胸脘痞满，食欲减退，恶心呕吐，腹胀或大便溏垢，舌质红，舌苔厚腻微黄，脉濡数或濡缓。

治法：利湿运脾，化浊清热。

方药：茵陈五苓散合甘露消毒丹加减。如湿阻气机，胸腹痞胀，呕恶纳差等症较著，可加入苍术、厚朴、半夏，以健脾燥湿、行气和胃，以汤剂调服膏方。

内服膏方示例：

组成　茵陈 200 克，猪苓 120 克，泽泻 200 克，炒白术 200 克，茯苓 200 克，桂枝 120 克，黄芩 200 克，石菖蒲 120 克，木通 90 克，连翘 80 克，白蔻仁 80 克，射干 80 克，厚朴 200 克，清半夏 200 克，蜂蜜 200 克。

制法　将蜂蜜炼制后备用，其余药材浸泡后加适量水共煎 3 次，将 3 次煎液过滤去渣取汁合并浓缩，兑入炼制后的蜂蜜，搅拌均匀，慢火浓缩至稠膏状。

（二）阴黄

1. 寒湿阻遏证

症状：身目俱黄，黄色晦暗，或如烟熏，脘腹痞胀，纳谷减少，大便不实，神疲畏寒，口淡不渴，舌体胖大，舌淡苔腻，脉濡缓或沉迟。

治法：温中化湿，健脾和胃。

方药：茵陈术附汤加减。若湿邪较重，可加猪苓、泽泻、茯苓等淡渗利小便；若脾虚较甚，可加黄芪、山药、薏苡仁健脾利湿；脘腹胀满、胸闷、呕恶显著者，可加苍术、厚朴、半夏、陈皮，健脾燥湿；若胁腹胀痛，可加柴胡、香附、郁金、川楝子以疏肝理气。

内服膏方示例：

组成　茵陈 100 克，炒白术 200 克，炮附子 30 克，炙甘草 100 克，干姜 30 克，肉桂 30 克，茯苓 100 克，泽泻 90 克，炒山药 100 克，厚朴 100 克，陈皮 150 克，冰糖 200 克。

制法　将冰糖熬制后备用，炮附子先煎 1 小时后与浸泡后的其余药材加适量水共煎 3 次，将 3 次煎液过滤去渣取汁合并浓缩，兑入熬制后的冰糖，搅拌均匀，慢火浓缩至稠膏状。

2. 脾虚湿滞证

症状：面目及肌肤淡黄，甚则晦暗不泽，肢软乏力，心悸气短，大便溏薄，舌质淡苔薄，脉濡细。

治法：健脾养血，利湿退黄。

方药：黄芪建中汤加减。气虚乏力明显者，重用黄芪，加党参，以增强补气作用；畏寒，肢冷，舌淡者，宜加炮附子温阳祛寒；心悸不宁，脉细弱者，加熟地黄、何首乌、酸枣仁等补血养心。

内服膏方示例：

组成　桂枝 100 克，炙甘草 100 克，芍药 200 克，大枣 60 克，生姜 90 克，黄芪 100 克，党参 150 克，熟地黄 150 克，酸枣仁 150 克，饴糖 200 克。

制法　将饴糖熬制后备用，其余药材浸泡后加适量水共煎 3 次，将 3 次煎液过滤去渣取汁合并浓缩，兑入熬制后的饴糖，搅拌均匀，慢火浓缩至稠膏状。

（三）黄疸后期

1. 湿热留恋证

症状：脘痞腹胀，胁肋隐痛，饮食减少，口中干苦，小便黄赤，舌苔腻，脉濡数。

治法：利湿清热，祛邪退黄。

方药：茵陈四苓散加减。

内服膏方示例：

组成　茵陈 150 克，泽泻 150 克，炒白术 150 克，枳实 100 克，猪苓 100 克，茯苓 100 克，黄芩 60 克，苏梗 100 克，陈皮 100 克，蜂蜜 200 克。

制法　将蜂蜜炼制后备用，其余药材浸泡后加适量水共煎 3 次，将 3 次煎液过滤去渣取汁合并浓缩，兑入炼制后的蜂蜜，搅拌均匀，慢火浓缩至稠膏状。

2. 肝脾不调证

症状：脘腹痞闷，肢倦乏力，胁肋隐痛不适，饮食欠佳，大便不调，舌苔薄白，脉细弦。

治法：调和肝脾，理气助运。

方药：柴胡疏肝散或归芍六君子汤加减。柴胡疏肝散偏于疏肝理气，用于肝脾气滞者；归芍六君子汤善于调养肝脾，用于肝血不足，脾气亏虚者。

内服膏方示例：

组成　当归 150 克，白芍 150 克，炒白术 100 克，茯苓 150 克，陈皮 100 克，清半夏 100 克，炙甘草 60 克，柴胡 100 克，陈皮 150 克，川芎 100 克，枳壳 100 克，香附 100 克，人参 100 克，蜂蜜 200 克。

制法 将人参研磨成极细粉，蜂蜜炼制后备用，其余药材浸泡后加适量水共煎 3 次，将 3 次煎液过滤去渣取汁合并浓缩，兑入人参粉和炼制后的蜂蜜，搅拌均匀，慢火浓缩至稠膏状。

3. 气滞血瘀证

症状：胁下结块，隐痛，刺痛不适，胸胁胀闷，面颈部见有赤丝红纹，舌有紫斑或紫点，脉涩。

治法：疏肝理气，活血化瘀。

方药：逍遥散合鳖甲煎丸加减。

内服膏方示例：

组成 当归 150 克，白芍 150 克，炒白术 150 克，茯苓 150 克，柴胡 150 克，香附 100 克，牡丹皮 100 克，陈皮 100 克，炙甘草 60 克，黄芩 60 克，鳖甲胶 200 克，红糖 200 克。

制法 将鳖甲胶用黄酒烊化，红糖熬制后备用，其余药材浸泡后加适量水共煎 3 次，将 3 次煎液过滤去渣取汁合并浓缩，兑入烊化后的鳖甲胶和熬制后的红糖，搅拌均匀，慢火浓缩至稠膏状。

二、组方及应用要点

（一）变化应用

膏方治疗黄疸，以阴黄及黄疸后期为优势治疗证候，黄疸形成的关键为湿邪，病位主要在脾胃肝胆，治疗黄疸应从湿论治，化湿邪，利小便。对于伴有恶心纳呆，舌苔厚腻者，应先健脾，利湿退黄。黄疸一证临床常有虚实夹杂或本虚标实之证，应用膏方治疗时应遵循标本同治，扶正祛邪，补虚而不留邪，祛邪而不伤正的组方原则，应重在健脾疏肝，先安未受邪之地，脾健运方可化湿。

膏方服用期间必须注意病程的阶段性与病证的动态变化，应及时掌握阴黄与阳黄之间的转化，以做相应的处理，如若出现证候变化或者黄疸症状加重，可先根据证候特点组成汤剂处方，用汤剂短期调服膏方或暂停服用膏方。如果出现黄色鲜明，发热口渴，或见心中懊恼，腹部胀闷，胁痛，口干而苦，恶心呕吐，小便短少黄赤，大便秘结，舌质红，舌苔黄腻，脉弦数等症，应投以茵陈蒿汤以清热通腑，利湿退黄；症见身热不退，或寒热往来，口苦咽干，呕吐呃逆，尿黄赤，大便秘，舌红苔黄，脉弦滑数，则应当疏肝泄热，利胆退黄，方用大柴胡汤加减；若发病急骤，黄疸迅速加深，其色如金，皮肤瘙痒，高热口渴，胁痛腹满，神昏谵语，烦躁抽搐，或见衄血，便血，或肌肤瘀斑，舌质红绛，苔黄而燥，脉弦滑或数，此时湿热疫毒炽盛，深入营血，内陷心肝，治当清热解毒，凉血开窍，及时服用《千金》犀角散加味，待标实渐缓，外邪已解，再应用膏方治疗。

（二）胶糖选择

若黄疸患者兼潮热盗汗、手足心热、胁下痞硬等，可选用龟甲胶、鳖甲胶滋阴补血，退热消瘀。临证组方时，既要依据阴阳虚损选择胶类药物，也应遵循"阴阳并调，以平为期"的组方原则，组方用药配伍得当，阴阳互调，方可获效。治疗阳黄组方用药中多有苦寒清热之品，内服膏方应用中更应合理添加甜味辅料以矫正苦味，优化内服膏方口感，可优先选用蜂蜜，大便软者可选冰糖，合并糖尿病者可用木糖醇或元贞糖。

（三）细料选择

黄疸患者若细料中选择参类，阳虚怕冷的老年患者选用红参；阴虚内热者选用西洋参；气虚神疲者选用生晒参；不宜用人参者，可酌情选用党参、太子参、南沙参、北沙参、玄参等益气养阴。

三、古 今 膏 方

（一）内服膏方

1. 猪膏发煎

来源 《外台秘要》。

组成 猪膏 750 克，乱发 150 克。

制法 将乱发与猪膏合煎，待发消融殆尽，过滤去渣，膏成。

功用 消瘀润燥，利湿退黄。

适应证 各种黄疸。

用法 每次 10 克，每日 2 次，口服。

备注 忌芜荑。

2. 牛黄膏

来源 《本草纲目》。

组成 牛黄 3 克，蜜 10 毫升。

制法 将牛黄用蜜调和成膏。

功用 清热解毒，利胆退黄。

适应证 初生胎热或者身体黄者。

用法 取膏适量，用乳汁化开，时时滴入患儿口中。

备注 小儿形色不实者，勿多服。

（二）外用膏方

1. 香鲫膏

来源 《外科全生集》。

组成 乌背鲫鱼 1 尾，麝香（现多用人工麝香代替）3 克。

制法 乌背鲫鱼 1 尾，须活着，约重 150 克，连肠杂鳞翅，入石臼中捣烂，加人工麝香 3 克，再捣匀，成膏。

功用 清热解毒，利湿退黄。

适应证 治黄疸等证。

用法 摊布上，贴神阙穴，次日取下，重者贴 2～3 枚，贴后即有黄水流出为妙。

2. 芒硝黄栀膏

来源 《百病中药外治法》。

组成 芒硝、大黄、栀子各 60 克，金钱草 30 克，冰片 10 克。

制法 将诸药择净，共研细末，装瓶备用。

功用 清热泻下。

适应证 湿热黄疸。

用法 使用时每次取药末 30～60 克，用蛋清或蜂蜜调为稀糊状为膏，贴于肚脐及右上腹的日月穴、期门穴及周围皮肤，敷料包扎，胶布固定，可配合热敷。每日 1 换，10 次为 1 个疗程，连续 1～2 个疗程。

鼓　胀

鼓胀以腹部胀大如鼓为主要临床表现，可见腹部胀大，绷急如鼓，皮色苍黄，甚则腹皮脉络显露。中医古籍亦称之为"臌胀""膨脝""单腹胀""蜘蛛蛊"等。酒食不节、七情内伤、劳欲过度、血吸虫感染及黄疸、积聚迁延日久均可导致本病的发生。

西医学中的肝硬化、肾病综合征、结核性腹膜炎、丝虫病、腹腔内恶性肿瘤等疾病，出现腹水，均可参照本病辨证论治。

一、膏方治疗优势证候辨治

鼓胀病位主要在肝脾，久则及肾。基本病机为肝脾肾受损，气滞、血瘀、水停腹中，腹部日益胀大。清代喻嘉言《医门法律·胀病论》云："胀病亦不外水裹、气结、血凝。"其病理因素为气滞、血瘀、水液停聚。在疾病发展的不同阶段，三者各有侧重，临床表现不同。偏于气滞者，腹部膨隆，按之空空然，叩之如鼓，嗳气或矢气后胀减；偏于水饮者，腹部胀满膨大，或状如蛙腹，按之如囊裹水，伴尿少肢肿，体重乏力；偏于血瘀者，腹大坚满，腹部青筋显露，面色黧黑，面、颈、胸部红丝血缕。鼓胀有多种并发症，鼻衄、齿衄、吐血、便血等血证最为常见。疾病后期，因肝肾衰竭、阴阳离决，可出现无尿、神昏、抽搐、厥逆等危重症。

临床辨治，当辨其虚实标本的主次。标实者要区分气滞、血瘀、水停的偏盛，辨别肝、脾、肾脏腑的不同；本虚者当辨阴虚与阳虚的不同。鼓胀分为实胀和虚胀，实胀常见证候为气滞湿阻、寒湿困脾、湿热蕴结、肝脾血瘀；虚胀常见证候为脾虚水困、脾肾阳虚、肝肾阴虚。膏方治疗鼓胀，以气滞湿阻、寒湿困脾、脾虚水困、脾肾阳虚、肝肾阴虚等相对稳定的证候为优势治疗证候。而对急性加重病情变化迅速或疾病晚期出现危重并发症者，其治疗目标是减轻症状，阻止病情发展，提高生活质量。

（一）实胀

1. 气滞湿阻证

症状：腹大胀满，按之不坚，胁下或胀或痛，食少腹胀，食后胀甚，嗳气，小便短少，大便不爽，舌苔白腻，脉弦。

治法：疏肝理气，运脾利湿。

方药：柴胡疏肝散合平胃散加减。方中柴胡、川芎、香附疏肝解郁止痛，苍术、厚朴、枳壳、陈皮运脾燥湿，理气和中。若见腹胀重，嗳气为快，气滞偏甚，可加佛手、木香、沉香行气消胀；若见泛吐清水，加半夏、干姜和胃降逆散寒；尿少者加车前子、泽泻以利小便；若兼胁下刺痛，脉涩，可加延胡索、莪术、丹参等活血化瘀止痛。若单腹胀大，面色晦滞，尿黄而少，此气滞夹热，宜用排气饮加白茅根、车前草之类，以理气消胀、清热利水。

内服膏方示例：

组成　陈皮 150 克，柴胡 120 克，川芎 100 克，枳壳 100 克，芍药 100 克，香附 100 克，苍术 150 克，姜厚朴 120 克，炙甘草 30 克，鳖甲胶 200 克，蜂蜜 200 克。

制法　将鳖甲胶烊化，蜂蜜炼制后备用，其余药材浸泡后加适量水共煎 3 次，将 3 次煎液过滤去渣取汁合并，兑入烊化后的鳖甲胶和炼制后的蜂蜜，搅拌均匀，慢火浓缩至稠膏状。

2. 寒湿困脾证

症状：腹大胀满，按之如囊裹水，胸腹胀满，得热则舒，身体困重，怯寒肢肿，小便短少，大便溏薄，舌苔白腻而滑，脉濡缓或弦迟。

治法：温阳散寒，化湿利水。

方药：实脾饮加减。方中以附子、干姜、草果温阳散寒除湿；白术、甘草、大腹皮、茯苓健脾渗湿，利水消肿；厚朴、木香、木瓜宽中理气化湿。合方使寒去阳复湿自化，气化水行肿自消。若浮肿较甚，小便短少，可加肉桂、猪苓、车前子温阳化气，利水消肿；若兼胸闷咳喘，可加葶苈子、半夏泻肺行水，止咳平喘；若单腹胀大，胸膈胀满，小便不利，可合用廓清散，以除三焦水湿。

内服膏方示例：

组成 厚朴 120 克，炒白术 120 克，木瓜 120 克，草果仁 100 克，大腹皮 100 克，炮附子 30 克，白茯苓 120 克，干姜 90 克，木香 90 克，炙甘草 30 克，鳖甲胶 100 克，鹿角胶 100 克。

制法 将鳖甲胶、鹿角胶烊化后备用，炮附子先煎 1 小时后与浸泡后的其余药材加适量水共煎 3 次，将 3 次煎液过滤去渣取汁合并浓缩，兑入烊化后的鳖甲胶和鹿角胶，搅拌均匀，慢火浓缩至稠膏状。

（二）虚胀

1. 脾虚水困证

症状：腹部胀满，喜温喜按，肠鸣便溏，面色萎黄，神疲乏力，四肢无力，少气懒言，舌苔薄腻，舌质淡胖有齿痕，脉沉弱。

治法：健脾益气，化湿利水。

方药：加味异功散加减。方中人参、白术补脾益气，白芍柔肝，陈皮、木香、沉香调中行气，茯苓、薏苡仁健脾淡渗利湿。若脾虚夹滞，胸膈满胀，胁肋隐痛，宜用调中健脾丸，以补脾调中，行气消胀。

内服膏方示例：

组成 茯苓 120 克，白术 120 克，白芍 60 克，陈皮 100 克，木香 90 克，沉香 30 克，薏苡仁 100 克，炙甘草 60 克，人参 120 克，鳖甲胶 200 克，饴糖 200 克。

制法 将人参研成极细粉，鳖甲胶烊化，饴糖熬制后备用，其余药材浸泡后加适量水共煎 3 次，将 3 次煎液过滤去渣取汁合并浓缩，兑入人参粉、烊化后的鳖甲胶和熬制后的饴糖，搅拌均匀，慢火浓缩至稠膏状。

2. 脾肾阳虚证

症状：腹部胀满，状如蛙腹，朝宽暮急，面色萎黄或㿠白，脘闷纳呆，神倦怯寒，肢冷浮肿，小便短少，舌质淡、体胖嫩有齿痕，脉沉细或弦大重按无力。

治法：温补脾肾，化气利水。

方药：附子理中汤合五苓散加减。方中用人参、白术、干姜、甘草益气健脾兼温中阳，附子温肾阳；茯苓、泽泻、猪苓渗利水湿。合方起到温脾肾、散寒邪、利水湿之效。若少气懒言，纳少便溏，可加黄芪、山药、薏苡仁健脾除湿；若怯寒肢冷，腰膝酸冷疼痛，加肉桂、仙茅、淫羊藿温阳散寒；如下肢浮肿，小便短少，可加服济生肾气丸，以滋肾助阳，加强利水之功。

内服膏方示例：

组成 炮附子 30 克，干姜 60 克，白术 120 克，茯苓 120 克，泽泻 150 克，猪苓 120 克，甘草 30 克，人参 100 克，鳖甲胶 100 克，鹿角胶 100 克，蜂蜜 200 克。

制法 将鳖甲胶、鹿角胶烊化，人参研成极细粉，蜂蜜炼制后备用，炮附子先煎 1 小时后与浸泡后的其余药材加适量水共煎 3 次，将 3 次煎液过滤去渣取汁合并浓缩，兑入人参粉、烊化后的鳖甲胶和鹿角胶、炼制后的蜂蜜，搅拌均匀，慢火浓缩至稠膏状。

3. 肝肾阴虚证

症状：腹大坚满，甚则青筋暴露，面色黧黑，唇紫口燥，形体消瘦，心烦失眠，五心烦热，鼻衄或齿衄，小便短赤，舌质红绛少津，脉弦细数。

治法：滋养肝肾，凉血化瘀。

方药：一贯煎合消瘀汤加减。一贯煎能滋肝肾，养阴血；消瘀汤能化瘀血，消满胀。合方便能起到滋肾清肝、养阴活血、化瘀消胀之效。若齿鼻衄血，可加水牛角、茜草炭、牡丹皮、仙鹤草之类，凉血止血；若潮热、烦躁，加地骨皮、白薇、栀子退热除蒸；若津伤口干明显，可加石斛、玄参、芦根以养阴清热；小便短赤，加猪苓、白茅根、通草以养阴利水；若阴枯阳浮，可加龟甲、生鳖甲、生龙骨、生牡蛎之类育阴潜阳；若见神昏谵语，急用紫雪丹、安宫牛黄丸以清营解毒，凉血开窍；若气微血脱，汗出肢厥，脉细欲绝，急用独参汤以扶元救脱。

内服膏方示例：

组成 北沙参 90 克，麦冬 90 克，当归身 90 克，生地黄 120 克，枸杞子 90 克，川楝子 30 克，芍药 90 克，桃仁 60 克，红花 60 克，苏木 60 克，大黄 30 克，甘草 30 克，鳖甲胶 200 克，蜂蜜 200 克。

制法 将鳖甲胶烊化，蜂蜜炼制后备用，其余药材浸泡后加适量水共煎 3 次，将 3 次煎液过滤去渣取汁合并浓缩，兑入烊化后的鳖甲胶和炼制后的蜂蜜，搅拌均匀，慢火浓缩至稠膏状。

二、组方及应用要点

（一）变化应用

鼓胀为本虚标实，虚实夹杂之证。应用膏方辨治时应注重攻补兼施，详细辨证，或先攻后补，或先补后攻，或攻补兼施，或朝攻暮补。实证祛邪为主，根据病情选用行气、利水、消瘀、化积等治法以消其胀。用药遣方，勿求速效，遵循"衰其大半而止"的原则。若有脏腑虚证出现，辅以扶正。虚证补虚为要，兼顾祛邪。注意虚实之间的错杂与转化，重视顾护脾胃。后期伴见发热、出血、昏迷等危候时，要予以退热、止血、开窍醒神等法积极治疗并发症，以防阴阳虚脱之危象。病情稳定后，再从根本治疗。

鼓胀发病早期，正气尚未过度消耗，而腹胀甚，腹水不退，尿少便秘，脉实有力者，可酌情使用逐水法，以缓其苦急，常用逐水方药如牵牛子粉、舟车丸、控涎丹、十枣汤等方。服药期间必须严密观察病情变化，注意药后反应。一旦发现有严重呕吐、腹痛、腹泻者，立即停药处理。鼓胀日久，或有其他严重并发症者慎用此法。待患者病情缓解后，再应用膏方治疗。

鼓胀"阳虚易治，阴虚难调"。若是阴虚型鼓胀，温阳易伤阴，滋阴又助湿，可选用甘寒淡渗之品，如白茅根、茯苓、猪苓等药，以达到滋阴生津而不黏腻助湿的效果。此外，在滋阴药中可少佐桂枝、附子等温化之品。鼓胀后期伴黄疸难消除者，可考虑从瘀热论治，重用清热凉血之品；鼓胀后期腹水难消者，可从调理脾胃着手，重用健脾利水之品。

（二）胶糖选择

鼓胀若水停盛，可减少糖和蜜的加入，或调制为清膏。鼓胀脾胃虚弱者宜选用饴糖、红糖；阴虚有热者宜选用蜂蜜、冰糖、白砂糖；合并糖尿病、血脂升高或形体肥胖者可用木糖醇或元贞糖。鳖甲胶味咸，性微寒，具有滋阴潜阳、软坚散结等功效，适用于各种阴虚内热、肝脾肿大、肝病患者等。虚胀兼肝肾阴亏者，可加用龟甲胶，养阴补血；肾阳不足者，可加用鹿角胶温阳补虚。另胶类在膏方当中是必不可少的，但对于体形肥胖，血脂、尿酸较高，慢性肾功能不全的患者可以适当减少胶类的用量，也可以用琼脂来代替。

（三）细料选择

若面色黧黑、舌唇色紫，血瘀明显，可以加入西红花；若发热神昏，手足抽动，可加入羚羊粉；阴虚内热者选用西洋参、铁皮石斛；合并肾阳虚衰者，可加入海马、海龙温阳消癥。鼓胀患者若细料中选择参类，阳虚怕冷，病程日久者选用红参；气虚神疲者选用生晒参；不宜用人参者，可于普通饮片中酌情选用党参、南沙参、北沙参、玄参等益气养阴。

三、古今膏方

（一）内服膏方

1. 逍遥六君子膏

来源　《肝炎肝硬化验方精选》。

组成　柴胡、枳壳、当归、郁金、生麦芽、扁豆、香附、炒枳壳、川楝子、焦谷芽、麦芽各 90 克，党参 150 克，炒白术、茯苓、炒白芍各 120 克，川芎 60 克，砂仁、木香各 30 克，青皮、陈皮各 45 克，冰糖 250 克。

制法　将诸药（冰糖除外）择净，研细，水煎 3 次，3 液合并，文火浓缩，加入冰糖煮沸收膏即成。

功用　疏肝理气，调和肝脾。

适应证　肝郁脾弱之鼓胀。

用法　每次 20 毫升，每日 3 次，温开水适量送服。

2. 清热和肝化痰膏

来源　《清宫膏方精华》。

组成　生地黄 35 克，麦冬 35 克，鲜石斛 35 克，天花粉 35 克，生白芍 35 克，当归 35 克，瓜蒌 70 克，芦荟 30 克，炙香附 35 克，制半夏 35 克，杏仁 35 克，白菊花 35 克，鲜青果 10 枚。

制法　上药以水熬透去渣，再熬浓汁，兑梨膏 750 克收膏。

功用　清热和肝化痰。

适应证　鼓胀兼痰热咳嗽。

用法　每服一匙，开水送下。

（二）外用膏方

1. 补肝膏

来源　《理瀹骈文》。

组成　鳖甲 1 个，党参、生地黄、熟地黄、枸杞子、五味子、当归、山茱萸各 60 克，黄芪、白术、白芍、川芎、醋香附、山药、酸枣仁、五灵脂各 30 克，柴胡、牡丹皮、黑栀子、龙胆草、瓜蒌、黄芩、茯苓、木通、羌活、防风、泽泻、生甘草各 21 克，黄连、续断、吴茱萸、陈皮、半夏、红花各 15 克，薄荷、官桂各 6 克，乌梅 5 个。

制法　将上药择净，取鳖甲用麻油先熬枯，纳诸药再熬枯，去渣取汁，加黄丹、黄明胶各适量收膏。

功用　疏肝理气，活血止痛。

适应证　肝虚气血为病，或有隐痛者。

用法　每次适量，贴患处，每日或隔日 1 换。

2. 化痞消积膏

来源　《惠直堂经验方》。

组成　秦艽、三棱、莪术、蜈蚣、巴豆各 15 克，当归、大黄、黄连各 9 克，全蝎、穿山甲各 14 片，木鳖 7 个，阿胶 30 克，阿魏、芦荟各 6 克，麝香、冰片、没药、乳香各 3 克。

制法 将上药择净，前12味药用香麻油1120克熬枯，滤净，入红丹560克，以槐枝、棉枝搅至烟尽，滴水成珠，离火，下后6味药末搅匀即成。

功用 疏肝行气，活血散结。

适应证 痞积气块。

用法 每次适量，用狗皮摊贴患处，每日或隔日1换。

痉　病

痉病系指由于筋脉失养所引起的以项背强急，四肢抽搐，甚至角弓反张为主要特征的临床常见病。痉病古代亦称"瘛疭""抽搦""抽风""反折"。《张氏医通·瘛疭》说："瘛者，筋脉拘急也；疭者，筋脉弛纵也，俗谓之搐。"外感风、寒、湿、热等邪气，久病过劳，失治、误治等，皆可引起本病。

西医学中的流行性脑脊髓膜炎、流行性乙型脑炎、中毒性脑病等引起脑膜刺激征的有关疾病，符合本病临床特征者，均可参照本病辨证论治。

一、膏方治疗优势证候辨治

痉病与肝、脾胃、肾及督脉密切相关。引起筋脉拘急之由，有外邪壅塞经络，气血不畅；有火热炽盛，耗灼阴津；有久病或误治，肝精肾血亏损；或饮食劳倦，脾土虚衰，气血阴阳生化不足；或久病入络，或外伤瘀血内阻，血脉不畅。总之，或虚或实，筋脉失养而挛急，此为基本病机之所在。

痉病有寒热虚实之分，一般外邪壅滞经络、热盛发痉、瘀血内阻属实证，抽搐频繁有力而幅度大；产后失血、汗吐下后、久病体虚属虚证，手足蠕动而无力。外感风温、暑热、湿热，阳明胃热等属热证，见身热、烦渴、舌红、脉数等症；风寒、风湿致痉，阳衰寒燥属寒证，见畏寒、舌淡、脉紧等症。应用膏方治疗痉病，以痰浊阻滞、阴血亏虚等相对稳定的证候为优势治疗证候，而对于邪壅经络、肝经热盛、心营热盛等急重症，不宜选用膏方。

1. 痰浊阻滞证

症状：头痛昏蒙，神识呆滞，项背强直，四肢抽搐，胸脘满闷，呕吐痰涎，舌苔白腻，脉滑或弦滑。

治法：豁痰开窍，息风止痉。

方药：导痰汤加减。常用半夏、石菖蒲、陈皮、胆南星、姜汁、竹沥豁痰化浊开窍；枳实、茯苓、白术健脾化湿；全蝎、地龙、蜈蚣息风止痉。若痰郁化热，可加黄芩、瓜蒌、桑白皮、知母、贝母等清化热痰之品。

内服膏方示例：

组成　清半夏100克，石菖蒲100克，陈皮150克，胆南星100克，竹茹150克，枳实60克，茯苓100克，炒白术100克，全蝎30克，地龙80克，蜈蚣30克，僵蚕100克，羚羊角粉18克，珍珠粉4.5克。

制法　将前12味药材浸泡后加适量水共煎3次，将3次煎液过滤去渣取汁合并，兑入羚羊角粉、珍珠粉，慢火浓缩至稠膏状。

2. 阴血亏虚证

症状：项背强直，四肢麻木，抽搐或筋惕肉𤺊，直视口噤，头目昏眩，自汗，神疲气短，或低热，舌质淡或舌红无苔，脉细数。

治法：滋阴养血，息风止痉。

方药：大定风珠加减。抽搐不安，心烦失眠者，加生龙骨、生牡蛎、小麦；阴虚多汗欲脱者，加五味子、麦冬、西洋参、麻黄根；久病阴血不足，气滞血瘀者，可加赤芍、当归、地龙、丹参。

内服膏方示例：

组成　白芍 150 克，麦冬 200 克，生地黄 200 克，五味子 100 克，熟地黄 200 克，砂仁 50 克，石斛 100 克，羚羊角粉 18 克，珍珠粉 4.5 克，龟甲胶 100 克，鳖甲胶 100 克，阿胶 60 克，蜂蜜 200 克。

制法　将龟甲胶、鳖甲胶、阿胶烊化，蜂蜜炼制后备用，其余药材浸泡后加适量水共煎 3 次，将 3 次煎液过滤去渣取汁合并，兑入烊化后的龟甲胶、鳖甲胶、阿胶和炼制后的蜂蜜，搅拌均匀，慢火浓缩至稠膏状。

二、组方及应用要点

（一）变化应用

痉病应详辨外感与内伤、虚证与实证。外感发痉当先祛其邪，若邪热入里，消灼津液，应泄热存阴。内伤发痉当滋阴益气养血。另外，肝主筋，主风主动，故在辨治基础上常酌加天麻、钩藤、蜈蚣、全蝎等平息肝风之品。

痉病常常是一种临床危急重症的表现，大多发病较急，变化迅速，预后较差。因此，除必要的对症处理外，其关键在于对原发疾病的治疗，应尽快明确诊断，进行有效的病因治疗。充分发挥中西医各自的优势，积极治疗原发病，防止病情恶化。

（二）胶糖选择

痉病若属痰浊阻滞，应减少糖和蜜的加入，或调制成清膏。阴血亏虚发痉者，可选择龟甲胶、鳖甲胶、阿胶以养阴补血、息风止痉。鼓胀如肝功能异常，在胶类烊化中应减少或不用黄酒。

（三）细料选择

痉病肝风内动，可加羚羊角粉平肝息风；惊悸惊风者，可加入珍珠粉安神定惊。在选择参类时，气虚乏力者可用生晒参；阳虚怕冷者选用红参。若阴虚口干舌红，可加铁皮石斛、西洋参。

三、古 今 膏 方

（一）内服膏方

1. 专翁大生膏

来源　《温病条辨》。

组成　人参、茯苓、鲍鱼、海参、白芍、阿胶、莲子、芡实、麦冬各 1 千克，龟甲胶、鳖甲胶、牡蛎、猪脊髓、沙苑蒺藜、白蜜、枸杞子各 500 克，乌骨鸡 1 对，五味子 250 克，羊腰子 8 对，鸡子黄 20 个，熟地黄 1.5 千克。

制法　将诸药（猪脊髓、乌骨鸡、羊腰子、阿胶、鳖甲胶、龟甲胶、鸡子黄除外）择净，研细，水煎取汁，文火熬膏。猪脊髓、乌骨鸡、羊腰子洗净，文火熬膏，2 液合并，纳入三胶及鸡子黄，文火炖至膏成备用。

功用　清热养阴，益气补肺。

适应证　燥久伤及肝肾之阴，上盛下虚，昼凉夜热，痉厥者。

用法　每次 10 毫升，每日 3 次，温开水适量送服。

2. 乌金膏

来源 《赤水玄珠》。

组成 僵蚕、全蝎、甘草、紫草、白附子、麻黄各 15 克，穿山甲 8 克，蝉蜕 6 克。

制法 将诸药择净，研末备用。红花、紫草各 30 克，酒 200 毫升，文火熬去大半，滤净，加诸药、蜂蜜 150 克，文火同熬，滴水成珠为度。

功用 祛风解痉。

适应证 惊搐者。也适用于痘疮发热，或因风寒，痘不起发；或红紫。

用法 每次 3 克，每日 3 次，灯心汤送服。

（二）外用膏方

1. 祛风活络膏

来源 《慈禧光绪医方选议》。

组成 白花蛇 1 盘，全蝎、僵蚕各 15 克，白附子 24 克，川乌、细辛、川羌各 15 克，豨莶草 30 克，皂角、南星各 15 克。

制法 将上药择净，用麻油 250 克炸枯，滤净，兑入铅粉适量调匀，加麝香 6 克，摊膏即成。

功用 祛风活络。

适应证 风病风症。

用法 每次 1 贴，摊贴于神阙穴，每日或隔日 1 换。

2. 香薷油膏

来源 《中医预防学》。

组成 香薷油 2%，石蜡 12%，凡士林 86%。

制法 称取凡士林和石蜡加热熔化，混合冷却至 60℃以下，加入香薷油拌匀，凝固即成。

功用 辛散祛邪。

适应证 流行性脑脊髓膜炎的预防。

用法 每次取少许涂抹双鼻腔，每日 1～2 次。

备注 香薷中所含的挥发油对脑膜炎双球菌有较强的抑制作用，故本法可用于流行性脑脊髓膜炎的预防。

胁　痛

胁痛是以胁肋部疼痛为主要表现的一种肝胆病证。胁，指侧胸部，为腋以下至第十二肋骨部位的统称，为肝胆胰所居之处。情志不舒、饮食不节、久病耗伤、劳倦过度或外感湿热等病因，累及肝胆，导致气滞、血瘀、湿热蕴结，肝胆疏泄不利，或肝阴不足，络脉失养，即可引起胁痛。

西医学的急性肝炎、慢性肝炎、肝硬化、肝寄生虫病、肝癌、急性胆囊炎、慢性胆囊炎、胆石症、慢性胰腺炎、胁肋外伤及肋间神经痛等疾病，若以胁肋部疼痛为主要症状时，均可参照本病辨证论治。

一、膏方治疗优势证候辨治

胁痛主要责之肝胆，且与脾、胃、肾相关。病机转化较为复杂，既可由实转虚，又可由虚转实，而成虚实并见之证；既可气滞及血，又可血瘀阻气，以致气血同病。胁痛的基本病机为气滞、血瘀、湿热蕴结致肝胆疏泄不利，不通则痛，或肝阴不足，络脉失养，不荣则痛。本病实证由肝郁气滞，瘀血阻络，外感湿热之邪所致，起病急，病程短，疼痛剧烈而拒按，脉实有力；虚证由肝阴不足，络脉失养所引起，常因劳累而诱发，起病缓，病程长，疼痛隐隐，绵绵不休而喜按，脉虚无力。

胁痛辨证论治首辨虚实，实证以肝郁气滞、瘀血阻络、湿热蕴结为多见，虚证以肝阴不足、络脉失养为主。应用膏方治疗胁痛，可减轻症状、阻止病情发展、保护肝功能、提高患者生活质量，对于上述四种证候均可选用此法。

（一）实证

1. 肝郁气滞证

症状：胁肋胀痛，走窜不定，甚则连及胸肩背，且情志不舒则痛增，胸闷，善太息，得嗳气则舒，饮食减少，脘腹胀满，舌苔薄白，脉弦。

治法：疏肝理气。

方药：柴胡疏肝散加减。若气滞及血，胁痛重，酌加郁金、川楝子、延胡索、青皮以增强理气活血止痛之功；若兼见心烦急躁，口干口苦，尿黄便干，舌红苔黄，脉弦数等气郁化火之象，酌加栀子、黄芩、龙胆草等清肝之品；若伴胁痛，肠鸣，腹泻，为肝气横逆，脾失健运之证，酌加白术、茯苓、泽泻、薏苡仁以健脾止泻；若伴有恶心呕吐，是为肝胃不和，胃失和降，酌加半夏、陈皮、藿香、生姜等以和胃降逆止呕。

内服膏方示例：

组成　柴胡 100 克，白芍 200 克，川芎 100 克，枳壳 100 克，陈皮 100 克，炙甘草 60 克，香附 150 克，郁金 150 克，黄芩 100 克，木蝴蝶 60 克，蜂蜜 200 克。

制法　将蜂蜜炼制后备用，其余药材浸泡后加适量水共煎 3 次，将 3 次煎液过滤去渣取汁合并，兑入炼制后的蜂蜜，搅拌均匀，慢火浓缩至稠膏状。

2. 瘀血阻络证

症状：胁肋刺痛，痛处固定而拒按，疼痛持续不已，入夜尤甚，或胁下有积块，或面色晦暗，舌质紫暗，脉沉弦。

治法：活血化瘀，理气通络。

方药：血府逐瘀汤加减。方用桃仁、红花、当归、生地黄、川芎、赤芍活血化瘀而养血，柴胡行气疏肝，桔梗开肺气，枳壳行气宽中，牛膝通利血脉，引血下行。若瘀血严重，有明显外伤史者，应以逐瘀为主，方选复元活血汤。方以大黄、桃仁、红花活血祛瘀，散结止痛，当归养血祛瘀，柴胡疏肝理气，天花粉消肿化痰，甘草缓急止痛，调和诸药。还可加三七粉另服，以助祛瘀生新之效。

内服膏方示例：

组成　桃仁 100 克，红花 100 克，当归 200 克，生地黄 150 克，川芎 100 克，赤芍 100 克，柴胡 100 克，桔梗 100 克，枳壳 100 克，牛膝 100 克，炙甘草 30 克，鳖甲胶 200 克，蜂蜜 200 克。

制法　将鳖甲胶烊化，蜂蜜炼制后备用，其余药材浸泡后加适量水共煎 3 次，将 3 次煎液过滤去渣取汁合并，兑入烊化后的鳖甲胶和炼制后的蜂蜜，搅拌均匀，慢火浓缩至稠膏状。

3. 湿热蕴结证

症状：胁肋胀痛，触痛明显而拒按，或引及肩背，伴有脘闷纳呆，恶心呕吐，厌食油腻，口干口苦，腹胀尿少，或有黄疸，舌苔黄腻，脉弦滑。

治法：清热利湿，理气通络。

方药：龙胆泻肝汤加减。方中龙胆草、栀子、黄芩清肝泻火，柴胡疏肝理气，木通、泽泻、车前子清热利湿，生地黄、当归养血清热益肝。可酌加郁金、半夏、青皮、川楝子以疏肝和胃，理气止痛。若便秘，腹胀满为热重于湿，肠中津液耗伤，可加大黄、芒硝以泄热通便存阴。若白睛发黄，尿黄，发热口渴，可加茵陈、黄柏、金钱草以清热除湿，利胆退黄。久延不愈者，可加三棱、莪术、丹参、当归尾等活血化瘀。对于湿热蕴结的胁痛，祛邪务必要早，除邪务尽，以防湿热胶固，酿成热毒，导致治疗困难。

内服膏方示例:

组成 龙胆草 60 克,栀子 150 克,黄芩 150 克,柴胡 100 克,川木通 100 克,泽泻 100 克,车前子 100 克,生麦芽 200 克,青皮 100 克,茵陈 100 克,生甘草 30 克,冰糖 200 克。

制法 将冰糖熬制后备用,其余药材浸泡后加适量水共煎 3 次,将 3 次煎液过滤去渣取汁合并,兑入熬制后的冰糖,搅拌均匀,慢火浓缩至稠膏状。

(二)虚证

肝络失养证

症状:胁肋隐痛,绵绵不已,遇劳加重,口干咽燥,两目干涩,心中烦热,头晕目眩,舌红少苔,脉弦细数。

治法:养阴柔肝,佐以理气通络。

方药:一贯煎加减。本方为柔肝的著名方剂,组方原则遵从叶天士"肝为刚脏,非柔润不能调和"之意,在滋阴补血以养肝的基础上少佐疏调气机,通络止痛之品,宜于肝阴不足,络脉不荣的胁肋作痛。方中生地黄、枸杞子滋养肝肾,沙参、麦冬、当归滋阴养血柔肝,川楝子疏肝理气止痛。若两目干涩,视物昏花,可加草决明、女贞子;头晕目眩甚者,可加钩藤、天麻、菊花;若心中烦热,口苦甚,可加栀子、丹参。

内服膏方示例:

组成 生地黄 200 克,沙参 100 克,当归 150 克,枸杞子 200 克,麦冬 150 克,川楝子 100 克,郁金 100 克,生麦芽 200 克,木蝴蝶 60 克,茵陈 100 克,生甘草 30 克,鳖甲胶 200 克,蜂蜜 200 克。

制法 将鳖甲胶烊化,蜂蜜炼制后备用,其余药材浸泡后加适量水共煎 3 次,将 3 次煎液过滤去渣取汁合并,兑入烊化后的鳖甲胶和炼制后的蜂蜜,搅拌均匀,慢火浓缩至稠膏状。

二、组方及应用要点

(一)变化应用

胁痛以肝气郁结,肝失疏泄为先,故疏调肝气、解郁止痛是治疗胁痛的基本方法。然而肝为刚脏,体阴而用阳,治疗时宜柔肝而不宜伐肝。疏肝行气药大多辛温香燥,若久用或配伍不当,易于耗伤肝阴,甚至助热化火。故应用膏方治疗本病时,要尽量选用轻灵平和之品,如香附、苏梗、玉蝴蝶、佛手、绿萼梅之类,另外,疏肝行气的同时,应配伍白芍、生地黄等柔肝养阴之品,以顾护肝阴,以利肝体。

胁痛可见于西医学的多种肝胆疾病,在应用膏方时应结合辨病来选方用药。如病毒性肝炎,可用疏肝运脾、化湿解毒、散瘀止痛等治法,选用柴胡疏肝散、茵陈蒿汤等方加减。肝胆结石当清利肝胆、通降排石,可用大柴胡汤加减,常用鸡内金、海金沙、金钱草、郁金、莪术等药物。胁痛如见肝功能异常,应慎用或不用黄酒烊化胶类。

(二)胶糖选择

胁痛若属肝胆湿热,应减少糖和蜜的加入,或调制为清膏;虚证者选用蜂蜜;热证者选用冰糖;合并糖尿病者可用木糖醇或元贞糖。若肝阴不足、肝络失养,可选用鳖甲胶入肝经,化瘀散结,滋阴潜阳。

(三)细料选择

胁痛患者在选择参类时,若属阴虚内热,可选用西洋参滋阴降火;气虚乏力者可用生晒参补中益气；阳虚怕冷者选用红参温阳益气。胸腹刺痛，出血瘀血者，可选用三七散瘀止血、消肿定痛。

三、古 今 膏 方

（一）内服膏方

1. 疏肝理脾膏

来源　《清宫配方集成》。

组成　酒杭芍、丹参、杜仲炭、焦白术各 180 克，当归、炙香附各 240 克，艾叶炭、缩砂仁各 150 克，川芎、木香各 120 克，黄连 90 克，炒神曲 180 克。

制法　上药以水煎透，去渣再熬浓汁，兑炼蜜收膏。

功用　疏肝止痛，理气健脾。

适应证　肝郁脾虚之胁下窜疼时作，左关沉弦，右寸关缓滑。

用法　每服 1 匙，白开水冲服。

备注　肝阴不足、阳亢火旺者不宜使用。

2. 调肝和胃膏

来源　《慈禧光绪医方选议》。

组成　党参、竹茹各 90 克，生白芍、石斛、桑叶各 120 克，炒三仙各 90 克，木香 24 克，橘红 45 克，甘草 30 克，枳壳、白术各 60 克。

制法　上药以水熬透，去渣，再熬浓汁，兑炼蜜收膏。

功用　调肝和胃，养肝泻火。

适应证　肝阴虚、脾胃不和之胁肋隐痛，咽干口燥，吞酸吐苦，头晕眼花，乏力纳少，舌边红，脉弦。

用法　每服 1 匙，白开水冲服。

备注　肝胆湿热较重者不宜使用。

（二）外用膏方

1. 御验膏

来源　《摄生秘剖》。

组成　血余、当归尾、川芎、赤芍、生地黄、桃仁、红花、苏木、木香、茅香、丁香、藿香、乌药、天南星、半夏、贝母、苍术、玄参、苦参、黄芩、黄柏、大黄、栀子、天花粉、枳壳、川乌、草乌、肉桂、高良姜、艾叶、防风、荆芥、白芷、细辛、羌活、独活、连翘、藁本、秦艽、麻黄、续断、牛膝、骨碎补、牙皂、五加皮、白鲜皮、白及、白蔹、大枫子、蓖麻子、苍耳子、五倍子、青风藤、威灵仙、甘草节、降香节、僵蚕、全蝎、蝉蜕、蛇蜕、蜈蚣、鳖甲、穿山甲各 30 克，虾蟆 1 个，桃枝、柳枝、榆枝、槐枝、桑枝、楝枝、楮枝各 21 寸，乳香、没药、血竭、麝香、阿魏各 15 克，松丹 2.5 千克，香麻油 6 千克。

制法　将上药（乳香、没药、血竭、麝香、阿魏、香麻油除外）择净，用香麻油浸 10 日，熬枯，滤净，再煮沸，加松丹，文火熬至滴水成珠，候温，方入乳香、没药、血竭、麝香、阿魏等药末与诸膏搅匀即成。

功用　活血化瘀，疏风散寒，散结消癥，行气止痛。

适应证　胁痛、腰痛等诸般疼痛，结核转节，顽癣顽疮，积年不愈，肿毒初发，肿块未破等，手足拘挛，骨节酸痛，男子痞积，女子血瘕。

用法　每次 1 贴，掺贴患处，每日 1 换。

2. 万应膏

来源 《医学入门》。

组成 木香、川芎、牛膝、生地黄、细辛、白芷、秦艽、当归尾、枳壳、独活、防风、大枫子、羌活、黄芩、南星、蓖麻子、半夏、苍术、贝母、赤芍、杏仁、白蔹、茅香、两头尖、艾叶、连翘、川乌、甘草节、肉桂、干姜、续断、威灵仙、荆芥、藁本、丁香、金银花、桐皮、藿香、红花、青风藤、乌药、苏木、玄参、白鲜皮、僵蚕、草乌、桃仁、五加皮、栀子、牙皂、苦参、穿山甲、五倍子、降真香、骨碎补、苍耳头、蝉蜕、蜂房、鳖甲、全蝎、麻黄、白及各30克,大黄60克,蜈蚣21条,蛇蜕3条,桃树皮、柳树皮、榆树皮、槐树皮、桑树皮、楝树皮、楮树皮各21寸。

制法 将上药择净,研细,用香麻油6千克浸泡(春5日,夏3日,秋7日,冬10日),入锅内,文武火煎,至药枯黑,去渣取汁,瓷器收贮。另按松香500克、前药油60克比例同熬,滴水成珠,滤入水中,反复揉扯,如金色即成膏。

功用 活血化瘀,祛风除湿,通络止痛。

适应证 风寒湿痹,腰胁疼痛,咳嗽哮喘,胸膈胀满,心腹疼痛,疟疾痢疾,顽癣顽疮,肿毒初发,杨梅肿硬,男人痞积,女人血瘕。

用法 一切风气寒湿,手足拘挛,骨节酸痛,男人痞积,女人血瘕,腰疼胁痛,诸般疼痛,结核转筋,顽癣顽疮,积年不愈,肿毒初发,杨梅肿硬,未破者俱贴患处;肚腹疼痛,疟、痢,俱贴脐上,痢白而寒者尤效;咳嗽哮喘,受寒恶心,胸膈胀满,面色萎黄,脾胃病证,心疼,俱贴前心;负重伤力,浑身拘痛者,贴后心与腰眼;诸疝、小肠气等症,贴脐下。

(刘克勤、庞 敏)

第五节 肾系病证

淋 证

淋证是以小便频数短涩,淋沥刺痛,小腹拘急引痛为主要临床表现的一类病证。

淋证多因外感湿热、饮食不节致湿热秽浊之邪蕴结膀胱,气化失常,水道不利;或因情志失调,气血不畅,水道不利;或年高久病、劳欲体虚、久淋伤正,脾肾亏虚,脏腑气化无权所致。

西医学中的膀胱、尿道、前列腺和阴道感染性炎症,慢性间质性膀胱炎,非感染性阴道炎,尿路结石、肿瘤、结核、异物、乳糜尿等非感染性炎症刺激有尿路刺激症状,以及膀胱神经调节功能失调等,均可参考本病辨证施治。

一、膏方治疗优势证候辨治

本病病位在肾与膀胱,并涉及肝、脾、心诸脏。因病变类型不一又各具特征,或少腹胀满、艰涩疼痛,或随尿液排出砂石,或见尿液红赤,甚至溺出纯血,或尿液浑浊如米脂膏,或病程长,小便淋沥不已,遇劳即发。淋证可急骤起病,或渐进形成,反复发作;亦可并发于多种急、慢性疾病过程中。

淋证的转归取决于患者体质强弱,感邪轻重,治疗得当与否。辨证施治要注意淋证间相互转化或同时并见。

(一)热淋

1. 实证

症状:小便频数急迫,尿色黄赤,灼热刺痛,或腰痛拒按,或痛引小腹,或有寒热、口苦、呕恶，或兼便秘，舌苔黄腻，脉濡数。

治法：清热解毒，利湿通淋。

方药：八正散加减。方中萹蓄、瞿麦、车前子、滑石、灯心草通淋利湿；栀子、大黄泻热解毒通腑，使湿热从大小便分利而出。热象明显者，酌加金银花、连翘、蒲公英、白花蛇舌草、黄蜀葵花、败酱草、土茯苓等清热解毒之品。

内服膏方示例：

组成　萹蓄100克，瞿麦100克，车前子90克，滑石90克，灯心草150克，栀子100克，大黄100克，金银花150克，连翘120克，蒲公英250克，白花蛇舌草300克，黄蜀葵花200克，败酱草200克，土茯苓150克，冰糖200克。

制法　将冰糖熬制后备用，滑石用纱布包好后与其余药材浸泡后加适量水共煎3次，将3次煎液过滤去渣取汁合并，兑入熬制后的冰糖，搅拌均匀，慢火浓缩至膏状。

2. 虚证

症状：尿色淡红，尿痛滞涩不著，腰酸膝软，五心烦热，舌红少苔，脉细数。

治法：育阴清热，利尿通淋。

方药：猪苓汤与五淋散加减。

内服膏方示例：

组成　猪苓200克，茯苓200克，泽泻200克，滑石200克，当归150克，生甘草150克，赤芍150克，栀子150克，黄柏100克，白茅根200克，生地黄200克，麦冬150克，鳖甲胶150克，阿胶150克，蜂蜜200克。

制法　将鳖甲胶、阿胶用黄酒烊化，蜂蜜炼制后备用，滑石用纱布包好后与其余药材浸泡后加适量水共煎3次，将3次煎液过滤去渣取汁合并，加入烊化后的鳖甲胶、阿胶，兑入炼制后的蜂蜜，搅拌均匀，慢火浓缩至稠膏状。

（二）血淋

1. 实证

症状：尿色红赤短急而频，或夹紫暗血块，灼热痛剧，滞涩不利，甚则尿道满急疼痛，牵引脐腹，舌红，苔薄黄，脉数有力。

治法：清热通淋，凉血止血。

方药：小蓟饮子化裁。方中通草、滑石、淡竹叶、栀子、甘草梢清心泻热通淋；生地黄、炒蒲黄、藕节、小蓟凉血止血。病势较重者，加黄芩、白茅根；便秘者加大黄；出血量多，色暗有块者，加三七、琥珀粉、川牛膝等化瘀止血。

内服膏方示例：

组成　通草200克，淡竹叶200克，栀子150克，甘草梢100克，生地黄150克，炒蒲黄100克，藕节150克，小蓟120克，黄芩120克，白茅根150克，大黄50克，三七30克，川牛膝200克，冰糖300克。

制法　将冰糖熬制后备用，其余药材浸泡后加适量水共煎3次，将3次煎液过滤去渣取汁合并，兑入熬制后的冰糖，搅拌均匀，慢火浓缩至膏状。

2. 虚证

症状：尿痛滞涩，尿色淡红不著，腰酸膝软，五心烦热，口干，舌红少苔，脉细。

治法：养血育阴，通淋止血。

方药：知柏地黄汤加味。

内服膏方示例：

组成　知母150克，黄柏150克，熟地黄150克，山茱萸100克，山药150克，旱莲草150克，白茅根 200 克，茜草根 150 克，龟甲胶 150 克，阿胶 150 克，栀子 150 克，牡丹皮 150 克，生地黄 200 克，麦冬 150 克，鳖甲胶 150 克，蜂蜜 200 克。

制法 将鳖甲胶、龟甲胶、阿胶用黄酒烊化，蜂蜜炼制后备用，其余药材浸泡后加适量水共煎 3 次，将 3 次煎液过滤去渣取汁合并，兑入烊化后的鳖甲胶、龟甲胶、阿胶和炼制后的蜂蜜，搅拌均匀，慢火浓缩至稠膏状。

（三）气淋

1. 实证

症状：小便艰涩疼痛，少腹胀满，淋沥不畅，余沥难尽，甚则胀痛难忍，苔薄白，脉沉弦。

治法：理气和血，通淋利尿。

方药：沉香散加减。本方以沉香降气；石韦、冬葵子、滑石清利湿热；陈皮、王不留行理气活血；当归、白芍、甘草和血柔肝，缓急止痛，标本兼顾。小腹胀满难忍，气滞较剧者，加木香、青皮、乌药、小茴香开郁理气；夹有瘀血，刺痛明显者，加川牛膝、红花、赤芍活血化瘀。

内服膏方示例：

组成 沉香 60 克，石韦 150 克，冬葵子 150 克，滑石 100 克，陈皮 150 克，王不留行 100 克，当归 100 克，白芍 150 克，甘草 100 克，木香 60 克，青皮 100 克，乌药 150 克，小茴香 100 克，川牛膝 100 克，红花 100 克，赤芍 100 克，冰糖 300 克。

制法 将沉香研细粉，冰糖熬制后备用，滑石用纱布包好后与其余药材浸泡后加适量水共煎 3 次，将 3 次煎液过滤去渣取汁合并，兑入熬制后的冰糖、沉香粉，搅拌均匀，慢火浓缩至膏状。

2. 虚证

症状：尿频清，滞涩不甚，小腹坠胀，余沥难尽，空痛喜按，不耐劳累，面色㿠白，舌质淡，脉虚细无力。

治法：补中健脾，益气升阳。

方药：补中益气汤。方中黄芪、党参、白术、陈皮、甘草益气健脾；当归补血活血；升麻、柴胡升举清阳。兼血虚肾弱者，用八珍汤加怀牛膝、枸杞子、杜仲，益气养血，双补脾肾。若淋证过用清利，小便失禁，用固脬汤，益气升阳，补肾固摄。

内服膏方示例：

组成 黄芪 300 克，党参 250 克，生白术 150 克，陈皮 100 克，当归 150 克，柴胡 100 克，升麻 150 克，白茅根 200 克，杜仲 150 克，栀子 150 克，牡丹皮 150 克，生地黄 200 克，牛膝 200 克，三七 80 克，鹿角胶 100 克，蜂蜜 200 克。

制法 将三七磨成极细粉，鹿角胶用黄酒烊化，蜂蜜炼制后备用，其余药材浸泡后加适量水共煎 3 次，将 3 次煎液过滤去渣取汁合并，兑入三七粉、烊化后的鹿角胶和炼制后的蜂蜜，搅拌均匀，慢火浓缩至膏状。

（四）石淋

1. 实证

症状：小便滞涩不畅，尿中排出砂石，或腰腹绞痛，连及外阴，尿中带血，或欲出不能，窘迫难忍，或尿流中断，苔薄白或黄，脉弦或数。

治法：清热利湿，通淋排石。

方药：石韦散化裁。方中石韦、冬葵子、瞿麦、滑石、车前子利水通淋，同时宜加较大剂量的金钱草、海金沙等以增强其消坚涤石作用。腰腹绞痛者，加芍药、甘草以缓急止痛。伴有小便频急，少腹胀满，排尿滞涩作痛，舌苔黄腻，脉滑数或濡数等膀胱湿热征象者，宜八正散清热利湿，加金钱草、石韦、牛膝、枳实等理气活血，消石排石。尿中带血者，加小蓟、生地黄、藕节、白茅根凉血止血。

内服膏方示例：

组成　石韦 200 克，冬葵子 150 克，瞿麦 100 克，滑石 100 克，车前子 150 克，金钱草 300 克，海金沙 200 克，芍药 200 克，甘草 100 克，牛膝 200 克，枳实 150 克，小蓟 100 克，生地黄 150 克，藕节 150 克，白茅根 200 克，冰糖 300 克。

制法　将冰糖熬制后备用，滑石、车前子用纱布包好后与其余药材浸泡后加适量水共煎 3 次，将 3 次煎液过滤去渣取汁合并，兑入熬制后的冰糖，搅拌均匀，慢火浓缩至膏状。

2. 虚证

症状：病程迁延，砂石滞留，伴见腰酸隐痛，或少腹空痛，脉细而弱。

治法：益肾消坚，攻补兼施。

方药：无比山药丸合石韦散加减。

内服膏方示例：

组成　熟地黄 150 克，山茱萸 100 克，山药 150 克，菟丝子 150 克，肉苁蓉 120 克，杜仲 100 克，巴戟天 100 克，牛膝 150 克，茯苓 200 克，泽泻 100 克，黄芪 300 克，金钱草 300 克，滑石 150 克，海金沙 150 克，石韦 200 克，白芍 200 克，当归 150 克，鱼脑石 100 克，鸡内金 200 克，牛角炭 100 克，蜂蜜 200 克。

制法　将蜂蜜炼制后备用，滑石、海金沙用纱布包好后与其余药材浸泡后加适量水共煎 3 次，将 3 次煎液过滤去渣取汁合并，兑入炼制后的蜂蜜，搅拌均匀，慢火浓缩至稠膏状。

（五）膏淋

1. 实证

症状：小便浑浊如米泔水，静置沉淀如絮状，上有浮油如脂，或夹凝块，或混有血液，尿道热涩疼痛，舌质红，苔黄腻。

治法：清热除湿，分清泌浊，清心通络。

方药：程氏萆薢分清饮。方中萆薢、石菖蒲清利湿浊；黄柏、车前子清热利湿；白术、茯苓健脾除湿；莲子心、丹参清心活血通络，使湿热去，清浊分，络脉通，脂液重归其道。小便黄热而痛甚者，加龙胆草、栀子；腹胀尿涩不畅者，加乌药、青皮；小便夹血者，加大蓟、小蓟、藕节、白茅根。

内服膏方示例：

组成　萆薢 200 克，石菖蒲 150 克，黄柏 100 克，车前子 150 克，生白术 150 克，茯苓 200 克，莲子心 150 克，丹参 200 克，龙胆草 100 克，栀子 90 克，乌药 150 克，青皮 90 克，大蓟 150 克，小蓟 150 克，藕节 150 克，白茅根 200 克，冰糖 200 克。

制法　将冰糖熬制后备用，其余药材浸泡后加适量水共煎 3 次，将 3 次煎液过滤去渣取汁合并，兑入熬制后的冰糖，搅拌均匀，慢火浓缩至膏状。

2. 虚证

症状：病久不已，或反复发作，淋出如脂，涩痛不著，形体日渐消瘦，腰酸膝软，头昏无力，舌淡苔腻，脉细数无力。

治法：补肾固涩。

方药：膏淋汤合补中益气汤或七味都气丸加减。

内服膏方示例：

组成　党参 150 克，山药 120 克，生地黄 150 克，芡实 100 克，白芍 200 克，莲须 100 克，沙苑蒺藜 120 克，黄芪 300 克，炙甘草 100 克，当归身 100 克，橘皮 120 克，升麻 100 克，柴胡 100

克，白术 100 克，醋五味子 100 克，山茱萸 150 克，茯苓 200 克，牡丹皮 150 克，熟地黄 120 克，泽泻 120 克，人参 90 克，龟甲胶 200 克，蜂蜜 200 克。

制法　将龟甲胶烊化，蜂蜜炼制后备用，人参浸泡单煎 3 次去渣取汁，其余药材浸泡后加适量水共煎 3 次，将 3 次煎液过滤去渣取汁与人参单煎药液合并浓缩，兑入烊化后的龟甲胶和炼制后的蜂蜜，搅拌均匀，慢火继续浓缩至膏状。

（六）劳淋

症状：病程缠绵，遇劳或思虑加重或诱发，时轻时重。尿液赤涩不甚，溺痛不著，淋沥不已，腰酸膝软，神疲乏力，舌质淡，苔薄，脉虚弱。

治法：益肾健脾养心。

方药：无比山药丸合补中益气汤加减。

内服膏方示例：

组成　熟地黄 150 克，山茱萸 150 克，菟丝子 200 克，巴戟天 120 克，杜仲 100 克，牛膝 180 克，肉苁蓉 120 克，芡实 150 克，金樱子 150 克，煅牡蛎 120 克，五味子 100 克，山药 150 克，茯苓 200 克，泽泻 200 克，薏苡仁 150 克，知母 100 克，黄柏 100 克，续断 150 克，狗脊 100 克，桑寄生 150 克，鹿角胶 100 克，龟甲胶 100 克，阿胶 100 克，蜂蜜 200 克。

制法　将鹿角胶、龟甲胶、阿胶用黄酒烊化，蜂蜜炼制后备用，其余药材浸泡后加适量水共煎 3 次，将 3 次煎液过滤去渣取汁合并，慢火浓缩，兑入烊化后的鹿角胶、龟甲胶、阿胶和炼制后的蜂蜜，搅拌均匀，至稠膏状。

二、组方及应用要点

（一）变化应用

淋证治疗要分清轻重缓急，虚实寒热，实则清利：清热利湿、清热凉血、通淋排石、利气疏导，清利勿太过，以防伤阴损气；虚则补益：健脾益气、益肾补虚、益气养阴，补不宜过腻，以防湿热留恋久病体弱；补阳药要选择柔和的，不适合燥烈之药。淋证多为实证或虚中夹实证，治疗多以祛邪或扶正祛邪为主，实证多以清膏或素膏为主。虚证多以健脾补肾为基础方。

淋证治疗不但要区分虚实，尤其要注意虚实间的转化，实证采取素膏或清膏，脏器虚弱者，注意虚脏补益兼祛除外邪。

膏方服用期间出现证候变化或病情加重，可先根据证候特点组成汤剂或清膏，短期服用，待标实渐缓、外邪已解，再应用膏方治疗。

（二）胶糖选择

淋证实证膏方少用胶类和蜜，可以加红糖或冰糖；如若虚中夹实，实邪偏盛调制为清膏。胶类则以鹿角胶补阳、鳖甲胶滋阴活血，但因肾为水火之脏，阴阳互根互用，常鹿角胶、鳖甲胶同用治疗肾虚。淋证肾阳不足者宜选用鹿角胶温阳补虚；手足心热、潮热盗汗等阴血不足者宜选用鳖甲胶、龟甲胶、黄明胶滋阴补血；合并糖尿病者可用木糖醇或元贞糖。血淋者，止血方中烊化胶类时应慎用或不用黄酒。

（三）细料选择

淋证虚证，若气虚神疲者选用生晒参、灵芝孢子粉；若阳虚怕冷、老年体弱者选用红参；肾阳不足者可选用冬虫夏草、海龙、海马、紫河车等；阴虚内热者选用西洋参、铁皮石斛。

三、古 今 膏 方

（一）内服膏方

健脾阳和膏

来源　《慈禧光绪医方选议》。

组成　党参 200 克，炒白术 100 克，茯苓 200 克，枇杷叶 200 克，炒枳壳 150 克，桔梗 100 克，木香 100 克，草豆蔻 120 克，炒三仙共 200 克，辛夷 100 克，陈皮 150 克，紫苏叶 150 克，羌活 150 克。

制法　上药以水熬透，去渣，再熬浓，加炼蜜为膏。

功用　温运脾阳。

适应证　尿频清，小腹坠胀。

用法　每用四钱，白水冲服。

（二）外用膏方

1. 通淋膏

来源　《理瀹骈文》。

组成　玄参、麦冬、当归、赤芍、知母、黄柏、生地黄、黄连、黄芩、栀子、瞿麦穗、萹蓄、赤苓、猪苓、木通、泽泻、车前、甘草、木香、郁金、萆薢、血余各 30 克。

制法　将上药择净，用麻油熬枯，滤净，黄丹收膏，加滑石 240 克搅匀即成，摊膏。

功用　清热通淋，凉血止血。

适应证　膀胱积热，淋秘尿血。

用法　每次 1 贴，外贴脐下，每日或隔日 1 换。

2. 通尿消石膏

来源　《中医脐疗大全》。

组成　滑石、硝石、乳香、琥珀、小茴香各 30 克，冰片 15 克。

制法　上药共研细末，贮瓶备用。

功用　利尿通淋，散结止痛。

适应证　泌尿系统结石，小便不利、小腹疼痛。

用法　取药末 3 克，温开水调膏，外敷脐部，麝香壮骨膏固定，再用艾条悬灸 30 分钟。每日灸 1 次，2 日换药 1 次。

3. 通尿膏

来源　《韩明本医案》。

组成　葱白 200 克，硫黄 20 克。

制法　上药共捣为膏，备用。

功用　温阳利尿。

适应证　小便不通、点滴不爽、腰酸无力。

用法　外敷脐部，胶布固定，上用热水袋热熨。熨 1 小时后，再换药膏外敷及热熨膀胱区，每日 1 次。

癃　　闭

癃闭是以小便量少，排尿困难，甚则小便闭塞不通为主要临床表现的疾病。以小便不利，点滴而短少，病势较缓者称为"癃"；小便闭塞，点滴不通，病势较急者称为"闭"。也有初始点滴量少，继则闭塞不通者。癃和闭虽有区别，但只是排尿困难程度的不同，故统称癃闭，病情严重时可见头晕头痛、恶心呕吐、胸满喘促、水肿，甚至神昏等症。

癃闭相当于西医学中各种原因引起的尿潴留及无尿症。尿潴留多见于前列腺增生、糖尿病性神经源性膀胱、脊髓疾病、截瘫、膀胱肿瘤、外科手术及产后；无尿多见于急慢性肾衰竭、神经性尿闭、药物性肾损害、膀胱括约肌痉挛、肝肾综合征、尿道结石、尿路肿瘤、尿道损伤、尿道狭窄、严重前列腺增生、脊髓炎等。根据年龄、性别、病史，结合影像学及肾功能检查等，有助于进一步明确病因诊断。

一、膏方治疗优势证候辨治

癃闭的发生，与肺、脾、肝、肾、三焦脏腑功能失调密切相关。外感六淫疠气、饮食劳倦、情志房劳、年老体弱、久病宿疾及先天不足等因素致使膀胱气化不利而见小便量少，点滴而出或闭塞不通。上焦之气不化，当责之于肺，肺失清肃则不能通调水道下输膀胱。中焦之气不化，当责之于脾，脾失健运则不能升清降浊。下焦之气不化，当责之于肾，肾阳亏虚则气不化水；肾阴不足则阴不化阳，肝郁气滞，三焦气化不利，以及尿路阻塞，均可导致膀胱气化失常。而湿、热、瘀、滞、虚又为癃闭主要病理因素。

细审主证辨虚实与轻重、分型。发病急骤，小腹胀或疼痛，小便短赤灼热，苔黄腻或薄黄，脉弦涩或数为实证；发病缓慢，面色不华或㿠白，小便排出无力，语声低细，舌淡，脉沉细弱为虚证。由癃转闭，多为病势由轻转重；由闭转癃，多为病势由重转轻。小便不通或通而不爽，情志抑郁，或多烦善怒，胁腹胀满为肝郁气滞；尿线变细或时而迫畅，时而不通为尿路阻塞；年老排尿无力，点滴而下，甚或尿闭为肾虚命门火衰；小便不利兼小腹坠胀，肛门下坠为中气不足；时欲小便而不得尿，咽干心烦，手足心热，腰膝酸软为肾阴不足；口渴不欲饮，小腹胀满为热积膀胱。一般来说，本病初期为癃，若病程经久，正气衰败或邪实壅盛，可由癃至闭，临床多见虚实夹杂之证。本病各证候非急重症期均可用膏方治疗，尤以早期效著。

（一）实证

1. 膀胱湿热证

症状：小便点滴不通，或量极少而短赤灼热，小腹胀满，口苦口黏，或口渴不欲饮，或大便不畅，舌质红，苔黄腻，脉数。

治法：清利湿热，通利小便。

方药：八正散加减。

内服膏方示例：

组成　黄柏150克，栀子100克，大黄100克，滑石150克，瞿麦200克，萹蓄200克，茯苓200克，泽泻150克，车前子150克，冰糖200克。

制法　将车前子、滑石单包后与其余药材（冰糖除外）浸泡后加适量水共煎3次，将3次煎液过滤去渣取汁合并，慢火浓缩，兑入冰糖至膏状。

2. 肺热壅盛证

症状：小便不畅或点滴不通，咽干，烦渴欲饮，呼吸急促，或有咳嗽，舌红，苔薄黄，脉数。

治法：清泄肺热，通利水道。

方药：清肺饮加减。

内服膏方示例：

组成　黄芩150克，桑白皮150克，鱼腥草100克，麦冬150克，芦根200克，天花粉200克，地骨皮 100 克，茯苓 200 克，猪苓 300 克，泽泻 150 克，车前子 150 克，冰糖 200 克。

　　制法　将冰糖熬制后备用，车前子单包后与其余药材浸泡后加适量水共煎 3 次，将 3 次煎液过滤去渣取汁合并，慢火浓缩，兑入熬制后的冰糖至膏状

3. 肝郁气滞证

　　症状：小便不通或通而不爽，情志抑郁，或多烦善怒，胁腹胀满，舌红，苔薄黄，脉弦。

　　治法：疏利气机，通利小便。

　　方药：沉香散加减。方中沉香、橘皮、柴胡、青皮、乌药疏肝理气；当归、王不留行、郁金行下焦气血；石韦、车前子、冬葵子、茯苓通利小便。

　　内服膏方示例：

　　组成　沉香 30 克，橘皮 150 克，柴胡 100 克，青皮 100 克，乌药 150 克，当归 200 克，王不留行 150 克，郁金 90 克，石韦 200 克，车前子 100 克，冬葵子 150 克，茯苓 200 克，冰糖 200 克。

　　制法　将沉香打细粉，冰糖熬制后备用，其余药材浸泡后加适量水共煎 3 次，将 3 次煎液过滤去渣取汁合并，兑入沉香细粉混匀，兑入熬制后的冰糖，搅拌均匀，慢火浓缩至稠膏状。

4. 浊瘀阻塞证

　　症状：小便点滴而下，或尿如细线，甚则阻塞不通，小腹胀满疼痛，舌紫暗，或有瘀点，脉涩。

　　治法：行瘀散结，通利水道。

　　方药：代抵当丸加减。方中当归尾、桃仁、莪术活血化瘀；大黄、芒硝、郁金通瘀散结；肉桂、桂枝助膀胱气化。

　　内服膏方示例：

　　组成　当归尾 100 克，桃仁 80 克，莪术 100 克，大黄 90 克，芒硝 50 克，郁金 100 克，肉桂 50 克，桂枝 90 克，远志 100 克，水蛭 30 克，鳖甲 200 克，蜂蜜 200 克。

　　制法　将鳖甲胶用黄酒烊化，蜂蜜炼制后备用，其余药材浸泡后加适量水共煎 3 次，将 3 次煎液过滤去渣取汁合并慢火浓缩，兑入烊化后的鳖甲胶、炼制后的蜂蜜至稠膏状。

（二）虚证

1. 脾气不升证

　　症状：小腹坠胀，时欲小便而不得出，或量少而不畅，神疲乏力，食欲不振，气短而语声低微，舌淡，苔薄，脉细。

　　治法：升清降浊，化气行水。

　　方药：补中益气汤合春泽汤加减。前方益气升清，用于中气下陷所致诸症；后方益气通阳利水，用于气阳虚损，不能化水，口渴而小便不利之证。两方合用益气升清，通阳利水，适用于中气下陷之癃闭。

　　内服膏方示例：

　　组成　黄芪 200 克，白术 150 克，肉桂 70 克，升麻 90 克，柴胡 100 克，茯苓 200 克，猪苓 300 克，泽泻 200 克，车前子 150 克，人参 150 克，鹿角胶 50 克，饴糖 200 克。

　　制法　将人参研成细粉，鹿角胶用黄酒烊化，饴糖熬制后备用，其余药材浸泡后加适量水共煎 3 次，将 3 次煎液过滤去渣取汁合并浓缩，兑入人参粉、烊化后的鹿角胶、熬制后的饴糖，搅拌均匀，慢火浓缩至稠膏状。

2. 肾阳衰微证

　　症状：小便不通或点滴不爽，排出无力，面色㿠白，神气怯弱，畏寒肢冷，腰膝冷而酸软无力，舌淡胖，苔薄白，脉沉细或弱。

　　治法：温补肾阳，化气利水。

　　方药：济生肾气丸加减。方中附子、肉桂、桂枝温肾通阳；地黄、山药、山茱萸补肾滋阴；车

前子、茯苓、泽泻利尿。本方温肾通阳，化气行水，适用于肾阳不足，气化无权之癃闭。

内服膏方示例：

组成 炮附子 30 克，肉桂 50 克，桂枝 50 克，地黄 150 克，山药 150 克，山茱萸 50 克，鹿角胶 100 克，蜂蜜 200 克。

制法 将鹿角胶用黄酒烊化，蜂蜜炼制后备用，炮附子先煎 1 小时后与浸泡后的其余药材加适量水共煎 3 次，将 3 次煎液过滤去渣取汁合并浓缩后，兑入烊化后的鹿角胶和炼制后的蜂蜜，搅拌均匀，慢火浓缩至稠膏状。

3. 肾阴亏耗证

症状：时欲小便而不得尿，咽干心烦，手足心热，腰膝酸软，舌质光红，脉细数。

治法：滋补肾阴，化气通关。

方药：六味地黄丸合猪苓汤加减。方中熟地黄、阿胶、山药、山茱萸滋补肾阴；茯苓、猪苓、泽泻、滑石、牡丹皮寓泻于补，以促使小便通利。

内服膏方示例：

组成 熟地黄 150 克，山药 200 克，山茱萸 150 克，茯苓 200 克，猪苓 300 克，泽泻 200 克，滑石 150 克，牡丹皮 150 克，龟甲胶 150 克，蜂蜜 200 克。

制法 将龟甲胶用黄酒烊化，蜂蜜炼制后备用，其余药材浸泡后加适量水共煎 3 次，将 3 次煎液过滤去渣取汁合并浓缩，兑入炼制后的蜂蜜和烊化后的龟甲胶，搅拌均匀，慢火浓缩至稠膏状。

二、组方及应用要点

（一）变化应用

膏方治疗癃闭，以虚证或因虚致实证为优势治疗证候，癃闭以虚证为主，脾气不升、肾阳衰微、肾阴亏虚表现较为突出者，治疗以健脾益气升提，温补肾阳，滋补肾阴为主的膏方调治效果佳，对于因虚致实，虚中夹实之证要扶正祛邪，对于肺热壅盛、膀胱湿热、肝郁气滞、浊瘀阻塞之证者则以祛邪为主，可予清膏口服。应用膏方辨治时应遵循标本同治、扶正祛邪，补虚而不留邪、祛邪而不伤正的组方原则，同时注意固护胃气。

膏方服用期间出现证候变化或病情加重，可先根据证候特点组成汤剂或清膏，短期服用，待标实渐缓、外邪已解，再应用膏方治疗。

通利小便：茯苓、猪苓、泽泻、滑石、车前子、石韦。

脾肾气阴亏虚者：生黄芪、党参、太子参、西洋参、生地黄、熟地黄、制何首乌、山茱萸、菟丝子。

脾肾阳虚者：加炮附子、肉桂、淫羊藿、仙茅、菟丝子等。

脾虚湿盛者：加制苍术、炒薏苡仁、芡实、炒白术、白扁豆等。

肺热者：加黄芩、桑白皮、鱼腥草、麦冬、芦根、天花粉等。

血瘀者：加当归尾、桃仁、莪术、大黄、芒硝、鳖甲等。

湿热者：加车前草、白花蛇舌草、蒲公英、蜀葵花、凤尾草、土茯苓等。

培元护胃：加神曲、怀山药、陈皮、淡竹茹、佛手等。

（二）胶糖选择

癃闭膀胱湿热及肺热壅盛者应用膏方应减少胶类和蜜的用量，可加冰糖，如若虚中夹实，实邪偏盛调制为清膏；癃闭脾气不足者宜选用饴糖；肾阳不足者，可选用鹿角胶温阳补虚；阴血不足者，可选择黄明胶、阿胶养阴补血；兼潮热盗汗、手足心热者可选龟甲、鳖甲胶滋阴补血。合并糖尿病者可选用木糖醇或元贞糖。

（三）细料选择

癃闭患者应用膏方若细料中选择参类,气虚神疲者选用生晒参;阳虚怕冷的老年患者选用红参;肾阳不足者可选用冬虫夏草;阴虚内热者选用西洋参;阴虚口干舌红者可选用铁皮石斛;血瘀者可选用三七粉兑入。

三、古 今 膏 方

（一）内服膏方

1. 治膀胱实热方

来源　《备急千金要方》。

组成　石膏400克,栀子、茯苓、知母各150克,生地黄1千克,淡竹叶300克,蜂蜜500毫升。

制法　将前6味药切碎,水煎后过滤取汁,如此3遍,再将所过滤汁液混合后浓缩,最后兑入蜂蜜,浓缩如膏状。

功用　清热泻火,利水通淋。

适应证　小便浑赤,溺时涩痛,淋漓不畅,甚或癃闭不通,小腹急满,口燥咽干等症。

用法　每服1匙,每日3次。

2. 牛膝膏

来源　《冯氏锦囊秘录杂证大小合参》。

组成　牛膝1.5千克,麝香（现用人工麝香代替）1克。

制法　用清水浓煎牛膝,直至成膏,入麝香收膏。

功用　利水通淋。

适应证　小便不通,茎中痛欲死,妇人血结坚痛。

用法　取膏适量,口服。

禁忌证　虚证者、孕妇不宜。

（二）外用膏方

1. 参茸养元膏

来源　《饲鹤亭集方》。

组成　甘草60克,牛膝30克,鹿茸、生地黄、熟地黄、淡肉苁蓉、菟丝子、附子、川断、麦冬、远志、蛇床子、虎骨（现以狗骨代替）、穿山甲（现以土鳖虫代替）、凌霄花各24克,番木鳖、木香各6克。

制法　将上药择净,用香麻油1千克煎枯,去渣取汁,再入肉桂24克,乳香、赤石脂各12克,阳起石15克,龙骨9克,公丁香、沉香、鸦片各6克,硫黄、松香、黄蜡各120克,调匀收膏。

功用　助元阳,补精髓,通血脉,镇玉池。养气保元,种子毓麟。

适应证　适用于小便淋沥,五劳七伤,诸虚百损,腰膝疼痛,半身不遂,膀胱疝气,阳痿不起,不孕不育等。

用法　摊贴脐下或腰眼间,每贴月余再换。

2. 蜗牛膏

来源　《寿世保元》。

组成　蜗牛3枚。

制法　将蜗牛去壳，捣如泥，加麝香少许。或用田螺亦可。

功用　利尿通便。

适应证　大小便不通。

用法　取适量，纳脐中。以手揉按之，立通。

禁忌证　虚证不宜。

3. 涂脐膏

来源　《冯氏锦囊秘录杂证大小合参》。

组成　猪苓、生地龙、针砂（醋煮）、甘遂各500克。

制法　上药捣研为末，入葱汁研成膏。

功用　通利小便。

适应证　水肿，小便涩少。

用法　取膏适量，一日2次敷肚脐，外用布固定。

腰　痛

　　腰痛是指由外感、内伤或挫闪等导致腰部受损，气血运行不畅，脉络绌急，或肾虚腰府失养所引起的以腰部一侧或两侧或正中发生疼痛为主要症状的一类病证，又称"腰脊痛"，临床上腰痛常伴有腰酸，腰酸则不一定有腰痛，为患者的一种自觉症状，四季均可以发生，多与肾有密切关系。

　　主要病因病机是感受风、寒、湿、热等外邪均可引起腰痛，其中以寒湿和湿热最为常见；外伤、过度劳累、跌仆挫伤等损伤腰肌、脊柱、经脉均可使气血运行不畅，气滞血瘀，络脉阻塞不通，发生腰痛；素体禀赋不足，或久病体虚，或年老精血亏虚，或房劳过度等致肾脏精血亏损，无以濡养经脉而发生腰痛。肾虚是腰痛发生的关键，与肝脾关系密切。综上可知，腰痛、腰酸的发生，有外因之感风、寒、湿、热，以及外伤；有内因之肝脾肾亏损。而在病因和发病机制中，肾虚是本，外邪、外伤、劳累、七情均是标。两者又可以互为因果。如感受寒湿之邪，可以损伤肾阳，感受湿热之邪，可以损伤肾阴，而肾阳、肾阴不足，又可使疾病进一步加重。

　　西医学中的肾脏病（肾盂肾炎、肾小球肾炎、肾结石、肾结核、肾下垂、肾积水、肾积脓等）、类风湿性脊柱炎、肥大性脊柱炎、结核性或化脓性脊柱炎、腰肌劳损、纤维组织炎、脊髓压迫症、急性脊髓炎、急性胰腺炎、穿透性溃疡、胆囊炎、胆石症、子宫后倾后屈、慢性附件炎、慢性前列腺炎等以腰痛为主症时，可参考本病辨证施治。

一、膏方治疗优势证候辨治

　　腰痛实证：寒湿腰痛、湿热腰痛、湿痰腰痛、风寒腰痛、风热腰痛、风湿腰痛；腰痛虚证：肾虚腰痛、脾湿腰痛、肝郁腰痛、瘀血腰痛。风寒、风热、风湿等夹风之证，通常病史短，痊愈快，清膏速愈；若邪伤正气可膏方缓缓图治；肾藏精，主封藏，腰为肾之府，肾之精气亏虚，腰府失养，最易发生腰痛，风寒、湿热、瘀阻亦与肾虚有关，肾虚是腰痛发生的关键，与肝脾关系密切，内伤不外乎肾虚，外感离不开湿邪，外伤离不开瘀血，先天之本亏虚，后天之本湿邪困阻，肝郁气滞血瘀，中医膏方治疗均可获良效。

（一）外感腰痛

1. 寒湿腰痛

症状：腰部冷痛重着，转侧不利，虽静卧亦不减或反而加重，遇阴雨天疼痛加剧，舌苔白腻，脉沉而迟缓。

治法：祛寒行湿，温经通络。

方药：常用甘姜苓术汤、渗湿汤等。寒湿重者，可加用肉桂、麻黄、白芷等；伴有肾虚者，可加用杜仲、桑寄生、续断等补肾壮腰。

内服膏方示例：

组成　干姜 200 克，茯苓 200 克，甘草 100 克，白术 100 克，肉桂 100 克，麻黄 90 克，白芷 100 克，杜仲 200 克，桑寄生 200 克，续断 200 克，蜂蜜 100 克。

制法　将蜂蜜炼制后备用，其余药材浸泡后加适量水共煎 3 次，将 3 次煎液过滤去渣取汁合并，兑入炼制后的蜂蜜，搅拌均匀，慢火浓缩至膏状。

2. 湿热腰痛

症状：腰部疼痛，痛处伴有热感，梅雨季节或暑天腰痛加重，或见肢节红肿，烦热口渴，小便短赤，舌苔黄腻，脉濡数。

治法：清热利湿，舒筋止痛。

方药：二妙丸加味。以黄柏、苍术化湿清热为主，防己、萆薢利湿为辅，当归、牛膝活血，龟甲滋阴。湿热腰痛兼有外邪者，可加用柴胡、防风、独活、川芎等。湿热腰痛伴有膀胱湿热者，可加用茯苓、泽泻、木通、猪苓、栀子、车前子等清利下焦湿热。

内服膏方示例：

组成　苍术 100 克，黄柏 150 克，当归 100 克，牛膝 100 克，防己 100 克，萆薢 150 克，盐知母 150 克，栀子 100 克，大黄 100 克，滑石 150 克，茯苓 200 克，泽泻 150 克，车前子 150 克，冰糖 200 克。

制法　将冰糖熬制后备用，车前子、滑石单包与其余药材浸泡后加适量水共煎 3 次，将 3 次煎液过滤去渣取汁合并，兑入熬制的冰糖，搅拌均匀，慢火浓缩至膏状。

3. 湿痰腰痛

症状：腰部冷痛沉重，牵引背胁，阴雨为甚，或见泄泻，苔白腻，脉滑。

治法：祛湿化痰。

方药：龟樗丸加减。方用龟甲补肾填精，樗白皮、苍术、滑石燥湿利湿，白芍、香附调理气血；有外湿，加防己、海风藤、桑枝、络石藤等；兼有脾湿，可加用醒脾化湿之药，如白术、茯苓、豆蔻仁、砂仁等，或加用温脾燥湿之味，如苍术、干姜、党参等。日久不愈，可加用肉桂以温通之。

内服膏方示例：

组成　樗白皮 150 克，苍术 150 克，陈皮 150 克，滑石 100 克，白芍 150 克，白术 100 克，茯苓 200 克，豆蔻仁 120 克，砂仁 60 克，干姜 90 克，党参 200 克，肉桂 90 克，龟甲胶 200 克。

制法　将龟甲胶用黄酒烊化后备用，滑石单包与其余药材浸泡后加适量水共煎 3 次，将 3 次煎液过滤去渣取汁合并，加入烊化后的龟甲胶，搅拌均匀，慢火浓缩至稀膏状。

4. 风寒腰痛

症状：腰痛拘急，或连脊背，或引脚膝，或见寒热，腰间觉冷，得温痛减，苔薄白，脉浮紧。

治法：发散风寒。

方药：人参败毒散加减。方用人参益气扶正，助羌活、独活、前胡、柴胡达邪外出；桔梗、枳壳一升一降，调畅气机；川芎行血中气滞，兼以镇痛；茯苓渗湿，甘草和中。

内服膏方示例：

组成　羌活 150 克，独活 150 克，前胡 150 克，柴胡 150 克，桔梗 100 克，枳壳 100 克，川芎 120 克，茯苓 200 克，甘草 100 克，肉桂 60 克，人参 90 克，蜂蜜 200 克。

制法　将人参研成极细粉，蜂蜜炼制后备用，其余药材浸泡后加适量水共煎 3 次，将 3 次煎液过滤去渣取汁合并，兑入人参粉和炼制后的蜂蜜，搅拌均匀，慢火浓缩至膏状。

5. 风湿腰痛

症状：腰背拘急，酸重疼痛，活动不利，或见发热恶风，或见颜面及四肢浮肿，苔薄腻，脉浮涩。

治法：祛风利湿。

方药：可选用独活寄生汤。本方为标本兼顾、扶正祛邪之方。以杜仲、牛膝、桑寄生补肾强腰，当归、生地黄、芍药、川芎、人参、茯苓调补气血，秦艽、防风、独活、细辛、桂枝祛风湿。若兼有肝肾不足者，可加用川断、狗脊等药物。若寒邪重，腰痛不可俯仰，可选用乌头汤；寒邪日久，郁而化热，可选用桂枝芍药知母汤。

内服膏方示例：

组成　杜仲 150 克，牛膝 200 克，桑寄生 200 克，当归 150 克，生地黄 150 克，芍药 200 克，川芎 90 克，茯苓 200 克，秦艽 120 克，防风 100 克，独活 150 克，细辛 30 克，桂枝 120 克，川断 200 克，狗脊 200 克，人参 60 克，蜂蜜 200 克。

制法　将人参研成极细粉，蜂蜜炼制后备用，其余药材浸泡后加适量水共煎 3 次，将 3 次煎液过滤去渣取汁合并，兑入人参粉和炼制后的蜂蜜，搅拌均匀，慢火浓缩至膏状。

（二）内伤腰痛

1. 肾虚腰痛

症状：腰痛以酸软为主，喜按喜揉，腿膝无力，遇劳更甚，卧则减轻，常反复发作；偏阳虚者，则少腹拘急，面色㿠白，手足不温，舌淡，脉沉细；偏阴虚者，则心烦失眠，口燥咽干，面色潮红，手足心热，舌红，脉弦细数。

治法：温肾补肾。

方药：青娥丸。若命门火衰者，可加用肉桂、炮附子、菟丝子等，若肾阴不足者，可加用熟地黄、山药、枸杞子、山茱萸等。

内服膏方示例：

组成　补骨脂 100 克，杜仲 150 克，肉桂 100 克，鹿角胶 100 克，菟丝子 150 克，熟地黄 150 克，山药 150 克，山茱萸 150 克，牛膝 200 克，当归 100 克，枸杞子 150 克，核桃仁 150 克，龟甲胶 100 克，蜂蜜 200 克。

制法　将龟甲胶、鹿角胶用黄酒烊化，蜂蜜炼制后备用，其余药材浸泡后加适量水共煎 3 次，将 3 次煎液过滤去渣取汁合并浓缩，兑入烊化后的龟甲胶、鹿角胶和炼制后的蜂蜜，搅拌均匀，慢火浓缩至稠膏状。

2. 脾湿腰痛

症状：腰痛重滞，面色㿠白，纳食不馨，或见大便稀薄，苔白腻，脉滑或濡。

治法：健脾利湿。

方药：轻者可用平胃散；水湿较重者可用防己黄芪汤；脾湿明显者，可用实脾饮。药用炮附子、干姜、白术、甘草、生姜、大枣温阳实脾，厚朴、木香、槟榔、草果理气化湿。

内服膏方示例：

组成　炮附子 30 克，干姜 100 克，白术 150 克，甘草 100 克，生姜 100 克，厚朴 150 克，木香 100 克，槟榔 100 克，草果 100 克，防己 100 克，黄芪 150 克，龟甲胶 150 克，蜂蜜 300 克。

制法　将龟甲胶用黄酒烊化，蜂蜜炼制后备用，炮附子先煎 1 小时后与浸泡后的其余药材加适量水共煎 3 次，将 3 次煎液过滤去渣取汁合并，兑入烊化后的龟甲胶和炼制后的蜂蜜，搅拌均匀，慢火浓缩至稠膏状。

3. 肝郁腰痛

症状：腰痛连胁腹，胁腹满胀似有气走窜，忽聚忽散，不能久立行走，舌质偏红，苔薄，脉弦细或沉弦。

治法：调肝行气。

方药：沉香降气汤加减。可在理气方药中，酌加枸杞子、女贞子、旱莲草、桑椹等肝肾同补之品。

内服膏方示例：

组成 沉香 100 克，香附 100 克，乌药 150 克，枸杞子 150 克，女贞子 150 克，旱莲草 120 克，桑椹 120 克，甘草 100 克，生姜 100 克，厚朴 150 克，木香 100 克，槟榔 100 克，草果 100 克，黄芪 150 克，蜂蜜 300 克。

制法 将蜂蜜炼制后备用，其余药材浸泡后加适量水共煎 3 次，将 3 次煎液过滤去渣取汁合并，兑入炼制后的蜂蜜，搅拌均匀，慢火浓缩至稠膏状。

4. 瘀血腰痛

症状：腰痛如刺，痛有定处，轻则俯仰不便，重则因痛剧而不能转侧，痛处拒按，日轻夜重，舌质紫暗，或有瘀斑，脉涩。

治法：活血化瘀，理气止痛。

方药：活络效灵丹或身痛逐瘀汤加减。方中当归、丹参养血活血，乳香、没药行气祛瘀止痛。亦可合用舒筋散。若瘀血明显，疼痛严重者，可选用乳香趁痛散。

内服膏方示例：

组成 当归 150 克，乳香 90 克，没药 90 克，黄芪 300 克，丹参 300 克，川芎 100 克，桃仁 100 克，红花 100 克，甘草 100 克，羌活 120 克，香附 120 克，牛膝 200 克，地龙 100 克，鳖甲胶 250 克，蜂蜜 200 克。

制法 将鳖甲胶用黄酒烊化，蜂蜜炼制后备用，其余药材浸泡后加适量水共煎 3 次，将 3 次煎液过滤去渣取汁合并，兑入烊化后的鳖甲胶和炼制后的蜂蜜，搅拌均匀，慢火浓缩至稠膏状。

二、组方及应用要点

（一）变化应用

腰痛治疗要分清轻重缓急，痛急宜止，痛缓当调；久病老年体弱，补阳药要选择柔和的，不适合燥烈之药；治下如权，非重不沉；久痛入络，常佐通络；外感腰痛多为实证或虚中夹实之证，治疗多以祛邪或扶正祛邪为主，膏方则以清膏或素膏为主。内伤腰痛多以肾虚为主，左归丸、右归丸是治疗肾虚腰痛的代表方剂，膏方则加鹿角胶补阳、鳖甲胶滋阴活血，但因肾为水火之脏，阴阳互根互用，常鹿角胶、鳖甲胶同用治疗肾虚。腰痛、腰酸多继发于其他疾病，因此治疗原发病，则腰痛、腰酸自可减轻或痊愈。

不论外感、内伤均可在补肾法则的基础上进行加减。若外感者加用祛风药，或加散寒药，或加利湿药，或加清热药，或兼而用之；若内伤者或加用健脾药，或加养肝药，或加理气药，或加活血药，或兼而用之。

膏方服用期间出现证候变化或病情加重，可先根据证候特点组成汤剂或清膏，短期服用，待标实渐缓、外邪已解，再应用膏方治疗。

（二）胶糖选择

外感邪盛腰痛膏方少用胶类和蜜，可以加红糖或冰糖，如若虚中夹实，实邪偏盛调制为清膏；腰痛肾阳不足者宜选用鹿角胶温阳补虚；手足心热、潮热盗汗等肾阴不足者宜选用龟甲胶滋阴补肾；瘀血者宜选用鳖甲胶破瘀滋阴；合并糖尿病者可用木糖醇或元贞糖。

（三）细料选择

腰痛患者补气治疗，若属气虚神疲选用生晒参、灵芝孢子粉；若属阳虚怕冷、老年体弱选用红参；肾阳不足者可选海龙、海马、冬虫夏草、紫河车等；阴虚内热者选用西洋参、铁皮石斛。

三、古今膏方

（一）内服膏方

1. 河车膏

来源　《清宫膏方精华》。

组成　党参75克，生地黄75克，枸杞子75克，当归75克，紫河车一具。

制法　用水煎透，炼蜜收膏。

功用　大补精血。

适应证　男妇诸虚百损，五劳七伤；或由先天禀受不足，元气虚弱，动转多病，不耐劳苦。男子肾虚阳痿，精乏无嗣；妇人子宫虚冷，屡经坠落，不成孕育，肾虚腰痛。

用法　每早用黄酒冲服三五茶匙，可以强身。

2. 补髓膏

来源　《鸡峰普济方》。

组成　补骨脂、核桃仁各等量，香麻油适量。

制法　将补骨脂择净，研细，放入锅中，加香麻油适量同炒，再纳入核桃仁末同炖至成膏即成。

功用　补益肝肾。

适应证　腰痛。

用法　每次10毫升，每日3次，温沸酒或淡盐汤送服。

（二）外用膏方

1. 五生膏

来源　《太平圣惠方》。

组成　附子、吴茱萸、蛇床子、当归、肉桂各30克。

制法　将上药择净，共研细末备用。

功用　温经活血，通络止痛。

适应证　腰脚痛甚，起坐不得。

用法　每次取适量，以生姜汁调匀，摊纱布上，外敷疼痛处，包扎固定，每日1换。

2. 神应膏药

来源　《普济方》。

组成　川乌、马蔺子、官桂、干姜、杜仲、木鳖子、没药、补骨脂各15克，乳香9克。

制法　将上药择净，共研细末备用。

功用　温经止痛，活血化瘀。

适应证　腰痛。

用法　每次取适量，以食醋调药末，敷贴腰上，包扎固定，每日换2～3次。

（姜　影、庞　敏）

第六节　脑系病证

眩　晕

眩晕是以目眩与头晕为主要表现的病证。目眩即眼花或眼前发黑，视物模糊；头晕即感觉自身或外界景物摇晃、旋转，站立不稳。两者常同时并见，故统称为"眩晕"。轻者闭目即止，重者如坐车船，旋转不定，不能站立，或伴有恶心、呕吐、汗出，甚则仆倒等症状。眩晕最早见于《内经》，并认为眩晕属肝所主，其病因病机与髓海不足、血虚、邪中等多种因素有关。《素问·至真要大论》云："诸风掉眩，皆属于肝。"金元时期《丹溪心法·头眩》中强调"无痰不作眩"，提出了因痰致眩的学说。明代《景岳全书·眩晕》中指出"眩晕一证，虚者居其八九，而兼火兼痰者，不过十中一二耳"，强调"无虚不能作眩"。眩晕的发生主要与情志不遂、年老体弱、饮食不节、久病劳倦、跌仆坠损及感受外邪等因素有关。

西医学中的椎-基底动脉供血不足、颈椎病、高血压、低血压、贫血、阵发性心动过速、前庭神经元炎、脑外伤后综合征等疾病，临床表现以眩晕为主要症状者，均可参照本病辨证论治。

一、膏方治疗优势证候辨治

眩晕与肝、脾、肾三脏密切相关，眩晕的病性以虚者居多，气血亏虚、髓海空虚、肝肾不足所导致的眩晕多属虚证；因痰浊中阻、瘀血阻络、肝阳上亢所导致的眩晕属实证或本虚标实证；眩晕的病机概括起来主要有风、痰、虚、瘀诸端，以内伤为主。眩晕多反复发作，病程较长，其病因病机较为复杂，多彼此影响，互相转化。如发病初期，病程较短时多表现为实证，即痰浊中阻、瘀血内阻，或阴阳失调之肝阳上亢，若日久不愈，可转化为气血亏虚、肾精不足之虚证；也有气血亏虚、肾精不足所致眩晕者，反复发作，气血津液运行不畅，痰浊、瘀血内生，而转化为虚实夹杂证。痰浊中阻者，由于痰浊内蕴，阻遏气血运行，日久可致痰瘀互结。此外，元、明、清部分医家还认识到某些眩晕与头痛、头风、肝风、中风诸证之间有一定的内在联系，需谨慎防范病情迁延、变化。

眩晕首辨虚实，次辨标本缓急，常见证候为肝阳上亢、痰浊内蕴、瘀血阻络、气血亏虚、肾精不足。膏方治疗眩晕，以肝阳上亢、气血亏虚、肾精不足等相对稳定证候为优势，而对原发病急性发作或加重、症状急性加重者不宜使用。膏方治疗眩晕其目标是改善临床症状，延缓病情发展，提高患者生活质量。

1. 肝阳上亢证

症状：眩晕，耳鸣，头胀痛，易怒，失眠多梦，脉弦；或兼面红，目赤，口苦，便秘尿赤，舌红苔黄，脉弦数；或兼腰膝酸软，健忘，遗精，舌红少苔，脉弦细数；或眩晕欲仆，泛泛欲呕，头痛如掣，肢麻震颤，语言不利，步履不正。

治法：平肝潜阳，清火息风。

方药：天麻钩藤饮加减。若肝火偏盛，可加龙胆草、牡丹皮以清肝泄热；或改用龙胆泻肝汤加石决明、钩藤等以清泻肝火。若兼腑热便秘者，可加大黄、芒硝以通腑泄热。若肝阳亢极化风，宜加羚羊角（或羚羊角骨）、牡蛎、代赭石之属以镇肝息风，或用羚羊角汤加减（羚羊角、钩藤、石决明、龟甲、夏枯草、生地黄、黄芩、牛膝、白芍、牡丹皮）以防中风变证的出现。若肝阳亢而偏阴虚者，加滋养肝肾之药，如牡蛎、龟甲、鳖甲、何首乌、生地黄、淡菜之属。若肝肾阴亏严重者，应参考肾精不足证结合上述化裁治之。

内服膏方示例：

组成 天麻100克，钩藤120克，石决明150克，栀子90克，黄芩90克，川牛膝120克，杜仲150克，益母草100克，桑寄生120克，夜交藤100克，茯神100克，羚羊角粉18克，龟甲胶200克，蜂蜜200克。

制法 将龟甲胶用黄酒烊化，蜂蜜炼制后备用，石决明先煎1小时后与其余药材浸泡后加适量水共煎3次，将3次煎液过滤去渣取汁合并浓缩，加热成清膏，兑入羚羊角粉、烊化后的龟甲胶和炼制后的蜂蜜，搅拌均匀，收膏即成。

2. 痰浊内蕴证

症状：眩晕，倦怠或头重如蒙，胸闷或时吐痰涎，少食多寐，舌胖，苔浊腻或白厚而润，脉滑或弦滑，或兼结代；或兼见心下逆满，心悸怔忡；或兼头目胀痛，心烦而悸，口苦尿赤，舌苔黄腻，脉弦滑而数；或兼头痛耳鸣，面赤易怒，胁痛，脉弦滑。

治法：化痰息风，健脾祛湿。

方药：半夏白术天麻汤加减。若眩晕较甚，呕吐频作，可加代赭石、旋覆花、胆南星之类以除痰降逆；若舌苔厚腻水湿盛重，可加泽泻、猪苓以淡渗利湿；若脘闷不食，加白蔻仁、砂仁化湿醒胃；若兼耳鸣重听，加石菖蒲通阳开窍；若为寒饮内停，可加桂枝、干姜、附子、白芥子之属以温阳化寒饮；若为痰郁化火，可加竹茹、黄连、黄芩、天竺黄等以化痰泄热。

内服膏方示例：

组成　制半夏90克，天麻120克，白术120克，茯苓90克，橘红60克，炙甘草60克，生姜60克，大枣30枚，冰糖200克。

制法　将冰糖熬制后备用，其余药材浸泡后加适量水共煎3次，将3次煎液过滤去渣取汁合并浓缩，兑入熬制后的冰糖，搅拌均匀，慢火浓缩至稠膏状。

3. 瘀血阻络证

症状：眩晕，头痛，或兼见健忘，失眠，心悸，精神不振，面或唇色紫暗，舌有紫斑或瘀点，脉弦涩或细涩。

治法：祛瘀生新，活血通窍。

方药：通窍活血汤加减。若兼气虚，身倦乏力，少气自汗，宜加黄芪，且应重用，以补气行血；若兼寒凝，畏寒肢冷，可加附子、桂枝以温经活血；若兼骨蒸劳热，肌肤甲错，可加牡丹皮、黄柏、知母，重用生地黄，去柴胡、枳壳、桔梗，以清热养阴、祛瘀生新；若为产后血瘀眩晕，可用清魂散，加当归、延胡索、血竭、没药。

内服膏方示例：

组成　赤芍120克，桃仁90克，红花90克，生姜90克，老葱60克，大枣30枚，麝香1.5克，鳖甲胶200克，红糖200克。

制法　将麝香研为极细粉，鳖甲胶用黄酒烊化，红糖熬制后备用，其余药材浸泡后加适量水共煎3次，将3次煎液过滤去渣取汁合并浓缩，兑入麝香粉、烊化后的鳖甲胶和熬制后的红糖，搅拌均匀，慢火浓缩至稠膏状。

4. 气血亏虚证

症状：眩晕，动则加剧，劳累即发，神疲懒言，气短声低，面白少华，或萎黄，或面有垢色，心悸失眠，纳减体倦，舌色淡，质胖嫩，边有齿印，苔薄白，脉细或虚大；或兼食后腹胀，大便溏薄；或兼畏寒肢冷，唇甲淡白；或兼诸失血证。

治法：补益气血，健运脾胃。

方药：十全大补汤加减。若为脾阳虚衰，可加入干姜、肉桂等以温运阳气。若以心悸、失眠、健忘为主要表现，可加入茯神、远志、酸枣仁、龙眼肉等安神定志。血虚甚者，用当归补血汤，该方以黄芪5倍于当归，在补气的基础上补血，亦可加入枸杞子、山药之属，兼顾脾肾。若眩晕由失血引起，应针对失血原因而治之，如属气不摄血，可重用黄芪，加入阿胶、白及、三七、仙鹤草等补虚止血。

内服膏方示例：

组成　人参150克，当归100克，川芎60克，白芍100克，熟地黄100克，白术100克，茯苓100克，炙甘草60克，黄芪200克，肉桂50克，赤芍100克，大枣50克，生姜50克，五味子50克，远志50克，陈皮60克，胡桃肉100克，阿胶200克，蜂蜜300克。

制法　将人参、胡桃肉研成极细粉，阿胶用黄酒烊化，蜂蜜炼制后备用，其余药材浸泡后加适量水共煎 3 次，将 3 次煎液过滤去渣取汁合并浓缩，兑入人参粉、胡桃肉粉、烊化后的阿胶和炼制后的蜂蜜，搅拌均匀，慢火浓缩至稠膏状。

5. 肾精不足证

症状：眩晕，精神萎靡，腰膝酸软，或遗精，滑泄，耳鸣，发落，齿摇，舌瘦嫩或嫩红，少苔或无苔，脉弦细或弱或细数。

治法：补益肾精，充养脑髓。

方药：河车大造丸加减。若眩晕较甚者，可选加龙骨、牡蛎、鳖甲、磁石、珍珠母之类以潜浮阳；若遗精频频者，可选加莲须、芡实、桑螵蛸、沙苑子、覆盆子等以固肾涩精；偏于阴虚者，可加知母、枸杞子等滋养肾阴；偏于阳虚者，可酌加巴戟天、淫羊藿、仙茅、肉苁蓉等以增强温补肾阳之力。

内服膏方示例：

组成　紫河车 100 克，熟地黄 200 克，天冬 100 克，麦冬 100 克，杜仲 150 克，牛膝 100 克，黄柏 150 克，胡桃肉 100 克，紫河车 100 克，珍珠粉 4 克，龟甲胶 100 克，鹿角胶 100 克，蜂蜜 300 克。

制法　将胡桃肉、紫河车研成极细粉，龟甲胶、鹿角胶用黄酒烊化，蜂蜜炼制后备用，除珍珠粉外的其余药材浸泡后加适量水共煎 3 次，将 3 次煎液过滤去渣取汁合并浓缩，兑入胡桃肉粉、紫河车粉、珍珠粉、烊化后的龟甲胶和鹿角胶、炼制后的蜂蜜，搅拌均匀，慢火浓缩至稠膏状。

二、组方及应用要点

（一）变化应用

膏方治疗眩晕，以虚证或因虚致实证为优势治疗证候，临床常有虚实夹杂、本虚标实之证，应用膏方辨治时应标本兼顾，一般眩晕发作时以治标为主，眩晕减轻或缓解后，常须标本兼顾，如日久不愈，则当针对本虚辨治；眩晕的治疗应注意治疗原发病，如因跌仆外伤、鼻衄、妇女血崩、漏下等失血而致的眩晕，应重点治疗失血；脾胃不健，中气虚弱者，应重在治疗脾胃。一般原发病得愈，眩晕亦随之而愈。辨证论治中应注意审证求因，治病求本。

眩晕是临床常见病证之一，一般眩晕发作时，宜及时采取治疗措施以控制病情，多从肝风、痰浊、瘀血论治；眩晕缓解后，则以扶正固本为主，可用膏方予以益气升阳、滋补肝肾等。膏方治疗眩晕，在服用期间，若出现眩晕反复发作，或逐渐加重或发作时伴有视一为二、站立不稳、肢体麻木等症状时，需密切观察病情变化，及时救治，防止发生中风，可先用汤剂短期调服膏方或暂停服用膏方治疗原发病，待标实渐缓，再应用膏方治疗。

（二）胶糖选择

眩晕肝阳上亢者可用鳖甲胶或龟甲胶以滋阴、清虚热；眩晕，心悸多梦属血虚者，可加阿胶补血润燥、息风安神；肾阳不足者，可选用鹿角胶温阳补虚；兼潮热盗汗、手足心热、胁下痞硬等者，可选用龟甲胶、鳖甲胶，滋阴补血、退热散结；合并血尿酸增高或者痛风者，应慎用鹿角胶、龟甲胶、鳖甲胶等，可用少量琼脂以利于收膏。

眩晕若属痰浊内蕴，可减少糖和蜜的加入，或调制为清膏。便秘或体虚者可选蜂蜜；血瘀者可选红糖；热证者可用白砂糖、冰糖；合并高脂血症、糖尿病、肥胖症或有倾向者应适当调整，慎用或忌用冰糖、红糖、蜂蜜收膏，改用木糖醇、元贞糖代替。

（三）细料选择

若气虚神疲者选用生晒参；气虚兼畏寒阳虚者可选用红参、鹿茸。不宜用人参者，可于普通饮片中酌情选用党参、太子参、南沙参、北沙参、玄参等益气养阴。痰热盛者，可加入鲜竹沥清热化痰于浓缩收膏时兑入。阴虚内热者选用西洋参。若肾阳虚喘或久咳虚喘可加用冬虫夏草；肝阳上亢头晕目眩者或肝风内动惊痫抽搐者或肝火上炎目赤肿痛者，可加用羚羊角粉平肝息风或珍珠粉平肝潜阳。

三、古 今 膏 方

（一）内服膏方

1. 防风补煎

来源　《备急千金要方》。

组成　防风、细辛、川芎、白鲜皮、独活、甘草各 300 克，大枣 40 枚，橘皮、淡竹叶各 200 克，蜜 500 克。

制法　将前 9 味药切碎、水浸后煎煮滤汁，煎三遍后将药汁混合浓缩，最后下入蜜收膏。

功用　祛风散寒，活血定眩。

适应证　肝虚寒之视物不明、头晕目眩等症。

用法　每服 1 匙，白天 3 次，晚上 1 次。

备注　肝实热证者不宜服。

2. 调肝和胃膏

来源　《清宫配方集成》。

组成　羚羊角、秦艽、钩藤、青皮、延胡索、炙香附、枳实、胡黄连、酒芩各 100 克，糖瓜蒌、茵陈、赤苓各 200 克，焦三仙各 150 克，甘草 50 克。

制法　上药以水煎透，去渣，兑炼蜜 3 千克。

功用　平肝和胃，通滞化积。

适应证　肝胃不和证，症见眩晕头痛，急躁易怒，胁痛腹胀，小便赤涩，大便秘结，舌苔黄腻，左关弦，右寸关稍滑。

用法　每晚服 1 茶匙，白开水送服。

备注　脾胃虚寒者不宜服。

3. 薯蓣汤

来源　《三因极一病证方论》。

组成　山药、白茯苓、炙黄芪各 300 克，人参、熟地黄、枳壳各 150 克，麦冬、前胡、白芍、远志、茯神、制半夏、炙甘草各 100 克。

制法　上药放入铜锅中，加入冷水浸泡 12 小时，水量以高出药面 15 厘米为宜，先用大火将药液煮沸，再用小火煎煮，保持微沸，煎煮时应及时搅拌，并去除浮于表面的泡沫，以免药液溢出，煮 2～5 小时，过滤取出药液，药渣续加冷水再煎，第二次加水量一般以淹没药料即可，如法煎煮 3 次为度，合并药液，静置沉淀，再用四层纱布过滤 3 次，尽量减少药液中的杂质。将煎出的药液再放在小火上煎煮蒸发浓缩，同时不断用筷子搅动药液，防止焦化，逐渐形成稠膏状，趁热用筷子取浓缩的药液滴于干燥皮纸上，以滴膏周围不见水迹为度。此谓清膏。饴糖 1.25 千克、白蜜 1.25 千克先行炒透，随后放入稠膏状的药液中，用小火慢熬，并不断用筷子搅拌和匀收膏。

功用　益气滋阴，降逆化痰。

适应证　七情内动所致的脏气不行，郁而生涎，涎结为饮，随气上厥，伏留阳经，心中忡悸，四肢缓弱，翕然面热，头目眩冒，如微摇动。

用法　每服 1 汤匙，饭前服用，用生姜和秫米煮水送服。

备注　痰湿内盛者慎服。

4. 清热养肝活络膏

来源　《慈禧光绪医方选议》。

组成　生地黄 150 克，芍药、当归各 120 克，羚羊角 75 克，天麻、秦艽、枳壳、橘红各 60 克，僵蚕、川贝母、炒神曲各 90 克，甘草 30 克。

制法　上药以水煎透，去渍再熬浓汁，炼蜜为膏。

功用　平肝潜阳，滋阴通络。

适应证　肝阳化风之头晕微疼，自不清爽。

用法　每服 10 克，白开水冲服。

备注　热病后期之阴虚风动，非本方所宜。

5. 天麻膏

来源　《幼科释谜》。

组成　生地黄 60 克，羌活 45 克，当归 36 克，牛膝、玄参、杜仲、羌活各 22.5 克，天麻 20 克。

制法　上药共研为细末，加水熬膏。

功用　滋阴燥湿，平肝息风。

适应证　眩晕。

用法　每次 3 克，温开水送服，每日 3 次。

备注　忌过食肥甘厚味。

（二）外用膏方

1. 清肝膏

来源　《理瀹骈文》。

组成　鳖甲 1 个，黄连、龙胆草各 90 克，生姜、葱白、大蒜头、玄参、侧柏叶、生地黄、川芎、当归、白芍、郁金、牡丹皮、地骨皮、羌活、防风、胆南星各 60 克，薄荷、黄芩、麦冬、知母、贝母、黄柏、荆芥穗、天麻、秦艽、蒲黄、枳壳、连翘、半夏、天花粉、黑栀子、香附、赤芍、前胡、橘红、青皮、瓜蒌仁、桃仁、胡黄连、延胡索、五灵脂、莪术、三棱、甘遂、大戟、红花、茜草、石菖蒲、木瓜、牛膝、续断、车前子、木通、皂角、细辛、蓖麻子、木鳖仁、大黄、芒硝、羚羊角、犀角（现以水牛角代替）、穿山甲、全蝎、牡蛎、忍冬藤、甘草、石决明各 30 克，吴茱萸、花椒、白芥子、乌梅、官桂、蝉蜕各 15 克，槐枝、柳枝、桑枝、冬青枝、枸杞子根各 240 克，柴胡、凤仙草、益母草、白菊花、干桑叶、韭白、蓉叶各 120 克。

制法　将鳖甲用香麻油 1.5 千克熬枯备用。余药择净，用香麻油 11 千克分熬，丹收，与鳖甲药油调匀，再入煅青礞石 120 克，明雄黄、漂青黛各 60 克，芦荟、青木香各 30 克，牛皮胶 120 克，以一滴试之不爆，方取下。再搅千余遍，令匀，愈多愈妙，勿炒珠。

功用　清泻肝火，滋养肝阴。

适应证　肝经血虚有怒火，或头晕头痛，眼花目赤，耳鸣耳聋，耳前后痛，面青口酸，寒热往来，多惊不睡，善怒，吐血，胸中痞塞，胁肋乳旁痛，大腹作痛，少腹作痛，阴肿阴痛，小儿发搐，肝疝。外症见颈上生核。

用法　每次 1 贴，量部位大小摊贴。头眼病贴两太阳，耳病夹耳门贴。内症上贴胸口，并两胁、背心（肝俞穴）、脐上、脐下，余贴患处，每日或隔日 1 换。

备注　方中半夏、甘遂、胆南星、雄黄有毒，严禁内服。

2. 松脂膏

来源　《普济方》。

组成　松脂、光明盐、杏仁、蜜、蜡各 50 克，熏陆香 100 克，麻仁 150 克。

制法　将上药捣烂后做饼，备用。

功用　祛风利气，通经定眩。

适应证　头面风之眩晕。

用法 先将百会穴上头发剃净，再贴本膏，外盖一层不透气薄膜，3 日 1 换。若痒，加针百会，不久风定。

备注 本方外用，不宜内服。

3. 摩顶细辛膏

来源 《普济方》。

组成 细辛、当归、肉桂各 30 克，天雄、乌头各 20 克，白芷、川芎各 15 克，干姜 10 克，松柏枝 40 克，生地黄（取自然汁）800 克，朱砂 10 克，猪油 480 克。

制法 将上药（生地黄、猪油、朱砂除外）切碎，用生地黄汁浸泡一夜，加入猪油同煎，以白芷色黄为度，滤去药渣，再加入朱砂末，用柳木棒不停搅拌，使之凝固，收于瓷器中。

功用 祛风止眩，温通经络。

适应证 眩晕。

用法 每用少许，外摩头顶。

备注 细辛、乌头、天雄、朱砂有毒，不宜内服。

4. 青莲摩顶膏

来源 《普济方》。

组成 吴蓝、大青、玉竹、槐子仁、栀子各 40 克，淡竹叶 20 克（以上 6 味，切碎绵裹），生油 1 升，真酥 110 克，莲子草汁 1 升，长理石 40 克，盐花 75 克，曾青、川朴硝各 75 克。

制法 将生油、真酥、莲子草汁 3 味放入铜锅，小火慢熬，至沸腾如鱼眼。再加入棉袋内诸药，煎半日后去药，过滤去液。再煎药油，微沸后，即下长理石等后 4 味，用柳棍轻搅 10 余沸，膏即成，收于干燥容器中。

功用 祛风止眩，生发明目。

适应证 头风目眩，风毒冲脑，脑户留热，脑中诸疾，或脑脂流入目中，风泪宜用，亦可生发明目。

用法 每用涂顶及无发处，匀涂后用铁匙摩擦，令药力渗透入脑。每隔 2～3 晚，摩 1 次，不可过于频繁。摩膏后头生垢腻，任依寻常洗去。

备注 本方外用，严禁内服。

中 风

中风又名"卒中"，是在气血内虚的基础上，因劳倦内伤、忧思恼怒、嗜食厚味及烟酒等诱因，引起脏腑阴阳失调，气血逆乱，直冲犯脑，导致脑脉痹阻或血溢脑脉之外，临床以卒然昏仆、半身不遂、口舌㖞斜、言语謇涩或不语，偏身麻木为主症，并具有起病急、变化快的特点，好发于中老年人的一种常见病。因本病起病急剧，变化迅速，与自然界善行而数变之风邪特性相似，故古人以此类比，名为中风，但与《伤寒论》所称"中风"名同实异。临床还可见以突发眩晕，或视一为二，或不识事物及亲人，或步履维艰，或偏身疼痛，或肢体抖动不止等为主要表现，而不以半身不遂等症状为主者，仍属"中风"范畴。本病在脏腑功能失调，气血亏虚的基础上，多由于忧思恼怒，或饮食不节，或房室所伤，或劳累过度，或气候骤变等诱因，以致阴亏于下，肝阳暴涨，内风旋动，夹痰夹火，横窜经脉，气血逆乱，直冲犯脑，导致脑脉痹阻或血溢脑脉之外，蒙蔽心窍而发生卒然昏仆、半身不遂诸症。

本病与西医学所称的脑卒中大体相同，包括缺血性脑卒中和出血性脑卒中。缺血性脑卒中主要包括短暂性脑缺血发作、血栓形成性脑梗死、血栓栓塞性脑梗死；出血性脑卒中主要包括高血压性脑出血。上述疾病均可参考本病辨证论治。

一、膏方治疗优势证候辨治

中风的病位在脑髓、血脉，涉及心、肝、脾、肾等多个脏腑。常由于脑络受损，神机失用，而导致多脏腑功能紊乱。其病性属本虚标实，急性期以风、火、痰、瘀等标实证候为主，恢复期及后遗症期则表现为虚实夹杂或本虚之证，以气虚血瘀、肝肾阴虚为多，亦可见气血不足、阳气虚衰之象，而痰瘀互结是中风各阶段的基本病机。

中风之发生，总不外乎在本为阴阳偏盛，气血逆乱；在标为风火交煽、痰浊壅盛、瘀血内阻，形成本虚标实，上盛下虚的证候。但病位有浅深，病情有轻重，证候有寒热虚实，病势有顺逆的不同，因此要全面掌握中风的辨证要领。中风分为中经络和中脏腑，其后遗症多见半身不遂和言语不利。膏方治疗中风，以中经络和后遗症相对稳定阶段为优势治疗证候，而对中风急性加重或中脏腑者，不宜使用。其治疗目标是减轻症状，阻止病情发展，预防再发，提高患者生活质量。

（一）中经络

1. 络脉空虚，风邪入中

症状：手足麻木，肌肤不仁，或突然口舌㖞斜，言语不利，口角流涎，甚则半身不遂，舌苔薄白，脉浮弦或弦细。

治法：祛风通络。

方药：大秦艽汤加减。本方以大队风药合养血、活血、清热之品组成。秦艽祛风而通行经络；羌活、防风散太阳之风；白芷散阳明之风；细辛、独活搜少阴之风；风药多燥，配白芍敛阴养血；复用白术、茯苓、甘草健脾益气；而黄芩、生石膏、生地黄凉血清热，是为风夹热邪而设。若治后，偏身麻木诸症月余未复，多有血瘀痰湿阻滞脉络，酌加白芥子祛除经络之痰湿；丹参、鸡血藤以逐瘀活络，即所谓"治风先治血，血行风自灭"之意。

内服膏方示例：

组成　秦艽 150 克，独活 120 克，羌活 90 克，防风 90 克，白芷 90 克，细辛 60 克，白术 120 克，茯苓 120 克，炙甘草 60 克，生地黄 120 克，熟地黄 120 克，白芍 180 克，当归 90 克，川芎 90 克，黄芩 90 克，石膏 180 克，龟甲胶 100 克，鳖甲胶 100 克，蜂蜜 200 克。

制法　将龟甲胶、鳖甲胶用黄酒烊化，蜂蜜炼制后备用，其余药材浸泡后加适量水共煎 3 次，将 3 次煎液过滤去渣取汁合并浓缩，兑入烊化后的龟甲胶、鳖甲胶和炼制后的蜂蜜，搅拌均匀，慢火浓缩至稠膏状。

2. 肝肾阴虚，风阳上扰

症状：平素头晕头痛，耳鸣目眩，少眠多梦，腰酸腿软，突然一侧手足沉重麻木，口舌㖞斜，半身不遂，舌强语謇，舌质红，苔白或薄黄，脉弦滑或弦细而数。

治法：滋养肝肾，平息内风。

方药：镇肝熄风汤加减。药用生龙骨、生牡蛎、代赭石镇肝潜阳，并配钩藤、菊花以息风清热，用白芍、玄参、龟甲滋养肝肾之阴，又重用牛膝，辅以川楝子引气血下行，合茵陈、麦芽以清肝舒郁。痰盛者可去龟甲加胆南星、竹沥；心中烦热者可加黄芩、生石膏；头痛重者可加生石决明、夏枯草。另外还可酌情加入通窍活络的药物，如石菖蒲、远志、地龙、红花、鸡血藤等。若舌苔白厚腻，滋阴药应酌情减少；若舌苔黄腻，大便秘结可加全瓜蒌、枳实、生大黄。此方适用于因肝肾阴虚、风痰上扰而致半身不遂、偏身麻木者。若偏身麻木，一侧手足不遂，因肝经郁热复受风邪者，以清肝散风饮加减，药用夏枯草、黄芩、薄荷、防风、菊花、钩藤、地龙、乌梢蛇、赤芍、红花、鸡血藤。方中夏枯草、黄芩可清肝热，薄荷、防风、菊花、钩藤四味皆入肝，对外风可散、内风可息；赤芍、红花、鸡血藤为活血达络之品，地龙、乌梢蛇配用既可辅助祛风，又能活血通络。若肝热得清，风邪得散，使阴阳平复，气血循行正常，则麻木不遂之症自除。

内服膏方示例：

组成　牛膝 300 克，代赭石 300 克，生龙骨 150 克，生牡蛎 150 克，钩藤 150 克，菊花 150 克，白芍 150 克，玄参 150 克，川楝子 60 克，麦芽 100 克，茵陈 100 克，甘草 80 克，龟甲胶 200 克，蜂蜜 200 克。

制法　将龟甲胶用黄酒烊化，蜂蜜炼制后备用，其余药材浸泡后加适量水共煎 3 次，将 3 次煎液过滤去渣取汁合并浓缩，兑入烊化后的龟甲胶和炼制后的蜂蜜，搅拌均匀，慢火浓缩至稠膏状。

3. 风痰瘀血，痹阻脉络

症状：半身不遂，口舌㖞斜，言语謇涩或不语，偏身麻木，头晕目眩，痰多而黏，舌质暗淡，舌苔薄白或白腻，脉弦滑。

治法：息风化痰，活血通络。

方药：化痰通络方加减。方中半夏、白术健脾化痰；胆南星清化痰热；天麻平肝息风；丹参活血化瘀；香附疏肝理气，调畅气机，以助化痰、活血；少佐大黄通腑泄热，以防腑实形成。

瘀血重，舌质紫暗或有瘀斑，加桃仁、红花、赤芍；舌苔黄，兼有热象者，加黄芩、栀子以清热泻火；舌苔黄腻，加天竺黄清化痰热；头晕、头痛，加钩藤、菊花、夏枯草平肝清热。一般发病初期，病情波动或渐进加重，风象突出，可以加重平肝息风之力，如选用钩藤、生石决明、羚羊角粉等。病情平稳后，以痰瘀阻络为主，重在活血通络，可选鸡血藤、伸筋草、地龙等。若进入恢复期，渐显气虚之象时，注意及早使用甘平益气之品，如太子参、茯苓、山药等。

内服膏方示例：

组成　制半夏 100 克，白术 100 克，胆南星 100 克，天麻 100 克，丹参 150 克，香附 100 克，大黄 60 克，橘红 100 克，枳壳 100 克，川芎 100 克，红花 100 克，鳖甲胶 200 克，红糖 200 克。

制法　将鳖甲胶用黄酒烊化，红糖熬制后备用，其余药材浸泡后加适量水共煎 3 次，将 3 次煎液过滤去渣取汁合并浓缩，兑入烊化后的鳖甲胶和熬制后的红糖，搅拌均匀，慢火浓缩至稠膏状。

（二）后遗症

中风后，半身不遂，偏身麻木，言语不利，口舌㖞斜等症，或渐而痴呆，或神志失常，或抽搐发作，此属中风后遗症。神志失常，痴呆及抽搐发作，可参考癫狂、痴呆及痫病等辨证论治。现就半身不遂和言语不利的辨证分述于后。

1. 半身不遂

症状：以一侧肢体不能自主活动为主要表现。或兼有偏身麻木，重则感觉完全丧失；或肢体强痉而屈伸不利；或肢体松懈瘫软，舌质正常或紫暗，或有瘀斑，舌苔薄白或较腻，脉多弦滑，或滑缓无力。

治法：益气活血。

方药：补阳还五汤加减。方中重用黄芪以益气，配当归养血，合赤芍、川芎、红花、地龙以活血化瘀通络。若有肢体拘挛疼痛可加水蛭、桑枝等药加重活血通络，祛瘀生新之力；兼有言语不利者加石菖蒲、远志化痰开窍；兼有心悸而心阳不足者加桂枝、炙甘草；若以患侧下肢瘫软无力突出，可选加补肾之品，如桑寄生、川断、牛膝、地黄、山茱萸、肉苁蓉等药。

内服膏方示例：

组成　黄芪 120 克，当归 30 克，赤芍 50 克，地龙 30 克，川芎 30 克，红花 30 克，桃仁 30 克，龟甲胶 100 克，蜂蜜 200 克。

制法　将龟甲胶用黄酒烊化，蜂蜜炼制后备用，其余药材浸泡后加适量水共煎 3 次，将 3 次煎液过滤去渣取汁合并浓缩，兑入烊化后的龟甲胶和炼制后的蜂蜜，搅拌均匀，慢火浓缩至稠膏状。

2. 言语不利

症状：舌欠灵活，言语不清，或舌喑不语，伸舌多歪偏，舌苔或薄或腻，脉象多滑。本证或单独出现，或与半身不遂同见，或兼有神志失常。

治法：祛风除痰开窍。

方药：解语丹加减。方中以天麻、全蝎、白附子平肝息风除痰；制南星、天竺黄豁痰宁心；石菖蒲、郁金芳香开窍；远志交通心肾；茯苓健脾化湿。若事理明白、口角流涎、语言謇涩，病邪偏在脾者，可加苍术、半夏、陈皮。若昏冒不识人，或摇头、直视，如病邪偏在心者，可加珍珠母、琥珀；若腰足痿痹，或耳聋遗尿，病邪偏在肾者，可加用熟地黄、巴戟天、山茱萸、肉苁蓉、五味子、肉桂。

内服膏方示例：

组成　白附子 150 克，石菖蒲 150 克，远志 150 克，天麻 200 克，全蝎 150 克，郁金 200 克，天竺黄 150 克，制南星 150 克，茯苓 250 克，蜂蜜 200 克。

制法　将蜂蜜熬制后备用，其余药材浸泡后加适量水共煎 3 次，将 3 次煎液过滤去渣取汁合并浓缩，兑入熬制后的蜂蜜，搅拌均匀，慢火浓缩至稠膏状。

二、组方及应用要点

（一）变化应用

膏方治疗中风，以中经络或后遗症期为优势治疗证候。中风急性期虽有本虚之证，但以风阳、痰热、腑实、血瘀等"标实"之候为主；又因风夹浊邪蒙蔽心窍，壅塞清阳之府，故"上盛"症状也较明显，此时不宜使用膏方治疗。按"急则治其标"的原则，治用平肝息风、化痰通腑、活血通络、清热涤痰诸法，待标实渐缓，再应用膏方治疗。此时邪气盛，证偏实，故治无缓法，速去其病即安，但泻热通腑勿使泄泻过度，以防伤正。恢复期以后，多属本虚标实而侧重在"本虚"，其虚可见气虚与阴虚，但以气虚为多见。按"缓则治其本"的原则，应以扶正为主。然半身不遂、偏身麻木之症俱在，乃瘀血、湿痰阻络而成，故治宜标本兼顾，益气活血、育阴通络、滋阴潜阳、健脾化痰均是常用之法。此时应用膏方辨治应遵循标本同治、扶正祛邪、补虚而不留邪、祛邪而不伤正的组方原则，且无论实证、虚证都应时时顾及脾胃，健脾以助于化痰。

中风常于急性期病情迅速恶化，甚至威胁患者生命。因此，及时采取救治措施，精心护理，严密地观察病情，把探病势的顺逆，关系到抢救的成败。中风，论其病因病机，多从风、火、痰、气、血立论；论其病位在脑髓、血脉，而与肝、心、脾、肾密切相关；论其证候属本虚标实，而急性期侧重在标实，常以风火、痰热、腑实、瘀血证候突出；至恢复期以后侧重本虚，又常以气虚为多见，属气虚血瘀证者较多。治疗方面，应重视辨证分析，据证立法，依法遣方，方证相应。恢复期应尽早进行康复训练，同时还宜采取综合治疗措施，配合针灸按摩、药浴等，以促进肢体功能的恢复。总之，中医药治疗中风具有显著的临床疗效，充分利用已取得的临床研究成果，在病证结合基础上，不断探讨疾病与证候的发生演变及转归预后的规律，总结临床经验，深化临床研究，优化治疗方案，将会进一步提高中风的临床疗效，降低病死率和致残率，提高患者的生活质量。

（二）胶糖选择

痰瘀互结是中风各阶段的基本病机，因此膏方应用可减少糖和蜜的加入，或调制为清膏。体虚便秘者宜选用蜂蜜；脾胃虚寒者宜选用饴糖；痰热风动者宜选用冰糖；血瘀者宜选用红糖；糖尿病患者忌用饴糖、冰糖，应用木糖醇、元贞糖代替。

中风缓解期心烦不眠，气血两亏者，可选用阿胶补血安神息风；腿痿无力，肝肾阴亏者可选用龟甲胶培补肾阴;脚凉腰酸,肾阳不足者,可选鹿角胶温补肾阳,益精养血。

(三)细料选择

中风患者应用膏方若细料中选择参类,阳虚怕冷的老年患者选用红参;阴虚内热者选用西洋参;气虚神疲者选用生晒参;不宜用人参者,可于普通饮片中酌情选用党参、太子参、南沙参、北沙参、玄参等益气养阴润肺。若阴虚口干舌红,可选用铁皮石斛益胃生津、滋阴清热;若肺肾两虚,可选用冬虫夏草、紫河车、黑芝麻等补益肺肾。若肝阳上亢头晕目眩者或肝风内动惊痫抽搐者或肝火上炎目赤肿痛者,可加用羚羊角粉平肝息风。

三、古今膏方

(一)内服膏方

1. 神应丹

来源 《本草纲目》。

组成 生草乌头、生天麻各 500 克。

制法 将上述药物捣烂绞汁,倾汁于盆中,砌一小坑,其下烧火,将盆置坑上煎煮,白天用竹片搅拌一次,夜则露之,直至晒成膏,作成小铤子,每一铤分作三服。

功用 祛风通络。

适应证 一切顽风。

用法 取三分之一铤,用葱、姜自然汁合好酒热服。

备注 方中生草乌头有毒。

2. 治瘫痪秘方

来源 《种福堂公选良方》。

组成 熟牛骨髓 1 碗,熟白蜜 750 克,炒白面 500 克,炮姜末 150 克。

制法 将上药混匀,慢火熬如膏状。

功用 补益气血,温阳通络。

适应证 中风后肢体瘫痪、短气乏力等症。

用法 每服 1 匙,黄酒调下。

备注 湿热证者勿服。

3. 麻黄膏

来源 《仁斋直指方论》。

组成 麻黄 2 千克。

制法 将麻黄切碎,水煎后滤取汁,如此 3 遍,将所滤汁液混匀后浓缩如膏状。

功用 祛风散寒,通络开窍。

适应证 中风不省人事,猝然倒地。

用法 凡中风猝倒,用此膏加入汤药内服。

备注 不可过量服用。

4. 祛风至宝膏

来源 《古今医统大全》。

组成 防风、芍药、当归、川芎各 125 克,白术 75 克,芒硝、大黄、连翘、荆芥、栀子、麻黄(不去节)、黄柏、薄荷、细辛、黄连各 25 克,石膏、黄芩、天麻、熟地黄、桔梗、羌活、人参、独活各 50 克,滑石 150 克,甘草 100 克,全蝎 5 克。

制法 上药以水煎透，去渣再熬浓汁，炼蜜为膏。

功用 祛风通络，散热通腑。

适应证 诸风热所致卒中风之证。

用法 每服 10 克，茶酒送服，睡前服。

备注 虚证不宜。全蝎、细辛有毒。

5. 转舌膏

来源 《寿世保元》。

组成 连翘、栀子、黄芩、薄荷、桔梗、大黄、玄明粉、防风、炙远志、炙甘草各 300 克，犀角 100 克（现用水牛角 1 千克代替），牛黄（现用人工牛黄代替）100 克，川芎、琥珀、珍珠母各 100 克，石菖蒲 400 克，柿霜 500 克。

制法 除琥珀、牛黄、珍珠母外余药用水煎煮，熬至药液减半，滤出药渣，然后，将琥珀、牛黄、珍珠母 3 味药研成细末加入药液中，放温后再放入白蜜 1.5 千克调和，再慢火煎至膏成。

功用 清热解毒，镇惊开窍。

适应证 中风失音证。

用法 饭前服半匙，酒化服，每日 3 次。不知，稍加至 1 匙。

禁忌证 虚证忌用。

备注 此方中的牛黄剂量过大，可以适宜减量。

（二）外用膏方

1. 摩风膏

来源 《普济方》。

组成 木香 40 克，当归 40 克，炮附子 40 克，骨碎补 40 克，乌头 40 克，白芍 40 克，藁本 40 克，白芷 40 克，防风 40 克，细辛 40 克，肉桂 40 克，猪脂 300 克，牛酥 150 克，鹅脂 150 克。

制法 将上药研末，浸入 300 克麻油中一日一夜，再入锅中，反复煎熬浓缩，以滴水成珠为度。

功用 祛风散寒，补益肝肾。

适应证 双目风牵，㖞斜，外障。

用法 每用少许，涂摩患处。

备注 不宜内服。热证不宜。

2. 正容膏

来源 《慈禧光绪医方选议》。

组成 蓖麻子 15 克，冰片 2 克。

制法 将上药共捣成泥。

功用 祛风止痉，通经活络。

适应证 风中经络之偏风口噤，口眼㖞斜。

用法 每用适量敷于患处面部，左㖞敷右，右㖞敷左，外用纱布、绷带固定，每日换药。

备注 本方外用，不宜内服。

3. 祛风活络贴药方

来源 《清宫配方集成》。

组成 防风、白芷、僵蚕各 30 克，白附子、天麻各 20 克，薄荷 15 克。

制法 上药共研细面，兑大肥皂 600 克，蒸透和匀。

功用 祛风活络，化痰解痉。

适应证 风痰阻络，口眼㖞斜，面肌瞤动。

用法 每用适量，外敷患处。

备注 本方药偏辛燥，适用于口眼㖞斜偏寒者。气虚血瘀或肝风内动所致的口眼㖞斜，非本方所宜。白附子有毒。

癫 狂

癫狂是临床常见的一组精神失常疾患。癫病以精神抑郁、表情淡漠、沉默痴呆、语无伦次、静而少动为特征；狂病以精神亢奋、狂躁刚暴、喧扰不宁、毁物打骂、动而多怒为特征。癫病与狂病都是精神失常的疾病，两者在临床上可以相互转化，故常并称。癫狂的发生存在原发病因、继发病因和诱发因素。原发病因有禀赋不足、情志内伤和饮食不节；继发病因有气滞、痰结、火郁、血瘀等；诱发因素有情志失节、人事怫意、突遭变乱及剧烈的情志刺激。

在西医学中，癫病与狂病都是精神失常的疾患，其表现类似于西医学的某些精神分裂症的精神抑郁型。心境障碍中躁狂抑郁症的抑郁型、抑郁发作大致相当于癫病。精神分裂症的紧张性兴奋型及青春型、心境障碍中躁狂抑郁症的躁狂型、躁狂发作、急性反应性精神病的反应兴奋状态大致相当于狂病。凡此诸病出现症状、舌苔、脉象等临床表现与本病所述相同者，均可参考本病辨证论治。

一、膏方治疗优势证候辨治

癫病起病多缓慢，渐进发展，病位在肝、脾、心、脑，病之初起多表现为实证，后转换为虚实夹杂证，病程日久，损伤心脾脑肾转为虚证。狂病急性发病，病位在肝、胆、胃、心、脑，病之初起为阳证、热证、实证，渐向虚实夹杂证转化，终至邪去正伤，渐向癫病过渡。针对本病的病机，历代医家认为气、痰、火、瘀（气机阻滞、痰浊蕴结、火郁扰神、瘀血内阻等）均可造成阴阳的偏盛偏衰，故而多以阴阳失调作为本病的主要病机。癫病多见抑郁症状，呆滞好静，其脉多沉伏细弦；狂病多见躁狂症状，多怒好动，其脉多洪盛滑数；幻觉症状和妄想症状则既可见于癫病，也可见于狂病。

癫病审查轻重，精神抑郁，表情淡漠，寡言呆滞是癫病的一般症状，初发病时常兼喜怒无常，喃喃自语，语无伦次，舌苔白腻，此为痰结不深，证情尚轻。若病程迁延日久，则见呆若木鸡，目瞪如愚，灵机混乱，舌苔渐变为白厚而腻，乃痰结日深，病情转重。久则正气日耗，脉由弦滑变为滑缓，终至沉细无力。倘使病情演变为气血两虚，而症见神思恍惚，思维贫乏，意志减退者，则病深难复。癫病一般分为痰气郁结、气虚痰结、气血两虚三证。

狂病辨证应明辨虚实，应区分痰火、阴虚的主次先后，狂病初起是以狂暴无知、情感高涨为主要表现，概由痰火实邪扰乱神明而成。病久则火灼阴液，渐变为阴虚火旺之证，可见情绪焦躁，多言不眠，形瘦，面赤，舌红等症状。这一时期，分辨其主次先后，对于确定治法处方是很重要的。一般来说，亢奋症状突出，舌苔黄腻，脉弦滑数者，是痰火为主，而焦虑烦躁失眠、精神疲惫，舌质红少苔或无苔，脉细数者，是阴虚为主。至于痰火、阴虚证候出现的先后，则需对上述证候、舌苔、脉象的变化作动态的观察。狂病一般分为痰火扰心、阴虚火旺、气血凝滞三证。其治疗目标是减轻症状，阻止病情发展，提高患者生活质量。膏方具有易存易携、口味怡人、服用方便的特点，在有治疗效果的同时，兼具缓解患者焦虑情绪的作用。

（一）癫病

1. 痰气郁结证

症状：精神抑郁，表情淡漠，寡言呆滞，或多疑虑，语无伦次，或喃喃自语，喜怒无常，甚则愤不欲生，不思饮食，舌苔白腻，脉弦滑。

治法：疏肝解郁，化痰开窍。

方药：逍遥散合涤痰汤加减。可加香附、郁金以增理气解郁之力；并配用十香返生丹每服 1 丸，日服 2 次，是借芳香开窍之力，以奏涤痰散结之功；若癫病因痰结气郁而化热者，症见失眠易惊，烦躁不安而神志昏乱，舌苔转为黄腻，舌质渐红，治当清化痰热、清心开窍，可用温胆汤加减制备膏方送服至宝丹。

内服膏方示例：

组成　甘草 100 克，当归 180 克，茯苓 180 克，芍药 180 克，白术 180 克，柴胡 180 克，薄荷 120 克，胆南星 150 克，制半夏 150 克，枳实 120 克，橘红 90 克，石菖蒲 60 克，竹茹 40 克，生姜 20 克，甜叶菊叶 50 克。

制法　将上述药材浸泡后加适量水共煎 3 次，将 3 次煎液过滤去渣取汁合并，慢火浓缩至稠膏状。

2. 气虚痰结证

症状：情感淡漠，不动不语，甚则呆若木鸡，目瞪如愚，傻笑自语，生活被动，灵机混乱，甚至目妄见，耳妄闻，自责自罪，面色萎黄，便溏溲清，舌质淡，舌体胖，苔白腻，脉滑或脉弱。

治法：益气健脾，涤痰宣窍。

方药：四君子汤合涤痰汤加减。可加远志、郁金，既可理气化痰，又能辅助石菖蒲宣开心窍。若神思迷惘，表情呆钝，症情较重，是痰迷心窍较深，治宜温开，可用苏合香丸，每服 1 丸，日服 2 次，以豁痰宣窍。

内服膏方示例：

组成　胆南星 150 克，制半夏 150 克，枳实 120 克，茯苓 200 克，橘红 90 克，石菖蒲 60 克，竹茹 50 克，甘草 100 克，生姜 20 克，甜叶菊叶 50 克，人参 100 克。

制法　将人参研成粉，其余药材浸泡后加适量水共煎 3 次，将 3 次煎液过滤去渣取汁合并，兑入人参粉，搅拌均匀，慢火浓缩至稠膏状。

3. 气血两虚证

症状：病程漫长，病势较缓，面色苍白，多有疲惫不堪之象，神思恍惚，心悸易惊，善悲欲哭，思维贫乏，意志减退，言语无序，魂梦颠倒，舌质淡，舌体胖大有齿痕，舌苔薄白，脉细弱无力。

治法：益气健脾，养血安神。

方药：养心汤加减。若兼见畏寒蜷缩卧姿如弓，小便清长，下利清谷者，属肾阳不足，应加入温补肾阳之品，如补骨脂、巴戟天、肉苁蓉等。

内服膏方示例：

组成　黄芪 150 克，茯苓 150 克，茯神 150 克，半夏曲 150 克，当归 150 克，川芎 150 克，远志 80 克，肉桂 80 克，柏子仁 80 克，酸枣仁 80 克，五味子 80 克，炙甘草 120 克，人参 100 克，珍珠粉 4 克，阿胶 200 克，蜂蜜 200 克。

制法　将人参研成粉，阿胶用黄酒烊化，蜂蜜炼制后备用，其余药材（珍珠粉除外）浸泡后加适量水共煎 3 次，将 3 次煎液过滤去渣取汁合并慢火浓缩，兑入人参粉、珍珠粉、烊化后的阿胶和炼制后的蜂蜜，搅拌均匀，至稠膏状。

（二）狂病

1. 痰火扰心证

症状：起病急，常先有性情急躁，头痛失眠，两目怒视，面红目赤，突然狂暴无知，情感高涨，言语杂乱，逾垣上屋，气力逾常，骂詈叫号，不避亲疏，或毁物伤人，或哭笑无常，登高而歌，弃衣而走，渴喜冷饮，便秘溲赤，不食不眠，舌质红绛，苔多黄腻，脉弦滑数。

治法：泻火逐痰，镇心安神。

方药：泻心汤合礞石滚痰丸加减。胸膈痰浊壅盛，而形体壮实，脉滑大有力者，可采用涌吐痰涎法，三圣散治之，方中瓜蒂、防风、藜芦三味，劫夺痰浊，吐后如形神俱乏，当以饮食调养。阳明热结，躁狂谵语，神志昏乱，面赤腹满，大便燥结，舌苔焦黄起刺或焦黑燥裂，舌质红绛，脉滑实而大者，宜先服大承气汤急下存阴，再投凉膈散加减以泻实火；病情好转而痰火未尽，心烦失眠，哭笑无常者，可用温胆汤送服朱砂安神丸。

内服膏方示例：

组成　大黄 60 克，黄连 30 克，黄芩 30 克，青礞石 30 克，沉香 15 克，黄芩 240 克，珍珠粉 4 克，鲜竹沥 200 毫升。

制法　将除珍珠粉、鲜竹沥外其余药材浸泡后加适量水共煎 3 次，将 3 次煎液过滤去渣取汁合并，兑入珍珠粉和鲜竹沥，搅拌均匀，慢火浓缩至稠膏状。

2. 阴虚火旺证

症状：狂病日久，病势较缓，精神疲惫，时而躁狂，情绪焦虑、紧张，多言善惊，恐惧而不稳，烦躁不眠，形瘦面红，五心烦热，舌质红，少苔或无苔，脉细数。

治法：滋阴降火，安神定志。

方药：选用二阴煎加减，送服定志丸。可加用白薇、地骨皮清虚热；茯神炒酸枣仁、甘草养心安神。若阴虚火旺兼有痰热未清者仍可用二阴煎适当加入全瓜蒌、胆南星、天竺黄等。

内服膏方示例：

组成　生地黄 200 克，麦冬 200 克，玄参 100 克，黄连 120 克，木通 100 克，竹叶 120 克，灯心草 150 克，茯苓 200 克，甘草 120 克，鳖甲胶 200 克，蜂蜜 200 克。

制法　将人参研成粉，鳖甲胶用黄酒烊化，蜂蜜炼制后备用，其余药材浸泡后加适量水共煎 3 次，将 3 次煎液过滤去渣取汁合并慢火浓缩，兑入人参粉、烊化后的鳖甲胶和炼制后的蜂蜜，搅拌均匀，至稠膏状。

3. 气血凝滞证

症状：情绪躁扰不安，恼怒多言，甚则登高而歌，弃衣而走，或目妄见，耳妄闻，或呆滞少语，妄思离奇多端，常兼面色暗滞，胸胁满闷，头痛心悸，或妇人经期腹痛，经血紫暗有块，舌质紫暗有瘀斑，舌苔或薄白或薄黄，脉细弦，或弦数，或沉弦而迟。

治法：活血化瘀，理气解郁。

方药：癫狂梦醒汤加减，送服大黄䗪虫丸。如蕴热者可用木通加黄芩以清之；兼寒者加干姜、附子助阳温经。大黄䗪虫丸方用大黄、黄芩、甘草、桃仁、杏仁、芍药、干生地、干漆、虻虫、水蛭、蛴螬、䗪虫。可祛瘀生新，攻逐蓄血，但需要服用较长时期。

内服膏方示例：

组成　桃仁 240 克，柴胡 90 克，香附 100 克，木通 90 克，赤芍 90 克，制半夏 90 克，大腹皮 90 克，青皮 90 克，陈皮 90 克，桑白皮 90 克，苏子 100 克，甘草 120 克，西红花 30 克，红糖 200 克。

制法　将西红花文火另煎 3 次，红糖熬制后备用，其余药材浸泡后加适量水共煎 3 次，将 3 次煎液与西红花药液合并过滤去渣取汁慢火浓缩，兑入熬制后的红糖，搅拌均匀，至稠膏状。

二、组方及应用要点

（一）变化应用

膏方治疗癫狂，服用期间出现证候变化，可先根据证候特点组成汤剂处方，用汤剂短期调服膏方。狂病骤起先见痰火扰心之证，急投泻火逐痰之法，病情多可迅速缓解。

癫狂患者除药物治疗外，预防和护理也很重要，不可忽视。癫狂之病多由内伤七情引起，故应注意精神调摄。

（二）胶糖选择

癫狂气血两虚者，可选用阿胶滋阴安神定风；龟甲胶滋阴补血、益肾健骨、固经止血；鳖甲胶滋阴补血、退虚热、软坚散结；鹿角胶温补肝肾、益精养血；肾阳不足者，可选用鹿角胶，温阳补虚；兼潮热盗汗、手足心热、胁下痞硬等，可选用龟甲胶、鳖甲胶滋阴补血。

糖在膏方当中是一个重要组成部分，糖不仅能掩盖药物中的苦味等不适气味，还关系到膏方的赋型，使膏体变稠厚，药物浓度更高，使膏滋在冬季或适宜的环境温度下稳定，不易变质。瘀血内阻者，可选用红糖；内热明显者，可选用冰糖；阴虚者可选用蜂蜜。癫狂者若痰浊盛，可减少糖和蜜的加入，或调制为清膏。合并糖尿病者可用木糖醇或元贞糖。

（三）细料选择

癫病或狂病肝风内动者，可加用羚羊角粉平肝息风；惊狂失眠者，可选用珍珠粉安神定惊；瘀血内阻者，可选用西红花活血化瘀、解郁安神，西红花不宜与其他药物同煎，应该用文火另煎浓缩取汁于收膏时调入膏中。痰热盛者，可加入鲜竹沥清热化痰于浓缩收膏时兑入。若细料中选择参类，阳虚怕冷的老年患者选用红参；阴虚内热者选用西洋参；气虚神疲者选用生晒参；不宜用人参者，可于普通饮片中酌情选用党参、太子参、南沙参、北沙参、玄参等益气养阴。

三、古 今 膏 方

内服膏方

1. 地黄煎

来源 《千金方衍义》。

组成 生地黄、淡竹叶、生姜、车前草、橄榄各 100 克，丹参、玄参各 120 克，茯苓 60 克，石膏 150 克，蜂蜜 100 克。

制法 将诸药（除蜂蜜外）择净，加清水适量，煮至 1/3 时，去渣取汁，加蜂蜜收膏。

功用 疏肝清热，化痰安神。

适应证 邪热伤肝，好生悲怒，所作不定，时惊恐等。

用法 每日 3 次，每服 1 汤匙。

2. 天冬膏

来源 《良朋汇集经验神方》。

组成 天冬、生地黄各 100 克。

制法 上药放入铜锅中，加入冷水浸泡 12 小时，然后取出用布包好，捣汁。反复数次，直至药渣变为淡味即可。然后将药汁放入铜锅中，先用大火将药液煮沸，再用小火煎煮蒸发浓缩，同时不断用筷子搅动药液，防止焦化，逐渐形成稠膏状，和匀收膏。

功用 滋阴息风。

适应证 阴虚风动之癫痫。

用法 每日 3 次，每服 1 汤匙，饭后服用，用白开水送服。

备注 脾虚便溏者慎服。

3. 来苏膏

来源 《瑞竹堂经验方》。

组成 皂角（用好肥者，无虫蛀，去皮弦）500 克。

制法　将皂角去皮弦切碎，用酸浆水一大碗，春秋浸3～4日，冬浸7日，夏浸1～2日，揉取净浆。

功用　开窍醒神。

适应证　远年日近风痫心恙，中风，涎沫潮闭，牙关不开，破伤风搐，并皆治之。

用法　酌情频服。

4. 琥珀茯苓膏

来源　《古今医统大全》。

组成　人参30克，陈皮15克，当归、白茯苓各60克，琥珀15克。

制法　将诸药择净，研极细末。先取人参、陈皮、当归水煎取汁，文火浓缩，加白茯苓、琥珀、适量蜂蜜收膏即成。

功用　安神镇静。

适应证　精神失守。

用法　每次10毫升，每日4次，早、中、晚及临睡前含服。

痫　　病

痫病，又称癫痫，是以发作性的神情恍惚，甚则突然仆倒，昏不知人，口吐涎沫，两目上视，肢体抽搐，或口中怪叫，移时苏醒为主要临床表现的一种疾病。本病《内经》称为"巅疾"，可理解为病变部位在巅顶，属于脑病。先天因素、情志失调、饮食及劳逸失节、跌打外伤或患他病后，导致脏腑功能失调，风、火、痰、瘀肆虐于内而发病。

本病与西医学所称的癫痫基本相同，无论原发性癫痫或某些继发性癫痫，均可参照本病辨证论治。

一、膏方治疗优势证候辨治

痫病病位在脑，以头颅神机受损为本，心、肝、脾、肾脏腑功能失调为标，病因病机总不离风、痰、火、瘀，而其中尤以积痰为主要。内风触动痰、火、瘀之邪，气血逆乱，清窍蒙蔽则发病。若频繁发作则于醒后急予汤药调治，着重治标；神志转清，抽搐停止，处于发作间期可配制丸药常服，调和气血，息风除痰，以防痫病再发。

痫病辨证论治首辨病情轻重，次辨证候虚实，其分为发作期（阳痫、阴痫）和休止期（脾虚痰盛、肝火痰热、肝肾阴虚）。膏方治疗痫病，以脾虚痰盛、肝火痰热、肝肾阴虚等相对稳定证候为优势治疗证候，而对发作期的痫病患者，其治疗目标是定痫治标为先，待发作缓解后，再用膏方，以期根治，防止复发。

休止期

1. 脾虚痰盛证

症状：神疲乏力，身体瘦弱，食欲不佳，大便溏薄，咯痰或痰多，或恶心泛呕，或胸脘痞闷，舌质淡，苔白腻，脉濡滑或细弦滑。

治法：健脾化痰。

方药：六君子汤加减。若痰多加制南星、瓜蒌；呕恶者加竹茹、旋覆花；便溏者加薏苡仁、白扁豆。若痰黄量多，舌苔黄腻者，可改用温胆汤。

内服膏方示例：

组成　白术150克，茯苓150克，陈皮50克，制半夏50克，胆南星100克，瓜蒌60克，炙甘草60克，甜叶菊叶50克，人参150克。

制法　将人参研成极细粉，其余药材浸泡后加适量水共煎3次，将3次煎液过滤去渣取汁合并浓缩，兑入人参粉，搅拌均匀，慢火浓缩至稠膏状。

2. 肝火痰热证

症状：平素急躁易怒，每因焦急郁怒诱发痫病，痫止后，仍然烦躁不安，失眠。口苦而干，便秘，或咯痰胶稠，舌质偏红，苔黄，脉弦数。

治法：清肝泻火，化痰开窍。

方药：用龙胆泻肝汤合涤痰汤加减。方以龙胆草、栀子、黄芩、木通等泻肝经实火；半夏、橘红、胆南星、石菖蒲化痰开窍。若项强直视，手足抽搐，可兼用化风锭1～2丸。

内服膏方示例：

组成 龙胆草100克，栀子150克，木通100克，泽泻150克，车前子150克，当归150克，生地黄150克，黄芩150克，柴胡60克，枳实100克，茯苓100克，橘红60克，石菖蒲60克，竹茹30克，生甘草100克，甜叶菊叶50克，人参60克，鲜竹沥200毫升。

制法 将人参研成极细粉，其余药材（鲜竹沥除外）浸泡后加适量水共煎3次，将3次煎液过滤去渣取汁合并浓缩，兑入鲜竹沥和人参粉，搅拌均匀，慢火浓缩至稠膏状。

3. 肝肾阴虚证

症状：痫病频发，神思恍惚，面色晦暗，头晕目眩，两目干涩，耳轮焦枯不泽，健忘失眠，腰酸腿软，大便干燥，舌质红，脉细数。

治法：滋养肝肾。

方药：大补元煎加减。方中熟地黄、山药、山茱萸、杜仲、枸杞子滋养肝肾；还可酌情加用鹿角胶、龟甲胶、阿胶等以补髓养阴，或牡蛎、鳖甲以滋阴潜阳。若心中烦热可加竹叶、灯心草以清热除烦；大便干燥者，加肉苁蓉、当归、火麻仁以滋液润肠。也可用定振丸，滋补肝肾，而息风止痫。在休止期投以滋养肝肾之品，既能息风，又能柔筋，对防止痫病的频发具有一定的作用。

内服膏方示例：

组成 山药100克，熟地黄200克，杜仲150克，当归200克，山茱萸50克，枸杞子200克，炙甘草100克，人参150克，鳖甲胶100克，龟甲胶100克，蜂蜜300克。

制法 将人参研成极细粉，鳖甲胶、龟甲胶用黄酒烊化，蜂蜜炼制后备用，其余药材浸泡后加适量水共煎3次，将3次煎液过滤去渣取汁合并浓缩，兑入人参粉、烊化后的鳖甲胶和龟甲胶、炼制后的蜂蜜，搅拌均匀，慢火浓缩至稠膏状。

二、组方及应用要点

（一）变化应用

膏方治疗痫病，以脾虚痰盛、肝火痰热、肝肾阴虚证为优势治疗证候，对于伴有恶心纳呆、吐酸嘈杂、舌苔厚腻者，建议先以开路方健脾开胃。因痫病反复发作，损伤正气，应用膏方辨治时应遵循调补气血、强健脾胃和滋养肝肾的组方原则，且无论脾虚痰盛、肝火痰热、肝肾阴虚证都应时时重视行痰，痰浊不除，则痫病反复发作，乃成痼疾。

有外伤病史而常发痫者，或痫病日久频繁发作者，常可见瘀血之证，如头痛头晕，胸中痞闷刺痛，气短，舌质暗或舌边有瘀点、瘀斑，脉沉弦。治疗应重视活血化瘀，并酌加顺气化痰，疏肝清火等品，如用通窍活血汤加减。另外上述各证方中，均可加入适量全蝎、蜈蚣等虫类药，以息风解毒、活络解痉而镇痫，可提高疗效。小儿酌减。

膏方服用期间出现痫病发作，可先根据证候特点服用汤剂或丸药。如症见旋即昏倒仆地，不省人事，面色先潮红、紫红，继之青紫或苍白，口唇青暗，两目上视，牙关紧闭，颈项侧扭，项背强直，四肢抽搐，或喉中痰鸣，或口吐涎沫，或发时有口中怪叫，甚则二便自遗，舌质红或暗红，苔多白腻或黄腻，脉弦数或弦滑等阳痫症状时，可考虑清热镇惊汤或定痫丸加减；若出现面色暗晦萎黄，手足清冷，双眼半开半合而神志昏愦，偃卧拘急，或颤动、抽搐时发，口吐涎沫，一般口不啼叫，或声音微小，或呆木无知，不闻不见，不动不语，或动作中断，手中持物落地，或头突然向前倾下，又迅速抬起，舌质淡，苔白腻，脉多沉细或沉迟等阴痫症状时，可考虑灌服五生饮合二陈汤，待发作得到控制后，再用膏方治疗。

（二）胶糖选择

痫病虚风内动者，可选用阿胶补血润燥；兼肺阴不足者，可选择黄明胶，养阴补血；肾阳不足者，可选用鹿角胶，温阳补虚；兼潮热盗汗、手足心热等肝肾阴亏之象，可选用龟甲胶、鳖甲胶滋阴补血，益精填髓。

痫病者多痰浊盛，可减少糖和蜜的加入，或药物组成中增加甜叶菊叶矫正口味调制为清膏。阴虚者可选用蜂蜜；合并糖尿病者可用木糖醇或元贞糖。

（三）细料选择

痫病肝风内动者，可加用羚羊角粉平肝息风；若选择参类时，阳虚怕冷的老年患者选用红参；阴虚内热者选用西洋参；气虚神疲者选用生晒参；不宜用人参者，可于普通饮片中酌情选用党参、太子参、南沙参、北沙参、玄参等益气养阴润肺。痰热盛者，可加入鲜竹沥清热化痰于浓缩收膏时兑入。若阴虚口干舌红，可加入铁皮石斛益胃生津、滋阴清热；若肺肾两虚，可选用冬虫夏草、紫河车、黑芝麻等补益肺肾；若肾不纳气，可加人参、蛤蚧等增强补气纳肾之力。

三、古 今 膏 方

（一）内服膏方

1. 得惊痫恐发病先制方

来源　《保童秘要》。

组成　柴胡、升麻、栀子、芍药各 70 克，黄芩、知母各 80 克，吊藤皮、炙甘草各 20 克，淡竹叶、寒水石各 120 克，生葛汁 2 升，蜜 4 升，杏仁（捣烂如泥）40 克。

制法　将前 10 味药切碎，水煮滤汁，如此 3 遍，将所滤汁液浓缩，依次下入蜜、杏仁、生葛汁，慢火熬如饴状即成。

功用　预防发病。

适应证　小儿因受惊而得痫病后，为预防发病，可服用此方。

用法　每服 1 匙，每日 2 次。

2. 守宫膏

来源　《奇效良方》。

组成　守宫 50 克，珍珠、麝香、片脑各 1 克。

制法　将上药各研为细末，薄荷汤调如膏状。

功用　补心血，定惊痫。

适应证　心血不足所致的久年惊痫。

用法　每服 9 克。

备注　不宜过多服用。

3. 羌活膏

来源　《证治准绳》。

组成　羌活、独活、乌梢蛇各 100 克，全蝎、天麻、人参、白僵蚕各 50 克，白蜜 500 克。

制法　将白蜜放入锅中煮沸，然后将其余药物打成粉放入锅中搅拌均匀收膏。

功用　健脾益气，息风定惊。

适应证　小儿胎痫反复发作。

用法　每日 3 次，每次 1 汤匙，以麝香、荆芥煎汤送服。

禁忌证　内无风痰者慎服。

4. 麝香膏

来源　《证治准绳》。

组成　麝香、牛黄、白附子、蚕蛾、白僵蚕各 25 克，全蝎 21 个，白蜜 200 克。

制法　将白蜜放入锅中煮沸，然后将其余药物打成粉放入锅中搅拌均匀收膏。

功用　清热化痰，息风定惊。

适应证　小儿胎痫反复发作，不得安卧。

用法　每日 3 次，每次 1 汤匙，以人参、荆芥煎汤送服。

禁忌证　内无风痰者慎服。虚寒证慎服。

5. 牛黄膏

来源　《古今医统大全》。

组成　胆南星、全蝎（去毒，炒）、蝉蜕（去足）各 10 克，僵蚕（去嘴，炒）、白附子、防风、天麻（煨）各 5 克。

制法　上药为细末，蒸枣肉研膏丸，如小豆大。

功用　镇惊安神。

适应证　小儿风痫迷闷，抽搐潮涎。

用法　用荆芥淡姜汤调服。

备注　方中全蝎有毒，慎用。

6. 疗子母五痫煎方

来源　《外台秘要》。

组成　钩藤 90 克，知母、黄芩各 180 克，炙甘草 135 克，升麻、沙参各 135 克，寒水石 270 克，蝉蜕 45 克，蛴螬 150 克。

制法　将上述 9 味药材捣研为散、过筛，与好蜜和稀泔水一起加入铜器中煎煮，直至沸腾，加入诸散，不停搅拌，煎如饴糖则膏成。

功用　清热镇静，祛风定惊。

适应证　小儿惊痫，身体羸瘦不堪，子母五痫。

用法　一日大小儿，取 3 克大 1 枚食之，一日可以食 5~6 次，无所妨碍；五六日大小儿，取 3 克大 1 枚，共 3 枚，食之；百日大小儿，取 3 克大 1 枚，共 4 枚，食之；二百日至三百日大小儿，取 3 克大 1 枚，共 5 枚，食之；三岁大小儿，取 3 克大 1 枚，共 5 枚，食之，可以适度加量。

（二）外用膏方

丹参摩膏

来源　《本草纲目》。

组成　丹参、雷丸各 25 克，猪膏 100 克。

制法　将丹参、雷丸切碎后入猪膏中，慢火煎至药物焦枯后，纱布滤去药渣，冷凝即成。

功用　定痫除热。

适应证　小儿惊痫发热。

用法　每取适量，摩小儿身上，每日 3 次。

备注　不宜内服。

痴　呆

痴呆又称呆病，是以呆傻愚笨为主要临床表现的一种神志疾病。早期以记忆力减退为主，病情轻者可见近事遗忘，反应迟钝，寡言少语，日常生活活动不能自理等症；病情重者常表现为远事易忘，时空混淆，计算不能，不识亲人，言辞颠倒，或重复语言，或终日不语，或忽哭忽笑，神情淡漠或烦躁，不欲饮食，或饮食不洁，或数日不知饥饱，日常生活活动完全需他人帮助，甚至不能抵御危险伤害。

西医学中的阿尔茨海默病（即老年性痴呆）、血管性痴呆、额颞叶痴呆、路易体痴呆，以及帕金森病、亨廷顿病、正常压力脑积水、脑淀粉样血管病、脑外伤、脑炎后遗症，以及癫痫和其他精神性疾病等出现记忆力减退、呆傻愚笨、性情改变者，均可参考本病辨证论治。

一、膏方治疗优势证候辨治

痴呆与心、肝、脾、肾功能失调密切相关。病因以内因为主，先天不足，或年迈体虚，肝肾亏虚，精亏髓减，或久病迁延，心脾受损，气虚血少，导致髓海空虚，神志失养，渐成痴呆；或痰瘀浊毒内生，损伤脑络，使脑气与脏气不相连接，神机失用而成痴呆。本病的发生不外乎痰、瘀、火、毒、虚，且互为影响。虚指脾肾亏虚，气血不足，髓海不充，导致神志失养。实指痰浊蒙窍，神机失用；或瘀血阻络，脑气不通；或痰火互虐，上扰心神；或痰瘀互阻，脑络不通；或毒损脑络，神机殆废。故本病以虚为本，以实为标，临床上多见虚实夹杂之证。

痴呆大多起病缓慢，渐进加重，病程较长，多与年老脾肾亏虚、气血不足、髓海渐空有关。若突然起病，阶梯样加重，病程较短，多与脑卒中、外伤、情志之变，引起风痰相扰、瘀阻脑络有关。新病多数可以逐渐恢复，久病多属痼疾难治。痴呆的时空演变一般分为三个阶段，即平台期、波动期和下滑期，且常交替出现。因此，辨证时还需明察痴呆的演变。从证候角度来看，平台期多见虚证，一般病情平稳，少见波动之象。波动期常见虚实夹杂，心肝火旺，痰瘀互阻，致使病情时轻时重。下滑期多因外感六淫、情志相激或再发卒中等因素而使认知损害加重，情绪波动和行为异常也同时加重，此为证候由虚转实，病情由波动而转为恶化之象。

痴呆辨证首重虚实，虚以脾肾两虚、髓海空虚、气虚血亏的临床表现为特征，实以痰浊、瘀血、火热、毒盛为表象。除记忆、认知、情感等表现外，抓住舌脉和全身表现是辨别虚实的关键。如苔少、脉细无力、腰膝酸软、少气无力、汗出心悸、面色不华等为虚；苔厚、脉弦滑、头晕目眩、心烦易怒、目干口苦、大便秘结等属实。常见证候为髓海不足、脾肾两虚、痰浊蒙窍、血瘀气滞、心肝火旺、毒损脑络。膏方治疗痴呆，治疗目标是减轻症状，阻止病情发展，提高患者生活质量。

1. 髓海不足证

症状：记忆力减退，定向不能，判断力差，或失算，重者失认，失用，懒惰思卧，齿枯发焦，腰酸骨软，步行艰难，舌瘦色淡，舌薄白，脉沉细弱。

治法：滋补肝肾，填髓养脑。

方药：七福饮加减。方中重用熟地黄以滋阴补肾，合当归养血补肝，人参、白术、炙甘草益气健脾，用以强壮后天之本，远志、杏仁宣窍化痰。若兼言行不经、心烦溲赤、舌红少苔、脉细而弦数，是于肾精不足之后，水不制火而心火妄亢，可用六味地黄汤加丹参、莲子心、石菖蒲等清心宣窍。也有舌质红而舌苔黄腻者，是内蕴痰热，干扰心窍，可改用清心滚痰丸，每服 1 丸，日服 2 次，待痰热化净，再投膏方滋补之剂。

内服膏方示例：

组成　熟地黄 150 克，当归 120 克，白术 150 克，炙甘草 100 克，远志 150 克，杏仁 100 克，人参 100 克，龟甲胶 100 克，鳖甲胶 100 克，蜂蜜 200 克。

制法 将人参研成极细粉，龟甲胶、鳖甲胶用黄酒烊化，蜂蜜炼制后备用，其余药材浸泡后加适量水共煎 3 次，将 3 次煎液过滤去渣取汁合并浓缩，兑入人参粉、烊化后的龟甲胶和鳖甲胶、炼制后的蜂蜜，搅拌均匀，慢火浓缩至稠膏状。

2. 脾肾两虚证

症状：记忆力减退，表情呆板，沉默寡言，行动迟缓，甚或终日寡言不动，失认失算，口齿含糊，词不达意，饮食、起居皆需照料，腰膝酸软，肌肉萎缩，食少纳呆，气短懒言，口涎外溢或四肢不温，腹痛喜按，五更泄泻，舌质淡白，舌体胖大，舌苔白，或舌红苔少或无苔，脉沉细弱，两尺尤甚。

治法：补肾健脾，培元生髓。

方药：还少丹加减。方中熟地黄、枸杞子、山茱萸滋阴补肾；肉苁蓉、巴戟天、小茴香助命门补肾气；杜仲、怀牛膝等补益肝肾。更用茯苓、山药、大枣、人参益气健脾而补后天；石菖蒲、远志、五味子交通心肾而安神。若舌苔黄腻不思饮食，中焦蕴有痰热，宜温胆汤加味，待痰热去除，再用膏方滋补为宜。

内服膏方示例：

组成 熟地黄 150 克，枸杞子 150 克，山茱萸 150 克，肉苁蓉 100 克，巴戟天 150 克，小茴香 100 克，杜仲 100 克，怀牛膝 100 克，茯苓 100 克，山药 150 克，大枣 100 克，龟甲胶 100 克，鹿角胶 100 克，蜂蜜 300 克。

制法 将龟甲胶、鹿角胶用黄酒烊化，蜂蜜炼制后备用，其余药材浸泡后加适量水共煎 3 次，将 3 次煎液过滤去渣取汁合并浓缩，兑入烊化后的龟甲胶、鳖甲胶和炼制后的蜂蜜，搅拌均匀，慢火浓缩至稠膏状。

3. 痰浊蒙窍证

症状：记忆力减退，表情淡漠，头晕身重，晨起痰多，少动不语，不饮不食，忽笑忽歌，忽愁忽哭；重症则生活不能自理，面色㿠白或苍白不泽，气短乏力，舌体胖，舌质淡，苔白腻，脉细滑。

治法：化痰开窍，益气健脾。

方药：涤痰汤加减。方中半夏、陈皮、茯苓、枳实、竹茹理气化痰，和胃降逆；石菖蒲、远志、郁金开窍化浊；制南星去胶结之顽痰；甘草、生姜补中和胃。若肝郁化火，灼伤肝血心液，则心烦躁动，言语颠三倒四，歌笑不休，甚至反喜污秽，或喜食炭，宜用转呆汤加味。其方在洗心汤的基础上，加用当归、白芍柔肝养血；丹参、麦冬、天花粉滋养心胃阴液；用柴胡合白芍疏肝解郁；用柏子仁合茯神、酸枣仁加强养心安神之力。

内服膏方示例：

组成 制半夏 90 克，陈皮 100 克，石菖蒲 60 克，远志 50 克，茯神 150 克，枳实 100 克，制南星 90 克，竹茹 90 克，神曲 50 克，郁金 10 克，甘草 60 克，生姜 60 克，甜叶菊叶 50 克，人参 100 克。

制法 将人参研成极细粉，其余药材浸泡后加适量水共煎 3 次，将 3 次煎液过滤去渣取汁合并浓缩，兑入人参粉，搅拌均匀，慢火浓缩至稠膏状。

4. 血瘀气滞证

症状：多有产伤及外伤病史，或心肌梗死史、脑卒中史，或素有血瘀之疾。善忘、善恐，神情淡漠，反应迟钝，寡言少语，或妄思离奇，或头痛难愈，舌质暗紫，有瘀点、瘀斑，舌苔薄白，脉细弦、沉迟，或见涩脉。

治法：活血行气，宣窍健脑。

方药：通窍活血汤加减。方中桃仁、红花、赤芍、川芎活血化瘀为主药，葱白、生姜合石菖蒲、郁金可以通阳宣窍。若配丸药当用麝香，以加强活血通窍之力。若病久气血不足，加当归、生地黄、党参、黄芪补血益气。如久病血瘀化热，常致肝胃火逆，症见头痛、呕恶等，应加钩藤、菊花、夏枯草、竹茹一类清肝和胃之品。

内服膏方示例：

组成 桃仁 100 克，赤芍 150 克，川芎 150 克，生姜 100 克，葱白 100 克，石菖蒲 100 克，郁金 100 克，西红花 30 克，鳖甲胶 200 克，红糖 200 克。

制法 将鳖甲胶用黄酒烊化，红糖熬制后备用，其余药材浸泡后加适量水共煎 3 次，将 3 次煎液取汁，与西红花汁合并过滤，兑入烊化后的鳖甲胶和熬制后的红糖，搅拌均匀，慢火浓缩至稠膏状。

5. 心肝火旺证

症状：头晕头痛，健忘颠倒，认知损害，自我中心，心烦易怒，口苦目干，筋惕肉瞤，舌质暗红，舌苔黄或黄腻，脉弦滑或弦细而数。或可见口眼㖞斜，肢体麻木或半身不遂，或尿赤，大便秘结等。

治法：清心平肝，醒神开窍。

方药：天麻钩藤饮加清心之品。药用天麻、钩藤、石决明、龟甲、夜交藤、珍珠粉、川牛膝平肝潜阳，黄芩、黄连、栀子、茯神清心解毒，芦荟、玄参通腑泄热。口齿不清者，去玄参加石菖蒲、郁金；便秘者，酌加生大黄或加用生何首乌、芒硝；急躁易怒、眠差多梦者，去黄芩、栀子，加龙胆草、莲子心、丹参、酸枣仁、合欢皮；伴口眼㖞斜者，可合用牵正散；肢体麻木或半身不遂者，去龟甲、夜交藤，加地龙、羌活、独活、桑枝等。

内服膏方示例：

组成 天麻 100 克，钩藤 150 克，石决明 100 克，龟甲 50 克，夜交藤 150 克，珍珠粉 100 克，川牛膝 100 克，黄芩 100 克，黄连 100 克，栀子 100 克，茯神 150 克，玄参 150 克，羚羊角粉 18 克，鳖甲胶 200 克，冰糖 200 克。

制法 将鳖甲胶用黄酒烊化，冰糖炼制后备用，其余药材（除羚羊角粉外）浸泡后加适量水共煎 3 次，将 3 次煎液过滤去渣取汁合并浓缩，兑入羚羊角粉、炼制后的冰糖、烊化后的鳖甲胶，搅拌均匀，慢火浓缩至稠膏状。

6. 毒损脑络证

症状：表情呆滞，双目无神，不识事物，面色晦暗，秽浊如蒙污垢，或兼面红微赤，口气臭秽，口中黏涎秽浊，溲赤便干或二便失禁，肢麻，颤动，舌强语謇，烦躁不安甚则狂躁，举动不经，言辞颠倒，苔厚腻、积腐、秽浊，舌暗或有瘀斑等。

治法：解毒化浊，通络达邪。

方药：黄连解毒汤加清热、化痰、祛瘀药物。药用黄连、黄芩、黄柏、栀子、连翘清热解毒，石菖蒲、远志、芦荟化痰降浊，当归、全蝎、地龙活血通络。痰热盛者，加天竺黄、郁金、胆南星清热化痰；热结便秘者，加酒大黄、全瓜蒌、枳实、厚朴通腑泄热，或口服牛黄清心丸；热毒较盛、病情波动者，加龙胆草、夏枯草、蒲公英清热解毒，或口服安宫牛黄丸；久病血瘀者，加桃仁、红花、赤芍、川芎等活血化瘀。

内服膏方示例：

组成 黄连 100 克，黄芩 100 克，黄柏 100 克，栀子 100 克，连翘 150 克，石菖蒲 100 克，远志 100 克，当归 150 克，全蝎 50 克，地龙 100 克，羚羊角粉 18 克，鳖甲胶 200 克，蜂蜜 300 克。

制法 将鳖甲胶用黄酒烊化，西红花文火另煎 3 次，蜂蜜炼制后备用，其余药材（除羚羊角粉外）浸泡后加适量水共煎 3 次，将 3 次煎液与西红花药液合并过滤去渣取汁慢火浓缩，兑入羚羊角粉、烊化后的鳖甲胶、炼制后的蜂蜜，搅拌均匀，慢火浓缩至稠膏状。

二、组方及应用要点

（一）变化应用

膏方治疗痴呆，以虚实论治，临床常有虚实夹杂或本虚标实之证，应用膏方辨治时应遵循标本同治、扶正祛邪、补虚而不留邪、祛邪而不伤正的组方原则，治以调补脾肾精气，凡禀赋不足，或见脾肾两虚之证，治宜补肾填精，健脾益气，重在培补先天、后天，以冀脑髓得充，化源得滋，有助于治疗；开郁化痰祛瘀，气得则开，而痰滞当消，或开郁逐痰，或健脾化痰，或清心涤痰，或泻火祛痰，或痰瘀同治。

（二）胶糖选择

痴呆若痰浊盛者，可减少糖和蜜的加入，或调制为清膏。虚证者，优选蜂蜜；热证者，优选冰糖；血瘀者优选红糖。合并糖尿病者可用木糖醇或元贞糖。痴呆肾阳不足者，可选用鹿角胶温阳补虚；肾阴不足者可选用龟甲胶益精填髓；肝阴不足或瘀血者可选用鳖甲胶滋阴消瘀。气血亏虚者可以选择阿胶。性味平和的鱼鳔胶也有助于益精填髓，可以应用。

（三）细料选择

痴呆患者若细料中选择参类，阳虚怕冷的老年患者选用红参；阴虚内热者选用西洋参；气虚神疲者选用生晒参；不宜用人参者，可于普通饮片中酌情选用党参、太子参等。痴呆热毒炽盛者，可加用羚羊角粉平肝息风；瘀毒者，可选用西红花活血化瘀、解毒安神，西红花不宜与其他药物同煎，应该用文火另煎浓缩取汁于收膏时调入膏中。痰热盛者，可加入鲜竹沥清热化痰于浓缩收膏时兑入。

三、古今膏方

内服膏方

龟鹿二仙膏

来源 《张氏医通》。

组成 鹿角胶 500 克，龟甲胶 250 克，枸杞子 180 克，人参末 120 克，桂圆肉 180 克。

制法 将枸杞子、桂圆肉水煎取汁，加白蜜收膏，纳入鹿角胶、龟甲胶、人参末，煮沸收膏即成。

功用 大补精髓，益气养神。

适应证 脑髓空虚，精血不足，痴呆健忘，虚损遗泄，瘦弱少气，目视不明等。

用法 每次 20 毫升，每日 1 次，晨起用温黄酒适量调匀饮服，或稀粥调服。

颤 证

颤证亦称颤振、颤震、振掉，是指以头部或肢体摇动、颤抖为主要表现的病证。轻者仅有头摇，或限于手足、肢体的轻微颤动，尚能坚持工作和生活自理；重者头部震摇大动，甚至扭转痉挛，全身颤动不已，或筋肉僵硬，颈项强直，四肢拘急，卧床不起。颤证以头部或肢体摇动、颤抖为主要表现。

西医学所称的某些椎体外系疾病所致的不随意运动，如帕金森病、舞蹈病、手足徐动症等，均可参照本病辨证论治。

一、膏方治疗优势证候辨治

颤证病位在脑髓、筋脉。病因以内因为主，或由年老体衰，髓海不足，或由情志不遂，引起内风，或由劳欲过度，损及脾肾，或饮食不节，助湿生痰，形成肝肾阴亏、气虚血少、肝阳化风、痰瘀交阻等证。本病的基本病机为肝肾不足，脾失健运，致使脑髓、筋脉失养，虚风内动，而瘀、痰、风、火为主要病理因素。病性以虚为本，以实为标，临床又以虚实夹杂为多见。

颤证辨证可辨轻重，颤震幅度较小，可以自制，脉小弱缓慢者为轻证；颤震幅度较大，生活不能自理，脉虚大急疾者为重症。审标本，以病象而言，头摇肢颤为标，脑髓及肝脾肾虚损为本；以病因病机而言，气血亏虚，髓海不足为病之本，瘀痰风火为病之标。察虚实，颤证为本虚标实，虚实夹杂的病证。机体脏器虚损的见证属虚，瘀痰风火的见证属实。常见证候为肝肾不足证、气血两亏证、痰热动风证、痰瘀交阻证。膏方应用适用于未有急性发作的相对稳定证候的颤证患者，以肝肾不足、气血两亏、痰瘀交阻等证候为优势治疗证候。其治疗目标是减轻症状，延缓病情发展，改善肝和肾的功能，提高患者生活质量。

1. 肝肾不足证

症状：四肢、头部及口唇、舌体等全身性颤动不止，伴见头晕耳鸣，少寐多梦，腰膝酸软，肢体麻木，形体消瘦，急躁激怒，日久举止迟钝，呆傻健忘，生活不能自理，舌体瘦小，舌质暗红苔少，脉细弦，或沉细弦。

治法：滋补肝肾，育阴息风。

方药：大补阴丸合滋生青阳汤化裁。方中龟甲、生地黄、熟地黄、何首乌、山茱萸、玄参、白芍、枸杞子、菟丝子、黄精滋补肝肾；石决明、磁石潜纳浮阳；牡丹皮、知母、黄柏滋阴降火；天麻、菊花、桑叶清肝；可配合钩藤、白蒺藜、生牡蛎、全蝎、蜈蚣等以加强平肝息风之力。年迈体虚，病程较长者可选用大定风珠。

内服膏方示例：

组成　熟地黄 60 克，盐知母 60 克，盐黄柏 60 克，猪脊髓 60 克，生地黄 120 克，白芍 30 克，牡丹皮 50 克，麦冬 50 克，天麻 30 克，菊花 60 克，石决明 120 克，柴胡 30 克，桑叶 30 克，薄荷 30 克，磁石 120 克，铁皮石斛 60 克，龟甲胶 100 克，鳖甲胶 100 克，蜂蜜 200 克。

制法　将铁皮石斛另煎 3 次取汁，龟甲胶、鳖甲胶用黄酒烊化，蜂蜜炼制后备用，再将磁石、石决明先煎并将其他药材浸泡后加入煎液中共煎 3 次，将所有煎液过滤去渣取汁合并浓缩，兑入烊化后的龟甲胶、鳖甲胶和炼制后的蜂蜜，搅拌均匀，慢火浓缩至稠膏状。

2. 气血两亏证

症状：肢体及头部震颤日久，程度较重，或见口唇、舌体颤动，行走呈"慌张步态"，表情淡漠而呆滞，伴面色无华，心悸气短，头晕眼花，倦怠懒言，自汗乏力，舌体胖嫩，边有齿痕，舌色暗淡，脉细弱。

治法：益气养血，息风活络。

方药：八珍汤合天麻钩藤饮加减。药用人参、茯苓、白术补气；当归、白芍、熟地黄、何首乌养血；天麻、钩藤、生石决明、全蝎、蜈蚣平肝息风；杜仲、桑寄生、川断益肾；益母草、川牛膝、桃仁、丹参活血通络。

内服膏方示例：

组成　白术 120 克，白茯苓 120 克，当归 120 克，川芎 120 克，白芍 120 克，熟地黄 120 克，炙甘草 120 克，天麻 100 克，川牛膝 120 克，钩藤 120 克，石决明 120 克，栀子 100 克，杜仲 100 克，黄芩 100 克，益母草 100 克，桑寄生 100 克，茯神 100 克，人参 120 克，阿胶 100 克，龟甲胶 100 克，蜂蜜 200 克。

制法　将人参研磨成极细粉，阿胶、龟甲胶用黄酒烊化，蜂蜜炼制后备用，石决明打碎先煎，其余药材浸泡后加入煎液中共煎 3 次，将 3 次煎液过滤去渣取汁合并浓缩，兑入人参粉、烊化后的阿胶和龟甲胶、炼制后的蜂蜜，搅拌均匀，慢火浓缩至稠膏状。

3. 痰热风动证

症状：震颤或轻或重，尚可自制。常胸脘痞闷，头晕口干，咳痰色黄，舌苔黄腻，脉弦滑数。

治法：豁痰清热，息风解痉。

方药：导痰汤合羚角钩藤汤化裁。方以羚羊角、珍珠母、竹茹、天竺黄清化痰热；夏枯草、牡丹皮凉肝清热；半夏、橘红、茯苓、胆南星、枳实、石菖蒲、远志豁痰行气开窍；可配伍天麻、钩藤、生石决明、川牛膝以加强平肝息风，潜阳降逆之力。

内服膏方示例：

组成　制半夏60克，橘红30克，茯苓30克，枳实30克，胆南星30克，甘草20克，霜桑叶60克，川贝母120克，鲜生地黄120克，钩藤100克，菊花100克，生白芍100克，淡竹茹120克，羚角片30克，珍珠5克，鲜竹沥200毫升，蜂蜜100克。

制法　将羚角片、珍珠研磨成极细粉，蜂蜜炼制后备用，其余药材（除鲜竹沥外）浸泡后加适量水共煎3次，钩藤后下，将3次煎液过滤去渣取汁合并浓缩，兑入羚角粉、珍珠粉、鲜竹沥和炼制后的蜂蜜，搅拌均匀，慢火浓缩至稠膏状。

4. 痰瘀交阻证

症状：素体肥胖，肢体颤抖不止，或手指呈"搓丸状"颤动，致使生活不便，不能工作，伴有胸闷，头晕，肢麻，口唇色暗，舌紫苔厚腻，脉沉伏涩滞。

治法：涤痰化瘀，通络息风。

方药：血府逐瘀汤合涤痰汤加减。方中以当归、川芎、赤芍、桃仁、红花活血；柴胡、桔梗、枳壳行气；牛膝引血下行；半夏、陈皮、茯苓健脾燥湿化痰；胆南星、竹茹、石菖蒲化痰开窍。

内服膏方示例：

组成　桃仁120克，当归100克，生地黄100克，牛膝100克，川芎50克，桔梗50克，赤芍60克，枳壳60克，甘草60克，柴胡30克，胆南星30克，制半夏30克，茯苓60克，橘红50克，石菖蒲30克，竹茹30克，人参30克，西红花30克，鲜竹沥200毫升，鳖甲胶200克。

制法　将人参、西红花文火另煎3次，鳖甲胶用黄酒烊化，其他药材（除鲜竹沥外）浸泡后加适量水共煎3次，将3次煎液与人参、西红花药液合并过滤去渣取汁慢火浓缩，兑入烊化后的鳖甲胶和鲜竹沥，搅拌均匀，收至稠膏状。

二、组方及应用要点

（一）变化应用

颤证在辨证基础上治疗加减变化也应注重。若痰湿较重，胸闷昏眩，呕吐痰涎，手不持物，甚则四肢不知痛痒，舌苔厚腻，酌加僵蚕、地龙、皂角刺，以燥湿豁痰，开郁通窍；若心血虚少，心悸怔忡者，配伍龙齿，重镇安神；若阴虚者加龟甲、生地黄、山茱萸；若气血不足者加党参、白术、当归、熟地黄；若痰热者加胆南星、枳实、竹茹、竹沥。

（二）胶糖选择

胶是滋补之品。气血两亏，虚风内动者，可选用阿胶来补血润燥；肝肾不足可选用龟甲胶、鳖甲胶；下焦虚寒者可选鹿角胶温补肝肾、益精养血。

糖不仅能掩盖药物中的苦味等不适气味，还关系到膏方的赋型，使膏体变稠厚，药物浓度更高，使膏滋在冬季或适宜的环境温度下稳定，不易变质。颤证若痰重者，可减少糖和蜜的加入，或调制为清膏。虚证者，可选用蜂蜜；热证者，可选用冰糖。糖尿病患者忌用饴糖、冰糖，应用木糖醇、元贞糖代替。

（三）细料选择

若患者气虚，选用人参。若痰热风动，选用羚羊角粉平肝息风，珍珠粉、鲜竹沥清热化痰。阴虚者，可选用铁皮石斛、西洋参。瘀血者，可选用西红花活血化瘀、解郁安神，西红花可用文火另煎浓缩取汁于收膏时兑入膏中。心血虚少，心悸怔忡者，可选用琥珀研为极细末于收膏时兑入膏中。

三、古今膏方

内服膏方

1. 养阴定风膏

来源 《东方药膳》。

组成 生白芍、干地黄、麦冬各 180 克，胡麻仁、五味子各 60 克，生龟甲、生牡蛎、甘草、鳖甲各 120 克，阿胶 90 克。

制法 将诸药择净，研细，水煎 3 次，3 液合并，文火浓缩，加入蜂蜜适量煮沸收膏即成。

功用 滋阴息风。

适应证 帕金森病，中风后遗症，肢体抖动，口干唇燥，大便秘结，小便短黄等。

用法 每次 20 毫升，每日 3 次，温开水适量送服。

2. 天王补心丹膏

来源 《补益药膳》。

组成 党参、生地黄、熟地黄、煅龙骨、煅牡蛎各 300 克，柏子仁、酸枣仁、天冬、麦冬、枸杞子、制何首乌、茯苓、丹参、石斛各 120 克，五味子 45 克，远志 30 克，南沙参、北沙参各 150 克，赤芍、白芍、女贞子、木瓜、玄参、龟甲胶、鳖甲胶、鹿角胶各 90 克，冰糖 250 克。

制法 将前 23 味药择净，研细，水煎 3 次，3 液合并，文火浓缩，加入龟甲胶、鳖甲胶、鹿角胶、冰糖煮沸收膏即成。

功用 养心安神，滋阴柔肝。

适应证 甲亢，颈前瘿肿，心悸不安，心烦不寐，胁肋隐痛，口干出汗，手指颤抖，舌红少苔，脉细数等。

用法 每次 20 毫升，每日 2 次，温开水适量送服。

（庞　敏、倪　磊）

第七节　气血津液病证

郁　证

郁证是以心情抑郁、情绪不宁、胸部满闷、胁肋胀痛，或易怒易哭，或咽中如有异物梗塞等为主要临床表现的一类病证。本病的产生主要有两方面原因：一为情志所伤，若七情过极，长期刺激机体，超过机体的调节能力，则导致情志失调，尤以悲伤、恼怒最易致病；二为体质因素，素体肝气不足，升发不及，久而肝气郁滞，或体质素弱，机体的调节能力减弱，再加情志刺激致病。郁证又有广义、狭义之分，广义的郁，包括体质、情志等因素所致的郁；狭义的郁，单指情志所伤而致的郁。

西医学中的焦虑症、抑郁症、癔症、神经衰弱、更年期综合征及反应性精神病等疾病，出现郁证的临床表现时，均参考本病辨证论治。

一、膏方治疗优势证候辨治

郁证病位在肝，但可涉及心、脾、肾等脏腑。病性分虚实，初起以六郁邪实为主，日久成虚实夹杂或以虚证为主。本病初起多以情绪因素所致，七情失调则致肝气抑遏不舒，故气失疏泄，以气滞为主要病机；气为血之帅，气滞则血行不畅，瘀滞难行，则以气滞血瘀为主要病机；气郁日久，愈郁而愈发，故郁而化火，则为火郁；气行则水行，气滞则水停，水停日久而湿阻，湿聚而成痰，则为痰湿之郁；若暴饮暴食，食积不化，则为食郁，其又可化生痰湿、积热，而成湿郁、痰郁、热郁等证。以上六郁均以实证为主，且六郁互为因果、互相兼杂。肝喜条达而主疏泄，长期肝郁不解，情志不畅，肝失疏泄，可引起五脏气血失调。肝气郁结，横逆乘土，则出现肝脾失和之证。忧思伤脾，思则气结，既可导致气郁生痰，痰气郁结，又可引肝木乘脾土，饮食渐减，生化乏源，气血不足，而形成心脾两虚或心神失养之证。更有甚者，肝郁化火，可致心火偏亢，火郁伤阴，心失所养，肾阴被耗，出现阴虚火旺或心肾阴虚等证。治疗以理气开郁、调畅气机、怡情易性为基本原则。

郁证辨证可分为辨六郁、辨脏腑、辨虚实三方面，常见证候为肝气郁结证、气郁化火证、痰气郁结证、心神失养证、心脾两虚证、心肾阴虚证。膏方治疗郁证，以心神失养、心脾两虚、心肾阴虚等以虚证或虚实夹杂为主的证候为优势治疗证候。

1. 肝气郁结证

症状：心情不畅，焦虑抑郁，易紧张、急躁，善太息，胸胁胀痛，痛无定处，不思饮食，大便不调，或女子月经不调，舌苔薄腻，脉弦。

治法：疏肝解郁，理气畅中。

方药：柴胡疏肝散加减。若肝气犯胃，胃失和降而见嗳气频作，脘闷不舒者，加旋覆花、代赭石、苏梗、半夏和胃降逆；若兼食滞腹胀者，加神曲、麦芽、山楂、鸡内金消食化滞；若肝气乘脾而见腹痛、腹泻者，加苍术、白豆蔻、厚朴、茯苓健脾化湿，理气止痛；若兼妇女经血瘀暗，经前乳胀腹痛者，加当归、路路通、丹参、益母草、红花活血调经；若兼寐差多梦者，加磁石、龙骨、牡蛎重镇安神。

内服膏方示例：

组成　柴胡 100 克，枳壳 100 克，陈皮 100 克，郁金 100 克，香附 60 克，苏梗 60 克，合欢皮 150 克，川芎 80 克，白芍 150 克，茯苓 150 克，炒白术 100 克，当归 100 克，炙甘草 60 克，炒麦芽 150 克，蜂蜜 200 克。

制法　将蜂蜜炼制后备用，其余药材浸泡后加适量水共煎 3 次，将 3 次煎液过滤去渣取汁合并，慢火浓缩，兑入炼制后的蜂蜜，搅拌均匀，至稠膏状。

2. 气郁化火证

症状：情绪急躁，易怒，胸胁胀、灼痛感，口苦，或有头痛、目赤耳鸣，或嘈杂吞酸，便秘，舌质红，苔黄，脉弦数。

治法：疏肝解郁，清肝泻火。

方药：丹栀逍遥散加减。热势较甚，口苦便结者，加龙胆草、大黄泻热通腑；肝火犯胃而见嘈杂吞酸、呕吐者，加黄连、吴茱萸清肝泻火，降逆止呕；肝火上炎而见头痛目赤者，加菊花、钩藤、刺蒺藜清热平肝；热盛伤阴，而见舌红少苔、脉细数者，去原方中当归、白术、生姜之温燥，加生地黄、麦冬、北沙参滋阴润燥。

内服膏方示例：

组成　柴胡 150 克，薄荷 150 克，郁金 150 克，香附 150 克，当归 150 克，白芍 150 克，白术 150 克，茯苓 150 克，牡丹皮 150 克，栀子 150 克，炙甘草 90 克，菊花 150 克，枳壳 150 克，合欢花 200 克，炒谷芽 150 克，蜂蜜 200 克。

制法 将蜂蜜炼制后备用，其余药材浸泡后加适量水共煎 3 次，将 3 次煎液过滤去渣取汁合并，慢火浓缩，兑入炼制后的蜂蜜，搅拌均匀，至稠膏状。

3. 痰气郁结证

症状：精神抑郁，胸部满闷，胁肋胀满，咽中如有物梗塞，吞之不下，咯之不出，舌质淡红，苔白腻，脉弦滑。

治法：行气开郁，化痰散结。

方药：半夏厚朴汤加减。湿郁气滞而兼胸脘痞闷、嗳气、苔腻者，加香附、佛手、苍术理气除湿；痰郁化热而见烦躁、舌红苔黄者，加竹茹、瓜蒌、黄芩、黄连清化痰热；病久入络而面有瘀血征象，见胸胁刺痛、舌质紫暗或有瘀点瘀斑、脉涩者，加郁金、丹参、降香、姜黄活血化瘀。

内服膏方示例：

组成 姜半夏 100 克，厚朴 120 克，紫苏叶 100 克，茯苓 150 克，生姜 30 克，桔梗 60 克，生白术 150 克，木蝴蝶 60 克，陈皮 60 克，炙甘草 60 克，姜竹茹 100 克，黄芩 100 克，丹参 150 克，甜叶菊叶 50 克。

制法 将上述药材浸泡后加适量水共煎 3 次，将 3 次煎液过滤去渣取汁合并，慢火浓缩至稠膏状。

4. 心神失养证

症状：精神恍惚，心神不宁，多疑易惊，悲忧善哭，喜怒无常，或时时欠伸，或手舞足蹈，喊叫骂詈等，舌质淡，苔薄白，脉弦细。

治法：甘润缓急，养心安神。

方药：甘麦大枣汤加减。血虚生风而见手足蠕动或抽搐者，加当归、龟甲、白芍、钩藤养血息风；躁扰失眠者，加酸枣仁、柏子仁、百合、制首乌等养心安神；多梦不宁者，加龙骨、牡蛎、琥珀、煅磁石等重镇安神。

内服膏方示例：

组成 炙甘草 90 克，大枣 150 克，淮小麦 300 克，茯神 150 克，郁金 100 克，合欢花 100 克，白术 150 克，当归 150 克，炒麦芽 150 克，焦神曲 150 克，制远志 90 克，柏子仁 150 克，炒白芍 150 克，百合 150 克，人参 90 克，阿胶 100 克，龟甲胶 100 克，蜂蜜 200 克。

制法 将人参研成极细粉，阿胶、龟甲胶用黄酒烊化，蜂蜜炼制后备用，其余药材浸泡后加适量水共煎 3 次，将 3 次煎液过滤去渣取汁合并浓缩，兑入人参粉、烊化后的阿胶和龟甲胶、炼制后的蜂蜜，搅拌均匀，慢火浓缩至稠膏状。

5. 心脾两虚证

症状：心悸头晕，神疲乏力，失眠多梦，纳食不香，大便偏稀，舌质淡，苔薄白，脉细弱。

治法：健脾养心，补益气血。

方药：归脾汤加减。若心胸郁闷，情志不舒者，加合欢花、郁金、佛手理气开郁；舌红、口干、心烦者，加生地黄、麦冬、黄连滋阴清热。

内服膏方示例：

组成 黄芪 300 克，党参 180 克，炙甘草 60 克，大枣 150 克，茯神 200 克，白术 150 克，当归 150 克，制远志 90 克，酸枣仁 120 克，焦神曲 150 克，炒麦芽 150 克，人参 90 克，桂圆肉 150 克，阿胶 150 克，龟甲胶 100，鹿角胶 50 克，红糖 200 克。

制法 将人参、桂圆肉研成极细粉，阿胶、龟甲胶、鹿角胶用黄酒烊化，红糖熬制后备用，其余药材浸泡后加适量水共煎 3 次，将 3 次煎液过滤去渣取汁合并浓缩，兑入人参粉、桂圆肉粉，熬制后的红糖，烊化后的阿胶、龟甲胶和鹿角胶，搅拌均匀，慢火浓缩至稠膏状。

6. 心肾阴虚证

症状：烦躁易怒，心悸，头晕目眩，健忘，失眠，多梦，口干咽痛，或男子遗精腰酸、妇女月经不调，舌质红，苔少，脉细数。

治法：滋养心肾。

方药：天王补心丹合六味地黄丸加减。心肾不交而见心烦失眠者，可合交泰丸黄连、肉桂交通心肾；遗精较频者，加芡实、莲须、金樱子补肾固涩。

内服膏方示例：

组成　生地黄150克，熟地黄150克，山药150克，山萸肉120克，茯苓150克，牡丹皮100克，泽泻100克，五味子100克，当归150克，柏子仁200克，酸枣仁120克，制远志100克，天冬100克，麦冬180克，丹参150克，桔梗60克，枸杞子200克，合欢皮150克，百合200克，佛手60克，焦神曲150克，炒麦芽150克，人参100克，西洋参90克，阿胶120克，龟甲胶100克，鳖甲胶80克，冰糖300克。

制法　将人参、西洋参研成极细粉，阿胶、龟甲胶和鳖甲胶用黄酒烊化，冰糖熬制后备用，其余药材浸泡后加适量水共煎3次，将3次煎液过滤去渣取汁合并浓缩，兑入人参粉，西洋参粉，熬制后的冰糖，烊化后的阿胶、龟甲胶和鳖甲胶，搅拌均匀，慢火浓缩至稠膏状。

二、组方及应用要点

（一）变化应用

郁证常伴有躯体病变，或身心同病即身心疾病、心身疾病，如胃肠病证、心脏病、脑病、内分泌疾病、肿瘤等疾病，患者常有紧张、焦虑、烦躁、抑郁、疑心、悲观及心悸、失眠等症状。此时膏方调治，应结合原发病或躯体疾病的治疗采用"急则治其标，缓则治其本"的原则，综合评判。膏方治疗郁证时须兼顾虚实，郁证以实证为主，则祛邪泻实；以虚证为主，则补虚固本；另有虚实夹杂之证，则要分清虚实的主次，攻补兼施，祛邪与扶正结合。

膏方调治郁证，以虚证或虚实夹杂证为优势治疗证候。在服用膏方前，应对患者体质进行辨识，时刻顾护胃气，保护脾胃功能。若患者脾胃虚弱，痰湿较重，则可先服用开路方，以健运脾胃，增强脾胃消化、吸收功能。膏方中建议加行气消导之品，如陈皮、佛手、紫苏梗、炒谷芽、炒麦芽、焦山楂、焦神曲、炒鸡内金、炒莱菔子等。

（二）胶糖选择

高尿酸血症或痛风患者，应慎用或不用龟甲胶、鳖甲胶、鹿角胶等。血虚不濡者，可选择黄明胶、阿胶，滋阴养血，尤其心烦不眠者补血可首选阿胶；肾阳不足者，可选用鹿角胶，温阳补虚；阴虚火旺，兼潮热盗汗、手足心热等者，可选用龟甲胶、鳖甲胶滋阴退热。

郁证若以六郁实证为主，则应当减少辅料中糖或蜜的加入，或调制为清膏；脾胃虚寒者宜选用饴糖或红糖；肝郁化火者宜选用冰糖；若有高血压、糖尿病、高脂血症、肥胖等，应慎用或不用蜂蜜、冰糖、蔗糖收膏，可用木糖醇（量不宜大，以防腹泻）或元贞糖。

（三）细料选择

投入辅料时，应根据患者的体质，兼顾寒热、虚实，勿使过于滋腻，或过温上火。郁证患者若见惊悸发狂、忧郁痞闷，可选用西红花解郁安神。选择参类时，若阳虚明显者，可选用红参；气虚神疲者选用生晒参；阴虚火旺者，可酌情选用西洋参或配以铁皮石斛；若气阴不足且不宜用人参，也可于普通饮片中酌情选用党参、太子参、南沙参、北沙参、玄参等。

三、古 今 膏 方

（一）内服膏方

养阴理气膏

来源　《清宫配方集成》。

组成　生白芍、菊花、山楂各 120 克，羚羊角 40 克，当归 100 克，柏子仁 10 克，桃仁、瓜蒌仁、黄芩、槟榔各 80 克，枳壳、甘草各 60 克。

制法　将上药切碎，水浸后煎煮，纱布滤去药渣，如此 3 遍，再将所滤药液加热浓缩，加入蜂蜜，收膏即成。

功用　养阴清肝，理气润肠。

适应证　肝热阴虚兼气滞之郁证，症见头晕目赤，心烦失眠，脘痞腹胀，口苦纳呆，大便干结等。

用法　每日 1 次，每次 10 克，温水冲服。

（二）外用膏方

1. 开解六郁膏

来源　《慈禧光绪医方选议》。

组成　香附、川郁金各 30 克，小枳实、青皮各 24 克，田三七 15 克，片姜黄、广木香、橘红各 18 克，红花 15 克，全当归、苏梗子各 30 克，沉香 15 克，麝香 6 克，莱菔子、白芥子各 18 克，苍术 15 克。

制法　将上药择净，用香麻油适量熬枯，去渣取汁，加黄丹收膏。

功用　疏肝理气，活血化瘀。

适应证　以脾胃气滞湿阻为主，兼气虚血弱之郁证，症见脘腹胀满，便秘，进食困难等。

用法　使用时选择适量膏药均匀摊于牛皮纸上，贴肺俞穴、上脘穴处，每日或隔日 1 换。

2. 理气膏

来源　《理瀹骈文》。

组成　党参 30 克，黄芪 30 克，苍术 30 克，白术 30 克，莪术 30 克，香附 30 克，柴胡 30 克，青皮 30 克，陈皮 30 克，枳实 30 克，南星 30 克，半夏 30 克，厚朴 30 克，槟榔 30 克，山楂 30 克，草果 30 克，羌活 30 克，防风 30 克，前胡 30 克，苏子 30 克，杏仁 30 克，乌药 30 克，郁金 30 克，川芎 30 克，当归 30 克，白芍 30 克，黄芩 30 克，黄连 30 克，黄柏 30 克，栀子 30 克，葶苈子 30 克，桔梗 30 克，桑白皮 30 克，吴茱萸 30 克，瓜蒌 30 克，白芷 30 克，麦芽 30 克，木通 30 克，泽泻 30 克，赤茯苓 30 克，延胡索 30 克，五灵脂 30 克，大黄 30 克，牵牛子 30 克，肉桂 30 克，草乌 30 克，红花 30 克，石菖蒲 30 克，皂角刺 30 克，木鳖子 30 克，僵蚕 30 克，全蝎 30 克，穿山甲 30 克，白芥子 30 克，莱菔子 30 克，川楝子 30 克，川椒 30 克，细辛 30 克，木香 30 克，藿香 30 克，小茴香 30 克，威灵仙 30 克，乳香 30 克，没药 30 克，巴豆仁 30 克，甘草 30 克，牛皮胶 60 克，苏合香丸 9 克，薄荷油 6 克，姜、葱、韭、蒜、槐枝、柳枝、桃枝、桑枝各 250 克，凤仙花整株。

制法　用麻油将上药炸枯，去渣，兑黄丹为膏。

功用　理气开郁，活血止痛。

适应证　气郁，气逆，气胀，气痛。

用法　使用时将膏药均匀摊于牛皮纸上，摊贴上脘穴、中脘穴或太冲穴。

备注 孕妇及皮肤过敏者禁用。

水 肿

水肿是指体内水液代谢异常，出现体内水液潴留，泛溢肌肤，引起以头面、眼睑、四肢、腹背部乃至全身浮肿为主要临床表现的一类病证。本病产生主要有以下原因：一为外感风热或风寒，风寒、风热侵袭肌表，内舍于肺，则肺失宣降，不能通调水道，以致风遏水阻，风水相搏，流溢肌肤，发为水肿。二为水湿内阻，因久居湿地，或冒雨涉水，水湿内侵，脾为湿困，运化不及，不能制水，则水湿泛滥。三为疮毒内陷，损伤肺脾，致津液气化失常，也是形成水肿的常见病因。明代李梴《医学入门》指出："阳水多兼食积，或饮毒水，或疮毒所致也。"四为情志失调，肝气郁结，疏泄失常，三焦气机不畅，水道不利，泛溢肌肤，发为水肿。五为内伤饮食或劳倦过度，饮食不节导致脾虚失运，摄取精微物质的功能障碍，加之劳倦伤脾、房劳过度、肾气损伤，均可影响水液的代谢与分布。六为他病日久，久病则入络，瘀血阻滞，阻碍三焦水道，亦可发生或加重水肿。

西医学中，水肿是某些疾病的症状或体征，如多种心脏病引起的心源性水肿，肝硬化引起肝源性水肿，肾小球肾炎、肾病综合征引起的肾源性水肿，低蛋白血症引起的营养不良性水肿，甲状腺功能减退、原发性醛固酮增多症引起的内分泌性水肿等，均可参照本病辨证论治。

一、膏方治疗优势证候辨治

水肿病位在肺、脾、肾，与三焦、心、肝等脏腑密切相关，其以肾为本，以肺为标，而以脾为制水之脏。本病病性属本虚标实，以肺、脾、肾亏损为本，以风、寒、湿、热、毒、瘀、气滞、痰饮等有形实邪为标。

水肿辨证首辨阴水、阳水，其次辨病位、辨水肿危证。阳水的常见证候有风水泛滥证、湿毒浸淫证、水湿浸渍证、湿热壅盛证与气滞水停。阴水的常见证候有气虚水溢证、脾阳虚衰证、肾阳衰微证、气阴两虚证、瘀血阻络证。病情稳定的水肿证候为内服膏方优势治疗证候，对风水泛滥、湿毒浸淫、湿热壅盛等表证未解病情变化迅速或水肿急性加重情况可选用其他方法治疗。

1. 水湿浸渍证

症状：起病缓慢，病程较长，全身水肿，按之没指，以下肢为甚，小便短少，身体困重，眩晕，胃脘痞闷，胸闷，恶心，呕吐，舌淡红，舌体肿胀，苔白腻，脉濡缓。

治法：通阳化湿利水。

方药：五皮饮合胃苓汤加减。伴咳喘者，可加麻黄、杏仁、葶苈子；中焦寒湿甚者，加干姜、蜀椒温脾化湿；卫表阳虚，汗出恶风者，加生黄芪、防风以护卫固表。

内服膏方示例：

组成 桑白皮 100 克，陈皮 100 克，生姜皮 100 克，大腹皮 90 克，茯苓皮 200 克，苍术 120 克，厚朴 90 克，炙甘草 50 克，泽泻 150 克，猪苓 150 克，炒白术 150 克，炒谷芽 150 克，鹿角胶 150 克，蜂蜜 200 克。

制法 将鹿角胶用黄酒烊化，蜂蜜炼制后备用，其余药材浸泡后加适量水共煎 3 次，将 3 次煎液过滤去渣取汁合并，慢火浓缩，兑入烊化后的鹿角胶和炼制后的蜂蜜，搅拌均匀，至稠膏状。

2. 气滞水停证

症状：肢体或全身水肿，情绪抑郁，胁肋满痛，脘腹胀满，纳食减少，喜叹息，矢气多，小便短少，舌淡红，苔薄白腻或白滑，脉弦。

治法：行气利水。

方药：柴胡疏肝散合胃苓汤加减。若胁腹胀满较甚，可加入木香、青皮、麦芽等理气；气郁化热者，加牡丹皮、茵陈、滑石等清热。

内服膏方示例：

组成 柴胡 100 克，枳壳 100 克，香附 90 克，厚朴 120 克，苏梗 100 克，茯苓 150 克，白术 150 克，猪苓 150 克，泽泻 150 克，白芍 100 克，川芎 60 克，炙甘草 50 克，苍术 100 克，陈皮 100 克，蜂蜜 200 克。

制法 将蜂蜜炼制后备用，其余药材浸泡后加适量水共煎 3 次，将 3 次煎液过滤去渣取汁合并，慢火浓缩，兑入炼制后的蜂蜜，搅拌均匀，至稠膏状。

3. 气虚水溢证

症状：遍身浮肿，尤以下肢明显，按之凹陷，有时晨起面肿较甚，纳少便溏，倦怠无力，腰背酸痛，胫膝酸软，动则气短，尿有余沥，舌淡红，边有齿痕，苔薄白，脉细弱。

治法：益气行水。

方药：防己黄芪汤合五苓散加减。若脾虚气滞，加木香、陈皮、大腹皮；若腹水明显，腹胀难忍，步履艰难，甚则腹大不能起床，加大腹皮、生姜皮、陈皮、鸡内金等以运脾利水、消滞疏中；若兼瘀血，加当归、桃仁、红花；病程日久，脾病及肾，以肾气不足为主者，可加济生肾气丸治疗；心气不足为主者，用保元汤加赤小豆、益母草等。

内服膏方示例：

组成 黄芪 300 克，防己 100 克，炒白术 150 克，茯苓 200 克，桂枝 100 克，泽泻 300 克，车前子 100 克，猪苓 150 克，炒谷芽 100 克，人参 80 克，鹿角胶 100 克，蜂蜜 200 克。

制法 将人参研成极细粉，鹿角胶用黄酒烊化，蜂蜜炼制后备用，其余药材浸泡后加适量水共煎 3 次，将 3 次煎液过滤去渣取汁合并浓缩，兑入人参粉、烊化后的鹿角胶和炼制后的蜂蜜，搅拌均匀，慢火浓缩至稠膏状。

4. 脾阳虚衰证

症状：身肿，腰以下为甚，按之凹陷不易恢复，脘腹胀闷，纳减便烂，面色萎黄，神倦肢冷，小便短少，舌质淡，苔白滑或白腻，脉沉缓或沉弱。

治法：温脾化湿。

方药：实脾饮加减。若湿邪内盛，脘闷腹胀、苔厚腻，可加苍术、厚朴、木香以燥湿健脾，理气消胀；若气短声弱，气虚甚，可加人参、黄芪健脾补气；若小便短少，可加猪苓、泽泻增强渗利水湿之功；若脾胃虚弱明显，可合参苓白术散加减。

内服膏方示例：

组成 炮附子 30 克，干姜 60 克，白术 150 克，桂枝 90 克，茯苓 150 克，泽泻 300 克，猪苓 150 克，玉米须 120 克，厚朴 90 克，车前子 100 克，大腹皮 90 克，木香 60 克，木瓜 120 克，生姜 100 克，大枣 150 克，炙甘草 60 克，黄芪 200 克，炒谷芽 100 克，人参 90 克，鹿角胶 150 克，饴糖 200 克。

制法 将人参研成极细粉，将鹿角胶用黄酒烊化，饴糖熬制后备用，炮附子先煎 1 小时后与浸泡后的其余药材加适量水共煎 3 次，将 3 次煎液过滤去渣取汁合并，慢火浓缩，兑入人参极细粉、烊化后的鹿角胶和熬制后的饴糖，搅拌均匀，至稠膏状。

5. 肾阳衰微证

症状：面浮身肿，腰以下尤甚，按之凹陷不起，心悸，气促，腰部冷痛酸重，尿量减少或增多，四肢厥冷，畏寒神疲，面色灰滞或苍白，性欲下降，男性多见阳痿、遗精，女性则见月经量少、色淡，舌质淡胖，苔白，脉沉细或沉迟无力。

治法：温肾利水。

方药：济生肾气丸合真武汤加减。脾阳虚者，加干姜暖脾土；小便量多者，去泽泻、车前子，加菟丝子、补骨脂、金樱子温固下元；若虚阳浮越，则加人参、蛤蚧、五味子敛阳固脱；病至后期，阴伤明显者，合用左归丸。

内服膏方示例：

组成 熟地黄 100 克，山药 180 克，山萸肉 120 克，茯苓 150 克，牡丹皮 100 克，巴戟天 100 克，淫羊藿 150 克，炮附子 30 克，炒白术 150 克，泽泻 150 克，桂枝 100 克，焦神曲 150 克，炒麦芽 150 克，人参 100 克，鹿角胶 150 克，蜂蜜 200 克。

制法 将人参研成极细粉，鹿角胶用黄酒烊化，蜂蜜炼制后备用，炮附子先煎 1 小时后与浸泡后的其余药材加适量水共煎 3 次，将 3 次煎液过滤去渣取汁合并浓缩，兑入人参粉、烊化后的鹿角胶和炼制后的蜂蜜，搅拌均匀，慢火浓缩至稠膏状。

6. 气阴两虚证

症状：浮肿日久，气短乏力，纳少腹胀，手足心热，口干咽燥，头目眩晕，舌红少苔或舌淡而边有齿痕，脉细数或细弱。

治法：益气养阴利水。

方药：防己黄芪汤合六味地黄丸加减。阴虚尿少者，加铁皮石斛、西洋参、沙参、麦冬补益阴津；气虚甚者，重用黄芪，并加人参、白术益气；精血亏虚较甚者，加何首乌、阿胶填精养血。

内服膏方示例：

组成 黄芪 300 克，熟地黄 120 克，山药 200 克，枸杞子 200 克，山萸肉 120 克，防己 100 克，茯苓 150 克，猪苓 200 克，泽泻 150 克，麦冬 150 克，生地黄 100 克，北沙参 120 克，生薏苡仁 200 克，车前子 100 克，芦根 100 克，白茅根 100 克，人参 100 克，西洋参 100 克，铁皮石斛 60 克，阿胶 100 克，龟甲胶 100 克，蜂蜜 200 克。

制法 将人参、西洋参、铁皮石斛文火另煎 3 次，阿胶、龟甲胶用黄酒烊化，蜂蜜炼制后备用，其余药材浸泡后加适量水共煎 3 次，将 3 次煎液与人参、西洋参、铁皮石斛药液合并过滤去渣取汁慢火浓缩，兑入烊化后的阿胶、龟甲胶和炼制后的蜂蜜，搅拌均匀，慢火浓缩至稠膏状。

7. 瘀血阻络证

症状：浮肿日久，面唇、肤色晦滞黧黑，腹部青筋暴露，局部可见瘀斑、瘀点，妇女经色暗红有血块，月经量少，或闭经，或肿势严重，舌紫暗或见瘀点，苔薄白，脉涩。

治法：活血利水。

方药：桃红四物汤合血府逐瘀汤加减。气滞者，加延胡索、郁金活血行气；阳虚者，加淫羊藿、巴戟天补肾温阳；肿甚者，加茯苓、车前子利水渗湿；瘀血甚者，加三七、土鳖虫、地龙活血化瘀。

内服膏方示例：

组成 桃仁 100 克，当归 150 克，川芎 100 克，赤芍 120 克，丹参 200 克，赤小豆 100 克，黄芪 300 克，牛膝 150 克，益母草 150 克，泽兰 100 克，茯苓 200 克，土鳖虫 60 克，山楂 100 克，炒麦芽 100 克，人参 100 克，西红花 30 克，鳖甲胶 100 克，红糖 200 克。

制法 将人参、西红花文火另煎 3 次，鳖甲胶用黄酒烊化，红糖熬制后备用，其余药材浸泡后加适量水共煎 3 次，将 3 次煎液与人参、西红花药液合并过滤去渣取汁慢火浓缩，兑入烊化后的鳖甲胶和熬制后的红糖，搅拌均匀，慢火浓缩至稠膏状。

二、组方及应用要点

（一）变化应用

膏方治疗水肿，以虚证或虚实夹杂证为优势治疗证候，水肿者，多有胃肠功能障碍，对于伴有恶心纳呆、吐酸嘈杂、舌苔厚腻者，建议先以开路方健脾和胃。膏方调治水肿时，应结合原发病治疗，采用"急则治其标，缓则治其本"的原则，综合评判。膏方治疗水肿时须兼顾虚实，水肿以实证为主，则祛邪泻实；以虚证为主，则补虚固本；另有虚实夹杂之证，则要分清虚实的主次，攻补兼施，祛邪与扶正结合。水肿治疗中可用发汗、利尿、泻下逐水等方法。

膏方服用期间若出现水肿加重情况，可先临证辨治，组成汤剂短期调服膏方或暂停服用膏方，待标实渐缓、外邪已解，再继续应用膏方治疗。对风水泛滥、湿毒浸淫、湿热壅盛等表证未解者，或病情变化迅速，或病情危重者则需要辨别，不建议膏方治疗，可选用汤剂等易于变化的其他剂型治疗。先见眼睑及颜面浮肿，然后延及全身，来势迅速，兼见恶寒发热，肢节酸楚，小便不利，多属风水泛滥，可用越婢汤加减，疏风利水；初起头面浮肿，延及全身，伴呕吐，大便溏泄，小便不利，身发疮痍，甚至溃烂，恶风发热，舌质红，苔薄黄，脉浮数或滑数，多属湿毒浸淫，可用麻黄连翘赤小豆汤合五味消毒饮加减；遍身浮肿，皮肤绷紧发亮，胸脘闷胀，烦热口渴，小便短赤，大便黏腻不爽，伴肛门灼热感，或大便干结，舌红，苔黄腻，脉滑数或濡数，多属湿热壅盛，可用疏凿饮子合己椒苈黄丸加减。

肾阳虚衰、脾阳不足之水肿，为内服膏方优势治疗证候，辨治用方剂中多有温肾助阳的附子，因膏方多需久服，组方选药原则应慎用毒性药物，如需应用附子须先煎 1 小时且剂量不宜过大。

（二）胶糖选择

水肿若以阳水为主，则应当减少辅料中糖和蜜的加入，或调制为清膏；阴水气阴两虚者，宜选用蜂蜜、冰糖；瘀血者，宜选用红糖；若合并有高血压、糖尿病、高脂血症、肥胖等，应慎用或不用蜂蜜、冰糖、蔗糖收膏，可用木糖醇（量不宜大，以防腹泻）或元贞糖。

水肿若以阳水为主，应慎用或不用龟甲胶、鳖甲胶、鹿角胶等。阴水，胶类用量不宜过大，若以血虚为主者，可选择黄明胶、阿胶滋阴养血；肾阳不足者，可选用鹿角胶温阳补虚；若阴虚兼夹瘀血者，可选用鳖甲胶养阴消瘀。

（三）细料选择

投入辅料时，应根据患者的体质，兼顾虚实、寒热，勿使过于攻伐，或太过滋腻。水肿患者若细料中选择参类，阳虚明显者，可选用红参；气虚神疲者选用生晒参；阴虚火旺者可酌情选用西洋参，或配以铁皮石斛；气阴不足且不宜用人参者，也可以普通饮片中酌情选用党参、太子参等；瘀血内阻者，可选用西红花。

三、古 今 膏 方

（一）内服膏方

1. 茯苓杏仁膏

来源 《普济方》。

组成 茯苓、杏仁各 120 克，陈皮 90 克，竹沥、姜汁各 50 克，蜂蜜 30 克。

制法 水 9 升煎前 3 味药，取汁 3 升，去渣，入竹沥、姜汁、蜂蜜，和匀熬膏。

功用 利湿消肿，降气除满。

适应证 水肿气满，胸中气急。

用法 每次 6 克，每日 3 次，温开水冲服。

备注 忌过食生冷。

2. 豕肝膏

来源 《本草纲目》。

组成 猪肝尖 100 克，绿豆 200 克，陈仓米 500 克。

制法　加水同煮如膏。

功用　利尿，消肿，解毒。

适应证　虚证水肿、尿少。

用法　每次 80～150 克，空腹食，每日 2～3 次。

（二）外用膏方

1. 附子膏

来源　《简要济众方》。

组成　黑附子（生，取皮脐）1 枚。

制法　将上述药材捣研为散，取生姜汁调和为膏。

功用　温阳通络，利水消肿。

适应证　虚寒证脚气腿肿之久不愈者。

用法　取膏适量，涂于患部，药干再涂，以肿消为度。

备注　湿热证不宜使用，皮肤过敏者禁用，严禁内服。

2. 涂脐膏

来源　《仁斋直指方论》。

组成　地龙 20 克，猪苓 20 克，针砂 20 克。

制法　将上药研为细末，葱涎调匀。

功用　利尿消肿。

适应证　水肿胀满，小便不利。

用法　外敷脐中，以不透气的薄膜覆盖。

备注　皮肤过敏者禁用，严禁内服。

3. 商陆膏

来源　《外台秘要》。

组成　商陆根、猪膏各 570 克。

制法　将上述两味药合煎，令商陆根颜色变黄，膏成，滤去滓。

功用　利水消肿。

适应证　水肿。

用法　取适量，摩水肿处。

备注　忌狗肉，皮肤过敏者禁用，严禁内服。

汗　证

汗证是指人体阴阳失调、营卫失和、腠理不固而引起汗液外泄失常的病证。根据出汗部位、时间、伴随症状等特点的不同，其又可具体分为自汗、盗汗、脱汗（绝汗）、战汗、黄汗等。其中，自汗表现为安静时汗出不止，动则汗出加重；盗汗表现为夜间睡梦中汗出，醒后则汗止；脱汗（绝汗）常发生于危重疾病后期，表现为大汗淋漓，或汗出如珠如油，或汗出清冷，伴肢冷脉微，呼吸微弱等症；战汗指急性外感热病中，突然恶寒战栗而后汗出；黄汗表现为汗液色黄染衣。本病的产生具体包括外感与内伤两方面原因，外感如风、湿、暑热之邪侵袭机体，或风寒入里，久郁化热，而致营卫不和，或里热炽盛，或湿热郁蒸而汗出异常。内伤则包括禀赋、饮食、情志等方面，如素体阴虚，则阳热偏盛，蒸汗而出，或久病体弱，气血亏虚，肺卫失于固摄，则津液从玄府而泄，或饮食不节、情志失和、房劳过度等，致脏腑阴阳失调，气血津液失和而汗出过多。

西医学中的多种疾病如甲状腺功能亢进症、自主神经功能紊乱、慢性消耗性疾病，或病毒、细菌等引起的感染，或手术、大出血、产后等所导致的异常汗出均可参考本病辨证论治。

一、膏方治疗优势证候辨治

汗证病位在腠理，与五脏相关。阴阳失调、营卫不和是本病的根本病机，腠理开阖失常是基本病机。病性有虚有实，或虚实夹杂，外感致汗多以实证为主，内伤致汗则以虚为主。实则以湿、痰、瘀、热为多见，病位多在脏腑；虚者多见气虚、阴虚、阳虚、血虚。

治疗汗证时，首先辨别是何种汗出，其次辨病性之虚实与寒热，汗证常见证候为营卫不和证、肺卫不固证、心血不足证、阴虚火旺证、邪热郁蒸证，均为膏方优势治疗证候。

1. 营卫不和证

症状：汗出恶风，汗液清稀，或伴发热，头痛，周身酸楚，舌淡红，苔薄白，脉浮缓。

治法：调和营卫。

方药：桂枝汤加减。阳虚畏寒者，加附子、巴戟天、淫羊藿；气虚甚者，加人参、黄芪；汗出多，伴失眠者，加龙骨、牡蛎、五味子；汗久不收，可加乌梅、糯稻根、瘪桃干收敛止汗。

内服膏方示例：

组成　桂枝120克，炒白芍120克，炙甘草60克，大枣150克，生姜100克，五味子10克，龙骨150克，人参80克，阿胶100克，蜂蜜200克。

制法　将人参研成极细粉，阿胶用黄酒烊化，蜂蜜炼制后备用，其余药材浸泡后加适量水共煎3次，将3次煎液过滤去渣取汁合并浓缩，兑入人参粉、烊化后的阿胶和炼制后的蜂蜜，搅拌均匀，慢火浓缩至稠膏状。

2. 肺卫不固证

症状：时时汗出，动则加剧，鼻部汗出明显，汗液清稀，常伴恶风，乏力短气，咳喘无力，喜静卧，少气懒言，面色萎黄无华，胃纳欠佳，舌淡嫩，苔薄白润，脉弱。

治法：益气固表。

方药：玉屏风散加减。汗多不收者，加麻黄根、浮小麦固涩敛汗；汗出伴失眠者，加龙骨、牡蛎安神止汗；气虚甚者，加人参、黄精补益肺脾。

内服膏方示例：

组成　黄芪300克，防风100克，炒白术150克，炙甘草60克，茯苓100克，炙甘草60克，制黄精150克，山药150克，麻黄根60克，浮小麦300克，煅龙骨150克，煅牡蛎150克，人参90克，黄明胶100克，蜂蜜200克。

制法　将人参研成极细粉，黄明胶用黄酒烊化，蜂蜜炼制后备用，其余药材浸泡后加适量水共煎3次，将3次煎液过滤去渣取汁合并，兑入人参粉、烊化后的黄明胶和炼制后的蜂蜜，搅拌均匀，慢火浓缩至稠膏状。

3. 心血不足证

症状：梦中汗出，伴心慌、心悸，失眠多梦，眩晕，神疲乏力，面色不华，女子则表现为月经量少色淡，舌淡白，苔薄，脉细。

治法：补心养血。

方药：柏子仁汤合归脾汤加减。若兼阳虚，可加淫羊藿、肉苁蓉温阳固表；若心阴亏损，加麦冬、天冬滋养心阴。

内服膏方示例：

组成　柏子仁200克，白术150克，大枣150克，制半夏100克，煅牡蛎150克，麻黄根100克，五味子100克，黄芪250克，当归150克，茯苓150克，酸枣仁150克，人参100克，桂圆肉150克，阿胶300克，红糖200克。

制法　将人参、桂圆肉研成极细粉，阿胶用黄酒烊化，红糖熬制后备用，其余药材浸泡后加适量水共煎 3 次，将 3 次煎液过滤去渣取汁合并浓缩，兑入人参粉、桂圆肉粉、烊化后的阿胶和熬制后的红糖，搅拌均匀，慢火浓缩至稠膏状。

4. 阴虚火旺证

症状：寐则汗出，汗液偏黏，汗出时伴潮热，虚烦少眠，多梦，形体消瘦，五心烦热，耳鸣，女子月经量多而色深，男子则阳强易举而遗精，舌红，苔少，脉细数。

治法：滋阴降火。

方药：当归六黄汤加减。汗出多者，加牡蛎、龙骨、麻黄根、五味子；潮热甚者，加地骨皮、鳖甲、知母；阴虚明显者，加枸杞子、女贞子、天冬；干咳，咯血甚者，加白茅根、玄参、川贝母等。

内服膏方示例：

组成　当归 150 克，山茱萸 120 克，生地黄 150 克，熟地黄 100 克，黄芩 100 克，黄连 150 克，黄柏 150 克，地骨皮 150 克，生黄芪 250 克，百合 200 克，五味子 100 克，西洋参 80 克，铁皮石斛 60 克，鳖甲胶 90 克，龟甲胶 90 克，冰糖 200 克。

制法　将西洋参、铁皮石斛研成极细粉，鳖甲胶、龟甲胶用黄酒烊化，冰糖熬制后备用，其余药材浸泡后加适量水共煎 3 次，将 3 次煎液过滤去渣取汁合并浓缩，兑入西洋参粉、铁皮石斛粉、烊化后的鳖甲胶和龟甲胶、熬制后的冰糖，搅拌均匀，慢火浓缩至稠膏状。

5. 邪热郁蒸证

症状：蒸蒸汗出，或但头汗出，或手足多汗，汗黏热，伴头面红赤，发热，声高气粗，口渴，喜冷饮，烦躁不安，大便干结，小便短赤，舌质红，苔黄，脉洪大或滑数或沉实。

治法：清泄里热。

方药：玉女煎加减。大便秘结者，可加大黄、枳实等。

内服膏方示例：

组成　生石膏 600 克，生地黄 300 克，知母 300 克，麦冬 300 克，竹叶 300 克，大黄 60 克，枳实 200 克，冰糖 200 克。

制法　将冰糖熬制后备用，其余药材浸泡后加适量水共煎 3 次，将 3 次煎液过滤去渣取汁合并浓缩，兑入熬制后的冰糖，搅拌均匀，慢火浓缩至稠膏状。

二、组方及应用要点

（一）变化应用

膏方治疗汗证，以虚证或虚实夹杂证为优势治疗证候。对于伴有恶心纳呆、吐酸嘈杂、舌苔厚腻者，建议先以开路方健脾和胃。膏方治疗汗证时须兼顾虚实，汗证以实证为主，则祛邪泻实；以虚证为主，则补虚固本；另有虚实夹杂之证，则要分清虚实的主次，攻补兼施，祛邪与扶正结合。

久汗不收或绝汗等病情严重者，应以敛汗固脱为治疗原则，剂型可选择汤剂，用药当选酸收敛汗固脱之品，汗止后可应用膏方进行善后。

（二）胶糖选择

营卫不和或心血不足证，可用阿胶调补营血；肺卫不固证可用黄明胶补润肺卫；肾阳不足者，可选用鹿角胶温阳补虚；阴虚火旺，兼潮热盗汗、手足心热等者，可选用龟甲胶、鳖甲胶滋阴退热；邪热郁蒸、高尿酸血症或痛风患者，应慎用或不用龟甲胶、鳖甲胶、鹿角胶等。

汗证若以实证为主，则应当减少辅料中糖和蜜的加入，或调制为清膏；脾胃虚寒者宜选用饴糖，心血不足者宜选用红糖；阴虚者宜选用蜂蜜、冰糖；如有虚热征象可选用冰糖；若有高血压、糖尿病、高脂血症、肥胖等，应慎用或不用蜂蜜、冰糖、蔗糖收膏，可用木糖醇（量不宜大，以防腹泻）或元贞糖。

（三）细料选择

细料中选择参类时，若阳虚明显，可选用红参；气虚神疲者选用生晒参；阴虚火旺者可酌情选用西洋参，或配以铁皮石斛；气阴不足且不宜用人参者，也可于普通饮片中酌情选用党参、太子参、南沙参、北沙参、玄参等。

三、古今膏方

（一）内服膏方

1. 甘露膏

来源　《兰室秘藏》。

组成　制半夏 20 克，熟甘草、白豆蔻仁、人参、兰香、升麻、连翘、桔梗各 50 克，生甘草、防风各 100 克，酒知母 150 克，石膏 300 克。

制法　将上药研为极细末，汤浸蒸饼，和匀成剂，捻为薄片，晒干，再碎如米粒大。

功用　补脾益气，清热泻火。

适应证　自汗，消渴，饮水极甚，善食而瘦，大便燥结，小便频数。

用法　每次服 6 克，淡生姜汤送服。

备注　阴虚火旺者不宜服用。

2. 猪膏煎

来源　《千金翼方》。

组成　猪膏、生姜汁、白蜜各 1 升，清酒 500 毫升。

制法　将上 4 味药，搅拌均匀，慢火煎之如膏状。

功用　温中补虚，滋阴益气。

适应证　妇人产后体虚，往来寒热，乏力自汗等症。

用法　以酒服方寸匕

备注　实证者不宜服。

（二）外用膏方

六物胡粉敷方

来源　《外台秘要》。

组成　干枸杞根 100 克，胡粉 200 克，干商陆根 200 克，干蔷薇根、炙甘草各 100 克，滑石 200 克。

制法　将上药捣研为细末、过筛，用醋调和成膏。

功用　清热燥湿，收敛止汗。

适应证　漏液，症见腋下及足心、手掌、阴下、腹股沟常汗出致湿，伴特殊臭气。

用法　取适量，涂腋下，见汗出，更换衣服后再涂。

备注　不可多敷，因其可损伤腋下之皮肤。

痰 饮

痰饮是指水液在体内运化输布失常，停积于人体某些部位的一类病证。广义的痰饮包括痰饮、悬饮、溢饮、支饮。狭义的痰饮表现为心下满闷，呕吐清水痰涎，胃肠沥沥有声，形体昔肥今瘦，属饮停胃肠；悬饮表现为胸胁饱满，咳唾引痛，喘促不能平卧，或有肺痨病史，属饮流胁下；溢饮表现为身体疼痛而沉重，甚则肢体浮肿，当汗出而不汗出，或伴咳喘，属饮溢肢体；支饮表现为咳逆倚息，短气不得平卧，其形如肿，属饮邪支撑胸肺。

痰饮大致可分为外因与内因两个方面。外因主要为外感湿邪，冒雨涉水，寒湿内侵，易伤人体阳气，阳虚则水湿难化，则湿邪停聚体内。内因包括饮食不当、情志失调、房劳过度、久病体虚等。如过食肥甘，饮酒过量，恣食生冷，损伤脾胃；或脾胃素虚，运化不及，饮停而难消，均可阻遏阳气使中州失运，湿聚为饮；又或忧思恼怒，思虑过度，则脾气困结，抑郁恼怒则肝气不舒，肝疏泄失常，乘犯脾土，则脾气更损，中焦斡旋不足，水停为饮；又或房事不节，肾气亏损，或久病体虚，病久及肾，肾阳虚损，以致水泛停聚成痰饮。

西医学中的慢性支气管炎、支气管哮喘、慢性阻塞性肺气肿、胸腔积液、慢性胃炎及不完全性幽门梗阻、肠梗阻、梅尼埃病等，在疾病的某些阶段出现痰饮的临床证候时，均可参考本病辨证论治。

一、膏方治疗优势证候辨治

痰饮病位在肺、脾、肾、三焦，其本为脾、肾。肺之通调失司，脾之转输无权，肾之蒸化失职，三焦不利，气道闭塞，水谷精微不归正化，反成水湿，停聚于身体某些部位即成为停饮。水为阴，需赖阳气蒸化才可输布全身，阳虚则难化水饮，易致饮停，饮邪停聚，日久易伤阳气，常互为因果，故本病为本虚标实之证，阳虚为本，阴盛为标。"病痰饮者，当以温药和之"，故本病治疗多以温化行水化痰为主，根据痰饮部位，选择发汗、攻下、分利等治法。

痰饮辨证可分为辨停饮部位及虚实，常见证候为饮留肠胃证、饮停胸胁证、饮犯胸肺证、饮溢四肢证、脾胃阳虚证、肾阳虚弱证。内服膏方治疗痰饮，以脾胃阳虚、肾阳虚弱等以虚证主的证候为优势治疗证候。

1. 脾胃阳虚证

症状：胸胁支满，头晕目眩，不欲饮水，或热饮不多，或饮入易吐，泛吐清水痰涎，或背部寒冷如掌大，苔白滑，脉弦细而滑。

治法：温脾化饮。

方药：苓桂术甘汤加减。呕吐者，合小半夏加茯苓汤以和胃降逆。若水停心下，而致冒眩者，则合泽泻汤。若中气虚弱，停痰宿水内留，用延年茯苓饮。

内服膏方示例：

组成　桂枝 100 克，炙甘草 60 克，大枣 150 克，茯苓 150 克，白术 150 克，当归 150 克，生姜 100 克，制半夏 100 克，焦神曲 150 克，炒麦芽 150 克，人参 100 克，阿胶 200 克，饴糖 200 克。

制法　将人参研成极细粉，阿胶用黄酒烊化，饴糖熬制后备用，其余药材浸泡后加适量水共煎 3 次，将 3 次煎液过滤去渣取汁合并浓缩，兑入人参粉、烊化后的阿胶和熬制后的饴糖，搅拌均匀，慢火浓缩至稠膏状。

2. 肾阳虚弱证

症状：怯寒肢冷，少腹拘急不仁，小便不利，脐下动悸，心悸气短，舌体胖大，苔白腻，脉细弱。

治法：温肾化饮。

方药：《金匮》肾气丸加减。水饮上犯而致心慌、心悸者，可合用真武汤。

内服膏方示例：

组成　生地黄 180 克，山药 180 克，山茱萸 120 克，泽泻 150 克，茯苓 150 克，肉桂 50 克，淫羊藿 150 克，牡丹皮 100 克，焦神曲 150 克，炒麦芽 150 克，人参 80 克，鹿角胶 100 克，红糖 200 克。

制法 将人参研成极细粉,鹿角胶用黄酒烊化,红糖熬制后备用,其余药材浸泡后加适量水共煎3次,将3次煎液过滤去渣取汁合并浓缩,兑入人参粉、烊化后的鹿角胶和熬制后的红糖,搅拌均匀,慢火浓缩至稠膏状。

二、组方及应用要点

(一)变化应用

膏方治疗痰饮,以虚证或虚实夹杂证为优势治疗证候,非优势治疗证候多变化迅速,须仔细辨别,可应用外用膏方或其他剂型治疗。脘腹胀满而痛,胃中时有振水声,或肠间辘辘有声,头目眩晕,纳差,恶心欲呕,大便稀溏,或伴有下利而利后脘腹仍然坚满,小便不利,舌淡红,苔白腻或微黄,脉沉弦有力,属饮留肠胃,治宜攻下逐饮,可选用汤剂甘遂半夏汤加减。胸胁部胀满疼痛,以胁下部位为主,呼吸咳唾、转侧时疼痛加重,气短息促,舌淡红,苔白腻,脉沉弦有力,属饮停胸胁,治宜攻逐痰饮,可选用汤剂十枣汤或葶苈大枣泻肺汤加减。咳喘胸闷,不能平卧,短气,呼吸困难,痰多质稀如白沫,久咳则面目浮肿,舌淡,苔白腻,脉弦紧有力,属饮犯胸肺,治宜宣肺化饮;四肢沉重或关节疼痛,甚则肢体微肿,无汗恶寒,口不渴,或兼见咳喘,痰多白沫,苔白,脉弦紧,多属饮溢四肢,治宜解表化饮,饮犯胸肺、饮溢四肢均可选用汤剂小青龙汤加减。上述情况也可采用外用膏方治疗,组成为水蓼花、皮硝、牙皂、大黄、栀子各25克,生姜10片,葱、蒜各7个,莱菔子15克,将上药切碎,捣烂如膏状,外贴脐腹,外盖不透气薄膜。

膏方调治痰饮时,应结合原发病治疗,采用"急则治其标,缓则治其本"的原则,综合评判。膏方治疗痰饮时须兼顾虚实,以实证为主,则祛邪泻实;以虚证为主,则补虚固本;另有虚实夹杂之证,则要分清虚实的主次,攻补兼施,祛邪与扶正结合。

痰饮患者,常脾胃运化不足,对于伴有恶心纳呆、吐酸嘈杂、舌苔厚腻者,建议先以开路方健脾和胃。膏方服用期间若出现病情加重情况,可先临证辨治,组成汤剂短期调服膏方或暂停服用膏方,待标实渐缓、外邪已解,再继续应用膏方治疗。

肾阳虚弱、脾胃阳虚之痰饮,为内服膏方优势治疗证候,辨治所选原方中多有附子,因膏方多需久服,组方选药原则应慎用毒性药物,所以附子、乌头之类虽温肾助阳功力强,也尽可能少用或不用,如需应用可以先煎1小时,或用淫羊藿、巴戟天、狗脊、补骨脂、菟丝子、冬虫夏草、蛤蚧等加强温肾化气之功效。

(二)胶糖选择

痰饮脾胃阳虚和肾阳虚证可选用饴糖或红糖,针对实证采用膏方,则应当减少辅料中糖和蜜的加入,或调制为清膏。若合并有高血压、糖尿病、高脂血症、肥胖等,应慎用或不用蜂蜜、冰糖、蔗糖收膏,可用木糖醇或元贞糖。

痰饮,以上焦、中焦虚证为主者,可选择阿胶、黄明胶;下焦肾阳不足者,可选用鹿角胶温阳补虚。痰饮若以实证为主,应慎用或不用龟甲胶、鳖甲胶、鹿角胶等。

(三)细料选择

投入辅料时,应根据患者的体质,兼顾虚实、寒热,勿过于攻伐,或太过滋腻。痰饮患者若细料中选择参类,阳虚明显者,可选用红参;气虚神疲者选用生晒参;阴虚火旺者可酌情选用西洋参,或配以铁皮石斛;气阴不足且不宜用人参者,也可于普通饮片中酌情选用党参、太子参、南沙参、北沙参、玄参等。如有热痰征象,可加入鲜竹沥清热化痰于浓缩收膏时兑入。

三、古 今 膏 方

（一）内服膏方

化痰膏

来源　《串雅外编》。

组成　甘草 1 千克，枳实 500 克，檀香 25 克，片脑 5 克。

制法　甘草熬膏，余药为末，和匀为膏。

功用　行气化痰，健脾利湿。

适应证　胀满逆气，胸胁痰癖。

用法　随时细嚼。

备注　虚证者不宜服用。

（二）外用膏方

五痫膏

来源　《本草纲目》。

组成　大皂角 250 克，蜜 200 克，麝香 2 克。

制法　皂角去皮、子以蜜涂上，慢火炙透捶碎，再用热水浸，揉取汁，慢火熬成膏。入麝香少许，摊在纸上，晒干，煎作纸花。

功用　祛风化痰。

适应证　治诸风，取痰如神。

用法　每用 3～4 片入水中溶化，以筒吹汁入鼻内，待痰涎流尽，食芝麻饼 1 个，涎尽即愈。

备注　不宜过量使用。

消　　渴

消渴是以多饮、多食、多尿、形体消瘦，或尿有甜味为特征的病证。其多因禀赋不足、饮食失节、情志失调及劳欲过度等导致肺、脾胃、肾功能失调，出现阴虚燥热，久则气阴、阴阳两虚或兼血瘀的证候。常见病因如饮食不节，常年嗜食厚味、辛辣刺激食物，过量饮酒，耗伤脾胃，致其升降失司，运化失健，湿热痰饮蕴积于内，久而化热，伤津耗液，以致津液不得输布，脏腑经络皆失濡养而发为消渴；或先天禀赋不足，五脏脆弱，气血内亏致肾精亏少，或先天肾之精气不足，均可致燥热内生而发为消渴；又如情志不遂，忧思抑郁，肝气久郁化热，或五志过极而化火，暗耗津液，火热上灼肺胃之津，下灼肝肾之液，发为消渴；又如房室不节，劳伤过度，肾精亏损，虚火内生，津液被耗，发为消渴；又或长期大量服用温燥壮阳药物，或久病误服温燥之品，致燥热内生，阴津亏损而生消渴。

西医学中的糖尿病与本病基本相似，而西医学中的尿崩症，亦具有本病的一些特点，均可参考本病辨证论治。

一、膏方治疗优势证候辨治

消渴病位主要在肺、脾、胃、肝、肾，其本在肾。阴虚燥热为本病发病关键，病性属本虚标实，虚实兼夹。本虚以肺、脾、胃、肾阴虚为本，尤以肾虚为主，病至中期则以气阴两虚为本。标实以燥热、阳亢为主,常可并见瘀血、痰浊。消渴病发展总的趋势是由上焦及中焦,进而至下焦。肝肾同源,均位于下焦,下消亦可影响及肝。虽有三消之不同,但因肺燥、胃热、肾虚三者常相互影响,故上中下三消常并见,但主次可有不同。本病治疗以清热养阴为法则,疾病后期,常阴损及阳,故当兼顾阳气,调整阴阳气血。

消渴辨证应辨标本虚实,常见证候为肺胃燥热证、肠燥津伤证、肝肾阴虚证、阴阳两亏证、脾胃气虚证、湿热中阻证,均为膏方治疗优势证候。

1. 肺胃燥热证

症状:烦渴引饮,消谷善饥,小便频数量多,尿色浑黄,身体渐瘦,舌红苔少,脉滑数。

治法:清热生津止渴。

方药:白虎加人参汤加减。热甚者,重用生石膏,可加黄连、酒大黄,量不宜大;消谷甚者,可适当加重甘草用量;渴甚者,加天花粉、芦根、麦冬、生地黄等。

内服膏方示例:

组成　石膏 200 克,山药 150 克,知母 100 克,炒白芍 150 克,生地黄 150 克,炙甘草 60 克,炒麦芽 150 克,焦神曲 150 克,甜叶菊叶 50 克,铁皮石斛 120 克,西洋参 90 克,黄明胶 150 克。

制法　将西洋参和铁皮石斛另煎 3 次,黄明胶用黄酒烊化后备用,其余药材浸泡后加适量水共煎 3 次,将 3 次煎液与西洋参和铁皮石斛药汁合并过滤去渣,兑入烊化后的黄明胶,搅拌均匀,慢火浓缩至稠膏状。

2. 肠燥津伤证

症状:多食易饥,口渴引饮,大便燥结,或便闭不通,舌红少津,苔黄燥,脉实有力。

治法:滋阴养液,润肠通腑。

方药:增液承气汤加减。燥渴甚者,加生石膏、天花粉;大便秘结者,重用天花粉,加火麻仁、郁李仁。

内服膏方示例:

组成　生地黄 150 克,玄参 100 克,麦冬 120 克,天花粉 100 克,北沙参 180 克,火麻仁 200 克,炒麦芽 150 克,焦神曲 150 克,甜叶菊叶 50 克,铁皮石斛 120 克,西洋参 90 克,黄明胶 150 克。

制法　将西洋参和铁皮石斛另煎 3 次,黄明胶用黄酒烊化后备用,其余药材浸泡后加适量水共煎 3 次,将所有煎液过滤去渣取汁合并浓缩,兑入烊化后的黄明胶,搅拌均匀,慢火浓缩至稠膏状。

3. 肝肾阴虚证

症状:尿频量多,浑浊如脂,或尿甜,腰膝酸软无力,头昏耳鸣,多梦遗精,皮肤干燥,全身瘙痒,舌红,少苔,脉细数。

治法:滋补肝肾。

方药:六味地黄丸加减。阴虚火旺甚者,加知母、黄柏;骨蒸潮热者,加地骨皮、银柴胡,或鳖甲、龟甲;多梦遗精者,加芡实、菟丝子;阴虚阳亢者,加石决明、珍珠母、牛膝;阴虚肝旺见口干喜饮者,加白芍、生地黄、玄参、天花粉。

内服膏方示例:

组成　熟地黄 100 克,山茱萸 120 克,山药 150 克,茯苓 150 克,泽泻 100 克,牡丹皮 100 克,生地黄 150 克,枸杞子 200 克,炒麦芽 150 克,焦神曲 150 克,知母 80 克,黄柏 100 克,砂仁 60 克,甜叶菊叶 50 克,铁皮石斛 120 克,西洋参 90 克,鳖甲胶 100 克,龟甲胶 100 克。

制法　将西洋参和铁皮石斛另煎 3 次,鳖甲胶、龟甲胶用黄酒烊化后备用,其余药材浸泡后加适量水共煎 3 次,将所有煎液过滤去渣取汁合并浓缩,兑入烊化后的鳖甲胶和龟甲胶,搅拌均匀,慢火浓缩至稠膏状。

4. 阴阳两亏证

症状:小便频数,浑浊如脂,甚则饮一溲一,手足心热,咽干舌燥,面容憔悴,耳轮干枯,面色鳌黑，腰膝酸软乏力，四肢欠温，畏寒怕冷，舌淡，苔白而干，脉沉细无力。

治法：养阴温阳。

方药：金匮肾气丸加减。 腰酸软甚者，加杜仲、牛膝、续断；畏寒怕冷者，加鹿茸、淫羊藿。

内服膏方示例：

组成　生地黄 100 克，熟地黄 100 克，山药 150 克，牡丹皮 100 克，泽泻 100 克，炙甘草 90 克，肉桂 30 克，炮附子 30 克，炒麦芽 150 克，焦神曲 150 克，炒鸡内金 100 克，甜叶菊叶 50 克，铁皮石斛 120 克，西洋参 90 克，海马 20 克，海龙 20 克，鹿角胶 100 克，龟甲胶 100 克。

制法　将鹿角胶、龟甲胶用黄酒烊化，海马、海龙、西洋参和铁皮石斛浸泡单独另煎，炮附子先煎 1 小时后与浸泡后的其余药材加适量水共煎 3 次，将所有煎液取汁合并过滤去渣，兑入烊化后的龟甲胶和鹿角胶，搅拌均匀，慢火浓缩至稠膏状。

5. 脾胃气虚证

症状：口渴引饮，纳可，大便溏，或饮食减少，神疲乏力，喜静懒言，精神不振，舌淡，苔白而干，脉细弱无力。

治法：健脾益气，生津止渴。

方药：七味白术散。若口渴欲饮，加麦冬、北沙参益气养阴生津；若大便稀溏，加炒山药、炒白扁豆益气健脾止泻。

内服膏方示例：

组成　炒白术 150 克，茯苓 150 克，木香 60 克，葛根 200 克，生甘草 60 克，黄芪 300 克，山药 200 克，制黄精 150 克，焦神曲 150 克，炒麦芽 150 克，甜叶菊叶 50 克，西洋参 90 克，人参 100 克，铁皮石斛 120 克，阿胶 150 克。

制法　将阿胶用黄酒烊化，西洋参、人参和铁皮石斛另煎 3 次，其余药材浸泡后加适量水共煎 3 次，将所有煎液合并过滤去渣，兑入烊化后的阿胶，搅拌均匀，慢火浓缩至稠膏状。

6. 湿热中阻证

症状：渴而多饮，多食善饥，口苦口腻，或仅有饥饿感，脘腹胀闷不适，舌红，苔黄腻，脉濡数。

治法：清热化湿。

方药：黄芩滑石汤加减。热重而渴甚者，加天花粉、麦冬、葛根；湿重满闷者，加藿香、砂仁、木香；肝郁气滞者，可加柴胡、枳实。

内服膏方示例：

组成　黄芩 100 克，滑石 180 克，茯苓皮 100 克，猪苓 150 克，通草 60 克，大腹皮 100 克，焦神曲 150 克，炒麦芽 150 克，砂仁 60 克，炙甘草 30 克，甜叶菊叶 50 克。

制法　将滑石用纱布包好后与其余药材浸泡后加适量水共煎 3 次，将 3 次煎液过滤去渣取汁合并浓缩，慢火浓缩至稠膏状。

二、组方及应用要点

（一）变化应用

消渴膏方调治，应结合原发病或躯体疾病的治疗采用"急则治其标，缓则治其本"的原则，综合评判。膏方治疗消渴时须兼顾虚实，以实证为主，则祛邪泻实；以虚证为主，则补虚固本；另有虚实夹杂之证，则要分清虚实的主次，攻补兼施，祛邪与扶正结合。

膏方调治消渴，以虚证或虚实夹杂证为优势治疗证候，在服用膏方前，应对患者体质进行辨识，时刻顾护胃气，保护脾胃功能，若患者脾胃虚弱，痰湿较重，则可先服用开路方，以健运脾胃，增强脾胃消化、吸收功能。

（二）胶糖选择

膏方治疗消渴，应慎用或不用蜂蜜、冰糖、蔗糖收膏，应当减少辅料中糖和蜜的加入，或调制为清膏，应用甜叶菊叶矫味或选用木糖醇、元贞糖。

合并有高尿酸血症或痛风患者，应慎用或不用龟甲胶、鳖甲胶、鹿角胶等。肺胃阴虚不濡者，可选择黄明胶滋阴润燥；肝肾阴津不足者，可选用龟甲胶、鳖甲胶补益肝肾，滋阴填精；肾阳不足者，可选用鹿角胶温阳补虚。

（三）细料选择

投入辅料时，应根据患者的体质，兼顾寒热、虚实，勿使过于滋腻，或过温上火。消渴尤其应注意阴虚失常，阴虚者首选铁皮石斛、西洋参，可单独煎煮或制备极细粉兑入以养阴润燥；若细料中选择参类，基于消渴的病机特点，防止过于燥烈尽量不选择红参，气虚神疲者选用生晒参，或者可于普通饮片中酌情选用党参、太子参、南沙参、北沙参、玄参等益气养阴。

三、古 今 膏 方

（一）内服膏方

1. 藕汁膏

来源　《类证治裁》。

组成　人乳、生地黄汁、藕汁、黄连、天花粉、姜汁各 100 克，白蜜 600 克。

制法　先将黄连、天花粉研为细末，将人乳、生地黄汁、藕汁放入锅中煮沸，然后用小火熬制成膏状，再将前药末下入锅中，不断搅拌，然后再放入姜汁、白蜜，搅拌均匀后用小火熬制成膏。

功用　滋阴清热，益胃生津。

适应证　消渴证心肺有热而致的口干口渴。

用法　每服 1 汤匙，每日 3 次，饭后服用，嚼化。

备注　脾胃虚寒者慎服。

2. 黄连膏

来源　《证治准绳》。

组成　黄连、牛乳、藕汁、生地黄汁各 500 克。

制法　先将三汁放入铜锅中煎煮浓缩，然后将黄连打成粉状均匀撒入锅中，继续煎煮浓缩成膏状即可。

功用　滋阴清热。

适应证　阴虚火旺所致的消渴。

用法　取上药用白开水化开吞服，一日 10 次。

备注　脾虚便溏者慎服。

（二）外用膏方

1. 消疽膏

来源　《新中医》。

组成　苏木 2 份，赤芍 2 份，独活、僵蚕、檀香、白芷、血竭、白鲜皮各 1 份。

制法　将上药择净，共研细粉，用医用凡士林、老醋按 10∶1 比例混合液调膏备用。

功用　活血散瘀，祛腐生新。

适应证 糖尿病足、坏疽。

用法 局部常规消毒后，将软膏摊在纱布上，敷于疮口及四周肿处，包扎固定，每日 1 换。

2. 黄芪贴脐膏

来源 《百病中药外治法》。

组成 黄芪 60 克，山药、苍术、薏苡仁、玄参、生地黄、熟地黄、生牡蛎、黄精、肉苁蓉、菟丝子、金樱子、蚕沙、石菖蒲、萆薢、丹参、僵蚕、白芥子、五倍子、牡丹皮、地骨皮、淫羊藿、黄连各 30 克，肉桂、小茴香各 10 克，大黄 20 克，全蝎、莱菔子、水蛭各 15 克，冰片、樟脑各 2 克，蟾酥 0.5 克，麝香 0.1 克。

制法 先将冰片、樟脑、蟾酥、麝香分别研成细粉，再将其他药混合研碎过 100 目筛网，共混匀，用一倍量蜂蜜与药物细粉调制成软材料，并加入植物油、乙醇等适量，以调至软硬适宜，压制成板，再用模具切成 1 平方厘米的正方形药块，用橡胶膏作基质衬布，将药膏贴于橡胶膏上即得。

功用 益气养阴，培补脾肾，固涩分清，除湿消瘀。

适应证 老年性糖尿病。

用法 贴敷涌泉、神阙、三阴交、肾俞穴，每次 2～3 个穴位，一般 2～3 日更换 1 次，1 个月为 1 个疗程。

内 伤 发 热

由气血阴阳亏虚及脏腑功能失调引起的发热，称为内伤发热。内伤发热一证可出现于多种慢性病过程中。本病病因以内伤为主，包括饮食、七情、房劳、瘀血等。如饮食不节，劳倦过度损伤脾胃，脾失健运，痰湿内生，久蕴于内而发热，或中气不足，阴火内生而发热。房劳过度，肾之精气俱损，若肾阴亏虚，肾中相火无制，则虚热内生；若肾阳亏虚，则虚寒内生，格阳于外，致虚阳上浮而发热。久居湿处，外湿内侵，湿邪困脾；或饮食不节，脾胃损伤，酿生痰；或脾虚之人，阳气不足，运化失职，饮食水谷不化精微反停滞于内，生湿化痰，以上因素均可致痰湿停留，痰气郁结日久则壅遏为热。或七情不节，肝郁气滞，气滞则血行不畅，或寒凝经脉，或跌打损伤及久病入络和血证出血等多种原因，均可导致瘀血内阻，瘀而化热。久病气虚血弱，久病、重病或素体虚弱，耗伤元气，阳气虚弱，浮越于外则发热；各种血证慢性失血，久病心肝血虚，脾虚气血生化不足等因素均可致阴液亏损，水不制火，虚火内炽而发热。

西医学中的功能性低热、肿瘤、血液病、结缔组织病、结核病、慢性感染性疾病、内分泌疾病所引起的发热，以及某些原因不明的发热，均可参考本病辨证论治。

一、膏方治疗优势证候辨治

内伤发热病位在脾、肝、肾，其中以脾、肾多见。本病发生的根本病机是脏腑阴阳气血失调。病性以虚为主，常可虚实夹杂。本病临床上有虚实之不同。因气郁、血瘀、痰湿所致者属实，为实火、实热；因阴阳气血亏虚所致者属虚，为虚火、虚热。虚实之间可以相互兼夹、转化。

内伤发热辨证主要辨虚实，内伤发热虽然属虚证者多，但亦有属于实证，或正虚邪实、虚实夹杂者。常见证候为阴虚发热、气虚发热、血虚发热、阳虚发热、气郁发热、瘀血发热、湿郁发热。除了湿郁发热可先选用汤剂治疗，宣化湿热，后期可选用膏方善后，其余证候均为膏方优势治疗证候。

1. 阴虚发热

症状：午后或夜间潮热明显，五心烦热，发热不欲近衣，失眠多梦，烦躁，盗汗，口干咽燥，大便干结，小便短赤，苔少或无苔，脉细数。

治法：滋阴清热。

方药：清骨散或青蒿鳖甲汤加减。热甚者，可加黄柏、玄参；盗汗甚者，可加牡蛎、浮小麦、糯稻根收敛止汗；肺阴虚者，可加枇杷叶、麦冬、女贞子滋养肺阴；肝阴虚兼肝阳上亢者，可加制首乌、白芍、墨旱莲滋阴柔肝；脾胃阴虚兼胃火者，可加石膏、北沙参、南沙参养阴清胃；肾阴虚兼相火旺者，可加熟地黄、砂仁、黄柏滋阴降火。

内服膏方示例：

组成　生地黄150克，天冬100克，麦冬120克，知母100克，银柴胡60克，胡黄连30克，地骨皮100克，青蒿100克，秦艽100克，炒麦芽、焦神曲各150克，炒鸡内金100克，砂仁60克，铁皮石斛80克，鳖甲胶200克，冰糖300克。

制法　将鳖甲胶用黄酒烊化，冰糖熬制后备用，铁皮石斛另煎3次取汁，其余药材浸泡后加适量水共煎3次，将所有煎液过滤去渣取汁合并浓缩，兑入烊化后的鳖甲胶和熬制后的冰糖，搅拌均匀，慢火浓缩至稠膏状。

2. 血虚发热

症状：发热，热势或低或高，头晕眼花，身倦乏力，心悸不宁，寐差多梦，面白无华，唇甲色淡，大便偏干，舌质淡，苔薄白，脉细弱。

治法：益气健脾，养血宁心。

方药：归脾汤加减。发热较甚者，可用银柴胡、白薇、牡丹皮、赤芍清虚热；若兼瘀血者，加川芎、红花、制乳香、制没药活血化瘀；血虚较甚，发热不退者，加制何首乌、枸杞子、阿胶补益精血。

内服膏方示例：

组成　黄芪300克，炒白术150克，熟地黄100克，当归150克，炒白芍150克，茯苓150克，焦神曲150克，炒麦芽150克，砂仁60克，桂圆肉100克，人参100克，阿胶100克，鳖甲胶100克，红糖300克。

制法　将人参、桂圆肉研成极细粉，阿胶、鳖甲胶用黄酒烊化，红糖熬制后备用，其余药材浸泡后加适量水共煎3次，将3次煎液过滤去渣取汁合并浓缩，兑入人参粉，桂圆肉粉，烊化后的阿胶、鳖甲胶，熬制后的红糖，搅拌均匀，慢火浓缩至稠膏状。

3. 气虚发热

症状：发热，热势偏低，常在劳累后发作或加剧，倦怠乏力，短气懒言，食少便溏，自汗，易感冒，舌淡白，苔薄白，脉沉弱。

治法：益气健脾，甘温除热。

方药：补中益气汤加减。痰湿较重者，去黄芪、当归，选加半夏、苍术、厚朴燥湿化痰；口干苦，苔黄腻者，去党参，减黄芪用量，加黄连、黄芩清热化痰；自汗甚者，可选加煅牡蛎、浮小麦、麻黄根、糯稻根收敛止汗。

内服膏方示例：

组成　黄芪300克，炙甘草60克，炒白术150克，茯苓150克，陈皮100克，当归150克，升麻60克，柴胡60克，炒麦芽150克，焦神曲150克，麦冬120克，人参90克，鳖甲胶100克，蜂蜜200克。

制法　将人参研成极细粉，鳖甲胶用黄酒烊化，蜂蜜炼制后备用，其余药材浸泡后加适量水共煎3次，将3次煎液过滤去渣取汁合并浓缩，兑入人参粉、烊化后的鳖甲胶和炼制后的蜂蜜，搅拌均匀，慢火浓缩至稠膏状。

4. 阳虚发热

症状：发热而欲近衣，形寒怯冷，四肢不温，喜卧，腰膝酸软，大便溏，小便清长，舌质淡胖，或有齿痕，苔白润，脉沉细或浮大无力。

治法：温肾助阳，佐以育阴。

方药：右归丸加减。脾胃阳虚者，加干姜、白术、白扁豆暖脾；五更泄泻者，加补骨脂、吴茱萸温肾止泻；尿多遗泄者，可加沙苑子、金樱子涩精止遗；气虚较甚者，加黄芪、人参补气。

内服膏方示例：

组成　肉桂 30 克，炮附子 30 克，熟地黄 100 克，山药 150 克，山茱萸 120 克，枸杞子 200 克，杜仲 150 克，菟丝子 150 克，当归 100 克，白术 150 克，炒麦芽 150 克，焦神曲 150 克，人参 90 克，桂圆肉 150 克，鹿角胶 100 克，红糖 200 克。

制法　将人参、桂圆肉研成极细粉，鹿角胶用黄酒烊化，红糖熬制后备用，附子先煎 1 小时后与浸泡后的其余药材加适量水共煎 3 次，将 3 次煎液过滤去渣取汁合并浓缩，兑入人参粉、桂圆肉粉、烊化后的鹿角胶和熬制后的红糖，搅拌均匀，慢火浓缩至稠膏状。

5. 气郁发热

症状：发热多为低热或潮热，热势常随情绪变化而起伏，精神抑郁，烦躁易怒，胸胁闷胀，口干而苦，纳食减少，大便秘结，小便不畅，舌红，苔薄黄，脉弦数。

治法：理气解郁，清泄肝火。

方药：丹栀逍遥散加减。头痛者，加白菊花、蔓荆子清利头目；咽喉不利，有痰者，加绿萼梅、苏梗、桔梗利咽化痰；肝热明显者，加黄芩、夏枯草清肝火；胁肋疼痛不解者，加川楝子、延胡索疏肝止痛。

内服膏方示例：

组成　柴胡 100 克，郁金 100 克，当归 150 克，生白芍 150 克，白术 150 克，茯苓 150 克，牡丹皮 100 克，黄芩 100 克，合欢皮 150 克，佛手 100 克，炒麦芽 150 克，炒鸡内金 100 克，冰糖 200 克。

制法　将冰糖熬制后备用，其余药材浸泡后加适量水共煎 3 次，将 3 次煎液过滤去渣取汁合并浓缩，兑入熬制后的冰糖，搅拌均匀，慢火浓缩至稠膏状。

6. 瘀血发热

症状：发热多在下午或夜间，或自觉身体某些部位发热，口燥咽干，但欲漱水不欲咽，肢体或躯干有固定痛处，或见瘀斑、瘀点，甚者见肿块凸起，面色晦暗，皮肤粗糙甚至肌肤甲错，舌质青紫或紫暗，有瘀点、瘀斑，苔薄白，脉弦或涩。

治法：活血化瘀，行气止痛。

方药：血府逐瘀汤加减。胁下有块者，加郁金、牡蛎活血散结；月经量少者，加泽兰、益母草活血调经；阴血不足，热势缠绵不退者，可加秦艽、白薇、银柴胡清虚热。

内服膏方示例：

组成　当归 150 克，桃仁 60 克，生地黄 150 克，赤芍 120 克，川芎 100 克，牛膝 150 克，枳壳 100 克，柴胡 100 克，桔梗 60 克，生甘草 60 克，焦神曲 150 克，炒麦芽 150 克，陈皮 60 克，西红花 30 克，人参 100 克，鳖甲胶 120 克，红糖 200 克。

制法　将鳖甲胶用黄酒烊化，红糖熬制后备用，西红花和人参另煎 3 次，其余药材浸泡后加适量水共煎 3 次，将 3 次煎液与西红花和人参药汁合并过滤去渣取汁，兑入烊化后的鳖甲胶和熬制后的红糖，搅拌均匀，慢火浓缩至稠膏状。

7. 湿郁发热

症状：低热，午后热甚，胸闷，身重，纳少，呕恶，口不渴，或饮入即吐，大便稀溏或黏滞不爽，苔白腻或黄腻，脉濡略数。

治法：清热利湿，理气化痰。

方药：三仁汤加减。呕恶明显者，加陈皮、生姜、竹茹化痰止呕；大便黏滞不爽者，加炒白术、枳实、莱菔子行气健脾；纳少、脘闷较著者，加焦山楂、焦白术等健脾消食；头痛头沉者，加白芷、羌活、川芎行气止痛；面色晦暗，肌肤不荣，发热经久不愈者，加水蛭、土鳖虫活血通络。

内服膏方示例:

组成 生薏苡仁 300 克, 杏仁 100 克, 白蔻仁 60 克, 制半夏 100 克, 厚朴 100 克, 黄连 30 克, 黄芩 100 克, 瓜蒌 100 克, 葛根 200 克, 竹叶 150 克, 青蒿 200 克, 焦神曲 150 克, 炒麦芽 150 克, 甜叶菊叶 50 克。

制法 将上述药材浸泡后加适量水共煎 3 次, 将 3 次煎液过滤去渣取汁合并浓缩, 慢火熬至稠膏状。

二、组方及应用要点

(一)变化应用

膏方治疗内伤发热, 以虚证或虚实夹杂证为优势治疗证候。需时时顾护脾胃, 若患者脾胃虚弱, 则可先服用开路方, 以健运脾胃, 增强脾胃消化、吸收功能。膏方中建议加行气消导之品, 如陈皮、佛手、紫苏梗、炒谷芽、炒麦芽、焦山楂、焦神曲、炒鸡内金、炒莱菔子等。

膏方调治内伤发热时, 应结合原发病治疗, 采用"急则治其标, 缓则治其本"的原则, 综合评判。膏方治疗内伤发热时须兼顾虚实, 以实证为主, 则祛邪泻实; 以虚证为主, 则补虚固本; 另有虚实夹杂之证, 则要分清虚实的主次, 攻补兼施, 祛邪与扶正结合。

膏方服用期间若出现发热加重情况, 可先临证辨治, 组成汤剂短期调服膏方或暂停服用膏方, 待标实渐缓、外邪已解, 再继续应用膏方治疗。

(二)胶糖选择

内伤发热以气血亏虚为主者, 宜选用饴糖、红糖; 血瘀者, 宜选用红糖; 气阴两虚者宜选用蜂蜜、冰糖; 若合并有高血压、糖尿病、高脂血症、肥胖等, 应慎用或不用蜂蜜、冰糖、蔗糖收膏, 可用甜叶菊叶矫于一般饮片中矫味或改用木糖醇、元贞糖。

内伤发热以实证为主, 应慎用或不用龟甲胶、鳖甲胶、鹿角胶等。内伤发热首选鳖甲胶清退虚热, 若以血虚为主, 可选择黄明胶、阿胶滋阴养血; 肾阳不足者, 可选用鹿角胶温阳补虚。

(三)细料选择

内伤发热血瘀证尤其温毒发斑, 可考虑应用西红花, 如发热惊厥, 可以加入羚羊角粉; 如伴干咳少痰, 可以加入川贝母; 若气虚神疲者选用生晒参; 若阴虚火旺者可酌情选用西洋参, 或配以铁皮石斛; 气阴不足且不宜用人参者, 也可于普通饮片中酌情选用党参、太子参、南沙参、北沙参、玄参等。

三、古今膏方

(一)内服膏方

1. 单地黄煎

来源 《外台秘要》。

组成 生地黄汁 2 千克。

制法 将生地黄汁置于铜器中大火煎煮, 不盖釜盖, 令其气得以外泄, 煎煮至剩余一半, 用新布绞榨过滤去除粗渣及秽浊之物, 再煎, 直至煎如稀溏则膏成。

功用 养阴除热。

适应证 阴虚发热。

用法 每次 5 克，每日 1 次，温开水冲服。

备注 此方中生地黄需选择肥大味厚者，所成煎剂才甘美。

2. 藕汁膏

来源 《杨氏家藏方》。

组成 藕汁、生地黄汁各 60 毫升，薄荷汁、蜂蜜各 20 毫升，生姜汁 10 毫升。

制法 将上述药物一起小火煎熬成膏。

功用 凉血解肌，养阴除热。

适应证 五心烦热。

用法 取半汤匙，浓煎当归汤化服，不拘时服。

（二）外用膏方

导赤泻心膏

来源 《理瀹骈文》。

组成 党参、生地黄、麦冬、知母、黄连、黄芩、焦栀子、茯苓、甘草、水牛角、滑石、生姜、竹叶各 30 克，麻油 1.5 升，黄丹 300 克，朱砂 5 克。

制法 炒黄丹，研细末备用。除朱砂外，麻油熬诸药，去渣，黄丹收膏。

功用 清热泻火，养阴利湿。

适应证 伤寒邪入心经，发热、神昏目赤、唇焦。

用法 撒朱砂末外贴心口，每日 1 次。

备注 严禁内服，朱砂禁火煅。

麻 木

麻木是以局部或全身肌肤、肢体发麻，甚则不知痛痒为主要表现的病证。本病病因具体分为外感与内伤。外感风寒湿邪，邪气客于肌表经脉，痹阻经脉，气血运行不畅，而为疼痛、麻木、重着等症。或先天禀赋不足、年老体弱、情志失调、房劳过度等原因，导致气血虚损。气虚则卫外失司，外邪易犯机体，易阻经络；气为血之帅，气虚则无力推动血行，经脉、肌肤失于温煦与濡养，故出现麻木等症。或产后、病中失血，或久病慢性失血，而致血虚，血虚则经络空虚，且血为气之母，人体之气生成乏源，进而气血俱亏，皮毛肌肉失养，因而出现麻木感。或饮食不节，过食肥甘厚味，痰湿内生，久则痰湿阻络，瘀血而成，痰瘀互结，胶结一处，留于经隧、关节，阻遏气血流通，而为麻木。

西医学认为麻木是在疾病过程中所发生的多发性神经炎的周围神经损害。常见于多种结缔组织疾病（如类风湿关节炎、结节性多动脉炎、硬皮病等）、营养障碍疾病（如脚气病等）、代谢及内分泌障碍疾病（如糖尿病、甲状腺功能减退症、肢端肥大症等）及其他疾病（如急慢性感染、肿瘤），上述疾病出现麻木的临床表现时，均可参考本病辨证论治。

一、膏方治疗优势证候辨治

麻木病位在经脉，病性分虚、实两端，后期亦可见正虚邪实、虚实夹杂之证，虚证以气血阴阳亏虚为主，肌肤经脉失于濡养，不荣则麻，实证多以痰湿、瘀血、风寒湿邪等痹阻经脉，气血不通，不通则麻。

麻木辨证可分为辨新久虚实、辨病情轻重、辨发病部位三方面。一般而言，新病多实，久病多虚。常见证候为气虚失运证、血虚不荣证、风湿痹阻证、痰瘀阻滞证。膏方治疗麻木一证，上述证候均为优势治疗证候。

1. 气虚失运证

症状：手足发麻，犹如虫行，面色㿠白，自汗畏风，倦怠嗜卧，少气懒言，易感冒，纳少，大便稀溏或先干后溏，舌质淡，舌体胖大，边有齿痕，苔薄白，脉弱。

治法：益气实卫。

方药：补中益气汤加减。气虚兼痰者，加半夏、茯苓燥湿化痰。气虚兼瘀血者，加鸡血藤活血补血，加大黄芪用量以补气行血；若瘀滞明显，加桃仁、红花等活血化瘀。

内服膏方示例：

组成　黄芪 300 克，柴胡 90 克，陈皮 100 克，炒白术 150 克，当归 150 克，川芎 100 克，升麻 90 克，白芍 150 克，炙甘草 60 克，炒麦芽 150 克，人参 100 克，蜂蜜 200 克。

制法　将人参研成极细粉，蜂蜜炼制后备用，其余药材浸泡后加适量水共煎 3 次，将 3 次煎液过滤去渣取汁合并浓缩，兑入人参粉、炼制后的蜂蜜，搅拌均匀，慢火浓缩至稠膏状。

2. 血虚不荣证

症状：手足麻木，形瘦色苍，面唇淡白无华，眩晕，心悸，失眠，爪甲不荣，舌质淡，脉细。

治法：养血和营。

方药：四物汤加减。肝肾亏虚者，加何首乌、枸杞子、沙苑子、熟地黄。病在手，加桑枝、白蒺藜；病在足，加牛膝、木瓜。

内服膏方示例：

组成　当归 150 克，炒白芍 150 克，川芎 100 克，熟地黄 100 克，生地黄 100 克，制何首乌 100 克，鸡血藤 150 克，炒白术 150 克，党参 150 克，炒麦芽 150 克，焦神曲 150 克，炒鸡内金 100 克，人参 60 克，阿胶 200 克，红糖 200 克。

制法　将人参研成极细粉，阿胶用黄酒烊化，红糖熬制后备用，其余药材浸泡后加适量水共煎 3 次，将 3 次煎液过滤去渣取汁合并浓缩，兑入人参粉、烊化后的阿胶和熬制后的红糖，搅拌均匀，慢火浓缩至稠膏状。

3. 风湿痹阻证

症状：肢体关节肌肉疼痛、麻木，遇阴雨天则症状加剧，或呈发作性剧痛，局部多喜暖恶寒，关节活动不利，其病久入深者，往往表现为关节不利、麻木不仁，而疼痛反不剧烈，舌淡白，苔薄白或白腻，脉沉迟；亦有风寒湿邪郁久化热或湿热入络，则局部肿胀、灼痛、麻木，舌红，苔黄腻，脉数或滑数。

治法：祛风通络。

方药：蠲痹汤加减。病在上肢加姜黄、桑枝、威灵仙；病在下肢加牛膝、续断、五加皮、木瓜。湿热痹则以清利湿热为主，佐以通络，常用三妙丸加地龙、乳香、鸡血藤、姜黄、防己之类。

内服膏方示例：

组成　羌活 100 克，独活 100 克，桂枝 100 克，秦艽 100 克，海风藤 100 克，桑枝 100 克，当归 150 克，川芎 100 克，木香 60 克，炒甘草 60 克，炒麦芽 150 克，焦神曲 150 克，蜂蜜 200 克。

制法　将蜂蜜炼制后备用，其余药材浸泡后加适量水共煎 3 次，将 3 次煎液过滤去渣取汁合并浓缩，兑入炼制后的蜂蜜，搅拌均匀，慢火浓缩至稠膏状。

4. 痰瘀阻滞证

症状：肢体肌肤麻木日久，或伴刺痛，肤现瘀斑、瘀点或瘀块，麻木或刺痛常固定不移，头痛、眩晕，咽中有痰，大便正常或色黑，舌紫暗，有瘀斑，苔白滑或腻，脉沉滑或沉涩。

治法：化痰行瘀。

方药：双合汤加减。痰甚者，加苍术、白术；瘀甚者，加红花、苏木。

内服膏方示例:

组成　炒白芍 150 克, 川芎 100 克, 炒白术 150 克, 当归 150 克, 炒麦芽 150 克, 焦神曲 150 克, 陈皮 100 克, 姜半夏 90 克, 茯苓 150 克, 桃仁 60 克, 苍术 100 克, 西红花 30 克, 鳖甲胶 200 克, 红糖 200 克。

制法　将鳖甲胶用黄酒烊化, 西红花文火另煎 3 次, 红糖熬制后备用, 其余药材浸泡后加适量水共煎 3 次, 将 3 次煎液与西红花药液合并过滤去渣取汁慢火浓缩, 兑入烊化后的鳖甲胶和熬制后的红糖, 搅拌均匀, 慢火浓缩至稠膏状。

二、组方及应用要点

(一) 变化应用

膏方调治麻木, 以虚证或虚实夹杂证为优势治疗证候。膏方治疗麻木时, 需时刻顾护胃气, 保护脾胃功能, 若患者脾胃虚弱, 则可先服用开路方, 以健运脾胃, 增强脾胃消化、吸收功能。膏方中建议加行气消导之品。

膏方调治, 应结合原发病治疗采用"急则治其标, 缓则治其本"的原则, 综合评判。膏方治疗麻木时须兼顾虚实, 以实证为主, 则祛邪泻实; 以虚证为主, 则补虚固本; 另有虚实夹杂之证, 则要分清虚实的主次, 攻补兼施, 祛邪与扶正结合。

(二) 胶糖选择

麻木虚证多选用荤膏, 实证或虚实夹杂证可制作为清膏。气虚不运、血虚不荣之麻木, 可选择黄明胶、阿胶, 养阴补血; 实证麻木一般不选用龟甲胶、黄明胶、阿胶, 避免犯"实实之戒"; 瘀阻经络, 可以选择鳖甲胶。

麻木虚证宜选用饴糖或红糖, 入血分可以选用红糖; 热证宜选用冰糖; 若有高血压、糖尿病、高脂血症、肥胖等, 应慎用或不用蜂蜜、冰糖、蔗糖收膏, 可用木糖醇 (量不宜大, 以防腹泻) 或元贞糖。

(三) 细料选择

投入辅料时, 应根据患者的体质, 兼顾寒热、虚实。麻木虚证选择参类时, 阳虚明显者, 可选用红参; 气虚神疲者选用生晒参; 阴虚火旺者可酌情选用西洋参, 或配以铁皮石斛; 气阴不足不宜用人参者, 也可于普通饮片中酌情选用党参、太子参、南沙参、北沙参、玄参等, 瘀证可以选用西红花、三七祛瘀和血。

三、古 今 膏 方

外用膏方

1. 万灵膏

来源　《本草纲目》。

组成　甘遂 80 克, 蓖麻子仁 160 克, 樟脑 40 克。

制法　将上述药物一起捣研为饼。

功用　通络止痛。

适应证　手足麻木疼痛。

用法　取膏适量, 贴患处; 内服甘草汤。

备注　方中甘遂有毒，仅适于外用。

2. 苍梧道士陈元膏

来源　《千金翼方》。

组成　当归、丹砂各 150 克，细辛、川芎各 100 克，附子 45 克，桂心 55 克，天雄、雄黄各 155 克，干姜、乌头各 165 克，松脂 250 克，白芷 50 克，大醋 2 升，猪脂肪 5 千克，生地黄 1 千克（取汁）。

制法　将植物药切为细末，入生地黄汁、大醋中没 1 晚，再与猪脂肪同煎，令水气尽，纱布绞去药渣，下入丹砂、雄黄，搅拌均匀，冷凝即成。

功用　祛风散邪。

适应证　各种虚弱性疾病而易感外邪者，如头晕、目眩、腰酸、肢冷麻木、痹痛、产后风湿或大病后周身疼痛、疲惫无力等症。

用法　每取适量，外摩患处。

备注　方中丹砂、细辛、附子、天雄、乌头、雄黄有毒，仅适于外用。

咳　血

　　咳血是指其血由肺系而来，咳嗽而出，或痰中带血，又称为嗽血、咯血。咳血总由肺络受损所导致，如外感六淫，以风、火、燥、热邪为主，外邪犯肺，热壅于肺，肺络受损，肺失宣降，血随气逆，外溢气道而咯血，或饮食不节，久食辛辣之品，饮酒过量，湿热内生，热循经上犯肺络，熏灼而咳血，或平素肺气亏虚，复因情志不遂，暴怒伤阴，肝气郁结化火，上逆犯肺，损伤肺络而咯血；或痨虫侵袭肺系，动热伤阴，或他病日久，耗伤气阴，致阴虚肺燥，虚火内炽，灼伤肺络而咯血；或劳倦过度，气血耗伤，肺脾气虚，气不摄血，则血不循经，从肺络溢出而成咳血。

　　西医学将咳血称为咯血，主要见于肺结核、肺炎、支气管扩张、肺癌等肺部疾患，其次是心血管病及血液病引起的咳血，均可参考本病辨证论治。

一、膏方治疗优势证候辨治

　　咳血病位在肺络，主脏属肺，与肝、脾、肾三脏相关。病性有实、虚及虚实夹杂之分，以实证、热证多见，虚证次之。外感或肝火上逆犯肺咯血，多起病急骤，病程较短。热伤肺阴或久病体虚所致者，起病多较缓慢，病程较长。在上述病因病机中，由外邪袭肺及肝火犯肺所致者，属实证；由肺肾阴虚及气虚不摄所致者，属于虚证，但实证咳血日久不愈，也可转化为虚证。本病治疗实则清泻，虚则补益，还常兼用活血化瘀之法，以达到止血不留瘀之目的。

　　咳血辨证可分为辨外感与内伤，辨虚与实，常见证候为风寒犯肺证、风热犯肺证、燥气犯肺证、肝火犯肺证、阴虚火旺证、气不摄血证。内服膏方治疗咳血，以燥气犯肺、肝火犯肺、阴虚火旺、气不摄血等虚证或虚实夹杂证为优势治疗证候，对风寒犯肺、风热犯肺等急性或表证未解病情变化迅速的咳血情况可选用外用膏方或者易于变化的其他剂型治疗。

1. 燥气犯肺证

症状：咳血，身热，干咳，或痰黏不多，咯痰不爽，痰中带血，咽喉干燥，心烦口渴，大便稍干，舌淡红，苔薄白而燥，脉浮数。

治法：清肺润燥，宁嗽止血。

方药：清燥救肺汤加减。燥热已退而咳嗽不已，痰中带血，治疗当滋阴润肺、宁嗽止血，用沙参麦冬汤加凉血止血药。

内服膏方示例：

组成　杏仁 100 克，桑叶 150 克，枇杷叶 100 克，石膏 200 克，甘草 60 克，麦冬 120 克，火麻仁 100 克，北沙参 120 克，炒麦芽 150 克，炒鸡内金 100 克，川贝母 90 克，西洋参 60 克，蜂蜜 400 克。

制法　将川贝母、西洋参研成极细粉，蜂蜜炼制后备用，其余药材浸泡后加适量水共煎 3 次，将 3 次煎液过滤去渣取汁合并浓缩，兑入川贝母粉、西洋参粉和炼制后的蜂蜜，搅拌均匀，慢火浓缩至稠膏状。

2. 肝火犯肺证

症状：咳嗽，痰中带血或咳吐纯血，血色鲜红，胸胁疼痛，头痛眩晕，烦躁易怒，口苦而干，舌质红，苔薄黄，脉弦数。

治法：泻肝清肺，凉血止血。

方药：泻白散合黛蛤散加减。若出血量较多者，可另吞服三七粉；若咳嗽音哑，加木蝴蝶清肺疏肝；肝火犯肺，火盛迫血，血来盈口，色鲜红，治宜清热凉血，可用犀角地黄汤。

内服膏方示例：

组成　焦栀子 100 克，海蛤壳 150 克，桑白皮 100 克，地骨皮 120 克，黄芩 100 克，牡丹皮 100 克，赤芍 120 克，木蝴蝶 30 克，炒麦芽 150 克，炒鸡内金 100 克，青黛 30 克，冰糖 400 克。

制法　将冰糖熬制后备用，其余药材（海蛤壳和青黛用纱布包煎）浸泡后加适量水共煎 3 次，将 3 次煎液过滤去渣取汁合并浓缩，兑入熬制后的冰糖，搅拌均匀，慢火熬至稠膏状。

3. 阴虚火旺证

症状：咳血，干咳痰少，口干咽燥，痰中带血或反复咳血，午后潮红，盗汗，或兼耳鸣、腰膝酸软，舌质红，少苔，脉细数。

治法：养阴清热，凉血止血。

方药：百合固金汤加减。咯血不止者，可加白及、花蕊石、紫珠草敛肺止血，或加阿胶、旱莲草养血止血；咳嗽音哑者，加诃子；潮热不退者，加青蒿、鳖甲、地骨皮、白薇等；盗汗不止者，加五味子、稽豆衣、龙骨、牡蛎等收敛止汗。

内服膏方示例：

组成　生地黄 150 克，熟地黄 100 克，天冬 100 克，百合 200 克，麦冬 120 克，玄参 100 克，桑白皮 100 克，甘草 60 克，诃子 100 克，川贝母 100 克，西洋参 90 克，阿胶 100 克，黄明胶 100 克，蜂蜜 400 克。

制法　将川贝母、西洋参研成极细粉，阿胶、黄明胶用黄酒烊化，蜂蜜炼制后备用，其余药材浸泡后加适量水共煎 3 次，将 3 次煎液过滤去渣取汁合并浓缩，兑入川贝母粉、西洋参粉、烊化后的阿胶和黄明胶、炼制后的蜂蜜，搅拌均匀，慢火浓缩至稠膏状。

4. 气不摄血证

症状：咳血，血色淡红，乏力短气，静卧懒言，小腹坠胀，自汗，胃纳一般，大便正常或溏，舌淡红，苔薄白，脉弱无力。

治法：健脾益肺，固摄止血。

方药：拯阳理劳汤加减。出血量较多者，常加三七粉、白及收敛止血；若见面色苍白，肢冷汗出脉微之气脱证，应加服独参汤益气固脱，并积极抢救。

内服膏方示例：

组成　人参 100 克，炙黄芪 300 克，炒白术 150 克，当归 150 克，陈皮 100 克，仙鹤草 300 克，五味子 100 克，炙甘草 60 克，大枣 150 克，焦神曲 150 克，炒麦芽 150 克，三七 100 克，冬虫夏草 100 克，阿胶 120 克，蜂蜜 200 克。

制法　将人参、三七、冬虫夏草研成极细粉，阿胶用黄酒烊化，蜂蜜炼制后备用，其余药材浸泡后加适量水共煎 3 次，将 3 次煎液过滤去渣取汁合并浓缩，兑入人参粉、三七粉、冬虫夏草粉，烊化后的阿胶，炼制后的蜂蜜，搅拌均匀，慢火浓缩至稠膏状。

二、组方及应用要点

（一）变化应用

膏方调治咳血，以虚证或虚实夹杂证为优势治疗证候。非优势的证候，变化迅速应注意鉴别。初起恶寒、发热、头痛、鼻塞、咳嗽痰稀，渐至咳嗽不已，痰中夹血，血量一般不多，舌淡红，苔白，脉浮或浮缓，多属风寒犯肺，治宜疏风散寒，肃肺止血，可选用金沸草散加减；若风寒已解，而咳嗽不止，痰中带血，可用止嗽散为主方加上述止血化瘀药治疗。咳血，初起发热微恶寒，咳嗽，痰中带血，或干咳，胸中灼热，口干，口苦，舌边红，苔薄黄，脉浮数，治宜清宣肺热，凉血止血，可选用银翘散加减。

膏方治疗咳血时，需时刻顾护胃气，保护脾胃功能，若患者脾胃虚弱，则可先服用开路方，以健运脾胃，增强脾胃消化、吸收功能。膏方治疗咳血时，需遵循止血不留瘀的原则，常兼用活血化瘀之法。

膏方服用期间若出现咳血病情加重情况，可先临证辨治，组成汤剂短期调服或暂停服用膏方，待病情稳定，再继续应用膏方治疗。依症情变化调服汤剂加减用药，咳血甚者，可再加旱莲草、白茅根、藕节、茜草根凉血止血；痰热壅肺者，加黄芩、鱼腥草；津伤较甚者，加天冬、麦冬、玄参、天花粉养阴润燥。

膏方调治，应结合原发病治疗采用"急则治其标，缓则治其本"的原则，综合评判。膏方治疗吐血时须兼顾虚实，以实证为主，则祛邪泻实；以虚证为主，则补虚固本；另有虚实夹杂之证，则要分清虚实的主次，攻补兼施，祛邪与扶正结合。

（二）胶糖选择

咳血虚证多选用荤膏，实证多选素膏。临证组方时，要依据阴阳虚损选择胶类药物，肺阴虚热象明显者，可选用黄明胶滋阴润燥；气不摄血之咳血，可选择阿胶养阴补血。如兼见肾阴不足，可加用龟甲胶益精填髓；兼见肝脾肿大或肝阴不足，可加鳖甲胶散结柔肝。咳血者，烊化胶类时应慎用或不用黄酒。

咳血虚证润燥，选用蜂蜜、冰糖为佳，若热象明显可选择冰糖；实证为主宜选用冰糖或不选用糖类；若有高血压、糖尿病、高脂血症、肥胖等，应慎用或不用蜂蜜、冰糖、蔗糖收膏，可用木糖醇或元贞糖。

（三）细料选择

投入辅料时，应根据患者的体质，兼顾寒热、虚实，勿使过于滋腻，或过温上火。咳血较多者选用三七打粉入药，收敛止血；阴虚火旺者选用西洋参、川贝母润肺止血；肺肾两虚者可选用冬虫夏草补肺益肾止血。若选择人参种类时，气虚神疲者可选用生晒参；阴虚火旺者可酌情选用西洋参，或配以铁皮石斛，红参性温，阴伤明显者慎用；气阴不足且不宜用人参者，可于普通饮片中酌情选用党参、太子参、南沙参、北沙参、玄参等。

三、古 今 膏 方

内服膏方

1. 玄参雪梨膏

来源　《万病回春》。

组成 雪梨汁 600 克，藕汁、鲜生地黄汁、白茅根汁各 300 克，麦冬汁、萝卜汁各 150 克。

制法 将上述 6 种汁重新过滤去渣，取清汁，置于火上熬炼，下蜂蜜 960 克、饴糖 480 克、姜汁 25 克，直至煎熬如稀糊状，则膏成。

功用 清热养阴，化痰止嗽。

适应证 咯血、吐血、嗽血久不止及劳心动火、劳嗽久不愈。

用法 取 1 汤匙，口服，每日 1 次。

备注 若咳嗽仍不止，加侧柏叶汁 30 克、韭白汁 15 克、茜根汁 15 克，过滤去渣，加入前汁内煎成服之。

2. 百花煎

来源 《奇效良方》。

组成 生地黄汁、藕汁各 500 克，黄牛乳 750 克，核桃仁（研如糊）10 枚，生姜汁 250 克，干柿（细挫，研如糊）5 枚，大枣（浸去核，细研如糊）21 枚，清酒 500 克，黄明胶（炙燥，为末）、秦艽（为末）各 25 克，杏仁（汤浸，去皮尖双仁，炒研如糊）150 克。

制法 将前 7 味药同入清酒中煎沸，再下余药，待药液减半，入蜂蜜 200 克，慢火煎为膏。

功用 滋阴润肺，凉血止血。

适应证 吐血不止，咳嗽。

用法 每服 1 匙，每日 3 次，糯米饮调下，酒亦可。

3. 杏仁膏

来源 《景岳全书》。

组成 杏仁、阿胶各 200 克，生姜汁、白蜜各 1 千克，酥油、苏子各 300 克。

制法 将杏仁、苏子打成粉末然后与生姜汁一起放入锅中，加热煎煮，再下入酥油、阿胶、白蜜搅拌均匀，浓缩至如膏状。

功用 滋阴润燥，降肺止咳。

适应证 咳嗽喘急，喉中枯燥如物塞，以及咳血不止。

用法 不定时服用，每服 1 匙，饭后服用，糯米饮调下。

备注 脾虚湿盛者慎服。

4. 清宁膏

来源 《冯氏锦囊秘录》。

组成 麦冬（去心）、生地黄（酒炒）各 400 克，广橘红 80 克，龙眼肉 320 克，桔梗、甘草各 80 克。

制法 将上药共煎成膏，加薏苡仁 320 克，洗净炒熟，苏州薄荷叶（忌火）20 克、川贝母（糯米拌炒，米熟去米）80 克，俱捣为极细末，入内与前煎膏拌匀。

功用 清热化痰，凉血止血。

适应证 劳嗽咯血。

用法 取膏适量，时时置口中含化。

吐 血

吐血是指血液从胃中而来，经口吐出或呕出，血色偏褐色或多暗红，常夹有食物残渣，并常伴有大便色黑为主症的病证。

西医学中的上消化道出血、食管炎、急慢性胃炎、胃黏膜脱垂症等病证，以及某些全身性疾病如血液病、尿毒症、应激性溃疡等引起的吐血，均可参考本病辨证论治。

一、膏方治疗优势证候辨治

吐血病位在胃，与肝、脾关系密切。病性有实有虚，实者以食积、火热、瘀血为多，虚者以气虚、阳虚、阴虚常见。实火多因平素饮食不节，嗜食辛辣炙煿之品，或嗜食肥甘厚味，饮酒无度，致湿热蕴结于胃，久则化火，灼伤胃络，血随胃气上逆而成吐血之症；或暴饮暴食，饮食停滞，化火灼络，脾胃气机失和，斡旋失司，气血逆乱，则血从胃中吐出；或平素情绪抑郁、急躁易怒，肝气久郁或上犯，郁而化火，肝火犯胃，损伤胃络，迫血上行则吐血；又或胃痛或肝病日久不愈致气滞血瘀，或久病入络，脉络瘀阻，瘀而化热、化火，致血不循经，外溢上逆而为吐血。虚火如劳倦过度，劳则气耗，中焦之气损伤，气不摄血，统血无权，故血溢脉外而吐血；热病之后，或久病阴津耗伤，或气火内郁，日久阴津耗伤，阴血不足，虚火内生，灼伤胃络，血溢上逆而为吐血。

吐血需辨别虚实情况，常见证候为热伤营血证、胃中积热证、湿热伤胃证、肝火犯胃证、积滞伤胃证、瘀阻胃络证、阴虚火旺证、中气不足证、气血亏虚证。膏方治疗吐血，其优势治疗证候为瘀阻胃络、阴虚火旺、中气不足、气血亏虚证，对于热伤营血、胃中积热、湿热伤胃、肝火犯胃、积滞伤胃等以邪实为主的证候则可以选择汤剂类型进行治疗。吐血一证，常病势危急，需要根据证候的不同，审证求因，临床多以清火降逆、凉血止血、活血化瘀、益气摄血为主要治则。

1. 瘀阻胃络证

症状：胃脘疼痛，痛有定处而拒按，痛如针刺或刀割，吐血紫暗，舌质紫，脉涩。

治法：活血化瘀，理气止痛。

方药：血府逐瘀汤加减。胃脘刺痛者，加延胡索、乳香、没药；兼寒者，加艾叶炭、炮姜炭；兼热者，加大黄、虎杖；兼气虚者，加党参、黄芪；兼血虚者，加当归、鸡血藤。

内服膏方示例：

组成　当归150克，生地黄150克，桃仁60克，牛膝150克，川芎100克，柴胡90克，枳壳100克，丹参150克，桔梗60克，延胡索120克，白及100克，三七60克，黄明胶200克，红糖200克。

制法　将三七研成极细粉，黄明胶用黄酒烊化，红糖熬制后备用，其余药材浸泡后加适量水共煎3次，将3次煎液过滤去渣取汁合并浓缩，兑入三七粉、烊化后的黄明胶和熬制后的红糖，搅拌均匀，慢火浓缩至稠膏状。

2. 阴虚火旺证

症状：胃痛隐隐，吐血量多、色红，面色潮红，盗汗，口渴引饮，烦躁不安，头晕心悸，耳鸣，少寐，大便黑或干黑，舌红少苔，脉细数。

治法：滋阴降火，凉血止血。

方药：玉女煎加减。兼气虚者，加党参或合生脉散；阴虚甚者，加龟甲、玄参；潮热者，选加地骨皮、青蒿、鳖甲、白薇；盗汗者，加五味子、牡蛎、浮小麦等；烦躁难眠者，加酸枣仁、知母。

内服膏方示例：

组成　石膏150克，牛膝150克，知母100克，生地黄150克，麦冬120克，茜草根100克，侧柏叶100克，墨旱莲150克，牡丹皮100克，铁皮石斛80克，龟甲胶100，鳖甲胶80克，蜂蜜200克。

制法　将龟甲胶和鳖甲胶用黄酒烊化，蜂蜜炼制后备用，铁皮石斛另煎3次取汁，其余药材浸泡后加适量水共煎3次，将所有煎液过滤去渣取汁合并浓缩，兑入烊化后的龟甲胶、鳖甲胶和炼制后的蜂蜜，搅拌均匀，慢火浓缩至稠膏状。

3. 中气不足证

症状：胃痛绵绵，时作时止，痛时喜温喜按，遇劳后更甚，吐血色淡红，大便溏而色黑，胃纳欠佳，短气乏力，畏寒，面色㿠白，头晕目眩，舌淡白，苔薄，脉虚弱。

治法：调补脾胃，升阳益气。

方药：补中益气汤加减。偏脾阳虚者，加炮姜、炮附子、灶心黄土，或用黄土汤加减；兼有肝郁者，加佛手、郁金、柴胡等。

内服膏方示例：

组成　黄芪 300 克，炒白术 150 克，炙甘草 60 克，当归 150 克，陈皮 60 克，升麻 60 克，柴胡 100 克，生姜 50 克，大枣 150 克，藕节炭 200 克，人参 100 克，白及 100 克，三七 60 克，阿胶 200 克，饴糖 300 克。

制法　将人参、三七研成极细粉，阿胶用黄酒烊化，饴糖熬制后备用，其余药材浸泡后加适量水共煎 3 次，将 3 次煎液过滤去渣取汁合并浓缩，兑入人参粉、三七粉、烊化后的阿胶和熬制后的饴糖，搅拌均匀，慢火浓缩至稠膏状。

4. 气血亏虚证

症状：吐血，血色淡红，便血，或鼻齿衄血，皮肤紫斑，面色㿠白，头晕，心悸，夜寐不宁，神疲乏力，舌质淡，脉细无力。

治法：健脾益气，补气摄血。

方药：归脾汤加减。若吐血量多，当急用独参汤益气固脱，或参附汤益气回阳固脱，并可加白及、三七粉、云南白药、阿胶等止血。

内服膏方示例：

组成　炒白术 150 克，黄芪 300 克，当归 150 克，甘草 60 克，茯苓 150 克，远志 60 克，酸枣仁 120 克，木香 60 克，炮姜 60 克，大枣 150 克，桂圆肉 100 克，白及 100 克，三七 60 克，人参 100 克，阿胶 120 克，蜂蜜 200 克。

制法　将人参、三七研成极细粉，阿胶用黄酒烊化，蜂蜜炼制后备用，其余药材浸泡后加适量水共煎 3 次，将 3 次煎液过滤去渣取汁合并浓缩，兑入人参粉、三七粉、烊化后的阿胶和炼制后的蜂蜜，搅拌均匀，慢火浓缩至稠膏状。

二、组方及应用要点

（一）变化应用

膏方调治吐血，以虚证或虚实夹杂证为优势治疗证候。膏方治疗非优势的证候，应注意鉴别，选用其他剂型治疗。发热烦躁，吐血色红，面红目赤，口干不欲饮，唇红，心烦，夜不得卧，大便秘结，小便短赤，舌红绛，苔黄，脉洪大，多属热伤营血，治宜清热解毒，凉血止血，可用犀角地黄汤加减。脘腹胀满，甚则作痛，吐血色红或紫暗，或夹食物残渣，口臭，便秘，舌红，苔黄腻，脉滑数，多属胃中积热，治宜清胃泻火，化瘀止血，可用泻心汤合十灰散加减。脘腹烦闷，胀痛不舒，恶心呕逆，吐血色红，量多，或紫暗成块，不思饮食，口苦，小便色赤，便秘或黑便，舌红，苔黄腻，脉濡数，多属湿热伤胃，治宜清热化湿，凉血止血，可用黄连温胆汤加减。吐血色红或带紫，口苦胁痛，寐少梦多，烦躁易怒，舌质红绛，脉弦数，多属肝火犯胃，治宜泻肝清胃，降逆止血，可用龙胆泻肝汤加减。胃脘胀满，甚则疼痛，嗳腐吞酸，吐血色红，夹有不消化食物，大便不爽，苔厚腻，脉滑，多属积滞伤胃，治宜消积导滞，和胃止血，可用保和丸加减。

膏方治疗吐血时，需时刻顾护胃气，保护脾胃功能，若患者脾胃虚弱，可先服用开路方，以健运脾胃，增强脾胃消化、吸收功能。膏方中建议加行气消导之品，如陈皮、佛手、紫苏梗、炒谷芽、炒麦芽、焦山楂、焦神曲、炒鸡内金、炒莱菔子等。

膏方服用期间若出现吐血病情加重情况，可先临证辨治，组成汤剂短期调服或暂停服用膏方，待病情稳定，再继续应用膏方治疗。随证变化，加减用药。呕恶者，加代赭石、竹茹；胃痛者，加三七末、白及末；泛酸者，加乌贼骨；热伤胃阴者，加石斛、天花粉；气滞明显者，加香附、佛手；痰郁化热者，加竹茹、瓜蒌、黄芩、黄连清化痰热；病久入络者，加郁金、丹参、降香、姜黄活血化瘀；兼瘀血者，加牡丹皮、赤芍、花蕊石、三七；嗳气频作者，加沉香；胁痛者，加郁金；出血甚者，加茜草根、旱莲草、藕节凉血止血。

膏方调治，应结合原发病治疗采用"急则治其标，缓则治其本"的原则，综合评判。膏方治疗吐血时须兼顾虚实，吐血以实证为主，则祛邪泻实；以虚证为主，则补虚固本；另有虚实夹杂之证，则要分清虚实的主次，攻补兼施，祛邪与扶正结合。

（二）胶糖选择

吐血虚证多选用荤膏，实证多制作成素膏。中气不足、气血亏虚之吐血，可选择黄明胶、阿胶，养阴补血止血；阴虚火旺，见潮热盗汗、手足心热、胁下痞硬等症时，可选用龟甲胶、鳖甲胶、鱼鳔胶、猪皮胶，滋阴降火、养血止血。吐血者，烊化胶类时应慎用或不用黄酒。

吐血膏方应用糖类可以和中。中气不足劳倦伤脾、里急腹痛的吐血首选饴糖，瘀血征象的吐血首选红糖；疮疡不敛，脘腹虚痛者首选蜂蜜；若有高血压、糖尿病、高脂血症、肥胖等，应慎用或不用蜂蜜、冰糖、蔗糖收膏，可用木糖醇或元贞糖。

（三）细料选择

投入辅料时，应根据患者的体质，兼顾寒热、虚实，勿使过于滋腻，或过温上火。吐血可选用三七打粉入药，散瘀止血；气血亏虚患者，可加入生晒参；若气阴两虚或阴虚火旺者，可以选用铁皮石斛入胃经养胃阴。

三、古 今 膏 方

（一）内服膏方

1. 治虚劳吐血方

来源　《备急千金要方》。

组成　生地黄 2.5 千克，白蜜 1 千克。

制法　将生地黄绞取汁，微火煎 3 沸，放入白蜜，煎至如膏状。

功用　凉血止血，滋阴养血。

适应证　各种血热证引起的吐血。

用法　每服 1 匙，每日 3 次。

备注　寒证者不宜服。

2. 伏龙肝膏

来源　《古今医统大全》。

组成　伏龙肝（为末入汁）、生地黄汁、麦冬汁、小蓟汁各 50 克。

制法　上三汁入白蜜 1 匙，慢火熬成膏，入伏龙肝搅拌均匀。

功用　凉血止血，滋阴养血。

适应证　吐血不止。

用法　每服 1 匙，噙咽。

备注　实证不宜。

（二）外用膏方

1. 二蓟膏

来源 《内病外治》。

组成 大蓟、小蓟、白茅根、大蒜各 10 克。

制法 将上药共捣如膏，备用。

功用 凉血止血。

适应证 呕血色鲜红、大便干结。

用法 外敷脐部，用纱布、胶布固定，每日 1 次。

备注 皮肤过敏者禁用。

2. 凉血地黄膏

来源 《理瀹骈文》。

组成 生地黄 60 克，白芍、黄芩、黄柏、焦栀子、甘草各 30 克，牡丹皮 15 克，水牛角 50 克，麻油 300 毫升，黄丹 210 克，石膏 120 克。

制法 将黄丹、石膏研细末备用。麻油熬余药，去渣，加前末收膏。

功用 清热解毒，凉血止血。

适应证 胃热吐血及衄血、咳血、便血、蓄血如狂。

用法 衄血贴眉心，咳血、吐血贴胸口，便血、蓄血贴脐下，每日 1 次。

备注 不可内服、忌食辛燥。

便　血

便血是指血从肛门排出，或在大便前后，或单纯下血，或与粪便混杂而下的病证。便血又名血便、下血等。根据出血部位的不同，有远血、近血之分。本病病因包括饮食劳倦、情志所伤、感受湿热之邪等。如饮食不节或不洁，或过食肥甘厚味，饮酒无度，痰湿内生，蕴久而化热，稽留胃肠，灼伤胃肠血络而致便血，或劳倦久虚，饥饱无度，中焦之气受损，气血生化乏源，脾气虚弱，失于统摄，而致血溢脉外，与大便同出。又如忧思恼怒，情志过极，肝之疏泄失司，肝气郁滞，气滞日久，则血行不畅而瘀滞经络，血不循经，下渗肠道而为便血；或气郁日久则化热，横逆犯胃，灼伤胃络以致血溢肠中而为便血。或久病劳倦，年老体弱，劳则气耗，脾胃虚弱，气虚不能摄血，血无所归，离于脉道，溢于肠中而成便血；若脾胃亏损较甚，或由气损及阳，则不仅脾胃气虚，而且阳气虚弱以致成脾胃虚寒，统摄无权之便血。

西医学中的胃肠道炎症、溃疡、息肉及肿瘤，某些血液病，急性传染病，肠道寄生虫病，中毒及维生素缺乏等疾病，表现大便下血的症状时，亦可参考本病辨证论治。

一、膏方治疗优势证候辨治

便血病位主要在胃肠，与肝、脾有关。病性有实有虚。实证以胃中积热或肝胃郁热为多，瘀血阻络亦常见。虚证则多为脾胃虚弱，也有虚实并见者。

便血需要辨血的颜色及性状，辨证候之虚实、寒热，属热者多实，属寒者多虚。常见证候为胃中积热证、肝胃郁热证、气滞血瘀证、热毒内结证、湿热蕴蒸证、中气不足证、脾胃虚寒证。治疗时，辨别虚实，实证多清热泻火止血，虚证则以补益为主，摄血固血。以上证候均为膏方治疗优势证候，其治疗目标是改善体质，减轻症状，阻止病情发展，提高患者生活质量。

1. 胃中积热证

症状：便血，色紫暗或紫黑，口苦，口渴欲饮冷，消谷善饥，胃脘灼热疼痛，有时烦躁，头昏目眩，大便干结，舌红，苔黄燥，脉弦数或滑数。

治法：清胃泻火，化瘀止血。

方药：泻心汤合十灰散。瘀血明显者，加三七、蒲黄活血止血；口渴喜饮者，加天花粉、芦根、玄参；出血量多，气血两虚者，可合用当归补血汤。

内服膏方示例：

组成　生大黄60克，黄连30克，黄芩100克，大蓟100克，小蓟100克，牡丹皮100克，侧柏叶150克，茜草根100克，地榆100克，三七60克，冰糖200克。

制法　将三七研成极细粉，冰糖熬制后备用，其余药材浸泡后加适量水共煎3次，将3次煎液过滤去渣取汁合并浓缩，兑入三七粉、熬制后的冰糖，搅拌均匀，慢火浓缩至稠膏状。

2. 肝胃郁热证

症状：便血，血色暗或时鲜红，心烦，急躁易怒，头晕目眩，胃脘灼热疼痛，胁肋胀痛，口苦而干，胃纳减退，舌质红，苔黄，脉弦数。

治法：泻肝清胃，凉血止血。

方药：丹栀逍遥散加减。胁肋胀痛者，可加延胡索、川楝子；火邪伤阴，口干欲饮者，加麦冬、天花粉；若便血量多，且伴吐血，血色鲜红，可用犀角地黄汤以清热解毒，凉血止血，方中犀角用水牛角代替，并以三七末调服。

内服膏方示例：

组成　牡丹皮100克，焦栀子100克，柴胡100克，当归150克，炒白芍150克，生地黄150克，薄荷30克，黄芩100克，蒲黄100克，三七60克，冰糖200克。

制法　将三七研成极细粉，冰糖熬制后备用，蒲黄用纱布包好后与浸泡后的其余药材加适量水共煎3次，将3次煎液过滤去渣取汁合并浓缩，兑入三七粉和熬制后的冰糖，搅拌均匀，慢火浓缩至稠膏状。

3. 气滞血瘀证

症状：便血，色紫暗，脘腹胀闷疼痛，矢气后可缓解，喜叹息，面色晦暗，或有胁下痞块，舌质紫暗，苔薄白，脉弦细或涩。

治法：行气解郁，活血化瘀。

方药：膈下逐瘀汤加减。脘腹胀闷明显者，可加香附、木香、佛手；胁肋胀痛明显者，可加延胡索、郁金。

内服膏方示例：

组成　蒲黄100克，当归150克，赤芍120克，延胡索120克，香附100克，川芎100克，桃仁60克，乌药60克，枳壳100克，炒麦芽150克，炒神曲150克，三七60克，鳖甲胶200克，红糖200克。

制法　将三七研成极细粉，鳖甲胶用黄酒烊化，红糖熬制后备用，蒲黄用纱布包好后与浸泡后的其余药材加适量水共煎3次，将3次煎液过滤去渣取汁合并浓缩，兑入三七粉、烊化后的鳖甲胶和熬制后的红糖，搅拌均匀，慢火浓缩至稠膏状。

4. 热毒内结证

症状：便血鲜红，脘腹疼痛，肛门灼热感，口干渴，小便短赤，大便秘结或不爽，舌绛红，苔黄燥，脉洪数。

治法：清热解毒，凉血止血。

方药：约营煎加减。气滞腹胀者，加枳壳、木香；大便不畅者，加生大黄；热毒内壅，便血夹脓者，加马齿苋。

内服膏方示例：

组成 黄芩 100 克，生地黄 150 克，赤芍 100 克，牡丹皮 100 克，地榆 100 克，槐花 100 克，马齿苋 200 克，焦栀子 100 克，荆芥炭 100 克，黄明胶 200 克，三七 60 克，冰糖 200 克。

制法 将三七研成极细粉，黄明胶用黄酒烊化，红糖熬制后备用，其余药材浸泡后加适量水共煎 3 次，将 3 次煎液过滤去渣取汁合并浓缩，兑入三七粉、烊化后的黄明胶和熬制后的红糖，搅拌均匀，慢火浓缩至稠膏状。

5. 湿热蕴蒸证

症状：便血，血色不鲜，或紫黑如赤豆汁，大便黏臭，肛门灼热感，腹部不适，胸脘胀闷，纳差，舌红，苔黄腻，脉濡数。

治法：清热化湿，凉血止血。

方药：地榆散合槐花散加减。大便黏滞不爽者，加槟榔；腹痛明显者，加木香、白芍、延胡索；便秘者，加瓜蒌皮、大黄；肛门肿痛甚者，加苦参、金银花、连翘；若便血日久，耗伤营阴，湿热未除，可加生地黄、当归；胸闷脘胀，苔腻明显者，加半夏、苍术。

内服膏方示例：

组成 槐花 150 克，侧柏叶 150 克，地榆 100 克，黄连 30 克，焦栀子 100 克，茜草 150 克，当归 150 克，枳壳 100 克，炒麦芽 150 克，甜叶菊叶 50 克，三七 60 克。

制法 将三七研成极细粉，其余药材浸泡后加适量水共煎 3 次，将 3 次煎液过滤去渣取汁合并浓缩，兑入三七粉，搅拌均匀，慢火浓缩至稠膏状。

6. 中气不足证

症状：便血，血色紫暗或紫黑，或伴肛门脱垂，乏力短气，胃纳差，脘腹下坠感，面色少华，头晕目眩，舌质淡红，苔薄白，脉沉弱。

治法：健脾和中，益气止血。

方药：归脾汤加减。便血较多不止者，加白及、槐花、地榆；便清喜温者，加炮姜、伏龙肝；汗出肢冷者，加人参；出血较多或伴呕吐血者，可加服三七粉。

内服膏方示例：

组成 黄芪 300 克，炒白术、茯神各 100 克，龙眼肉 100 克，木香 60 克，炙甘草 60 克，炒麦芽 150 克，焦神曲 150 克，炒鸡内金 100 克，人参 120 克，白及 100 克，三七 60 克，黄明胶 200 克，蜂蜜 200 克。

制法 将人参、三七研成极细粉，黄明胶用黄酒烊化，蜂蜜炼制后备用，其余药材浸泡后加适量水共煎 3 次，将 3 次煎液过滤去渣取汁合并浓缩，兑入人参粉、三七粉、烊化后的黄明胶和炼制后的蜂蜜，搅拌均匀，慢火浓缩至稠膏状。

7. 脾胃虚寒证

症状：大便下血，其色紫暗，脘腹隐隐作痛，畏寒喜暖、喜按，胃纳减少，大便溏薄，口淡乏力，舌质淡白，苔薄润，脉沉缓无力。

治法：温中健脾，益气止血。

方药：黄土汤加减。便血不止者，加白及、三七；下血日久不愈，脾虚及肾或脾肾阳虚者，加淫羊藿、补骨脂；畏寒肢冷甚者，加鹿角霜、炮姜炭、艾叶炭。

内服膏方示例：

组成 灶心黄土 300 克，炒白术 150 克，炮姜 60 克，淫羊藿 150 克，生地黄 120 克，炙甘草 60 克，炒麦芽 150 克，焦神曲 150 克，炒鸡内金 100 克，人参 120 克，白及 100 克，三七 60 克，阿胶 120 克，饴糖 200 克。

制法 将人参、三七研成极细粉，阿胶用黄酒烊化，饴糖熬制后备用，灶心黄土用纱布包好后与浸泡后的其余药材加适量水共煎 3 次，将 3 次煎液过滤去渣取汁合并浓缩，兑入人参粉、三七粉、烊化后的阿胶和熬制后的饴糖，搅拌均匀，慢火浓缩至稠膏状。

二、组方及应用要点

（一）变化应用

便血初起多为实证，日久由于血去正伤，而易转化为虚证或虚实夹杂的证候。如胃中积热因热伤血络而便血，初起为实证，日久阴血亏虚，则成正虚邪实之证。肝气郁结，久病伤阴，而致阴虚气滞，甚至肝肾不足而成虚证。湿热蕴结，湿热留恋，可致便血反复发作。出血日久，导致阳气虚衰，脾虚及肾，正气欲脱而成危象。便血日久不愈，均可入络而形成血瘀之证。膏方调治便血，以虚证或虚实夹杂证为优势治疗证候。出血量多者，常吐血与便血并见。膏方治疗便血时，需时刻顾护胃气，保护脾胃功能，若患者脾胃虚弱，则可先服用开路方，以健运脾胃，增强脾胃消化、吸收功能。

若便血量大，以致形成气随血脱之危候，甚至威胁患者生命。膏方服用期间若出现便血病情加重情况，可先临证辨治，组成汤剂短期调服或暂停服用膏方。待病情稳定，再继续应用膏方治疗。

（二）胶糖选择

便血虚证多选用荤膏，实证一般制作为清膏。便血者，可选择黄明胶、阿胶、鱼鳔胶、猪皮胶，均具有养血止血的功效。脾胃虚寒者，可选用阿胶补血止血；脾胃气虚者，可选用黄明胶固气止血；中气不足兼有虚热者，可选猪皮胶、鱼鳔胶、黄明胶清虚热和中止血。便血者，烊化胶类时应慎用或不用黄酒。

便血气虚者可选蜂蜜调补脾胃，缓急敛疮；以脾胃虚寒为主者宜选用饴糖温中补虚；瘀证可选用红糖破瘀补血；热证宜选用冰糖；若有高血压、糖尿病、高脂血症、肥胖等，应慎用或不用蜂蜜、冰糖、蔗糖收膏，可用木糖醇或元贞糖。

（三）细料选择

投入辅料时，应根据患者的体质，兼顾寒热、虚实，勿使过于滋腻，或过温上火。便血者可选用三七打粉入药；气虚神疲者选用生晒参；阴虚火旺者可酌情选用西洋参，或配以铁皮石斛；气阴不足且不宜用人参者，可于普通饮片中酌情选用党参、太子参、南沙参、北沙参、玄参等。

三、古 今 膏 方

（一）内服膏方

1. 生地黄膏

来源　《古今医统大全》。

组成　生地黄汁、小蓟汁、砂糖（熬膏）、阿胶、侧柏叶、地榆各30克。

制法　将上药择净，研细备用。前4味药汁熬膏，入侧柏叶、地榆和匀即成。

功用　清热凉血。

适应证　结阴便血。

用法　每次9克，每日3次，空腹米汤送服。

2. 乾坤膏

来源　《清宫配方集成》。

组成　当归、熟地黄、黄芪、党参各 200 克，桂圆肉、枸杞子、升麻、肉苁蓉各 100 克。

制法　将上药切碎，水浸后煎煮，纱布滤去药渣，如此 3 遍，再将所滤药液加热浓缩，下入蜂蜜，收膏即成。

功用　补血填精，益气升阳。

适应证　营卫虚弱，气血亏损之证。症见肌肉消瘦，倦怠嗜卧，肺虚气喘，饮食少思，颜色憔悴，洒洒恶寒，自汗盗汗，骨蒸劳热，寒热往来，常觉惊恐，男子遗精便血，妇人赤白带下。

用法　每服 10～15 克，用白开水冲服，或入煎剂，或合丸药，随症加入亦可。

（二）外用膏方

1. 理血膏

来源　《理瀹骈文》。

组成　党参、丹参、黄芪、生地黄、熟地黄、当归、白芍、川芎、赤茯苓、白术、天冬、麦冬、柏子仁、酸枣仁、远志、五味子、地骨皮、牡丹皮、龟甲、鳖甲、知母、侧柏叶、胆南星、贝母、半夏、陈皮、羌活、防风、连翘、炒荆芥穗、白芷、桔梗、柴胡、苍术、香附、郁金、延胡索、五灵脂、蒲黄、赤芍、桃仁、红花、艾叶、茜草根、肉桂、大黄、玄明粉、厚朴、枳壳、天花粉、续断、炒栀子、黄柏、黄芩、黄连、木通、车前子、地榆、姜炭、降香、乳香、没药、苏子、甘草、血余炭、百草霜各 30 克，麻油 4 升，黄丹 2 千克，牛胶 60 克。

制法　将牛胶烊化备用，麻油熬余药（除黄丹外），去渣，黄丹收膏，入牛胶混匀。

功用　养血活血，凉血止血。

适应证　衄血、溺血、吐血、便血。

用法　外贴肝俞穴，每日 1 次。

备注　不可内服。

2. 凉血地黄膏

来源　《理瀹骈文》。

组成　生地黄 60 克，白芍、黄芩、黄柏、焦栀子、甘草各 30 克，牡丹皮 15 克，水牛角 50 克，麻油 300 毫升，黄丹 210 克，石膏 120 克。

制法　将黄丹、石膏研细末备用。麻油熬余膏，去渣，加前末收膏。

功用　清热解毒，凉血止血。

适应证　胃热吐血及衄血、咳血、便血、蓄血如狂。

用法　衄血贴眉心，咳血、吐血贴胸口，便血、蓄血贴脐下，每日 1 次。

备注　不可内服、忌食辛燥。

尿　血

尿血是指尿液中存在血液，或夹杂血块而排尿不痛的病证。尿血的发生可由于风热毒邪从外侵袭，循经入里，结于膀胱，伤及肾与膀胱血络，热迫血液外溢；或因烦劳过度，情志不节，心肝之阴耗伤，心肝火旺，火热下移小肠、膀胱，循经灼伤血络而致出血；或房室不节，久病体虚，肾阴亏虚，相火无制，而成阴虚火旺，灼伤肾与膀胱血络，而迫血妄行。此外，情志不畅、饮食劳倦致气机阻滞，痰浊内阻，若结于下焦肾和膀胱，壅塞脉络，则瘀阻络损，且离经之血留著不去而为瘀血，阻塞脉络，亦可致出血。

西医学中的尿路感染、肾结核、肾小球肾炎、泌尿系肿瘤，以及全身性疾病，如血液病、结缔组织疾病、心血管疾病等所出现的血尿，均可参考本病辨证论治。

一、膏方治疗优势证候辨治

尿血病位主要在膀胱和肾，与心、肺、小肠关系密切。病性以虚实夹杂为主，本病病机总以脉络受损，血溢脉外为主，其病势一般由上而下，由外及里。初起以实证为主，若迁延不愈，则可发展为虚证，或因实致虚，或本为虚证，又复感外邪，或内生瘀血、痰湿，而成虚实夹杂之证。

尿血辨证应着重辨虚实，常见证候为下焦热盛证、肾虚火旺证、脾不统血证、肾气不固证、气滞血瘀证，均为内服膏方优势治疗证候。治疗时，常遵循"止血不留瘀"的原则，多配合活血化瘀之法。

1. 下焦热盛证

症状：小便短涩、热赤，尿中带血，色鲜红，心烦，夜寐不安，口渴而苦，或面红赤，口舌生疮，舌尖红，苔薄，脉数。

治法：清热泻火，凉血止血。

方药：小蓟饮子合车前叶汤加减。若心烦少寐，可加黄连、夜交藤等清心安神；口渴甚者，加石斛、知母；若遗精者，可加金樱子、芡实等固涩精关。

内服膏方示例：

组成　小蓟120克，生地黄150克，蒲黄炭100克，藕节炭100克，当归150克，焦栀子100克，淡竹叶150克，木通60克，生甘草梢60克，仙鹤草300克，白茅根200克，栀子150克，车前草200克，冰糖200克。

制法　将冰糖熬制后备用，蒲黄炭用纱布包好后与浸泡后的其余药材加适量水共煎3次，将3次煎液过滤去渣取汁合并浓缩，兑入熬制后的冰糖，搅拌均匀，慢火浓缩至稠膏状。

2. 肾虚火旺证

症状：小便色赤带血，头昏目眩，口渴欲饮，耳鸣心悸，神疲易怒，腰膝酸软，舌红，苔少，脉细数。

治法：滋阴清火，凉血止血。

方药：大补阴丸合阿胶汤加减。出血多者，可加墨旱莲、鹿衔草、小蓟凉血止血；如有低热，可加银柴胡、地骨皮、鳖甲滋阴清热；心烦少寐者，加夜交藤、远志、酸枣仁养心安神。

内服膏方示例：

组成　熟地黄100克，生地黄150克，黄柏150克，知母100克，当归150克，制远志90克，黄芩90克，生甘草60克，墨旱莲200克，阿胶100克，龟甲胶100克，冰糖200克。

制法　将阿胶、龟甲胶用黄酒烊化，冰糖熬制后备用，其余药材浸泡后加适量水共煎3次，将3次煎液过滤去渣取汁合并浓缩，兑入烊化后的阿胶、龟甲胶和熬制后的冰糖，搅拌均匀，慢火浓缩至稠膏状。

3. 脾不统血证

症状：久病尿血，血色淡红，面色苍白，精神困顿，体倦食少，头晕目眩，耳鸣心悸，腰膝酸软，大便溏泄，或兼衄血、便血、皮肤紫斑，舌淡，苔薄白，脉细弱。

治法：补脾和中，益气摄血。

方药：归脾汤加减。心肾不交而见心烦失眠、多梦遗精者，可合交泰丸交通心肾；遗精较频者，加芡实、莲须、金樱子补肾固涩。

内服膏方示例：

组成　黄芪300克，当归100克，炒白术150克，甘草150克，茯神150克，龙眼肉150克，山药150克，仙鹤草300克，三七60克，人参80克，阿胶120克，蜂蜜200克。

制法　将三七、人参研成极细粉，阿胶用黄酒烊化，蜂蜜炼制后备用，其余药材浸泡后加适量水共煎 3 次，将 3 次煎液过滤去渣取汁合并浓缩，兑入三七粉、人参粉、烊化后的阿胶和熬制后的蜂蜜，搅拌均匀，慢火浓缩至稠膏状。

4. 肾气不固证

症状：久病尿血，色淡红，头晕耳鸣，腰脊酸痛，神疲乏力，舌质淡，脉沉弱。

治法：补益肾气，固摄止血。

方药：无比山药丸加减。可加仙鹤草、紫珠草等止血，必要时可再加牡蛎、金樱子、补骨脂等固涩止血。

内服膏方示例：

组成　山药 150 克，熟地黄 150 克，山茱萸 100 克，菟丝子 150 克，枸杞子 150 克，肉苁蓉 150 克，怀牛膝 150 克，杜仲炭 150 克，五味子 90 克，仙鹤草 200 克，鹿角胶 100 克，蜂蜜 200 克。

制法　将鹿角胶用黄酒烊化，蜂蜜炼制后备用，其余药材浸泡后加适量水共煎 3 次，将 3 次煎液过滤去渣取汁合并浓缩，兑入烊化后的鹿角胶和熬制后的蜂蜜，搅拌均匀，慢火浓缩至稠膏状。

5. 气滞血瘀证

症状：尿血，血色较暗，少腹刺痛拒按，或可触到积块，时有低热，舌质紫暗或有瘀斑瘀点，苔薄，脉细涩或沉细。

治法：行气化瘀，养血止血。

方药：茜根散合蒲黄散加减。气滞明显者，可加柴胡、枳实理气开郁；瘀甚者，可加三七止血行瘀；瘀块明显者，可加牡蛎、夏枯草、丹参、莪术等消瘀散结。

内服膏方示例：

组成　茜草根炭 100 克，侧柏叶 100 克，瓜蒌 100 克，浙贝母 120 克，生地黄 150 克，当归 150 克，红花 30 克，蒲黄炭 60 克，郁金 90 克，三七 60 克，鳖甲胶 200 克，红糖 200 克。

制法　将三七研成极细粉，鳖甲胶用黄酒烊化，红糖熬制后备用，蒲黄炭用纱布包好后与浸泡后的其余药材加适量水共煎 3 次，将 3 次煎液过滤去渣取汁合并浓缩，兑入三七粉、烊化后的鳖甲胶和熬制后的红糖，搅拌均匀，慢火浓缩至稠膏状。

二、组方及应用要点

（一）变化应用

膏方调治尿血，炮制药材中炭类药物如杜仲炭、蒲黄炭等可用于止血，膏方选药组方如炭类药物和胶类药物并用时，尤其应顾护中焦，保护脾胃功能。若患者脾胃虚弱，则可先服用开路方，以健运脾胃，增强脾胃消化、吸收功能。膏方中建议加行气消导之品。膏方治疗尿血时须兼顾虚实，尿血以实证为主，则祛邪泻实；以虚证为主，则补虚固本；另有虚实夹杂之证，则要分清虚实的主次，攻补兼施，祛邪与扶正结合。

（二）胶糖选择

尿血下焦热盛实热证多选用素膏，虚证多选用荤膏。脾肾不固之尿血，可选择黄明胶、阿胶、养阴补血止血；肾气不固，若腰脊酸痛、畏寒神怯者，可加鹿角胶补益督脉；虚热证肾精亏虚加龟甲胶、鳖甲胶填精补肾。临证组方时，既要依据阴阳虚损选择胶类药物，也应遵循"阴阳并调，以平为期"的组方原则。尿血者，烊化胶类时应慎用或不用黄酒。

尿血虚证者宜选用蜂蜜、饴糖、红糖，中焦虚寒宜选择饴糖，瘀证可选用红糖；热证宜选用冰糖；若有高血压、糖尿病、高脂血症、肥胖等，应慎用或不用蜂蜜、冰糖、蔗糖收膏，可用木糖醇或元贞糖。

（三）细料选择

投入辅料时，应根据患者的体质，兼顾寒热、虚实。尿血可选用三七打粉入药，散瘀止血。气虚为主的患者，细料常选用人参，若阳虚明显，可选用红参；若久虚而不宜大补时，可选用党参、太子参、南沙参、北沙参、玄参等代替。阴虚明显者，可选西洋参、铁皮石斛。肺肾不足者，可选用冬虫夏草、紫河车、黑芝麻等补益肺肾。

三、古 今 膏 方

内服膏方

1. 牛膝膏

来源　《万氏家传保命歌括》。

组成　牛膝 1.2 千克。

制法　将牛膝切碎，加新汲水 2 升煎煮，直至十分损耗八分，加入麝香（现用人工麝香代替）4 克，收膏备用。

功用　活血通淋。

适应证　尿血。

用法　取 5 克，口服，一日 1 次。

2. 玉屑膏

来源　《三因极一病证方论》。

组成　黄芪、人参、萝卜、蜂蜜各 1 千克。

制法　将黄芪、人参研末备用，萝卜洗净切成条状并置入蜂蜜中腌制，放入铜锅中炙干，然后取出放入蜂蜜中继续腌制，反复数次，直至将蜂蜜用完为止，炙炒时注意不要炒焦，但同时保证将萝卜炙熟。

功用　健脾益气，利尿通淋。

适应证　尿血，五淋所致的尿道疼痛。

用法　不定时，用蜜炙萝卜蘸黄芪、人参末食用，盐汤送服。

备注　实证者不宜使用。

鼻　衄

鼻衄是指鼻中出血的病证。本病亦称为血衄、衄，衄血量多时，又可称为鼻洪或鼻大衄。本病的产生主要有两方面原因，一为外感，二为内伤。外感之因如风、寒之邪侵犯肌表肺卫，久郁不宣则生热，或暑、热、燥、火直犯于肺，肺开窍于鼻，火热邪上壅，迫血妄行或邪不得解，鼻衄而泄。内伤之因包括饮食、情志、起居等各方面。如饮酒无度，湿热内生，或平素喜食辛辣肥甘厚味，痰湿内生，久而化热，热蕴于胃，阳明经脉上交鼻额，热邪循经脉上扰，迫血外溢，则致鼻衄。又如平素性情急躁、易怒或隐忍不发，则肝失条达，气机不畅，郁滞化热，上犯于肺，木火刑金，火热迫血妄行，而成鼻衄。又或房劳过度，肾精亏损，虚火上炎，迫血上逆，血从下而上出于鼻窍，以致鼻衄。劳倦过度，损耗气血，脾虚则无以生化气血，且失统摄之功，血无所主，渗于脉外，则为鼻衄。鼻衄之病机主要为虚与火两方面。感受风寒、风热、温燥之邪致鼻衄者，一般起病较急；而因于内伤致鼻衄者，起病较缓，出血量少；火热内盛迫血妄行者，起病急而势猛，出血量较多。

西医学认为，鼻衄可因鼻腔局部疾病或全身性疾病而引起。内科范围的鼻衄主要见于某些感染性、发热性疾病，血液病（包括紫癜、白血病、再生障碍性贫血），风湿热，高血压，以及维生素缺乏症、化学药品及药物中毒等所出现的鼻衄，均可参考本病辨证论治。

一、膏方治疗优势证候辨治

鼻衄病位在鼻、肺、胃，并与肝、脾、肾均密切相关。病性有虚有实，一般外感致鼻衄者，多属实证，内伤致鼻衄者，以虚证为主。治疗以止血为主，又当兼用活血之法，以遵循止血不留瘀的原则。

鼻衄辨证应着重辨明外感、内伤及属火、属虚，常见证候为风热犯肺证、热毒内蕴证、胃热亢盛证、肝火内动证、肾精亏虚证、气血亏虚证，均为内服膏方优势治疗证候。

1. 风热犯肺证

症状：鼻衄或涕中带血，伴发热，稍恶寒，头痛、头晕，或咽痛，咳嗽，口干，舌边红，苔白或微黄，脉浮数。

治法：疏风散热，凉血止血。

方药：桑菊饮加减。若咳嗽明显者，加枇杷叶、百部；咽干痛甚者，加玄参、牛蒡子、射干；便秘者，加全瓜蒌；口渴明显者，加天花粉、麦冬；衄血量多者，加藕节炭、仙鹤草。

内服膏方示例：

组成 桑叶 100 克，菊花 100 克，薄荷 60 克，连翘 100 克，黄芩 100 克，杏仁 100 克，枇杷叶 100 克，牡丹皮 100 克，白茅根 150 克，芦根 150 克，冰糖 200 克。

制法 将冰糖熬制后备用，其余药材浸泡后加适量水共煎 3 次，将 3 次煎液过滤去渣取汁合并浓缩，兑入熬制后的冰糖，搅拌均匀，慢火浓缩至稠膏状。

2. 热毒内蕴证

症状：鼻衄，齿衄，初起恶寒发热，继而汗出，身热不退，烦躁，口干渴，大便秘结，小便短赤涩痛，甚者皮肤紫斑及其他部位出血，如吐血、便血、尿血等，舌质红，苔黄，脉数。

治法：清火解毒，凉血止血。

方药：黄连解毒汤加味。肝火盛者，加青黛、侧柏叶、藕节清肝凉血止血。口渴者加石膏清热生津；便秘者加大黄泻热通腑；咽痛甚者可加射干、马勃清热利咽。

内服膏方示例：

组成 黄芩 100 克，焦栀子 100 克，侧柏叶 150 克，甘草 60 克，牛膝 150 克，茜草 150 克，牡丹皮 100 克，生地黄 150 克，冰糖 200 克。

制法 将冰糖熬制后备用，其余药材浸泡后加适量水共煎 3 次，将 3 次煎液过滤去渣取汁合并浓缩，兑入熬制后的冰糖，搅拌均匀，慢火浓缩至稠膏状。

3. 胃热亢盛证

症状：鼻衄，色红量多，或兼齿衄，牙龈肿痛，口渴欲饮冷，胃脘部灼热感，口臭，大便干结，舌红，苔黄燥，脉数。

治法：清胃泻热，凉血止血。

方药：玉女煎加味。衄血不止者，可加三七粉冲服；口渴者，加天花粉、沙参、石斛；腹胀者，加枳实、青皮。

内服膏方示例：

组成 石膏 300 克，麦冬 120 克，知母 100 克，牛膝 150 克，当归 150 克，牡丹皮 100 克，白茅根 100 克，生地黄 150 克，冰糖 200 克。

制法 将冰糖熬制后备用，其余药材浸泡后加适量水共煎 3 次，将 3 次煎液过滤去渣取汁合并浓缩，兑入熬制后的冰糖，搅拌均匀，慢火浓缩至稠膏状。

4. 肝火内动证

症状：鼻衄与情绪相关，时发时止，平素心情急躁，易怒，伴头痛、头晕，目眩，胁肋部灼痛，妇女月经过多，色红质稠，心中烦，面目红赤，舌质红，苔黄质干，脉数或弦数。

治法：清肝泻火，凉血止血。

方药：栀子清肝汤加减。大便干结者，加芦荟；热甚伤阴者，加生地黄、玄参。

内服膏方示例：

组成　白茅根 150 克，夏枯草 150 克，南沙参 120 克，麦冬 120 克，牡丹皮 150 克，焦栀子 150 克，菊花 100 克，赤芍 100 克，茜草 100 克，冰糖 200 克。

制法　将冰糖熬制后备用，其余药材浸泡后加适量水共煎 3 次，将 3 次煎液过滤去渣取汁合并浓缩，兑入熬制后的冰糖，搅拌均匀，慢火浓缩至稠膏状。

5. 肾精亏虚证

症状：鼻衄时发时止，常兼齿衄，伴乏力，腰膝酸软，耳鸣，头晕目眩，妇女月经过多，男性多见遗精、早泄，舌质红，苔薄或少，脉细数。

治法：补肾益精，滋阴降火。

方药：大补元煎加味。腰酸膝软明显者，加怀牛膝、桑寄生；头晕耳鸣，面色潮红者，加草决明、钩藤、牡蛎；虚火甚者，加知母、黄柏；便秘者，加玄参、生地黄。

内服膏方示例：

组成　熟地黄 100 克，山茱萸 120 克，山药 150 克，麦冬 120 克，杜仲 150 克，枸杞子 200 克，当归 150 克，炙甘草、仙鹤草各 300 克，炒麦芽 150 克，炒鸡内金 100 克，墨旱莲 200 克，人参 90 克，龟甲胶 100 克，鳖甲胶 80 克，冰糖 200 克。

制法　将人参研成极细粉，龟甲胶、鳖甲胶用黄酒烊化，冰糖熬制后备用，其余药材浸泡后加适量水共煎 3 次，将 3 次煎液过滤去渣取汁合并浓缩，兑入人参粉、烊化后的龟甲胶和鳖甲胶、熬制后的冰糖，搅拌均匀，慢火浓缩至稠膏状。

6. 气血亏虚证

症状：鼻衄，或见齿衄、紫斑及其他部位的各种出血，血色淡红，劳累后更甚，面色苍白，头晕目眩，心悸怔忡，耳鸣，腰酸乏力，下肢畏寒，精神萎靡，纳差，口淡无味，女性常伴月经量少、色淡，舌淡白，苔薄白，脉芤或虚大。失血过多也可见革脉。

治法：健脾益气，养血摄血。

方药：归脾汤加减。腰酸膝软者，加怀牛膝、山茱萸；衄血不止，阳气亏损者，可用人参另煎兑童便服。

内服膏方示例：

组成　黄芪 300 克，炒白术 150 克，山药 150 克，熟地黄 100 克，当归 150 克，炙甘草 60 克，炮姜 60 克，炒麦芽 150 克，炒鸡内金 100 克，茯苓 150 克，大枣 150 克，人参 100 克，阿胶 120 克，冰糖 200 克。

制法　将人参研成极细粉，阿胶用黄酒烊化，冰糖熬制后备用，其余药材浸泡后加适量水共煎 3 次，将 3 次煎液过滤去渣取汁合并浓缩，兑入人参粉、烊化后的阿胶和熬制后的冰糖，搅拌均匀，慢火浓缩至稠膏状。

二、组方及应用要点

（一）变化应用

膏方治疗鼻衄时，若患者脾胃虚弱，可先服用开路方，以健运脾胃，增强脾胃消化、吸收功能。膏方中如运用止血类和胶类药物时，如担心脾胃运化能力不足，可加行气消导之品，如陈皮、佛手、紫苏梗、炒麦芽、焦山楂、焦神曲、炒鸡内金、炒莱菔子等。

膏方调治，应结合原发病治疗采用"急则治其标，缓则治其本"的原则，综合评判。膏方治疗鼻衄时应分轻重缓急，若起病急而势猛，出血量较多，当以止血治标为主，膏方中建议加凉血止血之品如白茅根、黄芩、青黛等，或加收敛止血之品如侧柏叶、白及、仙鹤草等；若病情迁延不愈，出血量较少，当以养血治本为要，膏方中可加养血补虚之品如阿胶、人参、鳖甲胶、枸杞子等；若本有鼻衄之疾，又感邪急发，则可标本兼顾，止血与养血并行。

（二）胶糖选择

鼻衄实证多用素膏，虚证多选用荤膏。肾精亏虚、气血亏虚之鼻衄，可选择黄明胶、阿胶养阴补血止血；肾精不足发展至阴虚火旺时，可选用龟甲胶、鳖甲胶养阴退热。鼻衄者，烊化胶类时应慎用或不用黄酒。

鼻衄虚证者宜用蜂蜜，兼有热象宜选用冰糖；若有高血压、糖尿病、高脂血症、肥胖等，应慎用或不用蜂蜜、冰糖、蔗糖收膏，可用木糖醇或元贞糖。

（三）细料选择

投入辅料时，应根据患者的体质，兼顾寒热、虚实。鼻衄可选用三七打粉入药，若细料中选择参类，若非阳虚明显，尽量避免选用温补的红参；气虚神疲者可选用生晒参；阴虚火旺者可酌情选用西洋参，或配以铁皮石斛；气阴不足且不宜用人参者，也可于普通饮片中酌情选用党参、太子参、南沙参、北沙参、玄参等。实热证，过于温肾助阳的鹿茸、海马、海龙等都应慎用。

三、古 今 膏 方

（一）内服膏方

伏龙肝膏

来源　《济生方》。

组成　灶心土60克，生地黄汁、麦冬汁、大蓟汁各60毫升，白蜜15克。

制法　诸药混合共煎为膏。

功用　润肺，凉血，止血。

适应证　吐血、衄血。

用法　每次4克，每日4次，含服。

备注　忌食辛燥。

（二）外用膏方

1. 止鼻血膏

来源　《本草纲目》。

组成　大蒜1枚。

制法　去皮研如泥，做钱大饼子，厚一豆许。

功用　止鼻衄。

适应证　鼻衄，服他药不效者。

用法　左鼻血出，贴左足心；右鼻血出，贴右足心，两鼻俱出，俱贴之。

2. 贴背膏

来源　《普济方》。

组成　京三棱大者1枚。

制法　以湿纸裹于慢火中煨熟，乘热捶碎，捣为细末，醋煮面糊调。

功用　止鼻衄。

适应证　鼻衄。

用法　贴背第五椎。

紫　斑

紫斑是指血液溢于肌肤，皮肤出现青紫斑点、斑块为特征的病证，并常伴有齿衄、鼻衄。本病发病原因可分为外因与内因。外因多为感受风热、风寒或风湿之邪，邪气郁于肌表化热化火，酿成热毒，灼伤脉络，迫血妄行而致发斑。内因常见饮食不节，过食辛辣肥甘厚味之品，酗酒无度，酿湿生热，胃中火炽，熏灼血络，迫血外溢于肌肤而成紫斑；或过食生冷、瓜果，损伤脾阳，脾气虚弱，不能摄血，血溢肌肤亦可致紫斑；再者如情志失调，肝气郁结，克伐脾土，中气亏虚，不能摄血，血溢肌肤而成紫斑；或五志过极，化火伤阴，迫血妄行，血溢肌表而发为紫斑；或禀赋不足，房劳过度，脾肾劳伤，或久病不愈，使脏腑阴阳气血失调，而致气虚不摄，血溢肌肤成紫斑；或久病入络，瘀血内阻，血不归经，溢于肌表以成紫斑。

西医学中的原发性血小板减少性紫癜及过敏性紫癜、感染性血小板减少性紫癜，其他如肝病、药物、化学和物理因素等引起的血小板减少性紫癜，以及有些血液病而见有皮下出血者，均可参考本病辨证论治。

一、膏方治疗优势证候辨治

紫斑直接病位在血脉、肌肤，内在多与胃、脾、肝、肾等脏腑相关。病性多为本虚标实，或虚实夹杂，病久则病性由实转虚。本虚以脾肾虚损为主；标实多责之血热、血瘀。本病治疗以清热解毒、养阴凉血为法。

紫斑辨证应着重辨证候虚实、紫斑数量及颜色、火热的有无，常见证候为热盛迫血证、阴虚火旺证和气不摄血证，均为内服膏方优势治疗证候。

1. 热盛迫血证

症状：皮肤出现紫红色的瘀点、瘀斑，以下肢多见，紫斑形状不一，大小不等，甚则互相融合成片，发热、口渴，小便赤热，大便干结，常伴鼻衄、齿衄，或有腹痛，甚则尿血、便血，舌质红，苔薄黄，脉弦数或滑数。

治法：清热凉血，解毒化斑。

方药：清营汤加减。热盛烦躁，紫斑密集而广泛者，冲服紫雪丹或加金银花、连翘、黄连；腹痛明显者，加白芍、甘草、五灵脂、蒲黄；大便秘结者，加生大黄；便血者，加槐花、地榆；关节肿痛者，加秦艽、桑枝、忍冬藤、木瓜；鼻衄、齿衄者，加白茅根、侧柏叶、藕节；尿血者，加小蓟、旱莲草、白茅根。

内服膏方示例：

组成　水牛角300克，生地黄150克，生石膏200克，知母100克，玄参100克，牡丹皮100克，赤芍100克，炙甘草60克，仙鹤草200克，栀子100克，冰糖200克。

制法　将冰糖熬制后备用，其余药材浸泡后加适量水共煎3次，将3次煎液过滤去渣取汁合并浓缩，兑入熬制后的冰糖，搅拌均匀，慢火浓缩至稠膏状。

2. 阴虚火旺证

症状：皮肤瘀点、瘀斑色红或紫红，时轻时重，或有鼻衄、齿衄。常伴头晕，乏力，心烦，肌肤作热或手足心热，或有潮热，盗汗，舌质红，苔少，脉细数。

治法：滋阴降火，凉血消瘀。

方药：茜根散合大补阴丸加减。齿衄、鼻衄者，加生石膏、牛膝、玄参；五心烦热者，加白薇、银柴胡、地骨皮；盗汗者，加龙骨、牡蛎；尿血者，加小蓟、白茅根。

内服膏方示例：

组成　黄柏 120 克，茜草 150 克，生地黄 150 克，知母 100 克，黄芩 100 克，侧柏叶 100 克，墨旱莲 150 克，玄参 150 克，牡丹皮 100 克，龟甲胶 100 克，鳖甲胶 100 克，冰糖 200 克。

制法　将龟甲胶、鳖甲胶用黄酒烊化，冰糖熬制后备用，其余药材浸泡后加适量水共煎 3 次，将 3 次煎液过滤去渣取汁合并浓缩，兑入烊化后的龟甲胶、鳖甲胶和熬制后的冰糖，搅拌均匀，慢火浓缩至稠膏状。

3. 气不摄血证

症状：紫斑色紫暗淡，多呈散在性出现，时起时消，反复发作，过劳则加重，神情倦怠，心悸，气短，头晕目眩，食欲不振，面色苍白或萎黄，舌质淡，苔白，脉弱。

治法：补气健脾，养心摄血。

方药：归脾汤加减。阳虚者，加肉桂、附子、补骨脂；紫斑出血多者，加茜草、乌贼骨、紫珠草；腰酸膝软者，加菟丝子、淫羊藿、续断；月经过多者，加棕榈炭、炮姜炭、艾叶炭。

内服膏方示例：

组成　党参 150 克，黄芪 300 克，炒白术 150 克，当归 150 克，仙鹤草 300 克，紫珠草 200 克，大枣 150 克，炙甘草 100 克，炒麦芽 150 克，桂圆肉 100 克，三七 100 克，人参 100 克，阿胶 120 克，黄明胶 100 克，龟甲胶 80 克，红糖 300 克。

制法　将人参、三七、桂圆肉研成极细粉，阿胶、龟甲胶、黄明胶用黄酒烊化，红糖熬制后备用，其余药材浸泡后加适量水共煎 3 次，将 3 次煎液过滤去渣取汁合并浓缩，兑入人参粉、三七粉、桂圆肉粉、烊化后的阿胶、龟甲胶、鳖甲胶，熬制后的红糖，搅拌均匀，慢火浓缩至稠膏状。

二、组方及应用要点

（一）变化应用

膏方治疗紫斑时须兼顾虚实，以实证为主，则祛邪泻实；以虚证为主，则补虚固本；另有虚实夹杂之证，则要分清虚实的主次，攻补兼施，祛邪与扶正结合。膏方调治紫斑，应结合原发病治疗采用"急则治其标，缓则治其本"的原则，综合评判。

膏方治疗紫斑时，需时刻顾护胃气，保护脾胃功能，若患者脾胃虚弱，可先服用开路方，以健运脾胃，增强脾胃消化、吸收功能。膏方中建议加行气消导之品，如陈皮、佛手、紫苏梗、炒麦芽、焦山楂、焦神曲、炒鸡内金、炒莱菔子等。

（二）胶糖选择

紫斑虚证多选用荤膏，实证多制作成素膏。阴虚火旺之紫斑，可选用龟甲胶、鳖甲胶，养阴消瘀退热；气不摄血之紫斑，可选择阿胶、黄明胶，养阴补血止血，在此基础上因为精血同源，也可以加入龟甲胶、鳖甲胶益精填髓，增强其疗效。以止血为目的的紫斑治疗内服膏方中，烊化胶类时应慎用或不用黄酒。

紫斑虚证宜选用饴糖或红糖；实热证宜选用冰糖；若有高血压、糖尿病、高脂血症、肥胖等，应慎用或不用蜂蜜、冰糖、蔗糖收膏，可用木糖醇（量不宜大，以防腹泻）或元贞糖。

（三）细料选择

投入辅料时，应根据患者的体质，兼顾寒热、虚实。紫斑出血者可选用三七打粉入药，散瘀止血；紫斑瘀血毒热明显者，可选西红花以活血化瘀、凉血解毒，羚羊角以清肝散血解毒；紫斑虚证者需要应用人参时，若阳虚明显，可选用红参；气虚神疲者选用生晒参。阴虚火旺者可酌情选用西洋参，或配以铁皮石斛；气阴不足且不宜用人参者，也可于普通饮片中酌情选用党参、太子参、南沙参、北沙参、玄参等；若肺肾不足，可选用冬虫夏草、紫河车、黑芝麻等补益肺肾。

三、古今膏方

外用膏方

硫黄膏方

来源　《圣济总录》。

组成　石硫黄（不拘多少）。

制法　上一味，研末，用生姜汁，同煎成膏。

功用　温阳消瘀。

适应证　紫癜风。

用法　每浴罢，以药揩之令热。

备注　石硫黄有毒，严禁内服。

（嵇　冰、庞　敏）

第八节　头身肢体病证

痹　　证

痹证是由于风寒湿热之邪引起的以肢体筋骨、关节、肌肉等处发生疼痛、重着、酸楚、麻木及活动障碍为主要症状的病证，临床上具有渐进性和反复发作的特点。

痹证主要与西医学的风湿性疾病范围大体一致。常见的风湿热、类风湿关节炎、强直性脊柱炎、系统性红斑狼疮、脂膜炎、系统性硬化症、增生性退行性骨关节炎、软骨炎、慢性纤维组织炎、腰肌劳损、肌腱炎等出现痹证的临床表现时，均可参照本病辨证论治。

一、膏方治疗优势证候辨治

痹证病位在肢体、皮肉、经络，其主要病机是气血痹阻不通，筋脉关节失于濡养。痹即阻闭不通之意。风寒湿热之邪，乘虚侵袭人体，引起气血运行不畅，阻滞经络；或痰浊瘀血，阻于经隧，深入关节筋脉，皆可发病。痹证的发生，与体质的盛衰及气候条件、生活环境都有着密切的联系。素体阳气，阴精不足是痹证发生的内在基础，感受外邪是痹证发生的外在条件。邪气痹阻经脉为其病机根本。初起以邪实为主，久病则多属正虚邪恋，或虚实夹杂，病位则深入筋骨和脏腑。

痹证有新久、虚实之分，偏风、偏寒、偏湿、偏热之不同。临床痹痛游走不定者为行痹，属风邪盛；痛势较甚，痛有定处，遇寒加重者为痛痹，属寒邪盛；关节疼痛、重着、漫肿者为着痹，属湿邪盛；关节肿胀，肌肤焮红，灼热疼痛者为热痹，属热邪盛。实痹包括风寒湿痹（行痹、痛痹、着痹）、热痹、顽痹；虚痹包括气血虚痹、阳虚痹、阴虚痹。膏方治疗痹证，以顽痹、虚痹等相对稳定的证候为优势治疗证候，而对急性加重，病情变化迅速的痹证患者，其治疗目标是减轻症状，阻止病情发展，提高患者生活质量。

（一）实痹

1. 行痹

症状：肢体关节、肌肉疼痛酸楚，其疼痛呈游走性，不局限于一处，关节屈伸不利，多见于上肢、肩、背。初起多兼有畏风、发热等表证，舌苔薄白，脉浮缓。

治法：祛风通络，散寒除湿。

方药：防风汤加减。方中防风、桂枝、葛根祛风散寒，解肌通络止痛；当归养血活血通络；茯苓、生姜、大枣、甘草健脾渗湿，调和营卫。腰背酸痛者，加杜仲、桑寄生、淫羊藿、巴戟天、续断等益肾壮骨之品；若见关节肿大，苔薄黄，邪有化热之象，宜寒热并用，投桂枝芍药知母汤加减。

内服膏方示例：

组成 防风 120 克，当归 120 克，茯苓 90 克，桂枝 80 克，黄芩 90 克，秦艽 100 克，葛根 100 克，炙甘草 60 克，生姜 60 克，大枣 30 枚，蜂蜜 300 克。

制法 将蜂蜜炼制后备用，其余药材浸泡后加适量水共煎 3 次，将 3 次煎液过滤去渣取汁合并浓缩，兑入蜂蜜，搅拌均匀，慢火浓缩至稠膏状。

2. 痛痹

症状：肢体关节肌肉疼痛剧烈，甚则如刀割针扎，逢寒则加剧，得热则痛缓，痛处较为固定，日轻夜重，关节不可屈伸，痛处不红不热，常有冷感，舌苔白，脉弦紧。

治法：散寒通络，祛风除湿。

方药：乌头汤加减。方中制川乌、麻黄温经散寒，通络镇痛；芍药、甘草缓急止痛；黄芪益气固表，利血通痹。若寒甚，可易制川乌为生川乌或生草乌；关节发凉，剧烈疼痛，遇冷更甚者，加附子、细辛、干姜、全当归，温经散寒，通脉止痛。

内服膏方示例：

组成 制川乌 30 克，麻黄 90 克，芍药 150 克，黄芪 150 克，炙甘草 100 克，蜂蜜 300 克。

制法 将蜂蜜炼制后备用，其余药材浸泡后加适量水共煎 3 次，将 3 次煎液过滤去渣取汁合并浓缩，兑入炼制后的蜂蜜，搅拌均匀，慢火浓缩至稠膏状。

3. 着痹

症状：肢体关节肌肉疼痛，痛处较为固定，且有明显的重着感，肌肤麻木不仁，或患处表现为肿胀，行动不灵便，得热得按则痛可稍缓，舌质淡，苔白腻，脉濡缓。

治法：除湿通络，祛风散寒。

方药：薏苡仁汤加减。薏苡仁、白术、甘草益气健脾除湿；羌活、独活、防风祛风除湿；麻黄、桂枝、制川乌、制草乌温经散寒，祛湿止痛；当归、川芎养血活血通脉。

内服膏方示例：

组成 薏苡仁 150 克，当归 90 克，川芎 90 克，生姜 90 克，桂枝 90 克，羌活 90 克，独活 90 克，防风 90 克，白术 90 克，制川乌 30 克，制草乌 90 克，麻黄 45 克，蜂蜜 100 克。

制法 将蜂蜜炼制后备用，其余药材浸泡后加适量水共煎 3 次，将 3 次煎液过滤去渣取汁合并浓缩，兑入炼制后的蜂蜜，搅拌均匀，慢火浓缩至稠膏状。

4. 热痹

症状：肢体关节疼痛，痛处常色红、灼热、肿胀，可兼发热、口渴、心烦、喜冷恶热，舌红，苔黄燥，脉滑数。

治法：清热解毒，活血通络。

方药：白虎加桂枝汤合宣痹汤加减。前方以清热宣痹为主，适用于风湿热痹，热象明显者；后方重在清热利湿，宣痹通络，适用于风湿热痹，关节疼痛明显者。生石膏、知母、黄柏、连翘清热除烦；桂枝疏风解肌通络；防己、杏仁、薏苡仁、滑石、赤小豆、蚕沙清利湿热，通络宣痹。

皮肤有红斑者，加牡丹皮、赤芍、生地黄、紫草以清热凉血，活血化瘀；发热、恶风、咽痛者，加荆芥、薄荷、牛蒡子、桔梗疏风清热，解毒利咽；热盛伤阴，症见口渴心烦者，加玄参、麦冬、生地黄以清热滋阴生津。如热毒炽盛，化火伤津，深入骨节，而见关节红肿，触之灼热，疼痛剧烈如刀割，筋脉拘急抽挛，入夜尤甚，壮热烦渴，舌红少津，脉弦数，宜清热解毒，凉血止痛，可选用五味消毒饮合犀黄丸。

内服膏方示例：

组成　石膏 500 克，知母 200 克，防己 150 克，杏仁 150 克，滑石 150 克，连翘 90 克，栀子 90 克，薏苡仁 150 克，清半夏 90 克，蚕沙 90 克，赤小豆 90 克，粳米 60 克，炙甘草 60 克，桂枝 90 克，冰糖 300 克。

制法　将上述药材浸泡后加适量水共煎 3 次，将 3 次煎液过滤去渣取汁合并浓缩，兑入冰糖，慢火浓缩至稠膏状。

5. 顽痹

症状：痹证历时较长，反复发作，骨节僵硬变形，关节附近呈暗黑色，疼痛剧烈，停着不移，不可屈伸，或疼痛麻木，关节或红肿疼痛，兼见发热而渴，尿短赤；或关节冰凉，遇气交之变、寒冷季节而痛剧，得热而安，舌上多见紫色瘀斑，脉细涩。

治法：活血化瘀，化痰通络。

方药：身痛逐瘀汤加减。方中以桃仁、红花、当归活血化瘀；五灵脂、地龙祛痰通络；川芎、没药、香附理气活血止痛；羌活、秦艽祛风湿；牛膝强壮筋骨；甘草调和诸药。

内服膏方示例：

组成　秦艽 150 克，川芎 80 克，桃仁 150 克，甘草 80 克，羌活 80 克，没药 100 克，当归 100 克，香附 100 克，牛膝 100 克，地龙 80 克，西红花 30 克，蜂蜜 300 克。

制法　将西红花文火另煎 3 次，蜂蜜炼制后备用，其余药材浸泡后加适量水共煎 3 次，将 3 次煎液与西红花药液合并过滤去渣取汁慢火浓缩，兑入炼制后的蜂蜜，搅拌均匀，慢火浓缩至稠膏状。

（二）虚痹

1. 气血虚痹

症状：痹证日久不愈，骨节酸痛，时轻时重，而以屈伸时为甚，或筋肉时有惊掣跳动。面黄少华，心悸乏力，短气，自汗，肌肉瘦削，食少，便溏，舌淡，苔白或无苔，脉濡弱或细微。

治法：调补气血。

方药：黄芪桂枝五物汤加减。方中黄芪健脾益气；桂枝通阳；芍药养血除痹；大枣、生姜调和营卫。

内服膏方示例：

组成　黄芪 300 克，白芍 200 克，桂枝 200 克，生姜 100 克，大枣 100 克，阿胶 200 克，蜂蜜 200 克。

制法　将阿胶用黄酒烊化，蜂蜜炼制后备用，其余药材浸泡后加适量水共煎 3 次，将 3 次煎液过滤去渣取汁合并浓缩，兑入烊化后的阿胶和炼制后的蜂蜜，搅拌均匀，慢火浓缩至稠膏状。

2. 阳虚痹

症状：痹证日久不愈，骨节疼痛，关节僵硬变形，冷感明显，筋肉萎缩；面色淡白无华，形寒肢冷，弯腰驼背，腰膝酸软，尿多便清，或五更泻，舌淡白，脉沉弱。

治法：温阳益气。

方药：真武汤加减。方用附子、生姜温经散寒；茯苓、白术健脾除湿；白芍养血止痛，并能缓和附子峻烈之性。气虚者去生姜加人参。治阳气虚而阴寒盛，肢体痛如针锥刀刺不可忍者，再加桂心、干姜、甘草。服本方痛缓之后，可酌加黄芪、当归、淫羊藿、桑寄生、续断、巴戟天、狗脊、杜仲、牛膝、松节等以补益气血，温养肝肾，强健筋骨。痹痛甚者，可配合益肾蠲痹丸或小金丹。

内服膏方示例：

组成 茯苓 300 克，芍药 200 克，白术 200 克，生姜 150 克，威灵仙 200 克，炮附子 30 克，鹿角胶 100 克，蜂蜜 200 克。

制法 将鹿角胶用黄酒烊化，蜂蜜炼制后备用，炮附子先煎 1 小时后与浸泡后的其余药材加适量水共煎 3 次，将 3 次煎液过滤去渣取汁合并浓缩，兑入炼制后的蜂蜜、烊化后的鹿角胶，搅拌均匀，慢火浓缩至稠膏状。

3. 阴虚痹

症状：痹证日久不愈，骨节疼痛，筋脉拘急牵引，往往在运动时加剧；形疲无力，烦躁，盗汗，头晕耳鸣，面赤火升，或持续低热，日晡潮热，腰酸膝软无力，关节或见红肿灼热，或变形，不可屈伸，日轻夜重，口干心烦，纳少，舌质红少苔，脉细，大便干结。

治法：滋肾养肝。

方药：六味地黄汤加减。方中熟地黄滋肾阴，益精髓；山茱萸滋肾益肝；山药滋肾补脾；泽泻配熟地黄泻肾降浊；牡丹皮配山茱萸清泄肝火；茯苓配山药健脾渗湿。可加入石斛、木瓜、阿胶、枸杞子、桑寄生、杜仲、续断、沙苑子、桑枝、络石藤、怀牛膝、何首乌、玉竹等药物，以补益肝肾，强壮筋骨。兼阴虚阳亢，肝风内动者，加石决明、牡蛎、桑叶、钩藤、菊花等，以平肝潜阳；筋脉肌肉有跳动感，加刺蒺藜、天麻以疏风；关节疼痛，选加丹参、鸡血藤、豨莶草、穿山龙、伸筋草、海风藤二三味，以活血通络。

内服膏方示例：

组成 熟地黄 160 克，制山茱萸 80 克，牡丹皮 60 克，山药 80 克，茯苓 60 克，泽泻 60 克，络石藤 100 克，海风藤 300 克，穿山龙 200 克，龟甲胶 100 克，蜂蜜 200 克。

制法 将龟甲胶用黄酒烊化，蜂蜜炼制后备用，其余药材浸泡后加适量水共煎 3 次，将 3 次煎液过滤去渣取汁合并浓缩，兑入烊化后的龟甲胶和炼制后的蜂蜜，搅拌均匀，慢火浓缩至稠膏状。

二、组方及应用要点

（一）变化应用

膏方治疗痹证，风寒湿邪多"先后杂至""合而为痹"，总以宣通为治疗原则，大法不外寒者温之，热者清之，留者（湿、痰、瘀等有形之邪）去之，虚者补之。痹证常以疼痛为主要表现，气血流通，营卫复常，则痹痛自可逐渐向愈。顽痹痰瘀胶结，祛瘀化痰，兼以虫蚁搜剔，皆寓宣通之意于其内。

痹证晚期，全身情况较差，痹证不已或反复发作，骨与关节变形，甚至弯腰驼背，渐至足不能行，手不能抬，久淹床笫，连日常生活也不能自理。在关节疼痛、肿胀、畸形的同时，渐次出现内脏广泛性的虚损病变，如心悸，短气汗出，腰酸遗精，食少便溏等症，如此则预后多不良。此时治疗，应以调营卫、养气血、补肝肾为主。阳虚者，用温补需参之以温通、温散；阴虚者，阴柔剂中亦需体现静中有动。久病正虚邪恋，其证多属虚寒，用温补为主，然补虚要考虑是否留邪，不可再实其实。

痹证属痛风者，多以稳定期痛风为优势治疗证候。稳定期痛风病程较长，多虚实夹杂，但辨证准确，恰当用药可以减轻发作程度，逐渐向愈。一般早期以湿热、痰浊、瘀血等标实为主。严重者可出现并发症，见尿石阻结、肾元虚损等证。各证类间在一定条件下相互影响，亦可相互转化。痛风日久不愈，气血津液运行不畅，可出现津液凝聚，痰瘀互结，痹阻经络，病邪入骨，出现关节肿胀、僵硬、畸形等。由于脏腑功能失调，湿热、痰瘀等病理产物内生，湿、热、痰、瘀相搏，作为重要的致病因素，可出现在痛风的各个证型中，治疗应予以重视。热痹痛风的治疗以除湿通痹为原则。急性期应以祛邪治标、分消湿热为重点。治标之法，若见湿热，治当清热除湿；若见痰湿，治当化痰除湿；若见血瘀，治当活血化瘀。治本之法，若见脾虚，治当健脾益气；若见肾虚，治当补肾培元；若见肝虚，治当补肝养阴。脾肾阳虚者，健脾补肾；肝肾阴虚者，滋补肝肾。至若湿热煎熬成石，治当清利湿热、通淋排石；湿热留恋、肾元虚衰者，治当利湿补肾、泄浊解毒。

高尿酸血症所引发的痹证临床强调分期论治，治疗该病时应控制尿酸水平。痛风发作期，选用山慈菇、土茯苓、玉米须、车前子、金钱草等具有降低血尿酸作用的药物；疼痛剧烈者，选用延胡索发挥中枢性镇痛作用，萆薢可发挥抗炎镇痛作用。痛风稳定期，选用虎杖、片姜黄、萆薢、栀子等药可抑制尿酸生成，秦皮、车前草、土茯苓、苍术可促进尿酸从肾脏排出，大黄等通便药可促进尿酸从大便排出。同时，重视膏、敷、熏、洗等外治疗法，并详嘱患者改善生活方式，限制饮酒及高嘌呤食物的摄入，以治"未病"。此外，痛风病程漫长，"久病入络""久病必瘀"，则应取叶天士"邪留经络，须以搜剔动药"之法，选用全蝎、地龙、土鳖虫等虫药，以攻坚破积、活血化瘀、通络止痛。

痹证治疗应注意病证结合。不少痹证往往呈不规则的发作性，临床治疗在发作期间，应以祛邪为主；在静止期，则以调营卫、养气血、补肝肾为主。临床治疗目标，一般不能停留在疾病症状的缓解和消退层面，而应以临床疾病活动性核心测量指标为主要评价指标，进行以改善患者总体健康状况和生活质量为核心，以控制和延缓疾病病程进展为最终目的的防治结合的临床治疗。

（二）胶糖选择

痹证胶类选用，实证多用素膏，虚证多用荤膏；血不足者选用阿胶、黄明胶补血荣营；肾阳不足者选用鹿角胶温阳助肾；肝肾阴虚者选用龟甲胶、鳖甲胶滋养肝肾，益精填髓。

痹证糖类选用，由于痹证用药多芳香走窜之品，矫味必不可少，多选择传统兑蜜成膏的方法，如夹热证可考虑用冰糖；若有高血压、糖尿病、高脂血症、肥胖等也可用木糖醇或元贞糖替代。

（三）细料选择

痹证血瘀证可以选用西红花另煎兑入。选择人参种类时，红参性温，阳虚者可酌情选用；气虚神疲者可选用生晒参。气阴不足且不宜用人参者，也可于普通饮片中酌情选用党参、太子参、南沙参、北沙参、玄参等。

（四）基质选择

痹证也可采用外用膏方局部治疗。基质的选择直接影响到药物在基质中的理化性质与贴敷处皮肤的生理功能，从而影响药效。基质类型对主药的经皮渗透、规律与经皮渗透速率有明显的影响，以乳剂型、水溶性、油脂性为基质的软膏对透皮吸收有明显的影响。痹证外用膏方常用的基质有油脂类的猪脂、植物油（麻油），类脂类的羊毛脂（羊毛蜡状物）、蜂蜡（白、黄蜡），牛、羊、鸭等动物的脂肪也可用作软膏。在储存时，应加入适量的防腐剂。

三、古 今 膏 方

（一）内服膏方

1. 陆抗膏

来源　《本草纲目》。

组成　羊髓、羊脂各 2 升，白蜜、姜汁、酥各 3 升。

制法　将上述药物一起煎熬成膏。

功用　补虚填精，祛风除湿。

适应证　劳损风湿。

用法　取膏适量，温酒调服，不拘时服。

2. 地黄煎

来源　《普济方》。

组成　生地黄汁 2 升，防风、当归、丹参、黄芪、鹿角胶、桑寄生、狗脊、牛膝各 75 克，羊髓 1 升。

制法　将上药（除生地黄汁、羊髓外）捣筛为散，先煎生地黄汁减 1 升，将诸药末加入生地黄汁中，再加入羊髓，搅拌均匀，小火慢煎至如膏状即成，收于瓷器中。

功用　补肾壮骨，祛风和血。

适应证　骨极，身体瘦削，齿痛腰疼，不可久立，卧不欲动。

用法　半汤匙，饭前温酒调服。

（二）外用膏方

1. 莽草膏

来源　《本草纲目》。

组成　莽草 640 克，乌头、附子、踯躅各 80 克，猪脂 640 克。

制法　先将前 4 味药切碎，加水和醋 1 升，浸渍 1 晚，再与猪脂合煎，反复煎煮，不断浓缩，直至膏成，过滤去渣。

功用　温阳散寒，消肿止痛。

适应证　贼风肿痹，风入五脏恍惚。

用法　患处对火，取膏适量，摩患处 300 次，随即就会痊愈；若患耳鼻疾病，可用棉布包裹塞之；若患疥癣杂疮，也可以摩之。

2. 摩风膏

来源　《张氏医通》。

组成　蓖麻子 400 克，生川乌头 200 克，乳香 60 克。

制法　将上述药物与猪脂 1 千克一起捣研成膏。

功用　祛风散寒，活血通络。

适应证　风毒攻注关节所致的筋骨疼痛。

用法　取膏适量，烘热后涂患处，用手心摩之，觉热如火燎者效果比较好。

3. 苍梧道士陈元膏

来源　《千金翼方》。

组成　当归、丹砂各 150 克，细辛、川芎各 100 克，附子 45 克，桂心 55 克，天雄、雄黄各 155 克，干姜、乌头各 165 克，松脂 250 克，白芷 50 克，大醋 2 升，猪脂肪 5 千克，生地黄 1 千克（取汁）。

制法 将植物药切为细末，入生地黄汁、大醋中浸 1 晚，再与猪脂肪同煎，令水气尽，纱布绞去药渣，下入丹砂、雄黄，搅拌均匀，冷凝即成。

功用 祛风散邪。

适应证 各种虚弱性疾病而易感外邪者，如头晕、目眩、腰酸、背痛、肢冷麻木、痹痛、产后风湿，或大病后周身疼痛，疲惫无力等症。

用法 每用取适量，外摩患处。

4. 火龙膏

来源 《外科发挥》。

组成 生姜 400 克，乳香、没药各 25 克，麝香（现用人工麝香代替）5 克，牛皮胶 100 克。

制法 将生姜取汁，与牛皮胶加热熔化。下入乳香、没药，待稍温，下入麝香，即成膏。

功用 祛风散寒，舒筋活血。

适应证 风寒湿毒所袭，筋挛骨痛，或肢节疼痛；湿痰流注，经络作痛，或不能行步；鹤膝风、历节风疼痛。

用法 取适量，摊贴患处。

5. 内伤膏

来源 《疡科心得集》。

组成 毛鹿角、红花、上官桂、生姜、秦艽、老鹳草、虎骨（现用羊骨代替）各 100 克，全当归 60 克，木瓜 50 克，乌药 400 克，茶叶、商陆各 150 克。

制法 将上药切碎，入麻油 5 千克中浸泡 21 天，小火慢煎至焦枯，纱布滤去药渣，入淘净飞丹 300 克，收成膏，再入肉桂（去皮研末）100 克、乳香末 100 克、没药末 100 克、麝香（现用人工麝香代替）10 克，搅拌均匀，冷凝即成。

功用 温经活络，散寒除湿。

适应证 内伤所致腰疼足酸、寒湿流筋、流络、流注、鹤膝风、痹证等。

用法 取膏适量，外贴患处。

6. 普救万全膏

来源 《医学心悟》。

组成 藿香、白芷、当归尾、贝母、大枫子、木香、白蔹、乌药、生地黄、莱菔子、丁香、白及、僵蚕、细辛、蓖麻子、檀香、秦艽、蜂房、防风、五加皮、苦参、肉桂、蝉蜕、丁皮、白鲜皮、羌活、桂枝、全蝎、赤芍、高良姜、玄参、南星、鳖甲、荆芥、两头尖、独活、苏木、枳壳、连翘、威灵仙、桃仁、牛膝、红花、续断、丁香、杏仁、苍术、艾绒、藁本、骨碎补、川芎、黄芩、麻黄、甘草、黑栀子、川乌、附子、牙皂、半夏、草乌、紫荆皮、青风藤各 75 克，大黄 150 克，蜈蚣 35 条，蛇蜕 5 条，槐枝、桃枝、柳枝、桑枝、楝枝、榆枝、楮枝各 100 克，男人血余 150 克，香麻油 7.5 千克，松香 5 千克，百草霜 300 克。

制法 将上药（香麻油、松香、百草霜除外）切碎，于香麻油中浸之，慢火熬至药物焦枯，滤去药渣，下入松香，熬至滴水成珠，再入百草霜，频频搅拌，冷凝即成。

功用 舒筋活络，祛风止痛。

适应证 一切风气，走注疼痛，以及白虎历节风、流注、痈疽发背、疔疮瘰疬、跌打损伤、腹中食积痞块、多年疟母、顽痰瘀血停蓄、腹痛泄利、小儿疳积、女人癥瘕诸症。

用法 取膏适量，外贴患处。

痿 证

痿证是指以肢体筋脉弛缓，手足痿软无力，甚者肌肉萎缩，不能随意运动为主要临床表现的疾病。根据其发病原因、部位及临床表现不同，又有皮痿、肌痿、筋痿、肉痿、骨痿"五痿"之称。痿证病因可归于外感、内伤和外伤三个方面，可见于温热病中或热病后期，邪热灼伤阴液，筋脉失于濡养；或因湿热疫毒客于络脉，浸淫筋脉肌肉，而弛纵不用；或因体虚久病，肝肾亏虚，精血不足，不能濡养肌肉筋骨；或瘀血、浊毒内生，瘀阻络脉等病因而成。

西医学中的多发性神经炎、急性脊髓炎、重症肌无力、周期性瘫痪、肌营养不良症、运动神经元病的某些类型、脱髓鞘疾病的某些症状、神经系统感染性或遗传性疾病出现的瘫痪和癔症性瘫痪，其临床表现与痿证类似者，可参考本病辨证施治。

一、膏方治疗优势证候辨治

痿证与肺、脾、胃、肝、肾等诸多脏腑关系密切，病机演变常见于本虚标实之间，一般而言本病以热证、虚证为多，虚实夹杂者亦不少见。此外，本病还有轻重缓急之不同，外邪感发或内热如温邪、湿热、积滞、顽痰死血成痿，可起病急骤，由肢体力弱或拘急麻木迅速发展致肌肉萎缩，胸闷憋气，呼吸、吞咽困难，为心肺脾气将绝，为"急痿""热痿"之属。内伤成痿，或虚或实，或虚实夹杂，渐至于百节缓纵不收，脏气损伤已可概见，故沉痼难治。若起病急骤，病情发展较快，初起见发热等外感症状者，多属实证；若起病缓慢，经久不愈者，多属虚证。

痿证辨证首先辨析外感或内伤致病，外感证候常见有肺热津伤证，内伤证候常见有肝肾亏虚、脾胃虚弱证、瘀阻脉络证。膏方治疗痿证，常多以相对稳定的证候为优势治疗证候，外感证候起病急骤、病情发展迅速的阶段，可选用外用膏方或易于变化的其他剂型治疗。膏方的预期治疗目标是缓解患者手足痿软无力的症状，预防关节的强直挛缩，改善患者精神状态，提高患者生活质量。

1. 肺热津伤证

症状：两足痿软不用，渐至肌肉消瘦，皮肤枯燥，心烦口渴，呛咳无痰，咽喉不利，小便短赤热痛，舌红苔黄，脉细数。

治法：甘寒清上，清热润燥。

方药：清燥汤加减。若疫毒伤肺致痿，可用犀角桔梗汤；若日久面白少华，呼吸气短，属津伤而气血亦虚，可用麦冬清肺饮；若见食欲减退，口燥咽干显著，属肝胃阴伤，可用益胃汤加薏苡仁、山药。

内服膏方示例：

组成 黄芪 200 克，白术 120 克，泽泻 120 克，苍术 120 克，五味子 100 克，黄连 60 克，黄柏 100 克，柴胡 100 克，麦冬 300 克，当归 100 克，生地黄 100 克，猪苓 90 克，神曲 100 克，升麻 60 克，炙甘草 60 克，人参 100 克，铁皮石斛 60 克，黄明胶 200 克，蜂蜜 200 克。

制法 将黄明胶用黄酒烊化，人参、铁皮石斛另煎 3 次取汁，蜂蜜炼制后备用，其余药材浸泡后加适量水共煎 3 次，将所有煎液过滤去渣取汁合并浓缩，兑入烊化后的黄明胶和炼制后的蜂蜜，搅拌均匀，慢火浓缩至稠膏状。

2. 肝肾亏虚证

症状：腿胫大肉渐脱，膝胫痿弱不能久立，甚至步履全废，兼有遗精，早泄，遗尿，腰脊酸软，咽干，头昏目眩，或有舌体卷缩，屈伸不能，舌质红绛或舌红少苔，脉细数。

治法：滋阴清热，补益肝肾。

方药：虎潜丸加减。若足热枯萎，可用六味地黄丸加牛骨髓、猪脊髓、鹿筋胶、龟甲、枸杞子等；若久病阴损及阳，见神倦、怯寒、舌质红、脉沉细无力，可加淫羊藿、补骨脂、巴戟肉、鹿角，或用鹿角胶丸。

内服膏方示例：

组成 黄柏 120 克，知母 120 克，熟地黄 120 克，当归 100 克，白芍 100 克，锁阳 100 克，陈皮 90 克，虎骨（现以狗骨代替）50 克，牛膝 100 克，龟甲胶 100 克，鹿角胶 100 克，蜂蜜 200 克。

制法　将龟甲胶、鹿角胶用黄酒烊化，蜂蜜炼制后备用，其余药材（除虎骨外）加适量水煎煮 3 次，滤汁去渣，将 3 次滤液合并，加热浓缩为清膏，再将虎骨研成极细末加入，搅拌均匀，兑入烊化后的龟甲胶、鹿角胶和炼制后的蜂蜜，浓缩至稠膏状。

3. 脾胃虚弱证

症状：平素纳少便溏，或久病脾胃虚弱，食少，腹胀，气短，面浮而色不华，渐见下肢痿软无力，甚则肌肉萎缩，或见上下胞睑抬举闭合无力，肩背肌肉萎缩，或有舌体痿软，舌苔薄白，脉细。

治法：健脾益气，或濡养胃阴。

方药：补中益气汤或琼玉膏加减。若久病体虚，气血两虚伴见面白少华，心悸气短，加枸杞子、龙眼肉；若兼见气阴两虚，伴见少气懒言、动则气喘，加五味子、麦冬；若热伤胃阴，可用琼玉膏加玉竹、石膏、石斛、天花粉，或用玉女煎加犀角（现以水牛角代替）。

内服膏方示例：

组成　黄芪 200 克，白术 120 克，陈皮 90 克，当归 120 克，升麻 60 克，柴胡 90 克，炙甘草 60 克，人参 100 克，阿胶 200 克，饴糖 300 克。

制法　将人参研成极细粉，阿胶用黄酒烊化，饴糖熬制后备用，其余药材浸泡后加适量水共煎 3 次，将 3 次煎液过滤去渣取汁合并浓缩，兑入人参粉、烊化后的阿胶和熬制后的饴糖，搅拌均匀，慢火浓缩至稠膏状。

4. 瘀阻脉络证

症状：四肢痿软，手足麻木不仁，唇紫舌青，四肢青筋显露，经络间抽掣作痛，或有痛点，脉涩不利。

治法：益气养营，活血行瘀。

方药：加味圣愈汤加减。若手足麻木，舌痿不能伸缩，加赤芍、三七、橘络、木通；若肌肤甲错，形体消瘦，手足痿弱，属瘀血久留，可用大黄䗪虫丸。

内服膏方示例：

组成　黄芪 200 克，熟地黄 120 克，当归 120 克，白芍 100 克，川芎 100 克，党参 90 克，鳖甲胶 200 克，红糖 200 克。

制法　将鳖甲胶用黄酒烊化，红糖熬制后备用，其余药材浸泡后加适量水共煎 3 次，将 3 次煎液过滤去渣取汁合并浓缩，兑入烊化后的鳖甲胶和熬制后的红糖，搅拌均匀，慢火浓缩至稠膏状。

二、组方及应用要点

（一）变化应用

膏方治疗痿证，以发病较缓之虚证、虚实夹杂证或发病急剧之"急痿"进入缓解期为优势治疗证候，对于初起见发热等外感症状者，应以治疗外感症状为先，先治其标后治其本。对于伴有低热未退，舌红口干，脉细数的肺热津伤患者，应先以甘寒之法清热润燥，可选用汤剂与膏方结合之法；对于伴有下肢无力明显，有感受湿邪等病史，伴见舌苔黄腻，脉滑者，多属湿热浸淫，临床治疗应以清热化湿为先，应先借汤剂"荡涤"之功，祛除湿邪，后续患者若有湿热伤阴证候可用膏方滋阴生津以善后。若有虚实兼夹，膏方选药也应当兼顾虚实夹杂病机，灵活选药。

膏方虽适用于长期治疗，但在应用过程中也应注意证属不同时期的药物动态变化。痿证前期治疗应据患者临床表现与病机的不同选用滋补肝肾或健脾益胃之品；痿病日久，可导致气血不行，后期膏方调治应酌情配合通经活血消瘀之品。"守方"治疗虽是膏方的用药大法，但绝不可不遵循患者病机变化一味用原方治疗，在底方基础上根据患者脉象、舌象及症状变化灵活加减用药才是膏方"守方"治疗的根本原则。

重视"治痿独取阳明"原则。"治痿独取阳明"是指补益后天，健脾益气、益胃养阴；或清化阳明湿热之法。宗筋依赖于阳明经气血的滋养，若阳明经气血虚弱，脾胃不能化生濡养宗筋之气血，则宗筋失养而弛缓，进而全身肌肉筋膜疲软，导致痿证的发生。因此选方用药尤应注重对"阳明"的治疗，补阳明之虚，泻阳明之实皆是"治痿独取阳明"的正治之法，应遵"谨守病机"的治疗原则，针对病机选方择药。此外"治痿独取阳明"不是单独取阳明，而是强调了阳明气血不足在痿证病机中的关键作用，体现了选药上重视健补脾胃的用药思想，具体选药还应根据患者症状具体而言，不可过于拘束。

（二）胶糖选择

胶类的应用提升了膏方治疗痿证的优势。燥气伤肺，可选用黄明胶润肺而退虚热，养血分；血不足者，也选用具补血之长的阿胶；瘀血者，可选用鳖甲胶滋养肝阴，破血祛瘀；肾阴不足痿软无力者，可选用龟甲胶益精填髓，培补肾阴，若兼见肾阳不足，也可少量增用鹿角胶温阳益肾。

糖类选择上，痿证虚证或者便秘者宜选用蜂蜜，兼有热象宜选用冰糖；瘀证者，可选红糖；若有高血压、糖尿病、高脂血症、肥胖等，应慎用或不用蜂蜜、冰糖、蔗糖收膏，可用木糖醇或元贞糖。

（三）细料选择

目暗不明，骨蒸劳热阴虚者，内服膏方可加入铁皮石斛；腰脊冷痛，筋骨痿软，肾阳不足者，可加入鹿茸。应用人参时，若阳虚明显，可选用红参；气虚神疲者选用生晒参。气阴不足且不宜用人参者，也可于普通饮片中酌情选用党参、太子参、南沙参、北沙参、玄参等。

三、古 今 膏 方

（一）内服膏方

1. 秘传当归膏

来源 《仁斋直指方论》。

组成 当归800克，生地黄、白芍、白术各500克，熟地黄、甘草、贝母各150克，薏苡仁400克，茯苓600克，莲子、人参、地骨皮各200克，山药、麦冬各250克，枸杞子700克，天冬100克，五味子50克，琥珀6克。

制法 将上药切为细末，水浸1夜后煎煮滤取汁，如此4遍，将所滤汁液混匀后浓缩，下入蜂蜜收膏。

功用 养血和中，滋荣筋骨。

适应证 诸劳极，脾胃虚弱，筋脉失养。

用法 每服1匙，每日3次。

2. 牛髓膏

来源 《本草纲目》。

组成 炼牛髓、胡桃肉、杏仁泥各160克，山药320克，炼蜜640克。

制法 将上述药物一起捣研为膏，加水煎煮1天，直至成膏。

功用 补精润肺，壮阳助胃。

适应证 脾胃虚弱，精血虚衰，痿证。

用法　取 1 汤匙，空腹服，每日 1 次。

3. 加味茶汤方

来源　《良朋汇集经验神方》。

组成　山药 150 克，莲子肉 100 克，芡实 100 克，茯苓 300 克，菱角米 100 克，酥油 500 克，炒扁豆 150 克，薏苡仁 300 克，糯米 100 克，小黄米 100 克，人参 100 克，白糖 500 克，白蜜 500 克。

制法　将糯米、小黄米、菱角米打成粉状备用，然后将除酥油、白蜜、白糖之外的药物放入铜锅中，加入冷水浸泡半日许，先用大火将药液煮沸，再用小火煎煮，保持微沸，煮 2～5 小时，过滤取出药液，药渣续加冷水再煎，第二次加水量以淹没药料即可，如法煎煮 3 次为度，合并药液，静置沉淀。再将制备好的米粉放入煎出的药液中，火上煎煮蒸发浓缩，逐渐形成稠膏状，趁热用筷子取浓缩的药液滴于干燥皮纸上。白糖、白蜜先行炒透，随后与酥油一起放入稠膏状的药液中，用小火煎熬，搅拌和匀收膏。

功用　健脾益气，滋阴养胃。

适应证　劳病日久，胃气短少，脾胃虚弱，手足痿软无力。

用法　每服 1 汤匙，每日 3 次，饭后服用，用白开水送服。

备注　脾胃气滞者慎服。

4. 长春方

来源　《种福堂公选良方》。

组成　鱼鳔（蛤粉炒成珠）、棉花子（取仁，去尽油，酒蒸）、金樱子各 500 克，白莲须、石斛各 400 克，沙苑子、菟丝子、五味子各 200 克，枸杞子 300 克。

制法　将上药研为细末，取鹿角片 2.5 千克，煮取汁液，滤去药渣，下入前药末，慢火浓缩至膏状。

功用　补肾填精，温阳益气。

适应证　痿证属肾虚者。

用法　每服 1 匙，每日 3 次。

（二）外用膏方

1. 健步膏

来源　《理瀹骈文》。

组成　防风 30 克，羌活、柴胡、瓜蒌根、滑石、甘草各 15 克，泽泻、防风各 9 克，苦参、川乌各 3 克，肉桂 1.5 克，麻油 300 毫升，黄丹 100 克。

制法　用麻油熬诸药（黄丹除外），去渣，黄丹收膏。

功用　清热除湿。

适应证　湿热痿证。

用法　外贴患处，每日 1 次。

备注　禁内服，孕妇及皮肤过敏者禁用。

2. 鹿茸膏

来源　《全国中药成药处方集》。

组成　鹿茸 35 克，虎胫骨（现以狗胫骨代替）35 克，菟丝子 30 克，肉桂 30 克，蛇床子 30 克，海马 30 克，川断 30 克，远志 30 克，肉苁蓉 30 克，天冬 30 克，麦冬 30 克，杏仁 30 克，杜仲 30 克，延胡索 30 克，天麻 30 克，甘草 30 克。

制法　用麻油 2.5 升，将诸药以鲜桑、榆、槐、柳条各 7 寸，煎枯去渣，熬沸入黄丹搅匀成膏，再入龙骨面、赤石脂面各 30 克，母丁香面、冰片、乳香面各 10 克，木香面 3 克。

功用　益肾强骨，滋养精血。

适应证　痿证属肝肾亏虚，精血不足证。

用法　男子贴气海，女子贴脐下。

备注　孕妇及皮肤过敏者禁用。

3. 三五膏

来源　《全国中药成药处方集》。

组成　三棱 36 克，五灵脂 36 克，当归 36 克，白附子 36 克，赤芍 36 克，白芍 36 克，白芷 36 克，生地黄 36 克，熟地黄 36 克，穿山甲 36 克，木鳖 36 克，巴豆 36 克（去壳），蓖麻 36 克（去壳），莪术 36 克，川断 36 克，肉桂 36 克，玄参 36 克，乳香 36 克，没药 36 克，麝香 9 克，真阿魏 60 克（切片）。

制法　除乳香、没药、麝香、真阿魏外，余药皆入麻油 2.5 升内浸，春 3 日，夏 5 日，秋 7 日，冬 10 日，期至，先用桑柴火熬至药枯，再用细绢滤清。每净油 500 毫升，配飞丹 360 克，将熬成之油入锅内，下樟丹，槐枝搅之令成膏，端下锅来，用木盆坐稳，渐下真阿魏片，令其泛化，魏尽，再下乳香、没药、麝香搅匀，乘热倾入瓷罐内，分三处盛之，以备用时熔化便利。

功用　活血祛瘀，祛风散寒。

适应证　诸风瘫痪。

用法　用时以热水化开，诸风瘫痪，贴肾俞穴。

备注　禁内服，孕妇及皮肤过敏者禁用。

头　痛

头痛是指由于外感与内伤，致使脉络拘急或失养，清窍不利所引起的以患者自觉头部疼痛为特征的病证。头痛病因虽多，约之不出外感、内伤两端。若六淫之邪外袭，或直犯清空，或循经络上扰清窍或痰浊、瘀血痹阻经脉，致使经气壅遏不行；或气虚清阳不升；或血虚经脉失养；或肾阴不足，肝阳偏亢；或情志怫郁，郁而化火，均可导致头痛的发生。

头痛原因涉及临床各科，许多颅内疾病、全身性疾病、功能性或精神疾病等均可引起头痛。头痛分为原发性和继发性。原发性头痛包括偏头痛、紧张性头痛、丛集性头痛、其他原发性头痛；继发性头痛包括头和（或）颈部外伤所致的头痛、头和（或）颈部血管疾病引起的头痛、感染性头痛、非血管性颅内疾病引起的头痛、代谢性疾病所致头痛、面部或颅结构疾病和精神疾病所致的头痛。上述各种原因引起的头痛均可参照本病辨证论治。

一、膏方治疗优势证候辨治

头痛病位在脑，涉及肝、脾、肾等脏器，与三阳经循行部位密切相关。病性为本虚标实，外感头痛多属实证，内伤头痛以虚证、虚中夹实证多见。一般说来，外感头痛，起病较急，常伴有外邪束表或犯肺的症状，应区别风、寒、湿、热之不同。内伤头痛，其痛反复发作，时轻时重，应分辨气虚、血虚、肾虚、肝阳、痰浊、瘀血之异。外感头痛以标实为主，多可向愈，也可因正虚邪盛，外邪久滞，伤及气血，脏腑功能受损，演化为内伤头痛。内伤头痛始则多以痰浊、瘀血、气滞、肝阳上亢等标实为主，病多在气血，若迁延不愈，则深入脏腑，伤及肾精，以气血精津本虚为主，多反复发作，甚或终生不愈。内伤头痛每因外感或情志不遂或劳累过度而诱发或加重，其证可见虚实兼夹，较为复杂。

头痛辨证论治首辨外感与内伤，外感头痛常见证候为风寒头痛、风热头痛、风湿头痛，内伤头痛常见证候为肝阳头痛、痰浊头痛、瘀血头痛、气虚头痛、血虚头痛、肾虚头痛。膏方治疗头痛，以内伤头痛为优势治疗证候。其治疗目标是缓解头痛的发作频率及程度，改善临床症状，阻止病情发展，提高患者生活质量。

1. 肝阳头痛

症状：头痛而眩，时作筋掣，两侧为重，心烦易怒，面红口苦，或兼胁痛，舌红，苔薄黄，脉弦或弦细带数。

治法：平肝潜阳。

方药：天麻钩藤饮加减。方中石决明潜镇，以定风阳之上潜；天麻、钩藤平肝息风；牛膝引热下行；栀子、黄芩苦泄肝胆之郁火，茯神宁心安神。肝阴不足者可酌加白芍、女贞子、石斛以养阴。

内服膏方示例：

组成　天麻 100 克，钩藤 120 克，石决明 200 克，栀子 100 克，黄芩 90 克，川牛膝 120 克，杜仲 150 克，益母草 100 克，桑寄生 120 克，夜交藤 100 克，茯神 100 克，夏枯草 100 克，蔓荆子 100 克，龟甲胶 100 克，鳖甲胶 100 克，蜂蜜 200 克。

制法　将龟甲胶、鳖甲胶用黄酒烊化，蜂蜜炼制后备用，石决明先煎并与浸泡后的其余药材加适量水共煎 3 次，将 3 次煎液过滤去渣取汁合并浓缩，兑入烊化后的龟甲胶、鳖甲胶和炼制后的蜂蜜，搅拌均匀，慢火浓缩至稠膏状。

2. 痰浊头痛

症状：头痛昏蒙，胸脘痞闷，纳呆呕恶，舌苔白腻，脉滑或弦滑。

治法：化痰降逆。

方药：半夏白术天麻汤加减。方中半夏、茯苓、陈皮、白术、生姜健脾化痰，降逆止呕；天麻平肝息风，可加白蒺藜、蔓荆子以祛风止痛。痰湿阻滞，胸脘满闷，纳呆，加厚朴、枳壳以降逆和中。若痰湿久郁化热，出现口苦、舌苔黄浊、大便不畅，宜去白术加黄连、枳壳、竹茹以清化痰热。

内服膏方示例：

组成　制半夏 120 克，天麻 150 克，白术 150 克，茯苓 200 克，橘红 80 克，炙甘草 80 克，藁本 100 克，蔓荆子 100 克，生姜 80 克，大枣 80 克，鲜竹沥 200 毫升，蜂蜜 200 克。

制法　将蜂蜜炼制后备用，其余药材（鲜竹沥除外）浸泡后加适量水共煎 3 次，将 3 次煎液过滤去渣取汁合并浓缩，兑入鲜竹沥和炼制后的蜂蜜，搅拌均匀，慢火浓缩至稠膏状。

3. 瘀血头痛

症状：头痛经久不愈，痛处固定不移，如锥如刺，舌有瘀斑，脉细或细涩。

治法：活血化瘀。

方药：通窍活血汤加减。方中麝香香窜开窍；红花、桃仁、赤芍、川芎活血化瘀。疼痛甚者，可加虫类搜剔之品，如全蝎、蜈蚣、地龙等。若兼夹寒邪，可加细辛、桂枝以温经通络散寒。

内服膏方示例：

组成　赤芍 200 克，桃仁 150 克，川芎 90 克，生姜 90 克，老葱 60 克，大枣 30 枚，麝香 1.5 克，西红花 60 克，鳖甲胶 200 克，红糖 200 克。

制法　将鳖甲胶用黄酒烊化，西红花另煎，红糖熬制后备用，其余药材（除麝香外）浸泡后加适量水共煎 3 次，将 3 次煎液取汁，与西红花煎液合并过滤去渣，别末研麝香，兑入烊化后的鳖甲胶和熬制后的红糖，搅拌均匀，慢火浓缩至稠膏状。

4. 气虚头痛

症状：头痛，痛势绵绵，时发时止，遇劳益剧，倦怠乏力，畏寒少气，口淡乏味，胃纳不佳，苔薄，脉大无力。

治法：益气升清。

方药：顺气和中汤化裁。方中人参、黄芪、白术、甘草益气健脾；当归、白芍养血；陈皮理气和中；升麻、柴胡引清气上行；蔓荆子、川芎、细辛祛风止痛，标本兼顾，为中气不足、清阳不升所致头痛之效方。

内服膏方示例：

组成 黄芪 200 克，白术 120 克，陈皮 90 克，当归 120 克，白芍 120 克，升麻 60 克，柴胡 90 克，细辛 30 克，蔓荆子 90 克，川芎 60 克，炙甘草 60 克，人参 120 克，黄明胶 100 克，蜂蜜 200 克。

制法 将人参研磨成极细粉，黄明胶用黄酒烊化，蜂蜜炼制后备用，其余药材浸泡后加适量水共煎 3 次，将 3 次煎液过滤去渣取汁合并浓缩，兑入人参粉、烊化后的黄明胶和炼制后的蜂蜜，搅拌均匀，慢火浓缩至稠膏状。

5. 血虚头痛

症状：头痛而晕，面色少华，心悸怔忡，舌质淡，苔薄，脉细。

治法：滋阴养血。

方药：加味四物汤加减。方中当归、地黄、白芍养阴补血；川芎、蔓荆子、菊花清头目以止痛；甘草和中。兼气虚者，宜加党参、白术、黄芪以益气养血。

内服膏方示例：

组成 当归 150 克，川芎 80 克，白芍 120 克，熟地黄 150 克，菊花 90 克，蔓荆子 120 克，炙甘草 60 克，阿胶 100 克，蜂蜜 200 克。

制法 将阿胶用黄酒烊化，蜂蜜炼制后备用，其余药材浸泡后加适量水共煎 3 次，将 3 次煎液过滤去渣取汁合并浓缩，兑入烊化后的阿胶和炼制后的蜂蜜，搅拌均匀，慢火浓缩至稠膏状。

6. 肾虚头痛

症状：头痛且空，每兼眩晕，畏寒肢冷，耳鸣，腰膝酸软，遗精带下，苔薄，脉沉细无力。

治法：补肾填精。

方药：大补元煎加减。方中熟地黄、山药、山茱萸、枸杞子补肾填精；人参、当归益气养血；杜仲益肾强腰。若偏肾阳虚而见头痛畏寒，面色㿠白，四肢不温，舌淡，脉沉细，加鹿角、附子温补肾阳。

内服膏方示例：

组成 山药 150 克，熟地黄 90 克，杜仲 120 克，当归 120 克，山茱萸 90 克，枸杞子 150 克，炙甘草 60 克，人参 100 克，鹿角胶 100 克，蜂蜜 200 克。

制法 将人参研磨成极细粉，鹿角胶用黄酒烊化，蜂蜜炼制后备用，其余药材浸泡后加适量水共煎 3 次，将 3 次煎液过滤去渣取汁合并浓缩，兑入人参粉、烊化后的鹿角胶和炼制后的蜂蜜，搅拌均匀，慢火浓缩至稠膏状。

二、组方及应用要点

（一）变化应用

膏方治疗头痛，多以内伤头痛为优势治疗证候。内伤头痛病程较长，多虚实夹杂，但辨证准确，恰当用药可以延长发作周期，减轻发作程度，逐渐痊愈。一般早期以痰浊、瘀血、肝阳亢逆等标实为主，常见肝阳上亢、瘀血阻窍、痰浊中阻等证。若因气血阴阳受损，则可见气血亏虚证，而气血亏虚又每多兼夹痰浊瘀血。年老体衰或久病体虚头痛，初起即见肾精亏虚者，多难治。各证类间亦可相互转化，如气血亏虚证，由于气血不足，不能奉养先天之肾精，日久可转化为肾精不足证。反之，肾精不足，不能生化气血，则又可出现气血阴阳俱亏之证。又如阴阳失调之肝阳上亢，阳亢耗阴，日久及肾阴，进一步阴损及阳，出现阴阳俱损。由于脏腑功能失调，痰瘀等病理产物内生，痰瘀相搏，作为重要的致病因素，可出现在头痛的各个证候中，治疗时应予以重视。

若夹有外感之邪，本着"急则治其标，缓则治其本"的原则，须先祛邪外出，然后以膏方缓图治本，否则闭门留寇，不利于疾病治疗，对于虚体受感之人，可以扶正解表同用，但也需注意补不碍邪。另外，对于正气虚损又兼湿阻、痰滞、热扰、食积等实邪者，应视邪实与正虚的主次缓急，酌情采取先攻后补，或者先补后攻，或攻补兼施等法，务使祛邪而不伤正，防止正伤而邪留；补虚而不碍邪，防止补而邪不去，以免"闭门留寇"之弊。

（二）用药组方备要

头痛膏方重视应用风药。高巅之上，唯风药可及，如防风、羌活、白芷、荆芥等，其性轻扬，易达病所。但应注意，风药走散，久服易伤正气。且风药多辛散，易伤津液，故阴血亏虚之人慎用；活血化瘀药不可少。活血化瘀药的作用主要是疏通经络，破瘀散结，祛瘀生新。此外，活血化瘀药兼有较明显的止痛、镇静等作用。同时考虑适当佐以养血活血之品，使头部血脉通畅，常可提高疗效；适当选择虫类药。以非常之药攻拔，非用搜剔通络之虫蚁难以奏效。虫类药在治疗络病顽症方面具有一般植物药或矿物药所无法代替的独特疗效，且部分虫类药具有止痛、祛风止痉的作用；引经药的使用也应重视。大抵太阳经头痛多在后脑，下连于项，可选用羌活、蔓荆子、川芎；阳明经头痛多在前额或眉棱骨，可选用葛根、白芷、知母；少阳经头痛多在头之两侧，连及耳部，可选用柴胡、黄芩、川芎；厥阴经头痛多在巅顶，或连于目，可选用吴茱萸、藁本。

（三）胶糖选择

实证头痛多用素膏，虚证头痛多用荤膏。气血两亏者，可选用阿胶、黄明胶；瘀血头痛，肝阴亏者可选用鳖甲胶滋肝潜阳、破瘀通络；脚凉腰酸，肾阳不足者，可选鹿角胶温补肾阳、益精养血。头痛用糖类，以蜂蜜为佳，兼热象可选用冰糖；瘀血者可选用红糖。

（四）细料选择

头痛瘀血者可选择西红花、麝香活血开窍；若肝阳上亢，头痛目赤、头晕目眩或肝风内动，惊痫抽搐者，可加用羚羊角粉平肝息风；细料中选择参类时，阳虚怕冷的老年患者选用红参；阴虚内热者选用西洋参；气虚神疲者选用生晒参；阴虚火旺者可酌情选用西洋参，或配以铁皮石斛；气阴不足且不宜用人参者，也可于普通饮片中酌情选用党参、太子参、南沙参、北沙参、玄参等益气养阴润肺。

三、古今膏方

（一）内服膏方

1. 清空膏

来源 《兰室秘藏》。

组成 川芎15克，柴胡20克，炙甘草45克，黄连、防风、羌活各30克，黄芩90克。

制法 将诸药择净，研为细末，每次6克，入茶少许，汤调如膏。

功用 疏风清热止痛。

适应证 偏正头痛，年久不愈；风退热上壅损目，脑痛不止者。

用法 临卧时抹在口内，用少许白开水送下。

2. 调肝和胃膏

来源 《清宫配方集成》。

组成 羚羊角、秦艽、钩藤、青皮、延胡索、炙香附、枳实、胡黄连、酒芩各100克，糖瓜蒌、茵陈、赤苓各200克，焦三仙各150克，甘草50克。

制法 上药以水煎透，去渣，兑炼蜜3千克。

功用 平肝和胃，通滞化积。

适应证 肝胃不和之证。症见眩晕头痛，急躁易怒，胁痛腹胀，小便赤涩，大便秘结，舌苔黄腻，左关弦，右寸关稍滑。

用法 每晚服 1 茶匙，白开水送服。

备注 脾胃虚寒者不宜使用本方。

3. 清热养肝活络膏

来源 《慈禧光绪医方选议》。

组成 生地黄 150 克，芍药、当归各 120 克，羚羊角 75 克，天麻、秦艽、枳壳、橘红各 60 克，僵蚕、川贝母、炒神曲各 90 克，甘草 30 克。

制法 上药以水煎透，去渣再熬浓汁，炼蜜为膏。

功用 平肝潜阳，滋阴通络。

适应证 肝阳化风之头晕微疼，目不清爽。

用法 每服 10 克，白开水冲服。

备注 热病后期之阴虚风动，非本方所宜。

（二）外用膏方

1. 清肝膏

来源 《理瀹骈文》。

组成 鳖甲 1 个，用小磨麻油 1.5 千克，浸熬听用。柴胡 200 克，黄连、龙胆草各 150 克，玄参、生地黄、川芎、当归、白芍、郁金、牡丹皮、地骨皮、羌活、防风、胆南星各 100 克，薄荷、黄芩、麦冬、知母、贝母、黄柏、荆芥穗、天麻、秦艽、蒲黄、枳壳、连翘、半夏、天花粉、黑栀子、香附、赤芍、前胡、橘红、青皮、瓜蒌仁、桃仁、胡黄连、延胡索、五灵脂（炒）、莪术（煨）、三棱（煨）、甘遂、大戟、红花、茜草、牛膝、续断、车前子、木通、皂角、细辛、蓖麻仁、木鳖仁、大黄、芒硝、羚羊角、犀角（现以水牛角代替）、穿山甲、全蝎、牡蛎、忍冬藤、甘草、石决明各 50 克，吴茱萸、官桂、蝉蜕各 25 克，生姜、葱白、大蒜头各 100 克，薤白 200 克，槐枝、柳枝、桑枝、冬青枝、枸杞根各 400 克，凤仙（全株）、益母草、白菊花、干桑叶、蓉叶各 200 克，侧柏叶 100 克，石菖蒲、木瓜各 50 克，花椒、白芥子、乌梅各 25 克。

制法 以上两料共用油 12 千克，分熬丹收。再入青礞石 200 克，雄黄、青黛各 100 克，芦荟、青木香各 50 克，牛胶（酒蒸化）200 克，俟丹收后，搅至温温，以一滴试之不爆，方取下，再搅千余遍，令匀，愈多愈妙，勿炒珠。

功用 清泻肝火，滋养肝阴。

适应证 肝经血虚有怒火，或头晕头痛，眼花目赤，耳鸣耳聋，耳前后痛。

用法 量部位大小摊贴，头眼病贴两太阳，耳病夹耳门贴。内症上贴胸口，并两胁、背心（肝俞）、脐上、脐下，余贴患处。

备注 方中半夏、甘遂、胆南星、雄黄有毒。严禁内服。

2. 贴头止痛膏

来源 《慈禧光绪医方选议》。

组成 荆芥穗 90 克，穿山甲 50 克，白芷 90 克，蝼蛄 30 克，干蝎 30 克，土鳖虫 30 克，牙皂 50 克，冰片 9 克，僵蚕 90 克，薄荷 60 克。

制法 上药除冰片外，共为极细粉，兑入冰片，用蜂蜜调匀。

功用 疏风散寒，通络止痛。

适应证 风寒外袭，头络受之，头痛头晕。

用法 摊于光布上，贴于两太阳穴处。

备注　此膏具有疏风、通络、活血、止痛的作用。其病头痛缘于风寒，故治疗除内服药外，亦贴此膏。惟方中甲介、虫类药颇多，尽管搜风力强，但对皮肤的刺激性强，不可不加防范。孕妇及皮肤过敏者禁贴。

3. 天南膏

来源　《全国中药成药处方集》。

组成　天南星、川芎各等份。

制法　上药研成细粉，同带须葱白捣烂做饼。

功用　祛风止痛。

适应证　头痛，偏正头风，抽搦。

用法　贴太阳穴。

备注　孕妇及皮肤过敏者禁用。

（庞　博、庞　敏）

第九节　癌　症

视频 8-4　外用膏方在肿瘤临床中应用

鼻　咽　癌

　　鼻咽癌是原发于鼻咽黏膜被覆上皮的恶性肿瘤。原发于鼻咽部，可上及颅底颅内，下转移至颈淋巴结或经血行转移至骨、肝、肺等组织器官。临床以鼻窍时流浊涕，甚则涕出腥臭，伴头额胀痛，鼻塞不利，香臭难辨，耳鸣耳聋等为常见症状，晚期常有颈淋巴结肿大及脏器转移。鼻咽癌的病因有内因和外因两个方面，外因多为感受时邪热毒、饮食失调，内因则多和情志失调、肝胆湿热、正气不足有关。

一、膏方治疗优势证候辨治

　　鼻咽癌病位在鼻咽部，鼻咽部为呼吸之通道，和肺密切相关。肺主气，开窍于鼻，肺气通于鼻。热邪内蕴于肺脏则致上焦肺气不宣，故见鼻塞、咳嗽；火热上蒸，灼液成痰，痰浊外泄，则见鼻涕腥臭；热伤脉络，迫血离经则出现涕血或鼻衄。鼻咽部为肝经循行所过，若情志内伤，肝郁气积，郁而化火，热毒内阻，肝胆热毒循经上扰，甚则可产生头痛、耳鸣、耳聋等少阳经症状；若痰火郁于少阳经脉，阻塞络脉，凝结成块，则可致耳前颈项痰核日久渐大，坚硬如石。究其发病之根本，则与机体正气虚弱有关，正气亏虚、痰热内阻为鼻咽癌的主要病机，其发病与肺、脾、肝、胆功能失调密切相关。

　　鼻咽为呼吸之要道，和肺密切相关，鼻咽癌多见鼻塞，鼻涕腥臭，故治疗须以宣肺清热化痰为要；若热伤血络，出现涕血或衄血，则需清热凉血；若痰热上扰清窍，出现头痛头晕，则需清肝泻火除痰。鼻咽癌的病机特点除热结、痰阻外，由于痰热耗津，故津亏常于早中期出现，放疗热毒伤阴，致津液亏耗更甚，至晚期，痰瘀郁久化热，瘀阻脉络，故治疗时须时时顾护津液，佐以活血通络。

　　鼻咽癌临床上往往表现为全身属虚，局部属实，虚实夹杂的证候，临证时"扶正祛邪"为本病治疗大法，同时顾护中焦脾胃。膏方正好具有这种独特的优势，所以适用于鼻咽癌各期。

1. 热邪犯肺证

症状：鼻出血或黄涕，口苦咽燥，大便秘结，咳嗽痰黄，苔腻或黄腻，脉浮数或滑数。

治法：清热解毒，润肺止咳。

方药：清气化痰丸加减。若热毒内盛可加栀子、黄连以清热解毒；痰多可加天南星、半夏以助除痰散结之力；颈部肿块则可加羊乳、猫爪草以增祛瘀消积之功；加入三七、僵蚕则有助于通鼻窍、祛瘀毒。

内服膏方示例：

组成　天葵子 90 克，山慈菇 30 克，鲜汉防己 300 克，鲜土牛膝 300 克，半枝莲 500 克，蜂房 30 克，鹅不食草 150 克，蛇莓 150 克，白英 200 克，龙葵 200 克，党参 90 克，黄芪 90 克，甘草 100 克，鲜竹沥 100 毫升，冰糖 300 克。

制法　将冰糖熬制后备用，其余药材（鲜竹沥除外）浸泡后加适量水共煎 3 次，将 3 次煎液过滤去渣取汁合并，加入鲜竹沥，兑入熬制后的冰糖，搅拌均匀，慢火浓缩至稠膏状。

外用膏方示例：硼脑膏

组成　金银花 9 克，鱼脑石 6 克，黄柏 6 克，硼砂 6 克，冰片 0.6 克。

制法　上药共研细末，用麻油、凡士林调成软膏。

用法　用棉球蘸药膏塞鼻孔内；或用药粉，吸入鼻腔内，每日 3 次。

2. 肝郁痰凝证

症状：鼻塞，痰多黏稠，涕厚黏腻，颈部肿核显露，烦躁易怒，或有头痛，苔厚腻，脉滑。

治法：疏肝解郁，化痰散结。

方药：消瘰丸加减。若疼痛剧烈，血瘀明显，可选加䗪虫、三七以助活血通络止痛；肿块明显者，可加石上柏、牛黄、山海螺以消肿散结。

内服膏方示例：

组成　半枝莲 200 克，瓜蒌 200 克，天冬 150 克，薏苡仁 200 克，蚤休 150 克，夏枯草 90 克，石菖蒲 30 克，忍冬藤 90 克，白花蛇舌草 400 克。

制法　将上述药材浸泡后加适量水共煎 3 次，将 3 次煎液过滤去渣取汁合并，慢火浓缩至稠膏状。

3. 瘀血阻络证

症状：胸闷，鼻衄色暗，苔薄，质偏紫，或舌有瘀斑，脉涩。

治法：活血祛瘀，祛风通络。

方药：通窍活血汤加减。涕血明显者，可加仙鹤草、紫珠草、侧柏叶以凉血止血；头痛较剧者，可加辛夷花、全蝎、蜈蚣以通络止痛；口干口苦、便秘、溺黄，热象明显者，可加大黄、青天葵、白茅根以通腑泄热。

内服膏方示例：

组成　当归尾 150 克，赤芍 150 克，桃仁 100 克，红花 100 克，金银花 150 克，忍冬藤 150 克，夏枯草 120 克，龙葵 100 克，刘寄奴 100 克，延胡索 100 克，鳖甲胶 200 克，红糖 200 克。

制法　将鳖甲胶用黄酒烊化，红糖熬制后备用，其余药材浸泡后加适量水共煎 3 次，将 3 次煎液过滤去渣取汁合并浓缩，兑入烊化后的鳖甲胶和熬制后的红糖，搅拌均匀，慢火浓缩至稠膏状。

4. 气阴两虚证

症状：头晕目眩，耳鸣耳聋，目糊，口干欲饮或五心烦热，舌红少苔，脉细或沉细。

治法：益气养阴，养肺滋肾。

方药：生脉散合增液汤加减。若阴血亏虚明显，可加西洋参、当归、鸡血藤、桑椹以滋阴养血；气虚明显者则可加黄芪、菟丝子以健脾益气；若虚火痰凝，肿块明显，可加浙贝母、猫爪草以助除痰散结。

内服膏方示例：

组成　五味子 60 克，麦冬 120 克，生地黄 200 克，牡丹皮 90 克，山茱萸 90 克，知母 90 克，瓜蒌 200 克，夏枯草 80 克，铁树叶 80 克，川贝母 60 克，西洋参 90 克，人参 90 克，黄明胶 100

克，蜂蜜 200 克。

制法　将川贝母、西洋参、人参研成极细粉，黄明胶用黄酒烊化，蜂蜜炼制后备用，其余药材浸泡后加适量水共煎 3 次，将 3 次煎液过滤去渣取汁合并，兑入川贝母粉、西洋参粉、人参粉、烊化后的黄明胶和炼制后的蜂蜜，搅拌均匀，慢火浓缩至稠膏状。

二、组方及应用要点

（一）变化应用

膏方治疗鼻咽癌，主要目标是控制扩散，防止转移，以期能达到改善患者生存质量的目标。膏方治疗要处理好扶正与祛邪的关系，扶正为主，兼以解毒散结。对于年龄较大、体质较差的患者，不可滥补，也要注意祛邪不伤正，常选用天花粉、知母、太子参、菟丝子等顾护正气，猫爪草、石上柏、守宫、蒲公英等清解余毒。

服用膏方期间，若发生复发转移，则停服膏方，以免助邪留寇。

（二）胶糖选择

鼻咽癌初期多为火盛血瘀痰凝，故组方用药多有苦寒清热、破气行血之品，内服膏方中应合理添加甜味辅料以矫正苦味，避免药物行气活血太过而致出血等。优化内服膏方口感，可酌加砂糖、木糖醇等。

冰糖尤适于鼻咽癌热邪犯肺者；气阴亏虚者可选用蜂蜜。痰浊重者或合并糖尿病者可选用木糖醇、甜菊糖；伴有脾胃虚寒者宜选用饴糖。

（三）细料选择

热邪犯肺证，可用鲜竹沥清热化痰；伤阴者可加铁皮石斛、西洋参等滋阴润肺；热甚成毒者可加羚羊角粉散血解毒；若鼻咽癌化疗后，损伤脾胃，致脾肾虚寒者，细料可加海马、海龙以温阳散结消肿，选鹿茸、蛤蚧温补肾阳等。若鼻咽癌自身发展或放疗后疮口不敛，可加入珍珠粉、羚羊角粉解毒生肌。

三、古 今 膏 方

（一）内服膏方

1. 杏仁膏

来源　《景岳全书》。

组成　杏仁、阿胶各 200 克，生姜汁、白蜜各 1 千克，酥油、苏子各 300 克。

制法　将杏仁、苏子打成粉末，然后与生姜汁一起放入锅中，加热煎煮，再下入酥油、阿胶、白蜜，搅拌均匀，浓缩至如膏状。

功用　滋阴润燥，化痰祛瘀。

适应证　鼻出血，鼻涕腥臭，咳嗽气喘。

用法　不定时服用，每服 1 汤匙，饭后服用，用米汤调服。

2. 生地黄煎

来源　《千金翼方》。

组成　生地黄汁 2 升，生地骨皮、生天冬汁、生麦冬汁、白蜜各 1 千克，竹叶 100 克，生姜汁 300 毫升，石膏 400 克，瓜蒌 250 克，茯神、玉竹、知母各 200 克。

制法　将上药饮片切碎，水煮后滤取汁液，放入生地黄汁、生天冬汁、生麦冬汁，微火煎至药液减半，再下入白蜜、生姜汁，浓缩至如膏状。

功用　清热凉血，滋阴生津。

适应证　口鼻干燥，渴喜热饮，小便赤黄，大便干结等症。

用法　每服1匙，白天2次，晚上1次。

备注　血寒证者不宜服。

3. 人参固本膏

来源　《冯氏锦囊秘录杂证大小合参》。

组成　人参40克，天冬、麦冬、生地黄、熟地黄各160克。

制法　将二冬二地熬成膏，再入人参细末和匀。

功用　补肾养阴，清肺化痰。

适应证　肾虚肺热，鼻衄烦渴。

用法　取膏适量，时时口中含化。

（二）外用膏方

辛夷膏

来源　《奇效良方》。

组成　辛夷50克，细辛、木香、木通、白芷、杏仁各25克。

制法　将上药研为细末，以羊髓、猪脂各100克，同诸药于锅中慢火熬成膏，待冷入龙脑末、麝香末各5克，搅拌均匀，冷凝即成。

功用　宣通上窍，理气止痛。

适应证　鼻咽癌证属气郁痰凝者。

用法　每取适量，以棉裹塞鼻中。

肺　　癌

　　肺癌又称原发性支气管肺癌，是由于正气内虚、邪毒外侵引起的，以痰浊内聚，气滞血瘀，蕴结于肺，以致肺失宣发与肃降为基本病机，以咳嗽、咯血、胸痛、发热、气急为主要临床表现的恶性疾病。本病类属于中医学"肺积""痞癖""咳嗽""咯血""胸痛"等范畴。如《素问·玉机真脏论》说："大骨枯槁，大肉陷下，胸中气满，喘息不便，内痛引肩项，身热脱肉破䐃。"《难经·论五脏积病》说："肺之积，名曰息贲……久不已，令人洒淅寒热，喘咳，发肺壅。"以上这些描述与肺癌的主要临床表现有类似之处。肺癌是由于正气虚损，阴阳失调，邪毒乘虚入肺，邪滞于肺，导致肺脏功能失调，肺气膹郁，宣降失司，气机不利，血行瘀滞，津液失于输布，津聚为痰，痰凝气滞，瘀阻络脉，于是瘀毒胶结，日久形成肺部积块。

　　西医学对肺癌按组织学分类，分为鳞状上皮细胞癌、小细胞癌、腺癌、大细胞癌等，其中以鳞状上皮细胞癌多见。原发性支气管肺癌、肺部其他原发性恶性肿瘤、肺转移性肿瘤等，可参照本病辨证论治。

一、膏方治疗优势证候辨治

　　肺癌病位在肺，但因肝主疏泄，脾主运化水湿，肾主水之蒸化，故与肝、脾、肾关系密切。

　　本病整体属虚，局部属实，正虚为本，邪实为标。肺癌是因虚而得病，因虚而致实，是一种全身属虚，局部属实的疾病。肺癌发展快，变化迅速。辨明邪正盛衰，是把握扶正祛邪治则和合理遣方用药的关键。一般来说，肺部癌瘤虽症状明显，但患者形体尚丰，生活、活动、饮食等尚未受阻，此时多为邪气盛而正气尚充，正邪交争之时；如病邪在肺部广泛侵犯或多处转移，全身情况较差，消瘦、乏力、衰弱、食少，生活行动困难，症状复杂多变，多为邪毒内盛而正气明显不支的正虚邪实者。

扶正祛邪、标本兼治是治疗肺癌的基本原则。临床还应根据虚实的不同、每个患者的具体情况，按标本缓急恰当处理。肺癌的发生多与肺气不足，痰湿瘀血阻滞有关。肺癌的虚以阴虚、气阴两虚为多见，实则不外乎气滞、血瘀、痰凝、毒聚之病理变化。肺癌早期，多见气滞血瘀，痰湿毒蕴之证，以邪实为主；肺癌晚期，多见阴虚毒热，气阴两虚之证，以正虚为主。临床上，多病情复杂，虚实互见。由于肺癌患者正气内虚，抗癌能力低下，虚损情况突出，因此，在膏方治疗中要始终顾护正气，保护胃气，把扶正抗癌的原则贯穿肺癌治疗的全过程，应在辨证论治的基础上选加具有一定抗肺癌作用的中草药。

1. 肺郁痰瘀证

症状：咳嗽不畅，咯痰不爽，痰中带血，胸胁背痛，胸闷气急，唇紫口干，便秘，舌暗红，有瘀点，苔白或黄，脉弦滑。

治法：宣肺理气，化痰逐瘀。

方药：星夏涤痰饮加减。胸胁胀痛者，加制乳香、制没药、延胡索；咯血者，重用仙鹤草、白茅根、旱莲草；痰瘀发热者，加金银花、连翘、黄芩。

内服膏方示例：

组成　制天南星150克，制半夏150克，壁虎60克，薏苡仁300克，鱼腥草300克，仙鹤草300克，桔梗120克，夏枯草150克，杏仁120克，全瓜蒌150克，浙贝母60克，三七60克。

制法　将三七打成极细粉，其余药材浸泡后加适量水共煎3次，将3次煎液过滤去渣取汁合并，兑入三七粉，搅拌均匀，慢火浓缩至稠膏状。

2. 脾虚痰湿证

症状：咳嗽痰多，咯痰稀薄，胸闷气短，疲乏懒言，纳呆消瘦，腹胀便溏，舌淡胖，边有齿痕，舌苔白腻，脉濡、缓、滑。

治法：健脾燥湿，理气化痰。

方药：星夏健脾饮加减。痰涎壅盛者，加陈皮、牛蒡子；肢倦思睡者，加人参、黄芪。

内服膏方示例：

组成　制天南星150克，制半夏150克，壁虎60克，薏苡仁300克，全瓜蒌150克，浙贝母150克，桔梗120克，猪苓200克，茯苓200克，党参300克，白术150克。

制法　将上述药材浸泡后加适量水共煎3次，将3次煎液过滤去渣取汁合并，慢火浓缩至稠膏状。

3. 阴虚痰热证

症状：咳嗽痰少，干咳无痰，或痰带血丝，咳血，胸闷气急，声音嘶哑，潮热盗汗，头晕耳鸣，心烦口干，尿赤便结，舌红绛，苔花剥或舌光无苔，脉细数无力。

治法：滋肾清肺，化痰散结。

方药：清金散结汤。五心烦热者，加知母、牡丹皮、黄柏；口干欲饮者，加天花粉、天冬；大便干结者，加生地黄、火麻仁。

内服膏方示例：

组成　壁虎60克，薏苡仁300克，仙鹤草300克，夏枯草150克，桔梗120克，浙贝母150克，猪苓200克，沙参300克，麦冬150克，生地黄200克，鳖甲胶200克，冰糖200克。

制法　将鳖甲胶用黄酒烊化，冰糖熬制后备用，其余药材浸泡后加适量水共煎3次，将3次煎液过滤去渣取汁合并浓缩，兑入烊化后的鳖甲胶和熬制后的冰糖，搅拌均匀，慢火浓缩至稠膏状。

4. 气阴两虚证

症状：干咳少痰，咳声低微，或痰少带血，颜面萎黄暗淡，唇红，神疲乏力，口干短气，纳呆肉削，舌淡红或胖，苔白干或无苔，脉细。

治法：益气养阴，化痰散结。

方药：固本磨积汤。面肢浮肿者，加防己、郁金；神志昏蒙者，加全蝎、蜈蚣、石决明。

内服膏方示例：

组成　壁虎 60 克，薏苡仁 300 克，仙鹤草 300 克，桔梗 120 克，猪苓 200 克，浙贝母 150 克，沙参 200 克，麦冬 150 克，百合 300 克，五味子 100 克，西洋参 100 克，人参 100 克，黄明胶 150 克，蜂蜜 200 克。

制法　将西洋参和人参另煎 3 次取汁，黄明胶烊化，蜂蜜炼制后备用，其余药材浸泡后加适量水共煎 3 次，将 3 次煎液与西洋参和人参药汁合并过滤去渣，兑入烊化后的黄明胶和炼制后的蜂蜜，搅拌均匀，慢火浓缩至稠膏状。

二、组方及应用要点

（一）变化应用

膏方治疗肺癌，应当以扶正祛邪、标本兼治作为基本原则。本病整体属虚，局部属实，正虚为本，邪实为标。肺癌早期，以邪实为主，治当行气活血、化瘀软坚、清热化痰、利湿解毒；肺癌晚期，以正虚为主，治宜扶正祛邪，分别采用养阴清热、解毒散结及益气养阴、清化痰热等法。临床还应根据虚实的不同，每个患者的具体情况，按标本缓急恰当处理。由于肺癌患者正气内虚，抗癌能力低下，虚损情况突出，因此，在治疗中要始终顾护正气，保护胃气，把扶正抗癌的原则贯穿肺癌治疗的全过程。应在辨证论治的基础上选加具有一定抗肺癌作用的中草药。

膏方服用期间出现证候变化或症状加重，可先根据证候特点组成汤剂处方，暂停服用膏方。待标实渐缓、外邪已解，再应用膏方治疗。

（二）胶类选择

肺癌整体属虚，局部属实，正虚为本，邪实为标，故可用荤膏，可选择黄明胶、阿胶养阴补血；瘀血者，可选择鳖甲胶破血散结。痰浊等实邪盛时，可减用胶类或暂不用。临证组方时，既要依据阴阳虚损选择胶类药物，也应遵循"阴阳并调，以平为期"的组方原则。

（三）细料选择

肺癌气虚痰结，可用人参、冬虫夏草等补肺肾气虚以助化痰，阳虚明显者也可选用海马、海龙以散结消肿；阴虚痰热证，可以加入西洋参、鲜竹沥等扶正祛邪、化痰清热。咳喘短气失眠者，可加入灵芝孢子粉补气安神、止咳平喘。咳血者，可加入川贝母、三七粉润肺止血。

三、古　今　膏　方

（一）内服膏方

1. 两仪膏

来源　《景岳全书》。

组成　人参 600 克，熟地黄 1.2 千克（若劳损咳嗽多痰，加贝母 600 克）。

制法　将上药切碎，水浸后煎煮，纱布滤去药渣，如此 3 遍，再将所滤药液加热浓缩，下入蜂蜜，慢火熬至稠膏状。

功用　益气滋阴，养正调元。

适应证　肺癌气阴两虚证。

用法　每服 1 汤匙，每日 3 次，饭后服用，用白开水送服。

备注　痰湿内盛者慎服。

2. 杏仁煎

来源　《景岳全书》。

组成　杏仁、白蜜、姜汁、砂糖各 300 克，川木通、石菖蒲各 100 克，桑白皮、贝母、紫菀、五味子、款冬花各 150 克。

制法　将药材饮片切碎，水浸后煎煮，纱布滤去药渣，如此 3 遍，将所滤汁液混匀，加热浓缩，下入白蜜、姜汁、砂糖，搅拌均匀，慢火浓缩至稠膏状。

功用　清热润肺，散结化痰。

适应证　肺癌阴虚痰热证。

用法　每服 1 汤匙，每日 3 次，饭后服用，用温水送服。

备注　忌蒜、面、炙肉等。

3. 流金膏

来源　《景岳全书》。

组成　石膏、酒大黄各 200 克，黄芩、橘红各 150 克，连翘、川芎、桔梗、贝母、胆南星、薄荷、香附子各 100 克。

制法　将上药切碎，水浸后煎煮，纱布滤去药渣，如此 3 遍，再将所滤药液加热浓缩，下入蜂蜜，慢火熬至稠膏状。

功用　补肺止咳，清热化痰。

适应证　肺癌阴虚痰热证所引起的咳嗽。

用法　每服 1 汤匙，每日 2 次，午后及睡前服用，用白开水送服。

备注　服用时忌服酒、面及湿热之物。

（二）外用膏方

1. 温肺膏

来源　《理瀹骈文》。

组成　生半夏（姜汁现炒）150 克，杏仁、苏子、炙桑白皮、五味子、麻黄、细辛、干姜、陈皮、官桂、葶苈子（炒）、白蒺藜各 100 克，西党参、白术、苍术、黄芪、炙甘草、川芎、白芷、荆芥穗、独活、防风、百部、南星、当归、酒芍、桔梗、枳壳、青皮、威灵仙、砂仁、沙蒺藜、旋覆花、制香附、乌药、大腹皮、巴戟天、大茴香、补骨脂、吴茱萸、荜茇、高良姜、款冬花、芫花、紫菀、厚朴、黑丑、泽泻、车前子、白附子、巴豆仁、诃子肉、川乌、白及、白蔹、皂角、木瓜、木鳖仁、蓖麻仁、炮穿山甲各 50 克。

生姜、葱白、槐枝、柳枝、桑枝各 200 克，凤仙草（全株干者）100 克，白芥子、胡椒、川椒、核桃仁（连皮）、石菖蒲、莱菔子、白果仁、大枣、乌梅、罂粟壳各 50 克。

制法　两组共用油 8 千克，分熬丹收。再入肉桂、丁香、木香、降香（沉香更佳）、白蔻仁各 50 克，牛胶（酒蒸化）200 克。俟丹收后，搅至温温，以一滴试之不爆，方取下，再搅千余遍，令匀，愈多愈妙。

功用　温阳化饮，散寒止咳。

适应证　肺癌寒证引起的咳嗽。

用法　上贴心口，中贴脐眼，下贴丹田，或并贴。

备注　严禁内服。

2. 清肺膏

来源　《理瀹骈文》。

组成　生黄芩150克，薄荷、桑白皮、地骨皮、知母、贝母、天冬、麦冬、连翘、苏子、天花粉、葶苈子、芫花各100克，桔梗、橘红、郁金、香附、荆芥穗、枳壳、牛蒡子、山豆根、瓜蒌、旋覆花、苦杏仁、川芎、白芷、马兜铃、前胡、蒲黄、防风、苏梗、青皮、胆南星、防己、射干、白前、白槟榔、白丑头、款冬花、五倍子、玄参、生地黄、生甘草、忍冬藤、当归尾、白芍、赤芍、牡丹皮、木通、车前子、枳实、黄连、黄柏、黑栀子、白及、白鼓、大黄、芒硝、木鳖仁、蓖麻仁、穿山甲各50克，滑石200克。

生姜（连皮）、葱白各100克，冬桑叶、白菊花（连根）、槐枝、柳枝、桑枝各400克，枇杷叶200克，竹叶、柏叶、橘叶各100克，凤仙（全株）、百合、莱菔子各50克，花椒、乌梅各25克。

制法　两组共用油20千克，分熬丹收。再入生石膏200克，青黛、海石、蛤粉、硼砂、明矾、真轻粉各50克，牛胶（酒蒸化）200克。俟丹收后，搅至温温，以一滴试之不爆，方取下，再搅千余遍，令匀，愈多愈妙。

功用　清热化痰润肺。

适应证　肺癌痰热阴虚证引起的咳嗽等症状。

用法　贴喉中央、胸口、背后、脐上、脐下或患处。

备注　严禁内服。

乳　腺　癌

乳腺癌是发生在乳腺上皮组织的恶性肿瘤，临床表现为乳房肿块、乳头溢液、腋窝淋巴结肿大等症状，晚期可因癌细胞发生远处转移，出现多脏器病变，是严重影响妇女身心健康甚至危及生命的常见肿瘤。乳腺癌归属于中医学"乳岩"范畴，明代薛己《校注妇人大全良方》云："若初起，内结小核，或如鳖棋子，不赤不痛。积之岁月渐大……或内溃深洞，血水滴沥，此属肝脾郁怒，气血亏损，名曰乳岩，为难疗。"认识到本病具有症状日增、预后不良的临床特点。中医学认为，乳腺癌的发生是在正气亏虚，脏腑功能衰退的基础上，外邪与内生的痰湿和瘀血等病理产物相互搏结，以致气滞、血瘀、痰凝、癌毒聚于乳络而成。

一、膏方治疗优势证候辨治

乳腺癌病位在乳，与肝、脾、肾三脏功能失调最为密切。乳腺癌总属本虚标实之证，因虚致实，虚实相兼，整体虚与局部实互见，本病初起多见标实之象，病久则显露本虚之候。正气亏损、脏腑阴阳失调是乳腺癌之根本，七情内伤是乳腺癌发病的重要因素。肝气郁结，肝失疏泄，气血壅滞，则乳络不畅，遍生结块；或肝肾不足，气虚血弱，冲任失调，气滞血瘀，乳房肿块质硬。若痰热气火，毒热蕴结，致肿块破溃、浸淫秽臭。病久，气血耗伤，贫血消瘦，则出现五脏俱衰的危局。

乳腺癌的临床辨治应根据病情变化辨证施治，总以扶正与祛邪相结合为原则，明辨正邪盛衰、病变部位及病程阶段变化，确立不同的治法。临床上，根据患者阴阳、气血、脏腑、经络等方面的不同，常将乳腺癌分为肝郁气滞、冲任失调、热毒蕴结和气血两虚等证。肝郁气滞证为乳腺癌早期，以肝郁脾虚、血瘀痰凝为病理特点；冲任失调证以肝郁气滞、肝肾亏虚、气滞血瘀、乳络不畅为特点；热毒蕴结证多为乳腺癌中、晚期，以热毒浸淫，局部扩散为特点；气血两虚证多为乳腺癌晚期，以正虚邪实，气阴两亏为特点。在乳腺癌围手术期、放化疗期及恢复期的调摄中膏方均可发挥重要作用。在围手术期，膏方可平调阴阳、益气养血；放化疗期可提高免疫力，减少放化疗的毒副作用，调摄人体气血阴阳，预防肿瘤复发转移，提高患者生存质量。值得注意的是，对热毒蕴结、皮肤溃破等急性进展期可选用外用膏方和其他剂型治疗。

1. 冲任失调证

症状：乳房内肿块，质地坚韧，粘连，表面不光滑，五心烦热，午后潮热，盗汗，口干，腰膝酸软，兼有月经不调，舌质红，苔少有裂纹，脉细或细数无力。

治法：调理冲任，滋阴软坚。

方药：知柏地黄汤加减。失眠者，加酸枣仁、柏子仁、首乌藤养心安神；盗汗者，加煅龙牡、浮小麦收敛止汗。

内服膏方示例：

组成　熟地黄 300 克，石见穿 300 克，玄参 240 克，山茱萸 150 克，怀山药 150 克，预知子 150 克，山慈菇 150 克，川牛膝 150 克，鸡内金 120 克，牡丹皮 90 克，泽泻 90 克，茯苓 90 克，知母 90 克，黄柏 90 克，鳖甲胶 200 克，蜂蜜 200 克。

制法　将鳖甲胶用黄酒烊化，蜂蜜炼制后备用，其余药材浸泡后加适量水共煎 3 次，将 3 次煎液过滤去渣取汁合并浓缩，兑入烊化后的鳖甲胶和炼制后的蜂蜜，搅拌均匀，慢火浓缩至稠膏状。

2. 肝郁气滞证

症状：乳房结块，皮色不变，两胁胀痛，或经前乳房作胀，月经不畅，郁闷寡言，心烦易怒，口苦咽干，舌苔薄白或者微黄，或舌边有瘀点，脉弦或弦滑。

治法：疏肝理气，化痰散结。

方药：逍遥散加减。口苦咽干、心烦易怒、月经过多者加牡丹皮、栀子清肝泻火；失眠多梦者加合欢皮、首乌藤、太子参养心益气安神；头痛、胸闷胸痛者加川芎、降香；胸胁疼痛、胃脘胀痛者加莪术、郁金；小腹疼痛、月经量少甚至闭经等，加香附、当归。

内服膏方示例：

组成　当归 200 克，白芍 200 克，白术 200 克，茯苓 200 克，醋炒柴胡 150 克，生姜 150 克，天冬 150 克，桑寄生 150 克，生黄芪 120 克，生地黄 120 克，女贞子 120 克，瓜蒌 100 克，夏枯草 100 克，浙贝母 100 克，山慈菇 100 克，郁金 100 克，党参 60 克，薄荷 60 克，炙甘草 60 克，蜂蜜 200 克。

制法　将蜂蜜炼制后备用，其余药材浸泡后加适量水共煎 3 次，将 3 次煎液过滤去渣取汁合并浓缩，兑入炼制后的蜂蜜，搅拌均匀，慢火浓缩至稠膏状。

3. 热毒蕴结证

症状：乳房结块迅速肿大，隐隐作痛，或肿块溃破，甚者溃烂翻花，脓水臭秽，通引胸胁，烦热失眠，口干苦，大便干结，苔黄白或厚腻，舌质红，脉弦数或滑数。

治法：清热解毒，化瘀消肿。

方药：五味消毒饮加减。火结便秘者加大黄、厚朴、枳实通腑泄热，热入营血者可加牡丹皮、生地黄、赤芍。晚期乳癌见消瘦乏力，面色不华，脉虚数者加黄芪、当归、白术。

内服膏方示例：

组成　金银花 300 克，半枝莲 200 克，瓜蒌 200 克，天冬 200 克，生薏苡仁 200 克，蚤休 200 克，蒲公英 150 克，紫花地丁 150 克，天葵子 150 克，桃仁 100 克，皂角刺 100 克，红花 100 克，蜂房 60 克，夏枯草 40 克，石菖蒲 40 克，忍冬藤 40 克，白花蛇舌草 40 克，冰糖 200 克。

制法　将冰糖炼制后备用，其余药材浸泡后加适量水共煎 3 次，将 3 次煎液过滤去渣取汁合并浓缩，兑入炼制后的冰糖，搅拌均匀，慢火浓缩至稠膏状。

外用膏方示例：

来源　《普济方》。

组成　无名异、没药、麝香、丹砂、沉香、血竭、乳香、突厥白、檀香、白薇、白及、白芷、鸡舌香、鸡骨香、当归、川芎、槐枝、牛膝、防风、大黄、柳枝、桑根各 20 克，蜡 220 克，铅丹 450 克，清油 1.2 千克。

制法 将上述除清油、蜡、铅丹及前 8 味（研末）外，一并切研。先将清油煮沸，下檀香等 14 味，煎至白芷呈赤黑色，滤去渣滓。再加入蜡、铅丹，用柳篦搅至色变黑，滴水成珠，软硬适宜，再下无名异等 8 味。搅拌均匀，瓷盒收盛。

用法 将上药涂于纸上，外贴创口，日换 1 次，以愈为度。

4. 气血两虚证

症状：乳中结块与胸壁粘连，推之不动，乳房遍生疙瘩，头晕目眩，面色㿠白，神疲气短，舌苔少，舌质淡或淡胖，脉虚弱。

治法：健脾益气，化痰软坚。

方药：内服膏方可选择人参养荣汤加减。若气虚卫表不固，自汗易感冒者重用黄芪，加防风、浮小麦益气固表止汗；脾虚湿盛便溏者当归减量，加薏苡仁、炒扁豆健脾祛湿。

内服膏方示例：

组成 熟地黄 200 克，五味子 200 克，生黄芪 200 克，天冬 200 克，生薏苡仁 200 克，茯苓 150 克，陈皮 150 克，肉桂 150 克，代赭石 150 克，白花蛇舌草 150 克，炙甘草 150 克，当归 120 克，白芍 120 克，全瓜蒌 120 克，山慈菇 120 克，人参 100 克，三七 100 克，紫河车 100 克，鹿角胶 100 克，阿胶 100 克。

制法 将人参、三七和紫河车研成极细粉，鹿角胶和阿胶用黄酒烊化，其余药材浸泡后加适量水共煎 3 次，将 3 次煎液过滤去渣取汁合并浓缩，兑入烊化后的鹿角胶和阿胶、人参粉、三七粉和紫河车粉，搅拌均匀，慢火浓缩至稠膏状。

二、组方及应用要点

（一）变化应用

膏方在乳腺癌的调护中具有显著优势，应用膏方辨治时应遵循标本同治、扶正祛邪的原则。扶正以健脾益气、调补肝肾为主，如放疗期间辨证属气阴两虚者，需以益气养阴来扶正；化疗期间伤脾损胃者需以健脾和胃来扶正；内分泌治疗者则以调摄冲任、平衡阴阳来扶正；损伤气血者需以补益气血来扶正。祛邪则针对患者术后、放化疗时所产生的诸种病理证候，辨证选用清热化湿、祛瘀逐痰、软坚散结等方法，清除癌毒及体内复燃之邪毒，遵循补虚而不留邪、祛邪而不伤正的治则，最终达到维持机体稳定，预防复发转移的目的。值得注意的是，补是手段不是目的，否则往往事倍功半，甚至适得其反。因此配制膏方要权衡虚实，通过辨体质、辨疾病、辨证候来确定以补为主或攻补兼施，借助膏方调补之力匡扶正气而祛其邪，从而达到预防肿瘤复发转移的目的。

膏方服用期间出现证候变化，可先根据证候特点组成汤剂处方，暂停服用膏方，待标实渐缓再应用膏方治疗。

针对罹患乳腺癌的患者，可适当选用针对性较强的抗肿瘤药物，如山慈菇解毒散结，消肿止痛，常用于痰热郁结者；蜂房祛风攻毒，散肿止痛，常用于风毒瘀阻者；瓜蒌清热化痰，利气宽胸，润肠通便，常用于痰热互结者；夏枯草清泻肝火，平抑肝阳，化痰散结，常用于痰火、热毒瘀结者；蒲公英清热解毒，消痈散结，适用于热毒蕴结者；牡蛎收敛固涩，软坚散结，适用于痰凝积结者；天冬清肺降火，滋阴润燥，适用于肺肾阴虚者。

（二）胶糖选择

乳腺癌兼阴血不足者，可选择阿胶养阴补血，阿胶性味甘平，乃血肉有情之品，滋补之效尤强，更适合于女性；肾阳不足者，可选用鹿角胶温阳补虚；若兼潮热盗汗、手足心热等，可选用龟甲胶、鳖甲胶滋阴补血。临证组方时，既要依据阴阳虚损选择胶类药物，也应遵循"阴阳并调，以平为期"的组方原则，只有用药配伍得当，阴阳互调，方可获效。晚期患者因放化疗导致食欲不佳，可在膏方中添加饴糖、白糖以矫正苦味，优化内服膏方口感；若伴见便秘，可选用蜂蜜润肠通便；合并糖尿病者可选用木糖醇或元贞糖。

乳腺癌肿块迅速变大，肿块溃破，溃烂翻花，脓水臭秽，可用软膏、油膏剂局部敷贴以清热解毒，托毒排脓，促进创面愈合。软膏剂常用的基质有猪脂、植物油、羊毛脂、蜂蜡、动物脂肪等，根据气温高低，可添加适量石蜡或液状石蜡调整基质的软硬度；或加入乳化剂制成乳剂型软膏，使药物易被皮肤吸收，并易洗除。中药油膏剂型具有柔软滑润的优点，常用的基质有麻油、清油等，其较水性药物更易穿透皮肤，促进药物吸收。

（三）细料选择

虚证者，细料常用参类，肺脾气虚证可选用生晒参，阳气虚衰证可选用红参。阴虚证可选用西洋参、铁皮石斛滋阴生津。另外，病久多兼血瘀之象，细料可加用三七粉、西红花等。若乳腺癌破溃或放疗后疮口不敛，可加入珍珠粉、羚羊角粉解毒生肌。

三、古 今 膏 方

（一）内服膏方

1. 瘕聚膏

来源　《秦伯未先生膏方选集》。

组成　生地黄300克，熟地黄、制首乌、大枣各250克，党参、阿胶、龙眼肉、淮小麦各200克，炒白蒺藜、龟甲胶、枸杞子、黑豆衣、茯神、柏子仁各150克，炒白芍、炒酸枣仁、栀子、炒枳壳各100克，蜜炒青皮、全当归各75克，制香附、川芎、金铃子各50克，炒小茴香40克。

制法　上药浸泡后加水煎煮3次，滤汁去渣，合并3次滤液，加白蜜适量，和匀收膏即成。

功用　养血疏肝，行气散结。

适应证　肝郁气滞，情志不舒之乳腺癌。

用法　口服。每晨服一调羹，开水冲调。

2. 单地黄煎

来源　《外台秘要》。

组成　生地黄剂量不拘。

制法　用一味生地黄取汁，加水煎煮3次，滤汁去渣，合并3次滤液，煮成饧状即成。

功用　补虚除热，开通瘀壅。

适应证　乳石。

用法　口服。每晨服一调羹，开水冲调。

（二）外用膏方

1. 甜菜膏

来源　《普济方》。

组成　甜菜、生地黄、猪脂各110克，大戟40克，当归、续断、防风、川芎、白芷各20克，细辛、大黄、黄芩、黄芪各15克，芍药、炙甘草各20克。

制法　将上药除猪脂外捣碎。先熬猪脂令沸，下诸药，煎至白芷赤色，即成。过滤去渣。

功用 消痈散毒，止痛生肌。

适应证 乳石发痈。

用法 每用适量，外涂于创面，每日 3～5 次。

2. 白蔹膏

来源 《普济方》。

组成 白蔹、大黄、赤石脂、芍药、黄芩、黄连、芥草、吴茱萸各 40 克。

制法 上药共研为末，鸡子清调成膏状。

功用 消肿散结，解毒疗疮。

适应证 恶核焮肿不消。

用法 每用适量，外涂于布上，每日 3～5 次。

3. 必效膏

来源 《圣济总录》。

组成 油 500 克，铅丹 300 克，白芷、乳香、当归、肉桂、川芎、藁本、细辛、密陀僧各 50 克，盐 25 克，枫香脂 7.5 克，麝香 5 克，丹砂 2.5 克，腻粉 1 克，蜡 1 克。

制法 先将油煎沸，将白芷、当归、肉桂、川芎、藁本、细辛放入锅内煎熬至白芷呈赤黑色漉出，再入蜡、枫香脂，待其完全融化，以绵滤去滓，下铅丹、密陀僧、乳香，以柳条、槐条不断搅煎，待其变黑，将柳条点药滴在水面上，凝结成珠不散，即下盐、丹砂、麝香等搅匀，倒入瓷盆内，放置水中 1 宿，除火毒。

功用 消肿散结，解毒疗疮。

适应证 乳石痈疽，发背疮毒。

用法 以布上摊贴，每日 1 次，以愈为度。

胃　癌

胃癌是指起源于胃黏膜上皮细胞的恶性肿瘤，以进行性胃脘痛、食少、消瘦、便血为常见症状。

胃癌归属于中医学"胃脘痛""癥瘕""伏梁""积聚""反胃""翻胃""噎膈"等范畴，古籍中《素问·通评虚实论》称其为"隔塞闭绝，上下不通，则暴忧之病也"，描述了饮食后膈塞不通，饮食不下的症状，气血郁结不通可促成肿瘤的形成。

一、膏方治疗优势证候辨治

胃癌病位在胃，上与贲门相关，下与幽门相系，病位虽在胃，临床症状演变上与脾、肝、肾关系密切，病性多属本虚标实。病理因素多为气滞、痰湿、瘀血、寒凝，后期常演化为正虚，治疗上从"气、痰、瘀、虚"论治胃癌。情志与胃癌的发生及恶化密切相关，肝盛乘脾，因此在治疗上重视情志调护，疏肝以达到健脾作用，脾健则运化得当，无以生湿而邪去。脾胃纳化饮食为机体提供能量，饮食无法正常转运，则在脏腑堆积加重疾病，气滞、痰阻、血瘀、食积等互结于胃体，阻塞胃体，日久影响胃之受纳腐熟，饮食无以转化，气血匮源则出现后期以气虚血亏为主的证候。依据胃癌本虚标实的根源，以扶正祛邪为原则，标实为主则化痰软坚散积，本虚为主则健脾养胃生血。

1. 肝胃不和证

症状：胃脘胀满或疼痛，窜及两胁，纳食少或呕吐反胃，嗳气陈腐或呃逆，舌质淡红，苔薄黄，脉弦。

治法：疏肝和胃，降逆止痛。

方药：柴胡疏肝散合旋覆代赭汤加减。以柴胡疏肝解郁，旋覆花下气化痰、降逆止嗳；白芍、郁金助柴胡疏肝解郁，代赭石协旋覆花重镇降逆；陈皮、枳壳、香附理气行滞；半夏燥湿化痰，降逆和胃；生姜祛痰散结，降逆止呕；人参、大枣、甘草益气补中以疗胃虚，且可防金石伤胃，甘草又能调和诸药。体质未虚者可选半枝莲、七叶一枝花、徐长卿等以解毒抗癌；痛甚者可加延胡索；嗳腐胀满者加鸡内金、山楂、谷芽、麦芽；胃中嘈杂、口干、舌红少苔者，可去香附、陈皮、半夏、枳壳，加麦冬、石斛、佛手。

内服膏方示例：

组成 柴胡 150 克，白芍 150 克，郁金 150 克，旋覆花 150 克，代赭石 150 克，陈皮 150 克，枳壳 150 克，香附 150 克，甘草 150 克，姜半夏 150 克，生姜 150 克，大枣 150 克，半枝莲 150 克，七叶一枝花 150 克，延胡索 150 克，炒麦芽 150 克，铁皮石斛 120 克，人参 100 克，蜂蜜 300 克。

制法 将人参和铁皮石斛另煎 3 次，蜂蜜炼制后备用，旋覆花用纱布包好后与浸泡后的其余药材加适量水共煎 3 次，将所有煎液过滤去渣取汁合并浓缩，兑入炼制后的蜂蜜，搅拌均匀，慢火浓缩至稠膏状。

2. 痰湿结聚证

症状：脘腹满闷，腹部作胀，食欲不振，吞咽困难，呕吐宿食，泛吐黏痰，大便溏薄，舌苔白腻，脉弦滑。

治法：理气化痰，软坚散结。

方药：导痰汤加减。以半夏、天南星辛温性燥，善于燥湿化痰，降逆和胃；辅以陈皮、枳实理气燥湿，气顺痰消，加茯苓健脾渗湿，使湿无所聚，痰无由生；以生牡蛎、浙贝母消痰散结，山楂、神曲消食和胃；甘草调和诸药而兼润肺和中。脘痞腹胀者加厚朴；舌淡便溏、喜热饮者，属脾阳不振，可加干姜、草豆蔻、苍术。

内服膏方示例：

组成 制半夏 120 克，制天南星 150 克，陈皮 150 克，枳实 150 克，茯苓 200 克，生牡蛎 300 克，浙贝母 150 克，炒山楂 200 克，炒神曲 200 克，炙甘草 100 克，厚朴 200 克，蜂蜜 300 克。

制法 将蜂蜜炼制后备用，其余药材浸泡后加适量水共煎 3 次，将 3 次煎液过滤去渣取汁合并浓缩，兑入炼制后的蜂蜜，搅拌均匀，慢火浓缩至稠膏状。

3. 气滞血瘀证

症状：胃脘刺痛拒按，痛有定处，或可扪及肿块，腹满不欲食，呕吐宿食，或如赤豆汁，或见黑便如柏油状，舌质紫暗或有瘀点，舌苔薄白，脉细涩。

治法：活血化瘀，理气止痛。

方药：膈下逐瘀汤加减。以桃仁、红花活血化瘀；以当归、赤芍助活血化瘀，且能养血，以三棱、莪术破血散瘀消积；香附、陈皮、延胡索、山楂理气活血止痛；甘草调和诸药。中寒明显者可加附子、高良姜温中散寒、通络止痛。瘀久损伤血络较甚，而见大量吐血、黑便，则应去桃仁、三棱、莪术、赤芍等，加用仙鹤草、蒲黄、槐花、三七等；呕吐甚者加半夏、生姜；胃中灼热者加蒲公英、栀子、白花蛇舌草。

内服膏方示例：

组成 桃仁 150 克，红花 150 克，当归 150 克，赤芍 200 克，三棱 90 克，莪术 90 克，香附 150 克，陈皮 150 克，延胡索 150 克，炒山楂 200 克，白花蛇舌草 300 克，三七 80 克，红糖 300 克。

制法 将三七研磨成极细粉，红糖熬制后备用，其余药材浸泡后加适量水共煎 3 次，将 3 次煎液过滤去渣取汁合并浓缩，兑入三七粉和熬制后的红糖，搅拌均匀，慢火浓缩至稠膏状。

4. 脾肾两虚证

症状：胃脘隐痛，喜温喜按，宿谷不化，泛吐清水，朝食暮吐，暮食朝吐，神疲肢冷，面色萎黄，大便溏薄，舌质淡，舌边有齿痕，苔薄白，脉沉缓或细弱。

治法：温中散寒，健脾暖胃。

方药：理中丸合六君子汤加减。虚寒甚者可加附子、吴茱萸、丁香温中散寒，陈皮理气和胃、降逆止呕；湿盛者可加白蔻仁、藤梨根健脾祛湿；甘草调和诸药；脾肾阳虚，更见形寒肢冷者，可加附子、吴茱萸、丁香、肉桂、补骨脂、淫羊藿等；大便质软，数日一行者，可加肉苁蓉；恶心、呕吐甚者，加代赭石。

内服膏方示例：

组成 白术 150 克，炮附子 30 克，吴茱萸 60 克，丁香 60 克，陈皮 150 克，白蔻仁 80 克，藤梨根 100 克，肉桂 50 克，淫羊藿 150 克，生姜 150 克，人参 100 克，阿胶 100 克，鹿角胶 60 克，蜂蜜 200 克。

制法 将人参研成极细粉，阿胶、鹿角胶用黄酒烊化，蜂蜜炼制后备用，炮附子先煎 1 小时后与浸泡后的其余药材加适量水共煎 3 次，将 3 次煎液过滤去渣取汁合并浓缩，兑入人参粉、烊化后的阿胶和鹿角胶、炼制后的蜂蜜，搅拌均匀，慢火浓缩至稠膏状。

二、组方及应用要点

（一）变化应用

临床注重辨病之阴阳、虚实，从患者整体功能着手，整体调节，以达到控制瘤体或消残余瘤体的目的。在治疗老年胃癌中晚期患者时，结合患者年龄，以补益为主，健脾和胃，补益气血，同时注重补肾之阴阳，慎用清热抗癌之品。强化阴阳在治疗时的应用，对于胃癌化疗出现的胃肠道反应，如胃脘部冷痛，喜温恶寒，舌紫暗，证属阴，可用干姜、白术、肉桂等，减少山慈菇、白花蛇舌草、连翘等苦寒药物的使用。当出现便秘、泄泻，或下痢脓血，面赤，舌红，证属阳，可辨证运用大黄、黄连等。出现肢体浮肿伴见白蛋白降低时，以赤小豆、茯苓等淡渗利湿。在胃癌患者日常调理方面，重视脾胃的调补，提倡药食同源，注重饮食调养。当肿瘤患者出现体重下降，为正气消耗，气血渐亏，以补益气血为先，伴见食欲不振者，以香砂六君子汤等健脾开胃之剂，配合搓揉足三里，外以促进气血流通，严重食欲不振时可酌情以醋酸甲地孕酮促进食欲。

化疗后出现腹泻，常因化疗损伤脾肾之阳、固涩无能所致，以健脾固涩，温肾助阳为本。大便干结常因实火导致肠津干涸，以麻仁丸加减治疗，因气血亏虚，脾胃不足，饮食减少的大便干结，以增液汤、润肠丸佐以健脾开胃配伍运用。而若肿瘤本身在短期内增长过快，不可误以为增重皆有利，除肿瘤疾病外，肥胖会导致心脑血管疾病反而加重肿瘤的进展，应适时以山楂调脂降浊，荷叶、决明子泄浊。

（二）胶糖选择

胃癌虚证多选用荤膏，实证多制作成素膏。中气亏虚者，可选择黄明胶、阿胶养阴补血和中；肾阳不足者，可用鹿角胶温肾助阳；阴虚火旺，见潮热盗汗、手足心热、胁下痞硬等症时，可选用龟甲胶、鳖甲胶、鱼鳔胶、猪皮胶滋阴降火。

胃痛应用糖类一可改善汤剂口感，二可助补益气血。中气不足虚寒者首选饴糖；瘀血者首选红糖；疮疡不敛，脘腹虚痛者首选蜂蜜；若有高血压、糖尿病、高脂血症、肥胖等，应慎用或不用蜂蜜、冰糖、蔗糖收膏，可用木糖醇或元贞糖。

（三）细料选择

胃癌属阴虚火旺者，可以选用铁皮石斛入胃经养胃阴；吐血者可选用三七打粉入药，散瘀止血；兼气虚者可选用参类，阳虚怕冷的老年患者选用红参，气虚神疲者选用生晒参。

三、古 今 膏 方

（一）内服膏方

二冬膏

来源 《摄生秘剖》。

组成 天冬、麦冬各 200 克。

制法 上药加适量水共煎 3 次，将 3 次煎液过滤去渣取汁合并浓缩，兑入冰糖，搅拌均匀，慢火浓缩至稠膏状。

功用 滋补肺胃之阴。

适应证 肺胃阴虚之胃积。

用法 每次 20～30 克，每日 2 次，连续服用 6 个月。

（二）外用膏方

水红花膏

来源 《类证治裁》。

组成 红蓼子 20 克，大黄、芒硝、栀子、石灰各 10 克，酒醅 60 克。

制法 上药除酒醅外一起捣研为细粉，再入酒醅中一起捣烂成膏。

功用 清热消肿，活血散结。

适应证 癥瘕、痞块属热证者。

用法 取膏适量，摊于布上，贴中脘穴、神阙穴等处，同时用熨斗在布上熨烫。

备注 外敷，禁内服。

大 肠 癌

大肠癌是指发生在大肠黏膜上皮的恶性肿瘤，有结肠癌、直肠癌之分，发病部位包括盲肠、升结肠、横结肠、降结肠、乙状结肠、直肠和肛管。临床多以腹痛、大便习惯改变、便血、腹部肿块为主要表现。大肠宜通不宜滞。如各种致病因素过食肥甘、霉变食物或因大肠长期慢性疾病刺激影响大肠正常的传导功能，湿热瘀毒蕴积于肠内，瘀结不通，日久变生本病。大肠癌具有起病隐匿、早期无明显症状、相对其他恶性肿瘤病情发展较缓慢、预后相对较好的特点。

大肠癌相当于中医学文献中的"脏毒""锁肛痔""积聚""肠覃"等病。

一、膏方治疗优势证候辨治

大肠癌属本虚标实之证，首辨虚实，辨腹痛。若疼痛拒按，面赤口干，大便黄褐恶臭，肛门灼热，便下黏液脓血，尿赤便秘者，多属实；若腹痛隐隐，绵绵不休，病程迁延不愈，大便泻下赤白黏液，肛门下坠，喜温喜按者，多属虚；兼见腹胀痛、胁满者，以气滞为主；见腹部刺痛，痛有定处，舌青紫者，以血瘀为主；腹痛兼面色少华，畏寒气短者，以阳气虚为主。

大肠癌常见证候为湿热下迫证、气滞血瘀证、脾肾亏虚证，均为膏方优势治疗证候。

1. 湿热下迫证

症状：腹胀痛，里急后重，便下黏液臭秽或夹脓血，肛门灼热，或伴发热、口干口苦、恶心，舌红，苔黄腻，脉滑数。

治法：清热利湿，解毒散结。

方药：槐角丸加减。方以槐角、地榆清肠凉血止血为主药；辅以黄芩、金银花、生薏苡仁以清热解毒，利湿止泻；佐以枳壳、当归尾宽肠行气，活血祛瘀。若湿热内阻，便下臭秽可加败酱草、白头翁、白花蛇舌草、苦参以助清热利湿之力；腹痛、里急后重明显者可加木香、黄连以理气止痛；下痢赤白者，可加禹余粮以收涩止痢；便血不止者，可加仙鹤草、大黄炭、栀子炭以凉血止血。

内服膏方示例：

组成 槐角 200 克，地榆 150 克，黄芩 150 克，金银花 150 克，生薏苡仁 250 克，枳壳 150 克，当归尾 150 克，败酱草 200 克，白头翁 150 克，木香 60 克，黄连 60 克，仙鹤草 200 克，冰糖 200 克。

制法 将冰糖熬制后备用，其余药材浸泡后加适量水共煎 3 次，将 3 次煎液过滤去渣取汁合并浓缩，兑入熬制后的冰糖，搅拌均匀，慢火浓缩至稠膏状。

2. 气滞血瘀证

症状：下腹胀痛或刺痛，痛有定处，便下脓血，胁胀易怒，血色暗红，或大便滞下，或里急后重，舌暗红或有瘀斑，苔薄黄，脉弦数。

治法：活血祛瘀，行气止痛。

方药：膈下逐瘀汤加减。方中桃仁、红花、当归、川芎、赤芍活血祛瘀；五灵脂、延胡索、枳壳、乌药行气活血，祛瘀通络以止痛；生地黄、牡丹皮凉血止血。腹痛明显、腹部包块者加三棱、莪术、半枝莲、土鳖虫以活血消癥瘕积聚；湿热明显者可加白花蛇舌草、土茯苓以利湿解毒；肿物增大合并有肠梗阻腹痛者，改用汤剂并可选加大黄、川厚朴、枳实、槟榔以通腑泄热，并可配合中药灌肠。

内服膏方示例：

组成 蒲黄 150 克，当归 150 克，赤芍 200 克，延胡索 150 克，香附 150 克，川芎 90 克，桃仁 150 克，乌药 80 克，枳壳 150 克，三棱 60 克，莪术 60 克，半枝莲 200 克，土鳖虫 80 克，西红花 30 克，鳖甲胶 200 克，红糖 200 克。

制法 将西红花文火另煎 3 次，鳖甲胶用黄酒烊化，红糖熬制后备用，蒲黄用纱布包好后与浸泡后的其余药材加适量水共煎 3 次，将 3 次煎液与西红花药液合并过滤去渣取汁浓缩，兑入烊化后的鳖甲胶和熬制后的红糖，搅拌均匀，慢火浓缩至稠膏状。

3. 脾肾亏虚证

症状：腹痛隐隐，腹部肿物，便下脓血腥血，久泻久痢，形体消瘦，畏寒肢冷，面色苍白，声低气怯，纳呆，腰膝酸软，舌淡胖晦暗，苔白，脉沉细。

治法：健脾固肾，消癥散积。

方药：参苓白术散合四神丸加减。方中取四君子汤以健脾益气，生薏苡仁化湿泄浊，砂仁、陈皮行气醒胃，取补骨脂、吴茱萸、肉桂、五味子以温肾固脱。如久泻不止，可加石榴皮、五倍子、罂粟壳益气固脱；虚实兼夹，湿毒内阻者，可选加苦参、木香、黄连以清热燥湿；便下赤白，出血多者加槐花、地榆、大黄炭等以凉血止血。

内服膏方示例：

组成 茯苓 250 克，炒白术 150 克，炙甘草 90 克，生薏苡仁 300 克，砂仁 90 克，陈皮 150 克，补骨脂 150 克，吴茱萸 60 克，肉桂 60 克，五味子 90 克，石榴皮 120 克，五倍子 90 克，木香 60 克，黄连 60 克，槐花 150 克，地榆 150 克，人参 100 克，阿胶 100 克，鹿角胶 100 克，蜂蜜 300 克。

制法 将人参研磨成极细粉，阿胶、鹿角胶用黄酒烊化，蜂蜜炼制后备用，其余药材浸泡后加适量水煎煮 3 次，滤汁去渣，药液合并，加热浓缩，兑入人参粉、烊化后的阿胶和鹿角胶、炼制后的蜂蜜，搅拌均匀，慢火浓缩至稠膏状。

二、组方及应用要点

（一）变化应用

针对罹患肿瘤的患者，依然以辨证论治为核心，主要目标是控制扩散，防止转移，以期能达到改善患者生活质量的目标。对于不同部位的肿瘤，可以适当选用针对性较强的抗肿瘤药物。膏方治疗大肠癌，旨在增强患者抗病能力、改善临床症状、减轻放化疗毒副作用、提高患者生活质量为主。对于伴有恶心纳呆、吐酸嘈杂、舌苔厚腻者，建议先以开路方健脾开胃。肿瘤患者病情大都虚实夹杂、本虚标实，适合用膏方标本同治、扶正祛邪，补虚而不留邪、祛邪而不伤正，且无论实证、虚证都应时时顾护脾胃。

膏方服用期间出现证候变化或者肿瘤复发转移，应暂停服用膏方，先针对原发病积极治疗，待症状平稳后，再服用膏方治疗。

（二）胶糖选择

糖类选用上，虚证者可选蜂蜜、饴糖，兼热证者可选冰糖，兼瘀证者可选红糖，如中焦虚寒可选用饴糖；若患者本身有糖尿病，可选木糖醇。

胶类选用上，湿热下迫，实热盛炽，可少用或不用胶类。血虚者，可选用阿胶、黄明胶，如果选用阿胶，则应选择陈阿胶，因其祛除了火性，效果更佳；阴虚者可加龟甲胶、鳖甲胶补益肝肾，滋阴填精，兼肝脾肿大、胁下疼痛、血瘀者首选鳖甲胶滋阴软坚；肾阳不足者，可加用鹿角胶温补肾阳。

（三）细料选择

大肠癌癥瘕积聚阳气不足者，可用海马、海龙以温阳散结消肿；人参、西洋参、冬虫夏草等珍贵的药物需要单独煎制，小火煎成浓汁，分两次煎煮，最后榨干药渣取汁，将所有药液合并，或者打成粉末，经过120目筛网后的细粉，在收膏时加入。若大肠癌局部手术后疮口不敛，可加入珍珠粉、羚羊角粉解毒生肌。

三、古 今 膏 方

（一）内服膏方

三棱草煎

来源 《外台秘要》。

组成 三棱草1千克。

制法 将上药切碎后加水5升反复煎煮，直至煎至1升，药成，过滤去渣，再浓煎至300毫升，置于铜器中武火煎熬至如稠糖，储存在密闭的容器中。

功用 行气破血，消积散结。

适应证 疝癖，症见脐腹旁或胁肋部时有筋脉攻撑急痛。

用法 每用取3克，酒送服，每日2次。

（二）外用膏方

1. 化痞膏

来源 《疡医大全》。

组成 生大黄30克，半夏、京三棱、苏木、穿山甲、陈皮、当归尾、全蝎、番木鳖、红花、陈枳壳、厚朴、莪术、血余、大贝母、川乌、天南星、香附、赤芍、草乌、坚槟榔各 9 克，蜈蚣 10 条，巴豆仁 50 粒，大鳖 1 个，桃枝、杨枝、桑枝、槐枝各 10 寸，葱 10 根，水红花子 15 克，白凤仙根 5 根。

制法　将上药择净，用香麻油 1.5 升同煎，药枯，滤净，再入黄丹 720 克收膏，候冷，入阿魏、苏合油各 15 克，血竭、没药、肉桂、孩儿茶、樟脑、乳香、虎骨（现以狗骨代替）、青黛、冰片、麝香、干漆各 6 克，皮硝 30 克，瓦楞子 18 克等细末，搅匀即成。

功用　活血化瘀，软坚散结。

适应证　痞积，癥瘕。

用法　每次取适量，摊贴患处，每日 1 换。

2. 消痞膏

来源　《医学集成》。

组成　密陀僧 180 克，羌活、蓼花子、阿魏各 15 克，穿山甲 9 克，香麻油 750 克。

制法　将羌活、蓼花子、阿魏择净，用香麻油熬枯，滤净，加密陀僧、阿魏收膏。

功用　活血散结，行气消积。

适应证　积聚，痞满。

用法　摊布上，加麝香适量，外贴患处，每日或隔日 1 换。

3. 三圣膏

来源　《丹溪心法》。

组成　石灰 250 克，大黄 30 克，肉桂 15 克。

制法　先将石灰于瓦器中炒令淡红色，取下火，候热稍减，次下大黄末，就炉外炒，候热减，下肉桂末略炒，入米醋适量熬搅成黑膏。

功用　活血通络。

适应证　积聚，痞块。

用法　用厚纸摊贴患处，每日 1 换。

肝　癌

　　肝癌是指原发于肝细胞或肝内胆管上皮细胞的恶性肿瘤，前者称为肝细胞肝癌，后者称为肝内胆管细胞癌，两者均为原发性肝癌。

　　本病起病隐匿，早期肝癌又称为亚临床肝癌，与肝硬化状态下的不典型增生结节阶段症状相似，可无任何临床症状与体征，或仅出现肝病所致的临床表现，如胁痛、纳呆、消瘦等，一旦出现肝癌临床表现，则多已至中晚期，晚期症状多种多样，其中以肝区疼痛为主，可伴有腹胀、纳差、呃逆、发热、腹泻、消瘦、呕血、便血、衄血、皮下瘀斑等。肝大，质地坚硬，伴或不伴结节，压痛明显，腹水，黄疸，脾肿大为肝癌的常见体征。其中黄疸、腹水、恶病质、锁骨上淋巴结肿大及其他远处转移灶的出现是肝癌晚期的表现。

　　中医古籍中的"鼓胀""黄疸""积聚""癥瘕""暴癥"等疾病的症状、体征如痛在胁下、痞块、黄疸等，类似于现代疾病肝癌的症状。

一、膏方治疗优势证候辨治

　　肝癌病位在肝，与脾、胃、肾、胆关系密切。病性虚实夹杂，虚以脾气虚、肝肾阴虚及脾肾阳虚为主；实以气滞血瘀、湿热瘀毒为患。本病早期临床表现不明显，一旦发病，病情复杂，发展迅速，病机转化急剧，预后较差。初起病机多以气郁脾虚湿阻为主，进一步可致湿热毒瘀互结，耗伤阴血，终致正衰邪实，病情恶化，甚则阴阳离决。毒、虚、瘀、热是肝癌的基本病理因素，邪毒化火，瘀毒互结，脾肾亏虚，进一步表现为肝肾阴虚和脾肾阳虚，贯穿肝癌发病全过程。原发性肝癌病变在肝，中医的脏腑学说认为肝为刚脏，主疏泄、喜条达而恶抑郁，肝藏血，其生理特点为体阴用阳，肝病时则疏泄无权，肝气郁结，肝血失养，导致元气伤，肝阴耗；当肝气郁结犯脾，则脾气虚；肝阴耗损及肾，则肾水亏。鉴于肝主升、主动、主散的生理特点，肝病多见肝火及肝风等阳亢征象。

肝癌辨证首辨标本。肝癌属本虚标实之证，本虚即脾气不足，正气亏损；标实即指邪毒内蕴，气血瘀滞，痰湿蕴结。发病之初多为肝郁脾虚，气滞血瘀；日久则气郁化火，湿热内生，瘀毒互结，临床见积块、黄疸、鼓胀、疼痛等症；晚期由于邪毒耗气伤阴，正气大损，致肝肾阴虚，气虚不摄，血动窍闭，常可出现血证（上下血溢）、神昏等危象。发病初期及积块、黄疸等相对稳定情况为内服膏方优势治疗证候，而出现血证、神昏等急证时，应采用救急之法。

1. 肝热血瘀证

症状：上腹肿块质硬如石，疼痛拒按，或胸胁掣痛不适。烦热口干，或烦躁口苦喜饮，大便干结，尿黄或短赤，甚则肌肤甲错，舌质红或暗红，边尖有瘀点、瘀斑，舌苔白厚或黄，脉弦数或弦滑有力。

治法：清肝解毒，祛瘀消癥。

方药：龙胆泻肝汤合下瘀血汤加减。以龙胆草、栀子、黄芩清肝火，生地黄凉血滋阴，䗪虫、桃仁、大黄祛瘀消癥，柴胡畅达肝气；血毒热盛者加蚤休、半枝莲清热凉血解毒；腹部疼痛或胸胁掣痛甚者，酌加徐长卿、蒲黄。

内服膏方示例：

组成 龙胆草 150 克，栀子 150 克，黄芩 150 克，生地黄 150 克，䗪虫 90 克，桃仁 150 克，大黄 90 克，柴胡 150 克，蚤休 90 克，半枝莲 250 克，徐长卿 150 克，蒲黄 120 克，鳖甲胶 200 克，冰糖 200 克。

制法 将鳖甲胶用黄酒烊化，冰糖熬制后备用，蒲黄用纱布包好后与浸泡后的其余药材加适量水共煎 3 次，将 3 次煎液合并去渣取汁浓缩，兑入烊化后的鳖甲胶和熬制后的冰糖，搅拌均匀，慢火浓缩至稠膏状。

2. 肝盛脾虚证

症状：上腹肿块胀顶不适，消瘦乏力，倦怠短气，腹胀纳少，进食后胀甚，眠差转侧，口干，大便溏薄，尿黄短，甚则出现腹水黄疸、下肢浮肿，舌质胖，舌苔白，脉弦细。

治法：健脾益气，泻肝消癥。

方药：六君子汤合茵陈蒿汤加减。方中以人参、白术、茯苓、甘草健脾益气，陈皮、半夏理气和胃，茵陈、栀子、大黄清热利胆退黄。毒热盛者，加半枝莲、蚤休、蟾皮清热解毒泻肝胆；腹胀明显者加槟榔、木香；有腹水黄疸者勿用蜈蚣，酌加蒲公英、徐长卿、泽泻。

内服膏方示例：

组成 白术 150 克，茯苓 200 克，甘草 90 克，陈皮 150 克，制半夏 120 克，茵陈 150 克，栀子 150 克，大黄 60 克，蚤休 90 克，半枝莲 250 克，徐长卿 150 克，蟾皮 50 克，槟榔 150 克，木香 60 克，泽泻 150 克，人参 100 克，鳖甲胶 200 克，饴糖 200 克。

制法 将人参碾成极细粉，鳖甲胶用黄酒烊化，饴糖熬制后备用，其余药材浸泡后加适量水共煎 3 次，将 3 次煎液合并去渣取汁浓缩，兑入人参粉、烊化后的鳖甲胶和熬制后的饴糖，搅拌均匀，慢火浓缩至稠膏状。

3. 肝肾阴虚证

症状：鼓胀肢肿，蛙腹青筋，四肢柴瘦，唇红口燥，短气喘促，纳呆食少，烦躁不眠，小便短少，舌质红绛，舌光无苔，脉细数无力，或脉如雀啄。

治法：滋阴柔肝，凉血软坚。

方药：一贯煎加减。生地黄、当归、沙参、麦冬、枸杞子养血滋阴柔肝为主药；川楝子疏肝理气，鳖甲胶、龟甲胶、牡丹皮、女贞子、旱莲草凉血软坚为辅。如腹水胀顶者酌加木香；肝性脑病神昏者加羚羊角，送服安宫牛黄丸；上下血溢者加鲜旱莲草、鲜藕汁、水牛角。

内服膏方示例：

组成 生地黄 150 克，当归 150 克，沙参 150 克，麦冬 300 克，枸杞子 150 克，川楝子 90 克，牡丹皮 150 克，女贞子 150 克，木香 150 克，旱莲草 300 克，羚羊角粉 18 克，龟甲胶 100 克，鳖甲胶 100 克，蜂蜜 200 克。

制法 将龟甲胶和鳖甲胶用黄酒烊化，蜂蜜炼制后备用，其余药材（除羚羊角粉外）浸泡后加适量水共煎 3 次，将 3 次煎液过滤去渣取汁合并，兑入羚羊角粉、烊化后的龟甲胶和鳖甲胶、炼制后的蜂蜜，搅拌均匀，慢火浓缩至稠膏状。

二、组方及应用要点

（一）变化应用

肝癌辨证需辨腹胀与否。腹胀为肝癌最常见症状，临床中要注意分清是气胀、水胀还是鼓胀，一般气胀时消时长，叩之如鼓，治当疏肝健脾，理气消胀；水胀则缓慢增长，伴体重增加，持续难消，腹如蛙状，治以通利二便为主，兼以温阳益气；鼓胀多伴有疼痛，固定不移，可触及包块，呃逆频作，影响进食，治以健脾温肾，软坚散结。腹胀不伴有出血等情况，可服用膏方，行气利水、化瘀散结。

肝癌还应辨血瘀与出血。血瘀为肝癌的基本病因病机，而中晚期肝癌又多出现鼻衄、齿衄及黑便等，甚至呕血便血等出血证候，故要谨慎合理使用活血化瘀之剂，有些患者虽有明显的血瘀征象，然须兼顾健脾摄血，不宜多用、久用活血化瘀之品，以免引起出血。证属血瘀时，可用膏方化瘀散结，证属出血时，当以其他方式止血为先。

（二）胶糖选择

鳖甲胶味咸，性微寒，具有滋阴潜阳、软坚散结等功效，尤其适用于肝癌胁下痞硬，因此，肝癌膏方胶类选择首选鳖甲胶。如兼见肾阴不足，可加入龟甲胶；肝癌若呈现热毒证候，鹿角胶为温阳之品，易煽风点火、加速热毒，应慎用。阴虚有热者宜选用蜂蜜、冰糖、白砂糖；脾胃虚弱者宜选用饴糖、红糖；合并糖尿病、血脂升高或形体肥胖者可用木糖醇或元贞糖。

（三）细料选择

肾阳虚者，可选海马、海龙以温阳散结消肿。若发热神昏，手足抽动或肝性脑病者，可加入羚羊角粉；阴虚内热者选用西洋参、铁皮石斛。肝癌患者膏方细料中选择参类时，阳虚怕冷，病程日久者选用红参；气虚神疲者选用生晒参。人参、西洋参等珍贵的药材需要单独煎制，小火煎成浓汁，分 2 次煎煮，最后榨干药渣取汁，将所有药液合并，或者打成粉末，经过 120 目筛网后的细粉，在收膏时加入。

三、古 今 膏 方

外用膏方

消痞膏

来源 《景岳全书》。

组成　三棱、莪术、穿山甲、木鳖仁、杏仁、水红花子、萝卜子、透骨草、大黄各 30 克，独头蒜 4 个。

制法　将诸药择净，用香麻油 500 克同煎，加飞丹收膏，再下真阿魏、乳香、没药各 30 克，麝香 9 克，搅匀，待冷倾水中，浸数日，用瓷瓶收贮。

功用　活血化瘀，消痞止痛。

适应证　癥瘕痞块。

用法　用时以白布或坚白纸摊贴，8～9 日 1 换。或用荞麦面和作一圈，围住患处四边，其块上放皮硝 60～90 克，盖厚纸，以熨斗熨，令热气内达，然后去硝，用膏药贴敷。

白血病

白血病是造血干细胞的恶性克隆性疾病。克隆中的白血病细胞在骨髓和其他造血组织中大量累积，并浸润其他器官和组织，由此产生贫血、出血、感染、肝脾及淋巴结肿大等一系列症状和体征。临床以高热、贫血、浸润为特征。中医学无"白血病"这一病名，但本病常出现的症状如发热、出血、贫血、肝脾及淋巴结肿大等历代文献多有记载，多数医家将其归属于"血证""虚劳""癥积"等范畴。

西医学中的淋巴细胞白血病、多发性骨髓瘤、髓细胞白血病，均可参照本病辨证论治。

一、膏方治疗优势证候辨治

白血病辨证论治首辨标本虚实。标本是相对概念，如白血病本病是本，症状是标，若出现出血量多，高热不退，则为标急，此时应急则治其标，针对出血、高热的症状而施治；若无明显不适症状，但疾病仍处于活动期，则为本急，此时应缓则治其本，针对白血病本病施治，加强针对引起白血病病因的对因治疗；若标本相当，则应标本同治。次辨虚实寒热，火热有实火、虚火之分；气虚有单纯气虚、气损及阳之别。其临床证候，由火热亢盛所致者属于实证；由阴虚火旺、气虚不摄及阳气虚寒所致者属于虚证。在本病的发展过程中常发生由实证向虚证的转化，本虚标实而虚实夹杂。白血病常见证候为热毒炽盛证、湿热内阻证、气滞血瘀证、气血两虚证和阴虚血热证。热毒炽盛、湿热内阻多为急性期证候，急性白血病，病势凶险，变化快，不适合膏方治疗；转为慢性白血病，症情相对稳定，多属气滞血瘀证、气血两虚证和阴虚血热证，为膏方优势治疗证候。

1. 气滞血瘀证

症状：胁下癥块，或体表肿核，按之坚硬，时有胀痛，形体消瘦，头晕乏力，面色不华，皮肤瘀斑，胸骨压痛等症，舌质暗红，或见瘀点、瘀斑，苔白，脉弦涩。

治法：行气活血，祛瘀消癥。

方药：膈下逐瘀汤加减。白细胞下降者加黄芪、黄精、女贞子、枸杞子、菟丝子；红细胞减少者加人参、党参、当归、阿胶、大枣、枸杞子、龙眼肉；血小板久降难升者加龟甲、大枣、山茱萸、黑大豆等。

内服膏方示例：

组成　桃仁 100 克，红花 100 克，柴胡 100 克，生地黄 150 克，玄参 150 克，当归 100 克，赤芍 100 克，枳壳 100 克，桔梗 100 克，甘草 60 克，鳖甲胶 200 克，红糖 200 克。

制法　将鳖甲胶用黄酒烊化，红糖炼制后备用，其余药材浸泡后加适量水共煎 3 次，将 3 次煎液过滤去渣取汁合并，兑入烊化后的鳖甲胶和炼制后的红糖，搅拌均匀，慢火浓缩至稠膏状。

2. 气血两虚证

症状：面色萎黄，神疲乏力，唇甲苍白，头晕目眩，心悸气短，纳谷不馨，时有鼻衄、齿衄、皮下出血，时有低热，皮下积块或体表肿核局限，腰酸肢冷，舌淡红，苔白，脉沉细无力。

治法：益气养血，益肾健脾。

方药：八珍汤或归脾汤加减。常在八珍汤中加淫羊藿、女贞子、何首乌、枸杞子、墨旱莲等。自汗不止者加浮小麦、五味子、煅牡蛎；腹泻不止者加诃子、赤石脂、山药等。

内服膏方示例：

组成　党参 300 克，炒白术 150 克，茯苓 150 克，甘草 150 克，当归 150 克，白芍 150 克，川芎 90 克，熟地黄 150 克，阿胶 100 克，鹿角胶 100 克，饴糖 200 克。

制法　将阿胶和鹿角胶用黄酒烊化，饴糖熬制后备用，其余药材浸泡后加适量水共煎 3 次，将 3 次煎液过滤去渣取汁合并浓缩，兑入烊化后的鹿角胶、阿胶和熬制后的饴糖，搅拌均匀，慢火浓缩至稠膏状。

3. 阴虚血热证

症状：低热不退或午后潮热，遗精盗汗，颊部潮红，五心烦热，心悸气短，鼻齿衄血或肌肤发斑，舌质红，苔少，脉细数或虚大而数。

治法：养阴清热，凉血止血。

方药：玉女煎、青蒿鳖甲汤或左归饮加减。热甚者加金银花、连翘、紫花地丁、蒲公英、大青叶、板蓝根；盗汗不止者加浮小麦、煅牡蛎；伴有出血者加侧柏炭、阿胶、龟甲胶、白及、三七；脾大者加三棱、莪术、乳香、没药、鳖甲胶、血竭；淋巴结肿大者加夏枯草、昆布、海藻。

内服膏方示例：

组成　熟地黄 150 克，生地黄 150 克，山药 100 克，山茱萸 90 克，枸杞子 150 克，茯苓 300 克，炙甘草 90 克，鳖甲胶 100 克，龟甲胶 100 克，冰糖 200 克。

制法　将鳖甲胶和龟甲胶用黄酒烊化，冰糖熬制后备用，其余药材浸泡后加适量水共煎 3 次，将 3 次煎液过滤去渣取汁合并浓缩，兑入熬制后的冰糖、烊化后的鳖甲胶和龟甲胶，搅拌均匀，慢火浓缩至稠膏状。

二、组方及应用要点

（一）变化应用

治疗白血病，应针对病因不同、证候虚实、病情轻重而辨证论治。急性证候，热毒炽盛和湿热内阻证变化迅速，虽然不是膏方优势治疗证候，当仍应予以鉴别，准确采用其他合适的治疗方法。发热，甚则高热烦躁，骨痛肢软，全身乏力，头痛，唇干口渴，便秘尿赤，甚则神昏，齿衄，鼻衄，紫斑，便血等症，舌质红绛，苔黄燥，脉弦数或沉数，多属热毒炽盛，治宜清热解毒，凉血止血，汤剂可考虑清营汤或清瘟败毒饮加减；发热多日，或汗出不畅，倦怠，口中苦黏，纳呆，或腹胀，齿痕舌，苔黄白厚腻，脉滑或濡，多属湿热内阻，治宜清热解毒除湿，汤剂可考虑连朴饮加减；高热不退者用安宫牛黄丸；神志昏迷者用紫雪丹、至宝丹；腹满纳呆者加焦三仙；伴咳嗽有痰者加桑白皮、苦杏仁、鱼腥草；鼻衄者加茅根炭、荆芥炭；齿衄者加茅根炭、阿胶；咽喉溃烂者加马勃、大青叶、六神丸；尿血者加茅根炭、大小蓟、槐花炭；皮下瘀斑者加三七、紫草；便血者加地榆炭、棕榈炭、生地黄炭；大便秘结者加大黄、元明粉。

（二）胶糖选择

便秘、阴虚者可选蜂蜜、冰糖，如兼火旺首选冰糖，兼便秘可选蜂蜜；脾胃虚寒者可用饴糖；

瘀证者可用红糖。

白血病以虚为主多用荤膏。伴阴虚者加龟甲胶、鳖甲胶，阳虚者加鹿角胶，阴阳两虚者龟甲胶、鹿角胶同用。

（三）细料选择

热毒赤盛高热昏迷或发斑者，可加羚羊角散血解毒；出血者，可加入三七粉止血补虚；化疗后肾阳亏虚，怕冷者，可加入海马、海龙以温阳散结。人参大补元气，为膏方常用的补气药，偏阳虚者可用红参，气虚者宜选用生晒参，偏阴虚者用西洋参、铁皮石斛。宜平补，慎用温补，使补而无过。

三、古今膏方

（一）内服膏方

1. 龙胆膏

来源 《中国膏药学》。

组成 龙胆草、当归、黄柏、栀子、黄芩各 30 克，芦荟、大黄、黄芪、党参、阿胶、木香各 15 克，半枝莲 40 克。

制法 将上药用水煎熟成汁，滤渣加糖适量收膏。

功用 化痰解毒。

适应证 慢性粒细胞白血病。

用法 每次 25 克，日服 3 次。

2. 青龙膏

来源 《中国膏药学》。

组成 青黛 15 克，龙胆草、黄柏、当归、栀子、黄芩各 30 克，芦荟、三尖杉、大黄各 15 克，木香 9 克。

制法 先将青黛炒干研末，次将其余 9 味药加水煎熬成汁滤渣，加糖适量收膏，然后撒入青黛末搅匀，以瓷器收贮。

功用 活络止痛。

适应证 慢性粒细胞白血病。

用法 每次 20 克，日服 3 次。

（二）外用膏方

1. 抗癌膏

来源 《实用中医内科大膏药手册》。

组成 一组：常春花、喜树、黄独、白英、龙葵、天葵、蜂房、葵树子、蟑螂、白接骨、菝葜各 20 克，半枝莲 40 克，藤梨根、灵芝各 60 克，鹿衔草、骨碎补各 24 克，黄芪、白花蛇舌草、败酱草、猪苓、瞿麦、莪术各 30 克，半边莲 50 克，全蝎 10 克。

二组：生姜、葱白、薤白、韭白、蒜头、艾叶、侧柏叶、苍耳草、凤仙草各 6 克，槐实、柳枝、桑枝、冬青枝、菊花、桃枝各 24 克，石菖蒲、白芥子、莱菔子、花椒各 3 克，发团 9 克。

制法 将以上两组药物浸泡于 2.49 千克麻油内，冬 10 日、秋 7 日、春 5 日、夏 3 日，置锅内慢火熬至药枯去滓，熬药油成，下黄丹收存，再入炒铅粉 30 克，密陀僧、松香各 12 克，赤石脂、木香、砂仁、官桂、丁香、檀香、雄黄、明矾、轻粉、降香、制乳香、制没药各 3 克，后入龟甲胶、鹿甲胶（酒蒸化）各 12 克，拌匀制成膏，去火毒，分摊于红布上，折叠备用。

功用　清热解毒，散结止痛。

适应证　白血病。

用法　将膏药加温变软，揭开贴于膈俞穴、心俞穴、府舍穴、期门穴处。

2. 乌头膏

来源　《太平圣惠方》。

组成　制川乌尖、黄柏、龙泉粉各 10 克，文蛤 1 枚，金头蜈蚣 1 条。

制法　上药共为细末，加麝香 0.5 克，陈醋调和成膏。

功用　清热解毒，消肿止痛。

适应证　白血病。

用法　外用，用时取药膏适量，贴敷于坚硬肿处，每 12 小时换药 1 次。

3. 红黄膏

来源　《常见病验方研究参考资料》。

组成　水红花子、生大黄各 15 克，朴硝、栀子、石灰各 5 克，酒醴 1 块如鸡卵大。

制法　上药共捣烂成膏，备用。

功用　活血祛瘀，散肿止痛。

适应证　慢性白血病伴肝脾肿大。

用法　外用，用时取药膏适量，摊于布上外贴敷肿大的肝脾局部，外用纱布包扎固定，并用热水袋外敷，以助药力渗透，3 日后揭开，内黑如墨为获效，每隔 3～5 日换药 1 次。

4. 麝香膏

来源　《普济方》。

组成　红芥菜子 30 克，麝香 3 克，阿魏 9 克。

制法　先将红芥菜子用生姜汁浸 1 宿后，与麝香、阿魏同捣烂成膏。

功用　解毒润肤。

适应证　慢性白血病伴肝脾肿大。

用法　外用，用时取药膏摊于布上，贴敷患处，外用纱布或汗巾包扎固定，每 3 或 5 日换药 1 次。

恶性淋巴瘤

　　恶性淋巴瘤起源于淋巴造血系统，是由淋巴细胞恶性增生形成的恶性肿瘤，以无痛性淋巴结肿大为主要表现。在病理和临床特点上分为霍奇金淋巴瘤和非霍奇金淋巴瘤。本病多在内虚的基础上，或由情志不舒，肝气郁结，气机不畅，气滞血瘀，积而成块所致；或由六淫伤食等引起脏腑经络失调，邪毒积聚，酿湿生痰，阻遏经络，血行不畅，继而出现痰阻、气滞、血瘀、毒蓄等聚集成块，最后发为恶性淋巴瘤，病因归结为"痰、毒、瘀、滞、虚"五端。病久伤正，阴阳气血亏虚，可见面色晦暗、消瘦发热等脾肾衰败的不良预后表现。

　　古代医家对淋巴瘤的描述可散见于"石疽""痰核""阴疽""瘰疬""恶核"等病证范畴之中。

一、膏方治疗优势证候辨治

　　本病病位在脾、肾，波及肺、肝。脾肾亏虚是疾病之根本原因。机体脏腑功能失调，气血阴阳失衡引起痰浊、瘀浊阻滞化生毒邪，即"痰毒""瘀毒"。

　　淋巴瘤证候错综复杂，寒热虚实兼有，临证当以辨证论治为原则，治疗以抗癌软坚、化痰祛瘀为主。早期多兼热毒蕴结，可适当选用清热解毒的中药，邪盛则攻毒抗癌，根据不同的体质和病情侧重理气、消痰或活血祛瘀，后期多有正气不足，配合补益之品扶助正气。膏方在本病中可和气血，消痰核，通经络，祛邪和扶正随期偏重，早中期宜攻邪散毒为主，使气滞通，痰结散，邪热清或寒凝开，消邪于无形；中晚期邪气入里，正气亏损，脏腑渐衰，宜扶正为主，使气血渐充和，肾气固。一般病情稳定期可服用相应的膏方治疗，病情变化迅速时可选用外用膏方或者易于变化的其他剂型治疗。

（一）早中期

1. 气郁痰结证

症状：颈项、耳下、腋下等处肿核，不痛不痒，皮色不变，坚硬如石，并见烦躁易怒，胸腹闷胀或胸胁满闷，食欲不佳，大便不调，舌淡红，苔腻，脉弦或弦数。

治法：疏肝解郁，化痰散结。

方药：逍遥散加减。可加海藻、夏枯草、生牡蛎、皂角刺、黄药子加强软坚散结之功；青皮、陈皮理气；便秘者，可加枳实、瓜蒌子、炙紫菀。

内服膏方示例：

组成　柴胡 100 克，当归 100 克，白芍 150 克，白术 150 克，茯苓 150 克，煨姜 80 克，薄荷 150 克，白芥子 100 克，猫爪草 200 克，夏枯草 150 克，贝母 150 克，炙甘草 60 克，鳖甲胶 100 克，蜂蜜 200 克。

制法　将鳖甲胶用黄酒烊化，蜂蜜炼制后备用，其余药材浸泡后加适量水共煎 3 次，将 3 次煎液过滤去渣取汁合并浓缩，兑入烊化后的鳖甲胶、炼制后的蜂蜜，搅拌均匀，慢火浓缩至稠膏状。

2. 痰热阻肺证

症状：颈项、耳下、腋下等处肿核，不痛不痒，皮色不变，坚硬如石，并见烦躁易怒，胸胁疼痛，胸闷气短，咳嗽气逆，气喘心悸，头晕头痛，舌红，苔黄腻，脉弦数。

治法：清肝泻肺，清热消痰。

方药：黛蛤散合泻白散加减。可加贝母、陈皮、紫菀、款冬花、马勃化痰利气；野菊花、猫爪草、白花蛇舌草、蒲公英、半枝莲、七叶一枝花清热解毒。

内服膏方示例：

组成　海蛤壳 150 克，桑白皮 200 克，地骨皮 200 克，生甘草 90 克，粳米 150 克，贝母 150 克，陈皮 150 克，紫菀 150 克，款冬花 150 克，菊花 150 克，夏枯草 150 克，射干 90 克，白花蛇舌草 200 克，蒲公英 150 克，半枝莲 200 克，青黛 50 克，鳖甲胶 100 克，冰糖 200 克。

制法　将鳖甲胶用黄酒烊化，冰糖熬制后备用，其余药材（除青黛外）浸泡后加适量水共煎 3 次，将 3 次煎液过滤去渣取汁合并浓缩，兑入青黛、烊化后的鳖甲胶和熬制后的冰糖，搅拌均匀，慢火浓缩至稠膏状。

3. 寒痰凝滞证

症状：颈项、耳下、腋下等处肿核，不痛不痒，皮色不变，坚硬如石，并见面色无华，形寒肢冷，头晕，纳呆，舌淡或暗，苔白，脉弦细。

治法：散寒通滞，温阳益肾。

方药：阳和汤加减。可加芥子、制南星、细辛、炮附子、桂枝、淫羊藿、炮姜。

内服膏方示例：

组成　熟地黄 150 克，白芥子 100 克，炮姜 90 克，炙麻黄 90 克，肉桂 90 克，生甘草 120 克，制半夏 100 克，鹿角胶 100 克，海马 20 克，海龙 20 克，蜂蜜 200 克。

制法　将鹿角胶用黄酒烊化，海马、海龙另煎 3 次，蜂蜜炼制后备用，其余药材浸泡后加适量水共煎 3 次，将所有煎液过滤去渣取汁合并浓缩，兑入烊化后的鹿角胶和炼制后的蜂蜜，搅拌均匀，慢火浓缩至稠膏状。

4. 痰瘀互结证

症状：颈项、耳下、腋下等处肿核，时而疼痛，食欲不振，形体消瘦，腹大如鼓，午后潮热，大便干结，或有黑便，舌暗或有瘀斑，苔黄腻，脉细涩。

治法：消瘀化痰，软坚散结。

方药：膈下逐瘀汤加减。可加郁金、莪术、三棱、三七加强活血散结之功；酌加半夏、制南星、制僵蚕、制鳖甲、生牡蛎、皂角刺加强软坚穿透之力。

内服膏方示例：

组成　当归 100 克，桃仁 100 克，红花 100 克，川芎 100 克，赤芍 100 克，牡丹皮 100 克，延胡索 100 克，海藻 100 克，鸡内金 200 克，炙甘草 100 克，乌药 80 克，香附 100 克，枳壳 100 克，昆布 100 克，西红花 30 克，鳖甲胶 100 克，红糖 200 克。

制法　将西红花文火另煎 3 次，每次 1 小时以上，鳖甲胶用黄酒烊化，红糖熬制后备用，其余药材浸泡后加适量水共煎 3 次，将 3 次煎液与西红花药液合并过滤去渣取汁浓缩，兑入烊化后的鳖甲胶和熬制后的红糖，搅拌均匀，慢火浓缩至稠膏状。

（二）中晚期

1. 气血两虚证

症状：颈项、耳下、腋下等处肿核，面色无华，少气懒言，汗出乏力，头晕，纳呆，舌淡白，苔薄白，脉细弱。

治法：补气养血。

方药：八珍汤。汗多者加五味子、牡蛎敛汗固涩，灵芝、刺五加、仙鹤草补虚扶正。

内服膏方示例：

组成　生黄芪 120 克，炒白术 90 克，茯苓 200 克，当归 60 克，川芎 90 克，白芍 150 克，熟地黄 150 克，生姜 100 克，大枣 100 克，人参 120 克，阿胶 100 克，鳖甲胶 100 克，红糖 200 克。

制法　将人参研磨成极细粉，阿胶、鳖甲胶用黄酒烊化，红糖熬制后备用，其余药材浸泡后加适量水共煎 3 次，将 3 次煎液过滤去渣取汁合并浓缩，兑入人参粉、烊化后的阿胶和鳖甲胶、熬制后的红糖，搅拌均匀，慢火浓缩至稠膏状。

2. 肝肾亏虚证

症状：形体消瘦，消谷善饥，潮热汗出，五心烦热，腰膝酸软，头晕耳鸣，两胁疼痛，遗精或月经不调，舌绛红，苔少或无苔，脉细数。

治法：滋补肝肾，软坚散结。

方药：大补阴丸。方中青蒿、鳖甲、地骨皮、银柴胡清虚热；熟地黄、天冬、麦冬、玄参、黄精、龟甲填精益髓。

内服膏方示例：

组成　熟地黄 150 克，生地黄 150 克，黄柏 150 克，知母 100 克，黄精 150 克，麦冬 200 克，炙甘草 90 克，龟甲胶 100 克，鳖甲胶 100 克，蜂蜜 200 克。

制法　将龟甲胶、鳖甲胶用黄酒烊化，蜂蜜炼制后备用，其余药材浸泡后加适量水共煎 3 次，将 3 次煎液过滤去渣取汁合并浓缩，兑入烊化后的龟甲胶、鳖甲胶和炼制后的蜂蜜，搅拌均匀，慢火浓缩至稠膏状。

二、组方及应用要点

（一）变化应用

恶性淋巴瘤的发生是一个长期的过程，处于稳定期适宜用膏方调补，特别是虚证以膏方补久服，若疾病过程中出现急症重症，以治标为先，此时应以灵活变化的汤剂或其他疗法为主，待病情稳定后，可继续膏方调养。治疗中分清标本虚实，应时时顾护脾肾，正气足则病情不会进一步发展。因膏方多需久服，不宜选用毒性强的药物或刺激性强的药物，应注意滋腻的药物不宜过多，以免阻碍脾胃运化，妨碍水谷精微的吸收。

（二）胶糖选择

早期邪实如用膏方宜选择素膏。晚期虚证多用荤膏。鳖甲胶味咸，性微寒，可软坚散结，如非阳虚可在淋巴瘤治疗中应用。此外如血虚，可加用黄明胶、阿胶养阴补血；兼潮热盗汗、手足心热等，可选用龟甲胶滋阴补肾；兼肾阳不足，可选用鹿角胶温阳补虚。

糖类选择上，治疗痰热盛者，组方用药多有苦寒清热之品，内服膏应用中更应合理添加少量蜂蜜、饴糖和冰糖以矫正苦味，优化内服膏方口感。胃虚寒明显者宜选用饴糖；热象明显者可选冰糖；阴虚者可选蜂蜜润燥；补血或破瘀为治疗目的的膏方，可选用红糖。

（三）细料选择

恶性淋巴瘤膏方细料选择和组方应注意辨证，分清虚实寒热，本病以本虚为基础，痰伏作祟，可以化痰散结的药品为长期选择。气虚明显者可加入参类药材，如人参、西洋参等；肝肾不足者选加冬虫夏草、鹿茸、紫河车；血瘀偏重者，细料可加用三七粉、西红花等化瘀止痛；痰热明显者，可加入鲜竹沥；热毒盛高热发斑者，可加羚羊角清肝解毒；后期形寒肢冷痰核结节者，可加海龙散结消肿。

三、古 今 膏 方

（一）内服膏方

夏枯草膏

来源　《清宫配方集成》。

组成　夏枯草 1 千克，土贝母、香附各 100 克。

制法　上药一起熬制成膏，白蜜收之。

功用　清热泻火，消肿散结。

适应证　寒热往来，瘰疬鼠疮，脖项肿硬，腿脚湿痹，一切瘿瘤气结。

用法　本方内服、外用均可。内服时可入煎药内调服或和丸药内服之；外用时取膏适量，摊纸上贴患处。

（二）外用膏方

1. 紫金膏

来源　《疡科心得集》。

组成　肉桂 300 克，生地黄 1200 克，秦艽 250 克，羌活 150 克，黄芩 100 克，防风 150 克，木通 150 克，川连 75 克，当归 450 克，木瓜 300 克，白术 150 克，方八 600 克，鳖甲 300 克，白芷 150 克，远志 150 克，大蜈蚣 300 克，丹参 250 克，紫草 600 克，毛慈菇 250 克，生甲片 75 克，血余炭 250 克，茜草 300 克，商陆根 1 千克，上药俱囫囵不切碎加柳枝、桃枝、枣枝、桑枝、槐枝 250 克。

制法　用香麻油 10 千克将前药浸 10 日，熬枯去渣，用飞丹 3.9 千克炒透，收膏，再下明乳香（去油研）250 克，没药（去油研）250 克。

功用　温化散结。

适应证　痰核瘰疬。

用法　取适量口服。

备注　随症加减。

2. 丹参膏

来源　《备急千金要方》。

组成　丹参、陆英、莽草、花椒、杜鹃各100克，秦艽、独活、白及、牛膝、菊花、乌头、防己各50克。

制法　上12味药切为细末，用醋浸1夜后，入猪油中慢火煎之，待水气尽，用纱布绞去药渣，冷凝即成。

功用　祛风通络。

适应证　石痈，结核瘰疬，坚肿未溃，赤白癜疹，诸肿无头作痛疽者，风结核在耳后，风水游肿、疼痛翁翁，伤寒时行，贼风恶气在外，肢节痉挛，不得屈伸，项颈咽喉痹塞嗌闭，入腹则心急腹胀，胸中呕逆，缓风不遂，湿痹不仁，偏枯拘屈，口面㖞斜，耳聋齿痛，风颈肿痹，脑中风痛。

用法　取膏适量，外摩患处。

备注　方中莽草、乌头有毒，不宜内服。

3. 琥珀膏

来源　《太平惠民和剂局方》。

组成　琥珀50克细研，丁香1克，木香1克，肉桂25克，朱砂25克细研，木鳖子25克去壳，当归25克，白芷25克，防风25克去芦头，木通25克，垂柳枝150克，松脂100克，黄丹350克，油600克。

制法　将琥珀、丁香、木香、肉桂、朱砂捣罗细研为末，木鳖子以下6味并细锉以油浸1宿，于净铛内以慢火煎，候白芷呈焦黄色、滤出，次下松脂令消，绵滤过，澄滤过，却按铛内，慢火熬，下黄丹以柳木篦不住手搅，令色黑，滴冷水碗内、捻看软硬所得，入琥珀等末搅匀，倾于瓷盒中。

功用　化痰散结。

适应证　一切风气结核、坚硬疼痛。

用法　每用时，看疮大小火畔烤，以纸上匀摊贴之，每日两度换。

4. 消瘰膏

来源　《医学衷中参西录》。

组成　生半夏50克，生穿山甲、皂角各30克，生甘遂10克，生马钱子40克，血竭20克，麻油250克，黄丹100克，麝香（现用人工麝香代替）10克。

制法　先将血竭捣研为细末，麻油入铜锅中与除黄丹、麝香外的药物一起小火煎熬，待药物变为焦黄色时滤出药渣，下黄丹及血竭粉，搅拌均匀，收膏。

功用　消瘰散结，活血通经。

适应证　瘰疬之结节肿块不消。

用法　取膏适量，摊于布上，撒上麝香，混匀，贴于患处。

备注　方中生半夏、生甘遂、生马钱子、黄丹有毒，禁内服。

5. 消核膏

来源　《丁甘仁先生家传珍方》。

组成　炙甘遂、红大戟各75克，白芥子30克，麻黄15克，生南星、姜半夏、制僵蚕、藤黄、朴硝各60克。

制法　真油 600 克,先投入炙甘遂、生南星、姜半夏煎枯捞出,次下制僵蚕、红大戟、白芥子、麻黄、藤黄逐次煎枯,前后捞出,最后下朴硝,熬至不爆,用细绢布将油滤清,下锅煎滚,缓缓投入炒黄丹,随熬随搅动,下丹之多少,以老嫩得中为度,夏季宜老,冬季宜嫩,膏成趁热倾入冷水中,抽拔数次,以去火毒。

功用　化痰软坚,散结消肿。

适应证　皮里膜外之痰核。

用法　取膏适量,摊贴患处,宜厚勿薄。

备注　此膏不用毒烈之品,对皮肤刺激损害小,方中炙甘遂、红大戟、生南星、藤黄、黄丹有毒。

（李　雁、倪　磊）

第九章　外科膏方调治

视频 9-1　外科常
见病膏方内外治
组方与应用要点

第一节　皮肤病

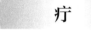

疔

疔是一种发病迅速，易于变化而危险性较大的急性化脓性疾病。多发于颜面和手足等处。其特点是疮形虽小，但根脚坚硬，有如钉丁之状，病情变化迅速，容易造成毒邪走散。如果处理不当，发于颜面部的疔疮，很容易走黄而有生命危险；发于手足部的疔疮，则易损筋伤骨而影响功能。本病分类颇多，相当于西医的疖、痈、瘭疽、气性坏疽、皮肤炭疽及急性淋巴管炎等。疔的范围很广，名称繁多，证因各异。根据发病部位和性质不同，分为颜面部疔疮、手足部疔疮、红丝疔、烂疔、疫疔。

一、膏方治疗优势证候辨治

疔主要因火热之毒为患。其毒或从内发，如恣食膏粱厚味，醇酒辛辣炙煿，脏腑蕴热内生；或从外受，如感受风热火毒，或皮肤破损染毒，火热之毒蕴蒸肌肤，以致气血凝滞，火毒结聚，热盛肉腐而成。若火毒炽盛，内燔营血，则成走黄重症。膏方治疗，直接作用于患处，并发症较少，疗效确切。

1. 初期-热毒蕴结证

症状：某处皮肤上忽起一粟米样脓头，或痒或麻，以后逐渐红肿热痛，肿势范围虽然只有 3～6 厘米，但根深坚硬，红肿高突，根脚收束，状如钉丁之状，重者有发热头痛，舌红，苔黄，脉数。

治法：清热解毒，箍毒消肿。

方药：五味消毒饮、黄连解毒汤加减。恶寒发热者，加蟾酥丸 3 粒吞服；毒盛肿甚者，加大青叶，重用黄连；壮热口渴者，加竹叶、石膏、连翘；外用金黄膏或玉露膏或千捶膏贴盖。外用膏方具体组成、制法见本节"古今膏方"，以下章节同此。

内服膏方示例：

组成　金银花 150 克，野菊花 150 克，蒲公英 200 克，紫花地丁 200 克，天葵子 150 克，黄连 60 克，黄芩 50 克，黄柏 50 克，栀子 50 克，蜂蜜 300 克。

制法　将蜂蜜炼制后备用，其余药材浸泡后加适量水共煎 3 次，将 3 次煎液过滤去渣取汁合并浓缩，兑入炼制后的蜂蜜，搅拌均匀，慢火浓缩至稠膏状。

2. 成脓期-火毒炽盛证

症状：第 5～7 日，肿势逐渐增大，四周浸润明显，疼痛加剧，脓头破溃；或伴有发热口渴，便干溲赤，苔薄腻或黄腻，脉弦滑数等。

治法：凉血解毒，提脓祛腐。

方药：犀角地黄汤、黄连解毒汤、五味消毒饮加减。外用膏方可用咬头膏敷疮顶部，再用玉露膏或千捶膏敷贴。若脓出不畅，中央已软有波动感时，可切开排脓。

内服膏方示例：

组成 犀角（现以水牛角代替）150 克，生地黄 50 克，芍药 60 克，牡丹皮 80 克，金银花 100 克，野菊花 150 克，蒲公英 100 克，紫花地丁 200 克，天葵子 250 克，黄连 60 克，黄芩 80 克，黄柏 60 克，栀子 60 克，蜂蜜 300 克。

制法 将蜂蜜炼制后备用，其余药材浸泡后加适量水共煎 3 次，将 3 次煎液过滤去渣取汁合并浓缩，兑入炼制后的蜂蜜，搅拌均匀，慢火浓缩至稠膏状。

3. 溃后期

症状：第 7～10 日，肿势局限，顶高根软溃脓，脓栓随脓外出，肿消痛止，身热减退。病程一般 10～14 天，即可痊愈。

治法：提脓祛腐，生肌收口。

方药：解毒清热汤加减。方中金银花、连翘、野菊花、蒲公英清热解毒；黄芩清利湿热；生黄芪、白术益气；赤芍、当归养血活血。轻者可服用连翘败毒丸，病久体虚者可加用八珍丸。疮口外敷金黄膏；脓尽改用生肌玉红膏、太乙膏盖贴。

内服膏方示例：

组成 金银花 300 克，连翘 150 克，蒲公英 300 克，野菊花 300 克，黄芩 150 克，赤芍 150 克，生黄芪 150 克，白术 150 克，当归 100 克，蜂蜜 300 克。

制法 将蜂蜜炼制后备用，其余药材浸泡后加适量水共煎 3 次，将 3 次煎液过滤去渣取汁合并浓缩，兑入炼制后的蜂蜜，搅拌均匀，慢火浓缩至稠膏状。

二、组方及应用要点

（一）变化应用

后期体质虚弱者，内服膏方可用补法恢复正气，使疮疡早日愈合；膏方外用直达患处，若疔头红肿疼痛较前加重，还需注意中病即止。如透脓散方中的当归、川芎，凡湿热火毒炽盛之时，皆去而不用。此外，内托法常与清热法同用，因热盛则肉腐，肉腐则为脓，故透脓的同时要酌加清热药物，火热熄则脓尽。

避免外伤，若有皮肤损伤应及时处理，防止感染蔓延。外敷药宜紧贴患部，箍围药要注意湿度，掺药要布撒均匀。疮口周围皮肤应经常保持清洁，以免并发湿疹。患在上肢者，宜用三角巾悬吊；患在下肢者，宜抬高患肢，并减少行走。

饮食宜清淡，营养宜均衡，忌食辛辣刺激食品；高热时应卧床休息，并多饮开水。

（二）细料选择

热毒赤盛者，内服膏方可以加入羚羊角粉；疮口不敛者，可加入珍珠粉解毒生肌；后期创口不敛，局部色白，肢冷属阳虚者，可加入鹿茸、海龙、海马。

三、古 今 膏 方

外用膏方

1. 金黄膏

来源 《外科正宗》。

组成 天花粉 300 克，黄柏、大黄、姜黄、白芷各 150 克，陈皮 150 克，厚朴 150 克，甘草 150

克，苍术、天南星各 60 克。

制法 上药共研细末，按药末 1/5、凡士林 4/5 的比例调匀成膏药。

功用 清热解毒，软坚散结。

适应证 疮毒红肿疼痛、痈疽发背，丹毒乳痈及无名肿毒等。

用法 局部涂敷，纱布覆盖，胶布固定。

备注 此油膏原名"如意金黄散"，制成散剂备用，用时根据病情调成膏剂或糊剂即可。

2. 玉露膏

来源 《药科启秘》。

组成 芙蓉叶（去梗茎）细末 60 克，凡士林 240 克。

制法 先将凡士林熔化冷却，再加芙蓉叶细末徐徐调制而成，亦可用麻油调。

功用 凉血退肿。

适应证 一切阳毒之症，疮、疖、肿毒、痈未破时，丹毒，带状疱疹。

用法 用时将该油膏用刮子均匀地涂在消毒纱布上，贴敷于患处。

备注 疮疡已破溃或疮疡半阴半阳证，阴证者，不宜使用本油膏。

3. 千捶膏

来源 《种福堂公选良方》。

组成 松香（锅内溶化，倾入清水内片时，揉白取用）500 克，蓖麻子 180 克（净），柏油 60 克，白蜡 60 克，大黄、银朱各 60 克，牡蛎 60 克（用粗草包好入火内煨，存性）。

制法 上合一处，石臼内捣 3000 余下，即成膏；取起，浸凉水中。

功用 消肿止痛，提脓祛腐。

适应证 痈疽疮疔初起，瘰疬，臁疮久不收口，溃后脓腐不净。

用法 上药捣膏，浸清水中。用时随疮大小用手捻成薄片，贴疮上，以绢覆盖。

备注 若痈疽溃破，加用八二丹或九一丹，则更增提脓祛腐的作用。

4. 咬头膏

来源 《外科全生集》。

组成 铜青 500 克，松香 500 克，乳香 100 克，没药 100 克，杏仁 80 克，生木鳖粉、蓖麻仁各 50 克，巴豆 80 克（不去油）。

制法 上药捣成膏，每两膏内加入白砒 1 分，再捣匀。

功用 拔脓祛腐。

适应证 痈疖脓熟不溃。

用法 临用取绿豆大 1 粒，放患顶上，用膏药掩之，溃即揭下，洗净用膏贴。

备注 胎前产后忌用。

5. 生肌玉红膏

来源 《外科正宗》。

组成 白芷 500 克，紫草 80 克，当归 100 克，甘草 100 克，轻粉 80 克，血竭 80 克，虫白蜡 80 克。

制法 先将前 4 味入油内浸 3 日，慢火熬微枯，滤清后再将油煎沸，入血竭溶化，次入虫白蜡微火化开，然后将膏倾入预放水的容器内，候片刻，入研细的轻粉，搅匀。

功用 解毒消肿，生肌止痛。

适应证 疮疡肿痛，乳痈发背，溃烂流脓，浸淫黄水。

用法 将患处用生理盐水洗净，用时将膏匀涂纱布上，贴患处，每日 1 次。

备注 忌辛辣刺激性食物。

6. 太乙膏

来源 《外科正宗》。

组成　玄参 400 克，白芷 300 克，当归身 300 克，肉桂 200 克，赤芍 200 克，大黄 200 克，生地黄 100 克，土木鳖 100 克，阿魏 100 克，轻粉 80 克，柳槐枝 80 克，血余炭 80 克，铅丹 60 克，乳香 60 克，没药 60 克，麻油 60 克。

制法　除铅丹外，将余药入麻油煎，熬至药枯，滤去渣滓，再加入铅丹，搅匀成膏。

功用　消肿清火，解毒生肌。

适应证　疮疡已溃或未溃者。

用法　用时，隔火炖烊，摊于纸上，随疮口大小敷贴患处。

备注　阴证者，不宜使用本膏。

7. 神秘万金膏

来源　《寿世保元》。

组成　草乌、川芎、大黄各 100 克，当归、赤芍、白芷、连翘、白及、白蔹、乌药、官桂、木鳖子各 150 克，槐枝、柳枝、桃枝、桑枝、枣枝各 80 克。

制法　将上药制成粗末，用麻油 1 千克浸泡 1 宿，上火熬至药焦色，以生丝绢滤去渣，用文武火熬油至滴水成珠，下炒黄丹 360 克，下丹时要徐徐搅匀，再熬至滴水不散为度。后下乳香末、没药末各 12 克，搅匀收膏备用。

功用　解毒，消肿，止痛。

适应证　风寒湿气所浸，跌打闪挫损伤，一切疼痛；哮喘咳嗽，泻痢，头痛眼痛；一切无名肿毒，疔疮，发背，疮疖湿毒，臁疮初期。

用法　将患处用生理盐水洗净，用时将膏匀涂纱布上，贴患处，每日 1 次。

痈

痈是指发生于体表皮肉之间的急性化脓性疾病。在中医文献中痈有"内痈""外痈"之分。本节只叙述外痈。其特点是局部光软无头，红肿疼痛（少数初起皮色不变），结块范围多在 6~9 厘米，发病迅速，易肿、易脓、易溃、易敛，或伴有恶寒、发热、口渴等全身症状，一般不会损伤筋骨，也不易造成内陷。一般痈发无定处，随处可生，因发病部位不同，名称繁多，但其病因病机、证治基本相同，不再赘述。生于颈部的为颈痈，生于腋下的为腋痈，生于肘部的为肘痈，生于胯腹部的为胯腹痈，生于委中穴的为委中毒，生于脐部的为脐痈。相当于西医学的皮肤浅表脓肿、急性化脓性淋巴结炎等。

一、膏方治疗优势证候辨治

外感六淫邪毒，或皮肤受外来伤害感染毒邪，或过食膏粱厚味，聚湿生浊，邪毒湿浊留阻肌肤，郁结不散，可使营卫不和，气血凝滞，经络壅遏，化火成毒，而成痈肿。

1. 初期-火毒凝结证

症状：局部突然肿胀，光软无头，迅速结块，皮肤焮红，少数病例皮色不变，到酿脓时才转为红色，灼热疼痛。日后逐渐扩大，变成高肿发硬。重者可有恶寒发热，头痛，口渴，舌苔黄腻，脉弦滑或洪数等症状。

治法：清热解毒，活血化瘀。

方药：仙方活命饮加减。发于上部，加牛蒡子、野菊花；发于中部，加龙胆草、黄芩、栀子；发于下部，加苍术、黄柏、牛膝。外用膏方初起用金黄膏。热盛者，可用玉露膏，或太乙膏外敷。

内服膏方示例：

组成　白芷 100 克，浙贝母 150 克，防风 300 克，赤芍 300 克，当归尾 100 克，甘草节 150 克，皂角刺 50 克，天花粉 30 克，乳香 30 克，没药 60 克，金银花 100 克，陈皮 30 克，西红花 30 克，蜂蜜 200 克。

制法 将西红花文火另煎 3 次，蜂蜜炼制后备用，其余药材浸泡后加适量水共煎 3 次，将 3 次煎液与西红花药液合并过滤去渣取汁浓缩，兑入炼制后的蜂蜜，搅拌均匀，慢火浓缩至稠膏状。

2. 成脓期-热盛肉腐证

症状：红热明显，肿势高突，疼痛剧烈，痛如鸡啄，溃后脓出则肿痛消退，舌红，苔黄，脉数。

治法：和营清热，透脓托毒。

方药：仙方活命饮合五味消毒饮加减。已成脓，外用膏方用咬头膏。

内服膏方示例：

组成 白芷 100 克，浙贝母 150 克，防风 300 克，赤芍 300 克，金银花 100 克，野菊花 150 克，紫花地丁 300 克，蜂蜜 200 克。

制法 将蜂蜜炼制后备用，其余药材浸泡后加适量水共煎 3 次，将 3 次煎液过滤去渣取汁合并浓缩，兑入炼制后的蜂蜜，搅拌均匀，慢火浓缩至稠膏状。

3. 溃后期-气血两虚证

症状：脓水稀薄，疮面新肉不生，色淡红而不鲜或暗红，愈合缓慢。伴面色无华，神疲乏力，纳少，舌质淡胖，苔少，脉沉细无力。

治法：益气养血，托毒生肌。

方药：托里消毒散加减。外用膏方，溃后先用金黄膏或玉露膏外盖；待肿势消退十之八九时，用红油膏盖贴；脓腐已尽，见出透明浅色黏液者，宜生肌收敛，改用生肌散、太乙膏或生肌白玉膏或生肌玉红膏盖贴。

内服膏方示例：

组成 人参 300 克，当归 500 克，川芎 100 克，芍药 100 克，白术 60 克，陈皮 100 克，茯苓 100 克，金银花 200 克，连翘 60 克，白芷 300 克，黄明胶 100 克，蜂蜜 200 克。

制法 将黄明胶用黄酒烊化，蜂蜜炼制后备用，其余药材浸泡后加适量水共煎 3 次，将 3 次煎液过滤去渣取汁合并浓缩，兑入烊化后的黄明胶和炼制后的蜂蜜，搅拌均匀，慢火浓缩至稠膏状。

二、组方及应用要点

内服膏方，气血两虚同时伴有纳食减少者，可加用炒麦芽、鸡内金；外敷金黄膏而引起皮肤发红，或起丘疹，或发生水疱、瘙痒异常，甚则湿烂者，可改用青黛膏或青黛散麻油调敷。脓出如鸡蛋清样黏液时，用生肌散收口，并以棉垫紧压疮口，可加速愈合。

三、古今膏方

（一）内服膏方

1. 参术膏

来源 《外科正宗》。

组成 人参 250 克，白术、熟地黄各 180 克。

制法 将诸药择净，研细，水煎 3 次，3 液合并，文火浓缩，加入蜂蜜适量煮沸收膏即成。

功用 健脾补气，养血消痈。

适应证 痈疽、发背等症，大脓后气血大虚。

用法 口服，每次 20 毫升，每日 2 次，温黄酒适量送服。

2. 小败毒膏

来源 《寿世新编》。

组成 大黄、黄柏、赤芍各 150 克，蒲公英 300 克，陈皮 120 克，木鳖子、金银花、乳香、甘草、当归各 30 克，白芷、天花粉各 90 克。

制法 将诸药择净，研细，水煎 3 次，3 液合并，文火浓缩，加入蜂蜜适量煮沸收膏即成。

功用 散瘟清热，消肿止痛。

适应证 疖、痈、痤疮、酒糟鼻及其他感染性皮肤病等。

用法 每服 15 克，每日 2 次，热开水冲服。

（二）外用膏方

1. 红油膏

来源 《中医外科学讲义》。

组成 凡士林 300 克，九一丹 30 克，东丹 8 克。

制法 先将凡士林烊化，然后徐徐将二丹调入，和匀成膏。

功用 防腐生肌。

适应证 溃疡不敛。

用法 使用时将药膏匀涂纱布上，贴患处，每日或隔日 1 换。

2. 生肌白玉膏

来源 《中医外科学讲义》。

组成 煅石膏 900 克（将石膏先用人尿浸半年，洗净，再漂 2 个月，然后煅熟），制炉甘石 100 克（药用剂量比例为 9∶1）。

制法 上药为细末，以麻油少许调成药膏，再加入黄凡士林（药粉与油类比例为 3∶7）。

功用 润肤生肌收敛。

适应证 溃疡腐肉已尽、疮口不敛者。

用法 用时将膏均涂纱布上，敷贴患处。

备注 脓已成者禁用。

3. 清凉膏

来源 赵炳南《简明中医皮肤病学》。

组成 当归 30 克，紫草 6 克，大黄面 4.5 克，黄蜡 120 克，麻油 480 克。

制法 先将当归、紫草浸麻油内 2～3 日，然后放火上炸至枯黄后去渣滤过，待油至温后加入大黄面及黄蜡，搅匀成膏。

功用 清热解毒，凉血止痛。

适应证 急性或亚急性皮肤病，如湿疹、皮炎、多形红斑等，亦可作软膏的基质。

用法 外敷患处。

备注 阴疮、阴疽慎用。

4. 金黄膏

见本章节"疔"古今膏方。

5. 玉露膏

见本章节"疔"古今膏方。

6. 太乙膏

见本章节"疔"古今膏方。

7. 咬头膏

见本章节"疔"古今膏方。

8. 生肌玉红膏

见本章节"疔"古今膏方。

附：生肌散

来源　《中医外科学》。

组成　制炉甘石15克，滴乳石9克，滑石30克，血珀9克，朱砂3克，冰片0.3克。

制法　上药研极细末。

功用　生肌收口。

适应证　痈疽溃后、脓水将尽者。

用法　掺疮面上，外盖膏药或药膏。

视频 9-2　糖尿病足膏方内外治组方与应用要点.mp4

丹　毒

　　丹毒是患部皮肤突然发红成片，色如涂丹的急性感染性疾病。本病发无定处，根据其发病部位的不同又有不同的病名，如生于躯干部者，称内发丹毒；发于头面部者，称抱头火丹；发于小腿足部者，称流火；新生儿多生于臀部，称赤游丹毒。本病西医也称丹毒。其特点是病起突然，恶寒发热，局部皮肤忽然变赤，色如丹涂脂染，焮热肿胀，边界清楚，迅速扩大，数日内可逐渐痊愈，但容易复发。

一、膏方治疗优势证候辨治

　　素体血分有热，或在肌肤破损处（如鼻腔黏膜、耳道皮肤或头皮等皮肤破伤，脚湿气糜烂，毒虫咬伤，臁疮等）有湿热火毒之邪乘隙侵入，郁阻肌肤而发。本病总由血热火毒为患。凡发于头面部者，多夹风热；发于胸腹腰胯部者，多夹肝脾郁火；发于下肢者，多夹湿热；发于新生儿者，多由胎热火毒所致。丹毒发病位置多变，证候不一，膏方可于辨证论治的基础上调整用药，兼顾不同位置的病变，疗效专一。

（一）内治

1. 风热毒蕴证

症状：发于头面部，皮肤焮红灼热，肿胀疼痛，甚则发生水疱，眼胞肿胀难睁；或伴恶寒，发热，头痛，舌质红，苔薄黄，脉浮数。

治法：疏风清热解毒。

方药：普济消毒饮加减。大便干结者，加生大黄、芒硝；咽痛者，加生地黄、玄参。

内服膏方示例：

组成　牛蒡子100克，黄芩100克，黄连200克，甘草200克，桔梗50克，板蓝根50克，马勃100克，连翘100克，玄参100克，升麻200克，柴胡150克，陈皮150克，僵蚕100克，薄荷50克，冰糖500克。

制法　将冰糖熬制后备用，其余药材浸泡后加适量水共煎3次，将3次煎液过滤去渣取汁合并浓缩，兑入熬制后的冰糖，慢火浓缩至稠膏状。

2. 肝脾湿火证

症状：发于胸腹腰胯部，皮肤红肿蔓延，摸之灼手，肿胀疼痛，伴口干且苦，舌红，苔黄腻，脉弦滑数。

治法：清肝泻火利湿。

方药：柴胡清肝汤、龙胆泻肝汤或化斑解毒汤加减。

内服膏方示例：

组成　川芎 150 克，当归 300 克，白芍 150 克，生地黄 200 克，柴胡 100 克，天花粉 150 克，甘草 100 克，龙胆草 300 克，栀子 200 克，黄芩 100 克，木通 80 克，泽泻 80 克，车前子 80 克，牛蒡子 60 克，玄参 80 克，淡竹叶 60 克，冰糖 500 克。

制法　将冰糖熬制后备用，其余药材浸泡后加适量水共煎 3 次，将 3 次煎液过滤去渣取汁合并浓缩，兑入熬制后的冰糖，搅拌均匀，慢火浓缩至稠膏状。

3. 湿热毒蕴证

症状：发于下肢，局部红赤肿胀、灼热疼痛，或见水疱、紫斑，甚至结毒化脓或皮肤坏死；或反复发作，可形成大脚风，可伴发热，胃纳不香，舌红，苔黄腻，脉滑数。

治法：利湿清热解毒。

方药：五神汤合萆薢渗湿汤加减。肿胀甚者，或形成大脚风者，加防己、赤小豆、丝瓜络、鸡血藤等。

内服膏方示例：

组成　茯苓 200 克，车前子 300 克，紫花地丁 200 克，金银花 150 克，牛膝 80 克，萆薢 100 克，薏苡仁 200 克，黄柏 200 克，苍术 150 克，滑石 180 克，通草 80 克，甘草 30 克，蜂蜜 300 克。

制法　将蜂蜜炼制后备用，滑石用纱布包好后与浸泡后的其余药材加适量水共煎 3 次，将 3 次煎液过滤去渣取汁合并浓缩，兑入炼制后的蜂蜜，搅拌均匀，慢火浓缩至稠膏状。

4. 胎火蕴毒证

症状：发生于新生儿，多见于臀部，局部红肿灼热，常呈游走性；或伴壮热烦躁，甚则神昏谵语、恶心呕吐。

治法：凉血清热解毒。

方药：犀角地黄汤合黄连解毒汤加减。壮热烦躁，甚则神昏谵语者，加服安宫牛黄丸或紫雪丹；舌绛少苔者，加玄参、麦冬、石斛等。

内服膏方示例：

组成　犀角（现以水牛角代替）300 克，生地黄 200 克，芍药 120 克，牡丹皮 90 克，黄连 90 克，黄芩 60 克，黄柏 60 克，栀子 90 克，蜂蜜 300 克。

制法　将蜂蜜炼制后备用，其余药材浸泡后加适量水共煎 3 次，将 3 次煎液过滤去渣取汁合并浓缩，兑入炼制后的蜂蜜，搅拌均匀，慢火浓缩至稠膏状。

（二）外治

1. 初期

症状：初起往往先有恶寒发热，头痛骨楚，胃纳不香，便秘溲赤，苔薄白或薄黄，舌质红，脉洪数或滑数等全身症状。

治法：清热解毒。

方药：初期用金黄膏或玉露膏，以冷开水或鲜丝瓜叶捣汁或金银花露调敷。

2. 成脓期

症状：局部皮肤见小片红斑，迅速蔓延成大片鲜红斑，边界清楚、略高出皮肤表面，压之皮肤红色减退，放手后立即恢复。若因热毒炽盛而显现紫斑时，则压之不褪色。

治法：清火解毒。

方药：已成脓者用咬头膏。

3. 溃后期

症状：红肿处可伴发紫癜、瘀点、瘀斑、水疱或血疱，偶有化脓或皮肤坏死。亦有一边消退，一边发展，连续不断，缠绵数周者。

治法：解毒生肌。

方药：若流火结毒成脓者，可在坏死部分做小切口引流，外敷红油膏。

二、组方及应用要点

（一）变化应用

本病以凉血清热，解毒化瘀为治法。发于头面者，须兼散风清火；发于胸腹腰胯者，须兼清肝泻脾；发于下肢者，须兼利湿清热。本病外治膏方疗效显著，但需同时结合熏洗、砭镰等外治法，能提高疗效、缩短疗程、减少复发。积极处理皮肤黏膜破损，有助于预防发病或减少复发。

本病若出现红肿斑片由四肢或头面向胸腹蔓延者，属逆证。新生儿及年老体弱者，若火毒炽盛易导致毒邪内攻，出现壮热烦躁、神昏谵语、恶心呕吐等全身症状，甚则危及生命，须中西医结合综合救治。

（二）胶糖选择

丹毒以热毒为特点，糖类可选具有解毒作用的蜂蜜，如兼火旺也可选冰糖。饴糖偏温、红糖活血，丹毒膏方治疗中多不用。丹毒以实证为主多不用胶类。

（三）细料选择

疮口不敛，内服和外用膏方均可加入珍珠粉解毒生肌；若发热神昏、手足抽动，可加入羚羊角粉；溃后期舌绛少苔，阴虚者，可选加西洋参、铁皮石斛。

三、古 今 膏 方

（一）内服膏方

苍术燥湿膏

来源 《朱仁康临床经验集》。

组成 苍术 1 千克，蜂蜜 250 克。

制法 将苍术择净，水煎 3 次，3 液合并，浓缩，加蜂蜜收膏即成。

功用 健脾燥湿，解郁辟秽。

适应证 慢性丹毒。

用法 每次 10 克，每日 2 次，温开水冲饮。

（二）外用膏方

1. 紫金膏

来源 《疡医大全》卷七。

组成 明松香 120 克，蓖麻仁 60 克，轻粉 15 克，银朱、铜绿各 7.5 克。

制法 明松香（以火熬滚，入水内扯拔百十下，研末。若贴痘毒，松香用黄豆浸水，入锅内煮化，待温，照上扯拔，研细末）、蓖麻仁（研细，放细筛罗底上，用穿山甲往来刮之，过筛，粗者去之）轻粉、银朱、铜绿。

功用 解毒止痛。

适应证　一切无名肿毒、恶疮，风湿流火，小儿痘毒。

用法　每次用少许，外涂患处。

备注　本方外用，不宜内服。

2. 地龙膏

来源　《鸡峰普济方》。

组成　地龙、黄连各21克，巴豆20个，黄蜡30克，菜籽油60克。

制法　将前3味药择净，入菜子油内煎成焦黑色，滤净，用槐柳枝搅匀，入黄蜡，搅匀收膏。

功用　清热解毒，利湿消肿。

适应证　小儿丹毒，大人疥癣。

用法　每次适量，外涂患处，每日3次。

3. 紫色消肿膏

来源　《赵炳南临床经验集》。

组成　紫草15克，升麻30克，贯众6克，赤芍30克，紫荆皮15克，当归60克，防风15克，白芷60克，红花、羌活、荆芥穗、荆芥、儿茶、神曲各15克。

制法　将诸药择净，共研细面，每120克药面加血竭面3克，山奈面6克，乳香、没药各6克，凡士林120克，调匀即成。

功用　活血化瘀，软坚消肿，止痛。

适应证　慢性丹毒，流注，结节性红斑，新生儿头皮血肿。

用法　每次适量，外涂患处，每日3次。

4. 金黄膏

见本章节"疔"古今膏方。

5. 玉露膏

见本章节"疔"古今膏方。

6. 咬头膏

见本章节"疔"古今膏方。

7. 红油膏

见本章节"痈"古今膏方。

疣

疣是发生于皮肤浅表的良性赘生物。因其皮损形态及发病部位不同而名称各异，如发于手背、手指、头皮等处者，称千日疮、疣目、枯筋箭或瘊子；发于颜面、手背、前臂等处者，称扁瘊；发于胸背部有脐窝的赘疣，称鼠乳；发于足跖部者，称跖疣；发于颈周围及眼睑部位，呈细软丝状突起者，称丝状疣或线瘊。

本病西医学也称疣，一般分为寻常疣、扁平疣、传染性软疣、掌跖疣和丝状疣等。

一、膏方治疗优势证候辨治

本病多由风热毒邪搏于肌肤而生；或怒动肝火，肝旺血燥，筋气不荣，肌肤不润所致。本病以清热解毒散结为主要治法。扁平疣、疣目，宜内服、外用膏方合治，其余疣多采用外用膏方治疗为主。

1. 风热毒蕴证

症状：突然发病，颜面部起扁平丘疹，表面光滑，如芝麻至黄豆大，淡红色或正常皮色，自觉瘙痒，搔抓可有新皮损出现，舌红，苔薄黄，脉滑数。

治法：疏风清热，解毒散结。

方药：内服紫蓝方加减。方中马齿苋、板蓝根、大青叶清热解毒，紫草根、赤芍、红花凉血活血解毒，生薏米清热利湿给邪以出路。外用姜汁和白醋混匀，调兑荸荠膏敷患处。

内服膏方示例：

组成　马齿苋600克，板蓝根200克，大青叶150克，紫草根150克，赤芍150克，红花150克，生薏米300克，木贼草150克，蜂蜜200克。

制法　将蜂蜜炼制后备用，其余药材浸泡后加适量水共煎3次，将3次煎液过滤去渣取汁合并，兑入炼制后的蜂蜜，搅拌均匀，慢火浓缩至稠膏状。

2. 肝气郁结证

症状：疣起日久，质地较硬，色暗褐，伴性情烦闷易怒，胸闷不适，纳食不香，舌淡红，苔白，脉弦。

治法：疏肝活血，化痰软坚。

方药：丹栀逍遥散合治疣方。丹栀逍遥散疏肝解郁，治疣方中马齿苋、紫草、败酱草、大青叶、板蓝根、夏枯草清化湿热，祛瘀解毒。外用等量地肤子与白矾煎汤外洗后，取胶布剪一圆洞与疣体同大，套住疣体以保护周围皮肤，然后将鸦胆子仁软膏敷于疣体，上盖纱布，固定，外敷。

内服膏方示例：

组成　柴胡150克，当归100克，赤芍150克，茯苓200克，炒白术150克，炙甘草60克，薄荷100克，马齿苋600克，大青叶150克，败酱草200克，紫草根150克，板蓝根200克，夏枯草150克，蜂蜜200克。

制法　将蜂蜜炼制后备用，其余药材浸泡后加适量水共煎3次，将3次煎液过滤去渣取汁合并，兑入炼制后的蜂蜜，搅拌均匀，慢火浓缩至稠膏状。

3. 热蕴络瘀证

症状：病程较长，皮损黄褐或暗红，烦热，舌暗红，苔薄白，脉沉缓。

治法：软坚散结，清热活血。

方药：治疣方加减。皮损色暗坚硬者，可加入生牡蛎、珍珠散结解毒，桃仁、红花活血化瘀，外用拔毒膏加热后滴于患处。

内服膏方示例：

组成　生牡蛎500克，桃仁150克，红花150克，赤芍150克，陈皮150克，赤小豆300克，马齿苋600克，紫草根150克，珍珠粉4.5克，蜂蜜300克。

制法　将蜂蜜炼制后备用，其余药材（除珍珠粉外）浸泡后加适量水煎煮3次，滤汁去渣，合并滤液，兑入珍珠粉和炼制后的蜂蜜，搅拌均匀，慢火浓缩至稠膏状。

二、组方及应用要点

（一）变化应用

各种疣均可选用木贼草、板蓝根、马齿苋、香附、苦参、白鲜皮、薏苡仁、地肤子等中药，煎汤趁热洗涤患处，每日2～3次，可使部分皮疹脱落。

（二）注意要点

（1）扁瘊忌搔抓，抓破后损害加重。

（2）疣目应避免摩擦和撞击，以防出血。生于甲下者，疼痛异常，宜早治。

（3）跖疣避免挤压。

（4）鼠乳应保持局部清洁，抓破后可自身接种，避免继发感染。

（三）胶糖和细料选择

本病实证为主，多采用素膏或清膏，动物胶类一般不需使用。糖类中可选择蜂蜜，解毒润燥兼矫正口感。细料中如皮肤色暗，可选择珍珠打粉解毒生肌。

三、古今膏方

（一）内服膏方

治疣方

来源　《急救广生集》。

组成　马齿苋 600 克，败酱草 150 克，紫草 100 克，大青叶 150 克，板蓝根 150 克，夏枯草 150 克。

制法　将上述药材浸泡后加适量水共煎 3 次，将 3 次煎液过滤去渣取汁合并，慢火浓缩至稠膏状。

功用　养血活血，清热解毒。

适应证　扁平疣等。

用法　口服，每次 15 克，每日 2 次。

（二）外用膏方

1. 鸦胆子仁软膏

来源　《中医皮肤病学简编》。

组成　鸦胆子仁 30 克。

制法　将上药择净，研为细末，用凡士林加至 100 克，调匀成膏外用。

功用　腐蚀赘疣。

适应证　寻常疣、瘢痕疙瘩。

用法　先用胶布剪一圆洞与疣体同大，套住疣体以保护周围皮肤，然后将鸦胆子仁软膏敷于疣体，上盖纱布，固定，每 2 日 1 换。

2. 拔毒膏

来源　《皮肤科常用制剂》。

组成　白蔹、苍术、连翘、黄芩、白芷、木鳖子、生穿山甲、赤芍、栀子、大黄、蓖麻子、金银花、生地黄、当归、黄柏、黄连各 96 克，蜈蚣、乳香、没药、血竭、儿茶、轻粉、樟脑、红粉各 18 克，麻油 12 升，铅丹 3.75 千克。

制法　将乳香、没药、血竭、儿茶、轻粉、红粉分别研细末，过筛，混合均匀待配；樟脑另装待配。取麻油先将生穿山甲置锅中炸黄，再加白蔹等 16 味中药炸枯去渣，炼至滴油成珠，加铅丹搅拌，收膏。配膏时用文火熔化待温，加樟脑及乳香、没药等药末，搅匀后，摊涂裱褙物上，对折装盒，备用。

功用　清热解毒，软坚散结。

适应证　疖肿、胼胝、寻常疣、跖疣等。

用法　疖肿、胼胝采用贴敷法；寻常疣、跖疣采用热滴法：病变周围贴以橡胶膏，露出病变处，取硬膏加热熔化，趁热滴于病处，再贴橡胶膏。每 2～3 日更换 1 次。

3. 荸荠膏

来源 《急救广生集》。

组成 荸荠汁、葱根汁各 200 毫升，松香、麻油各 200 克。

制法 将松香、麻油一起煎熔，再下入荸荠汁、葱根汁，搅拌均匀，慢火熬至滴水成珠，摊于布上。

功用 清热化痰，散结消疣。

适应证 赘疣、脚茧等。

用法 外贴患处。

瘾　疹

瘾疹是以皮肤出现红色或苍白色风团，时隐时现的瘙痒性、过敏性皮肤病。《诸病源候论·风瘙身体瘾疹候》中曰："邪气客于皮肤，复逢风寒相折，则起风瘙瘾疹。"本病多因先天禀赋不足，卫外不固，风邪乘虚侵袭所致；或表虚不固，风寒、风热外袭，客于肌表，致使营卫失调而发；或饮食不节，过食辛辣肥厚，或肠道寄生虫，使肠胃积热，复感风邪，内不得疏泄，外不得透达，郁于皮毛腠理之间而发。此外，情志内伤，冲任不调，肝肾不足，血虚生风生燥，阻于肌肤也可生成。对食物、生物制品、肠道寄生虫等过敏也发作本病。

本病西医学称为荨麻疹。其特点是皮肤上出现瘙痒性风团，发无定处，骤起骤退，退后不留痕迹。

一、膏方治疗优势证候辨治

本病起病急，发展迅速，内服膏方以解表为主，兼顾散寒、清热、疏风、燥湿等功效。外用膏方主要作用于体表肌肤，有止痒之功效。综合治疗，起到标本兼治、内外兼顾的作用。

1. 风热犯表证

症状：风团鲜红，灼热剧痒，遇热则皮损加重，伴发热恶寒，咽喉肿痛，舌质红，苔薄白或薄黄，脉浮数。

治法：疏风清热。

方药：消风散加减。

内服膏方示例：

组成 当归 150 克，生地黄 150 克，防风 150 克，蝉蜕 120 克，僵蚕 150 克，知母 90 克，苦参 100 克，荆芥 100 克，苍术 60 克，牛蒡子 100 克，石膏 150 克，甘草 90 克，木通 100 克，羚羊角粉 18 克，蜂蜜 400 克。

制法 将蜂蜜炼制后备用，除羚羊角粉外的其余药材浸泡后加适量水共煎 3 次，将 3 次煎液过滤去渣取汁合并，兑入羚羊角粉和炼制后的蜂蜜，搅拌均匀，慢火浓缩至稠膏状。

2. 风寒束表证

症状：风团色白，遇风寒加重，得暖则减，口不渴，舌质淡，苔白，脉浮紧。

治法：疏风散寒。

方药：麻黄桂枝各半汤加减。

内服膏方示例：

组成 桂枝 100 克，麻黄 50 克，芍药 150 克，生姜 50 克，炙甘草 60 克，杏仁 120 克，大枣 200 克，蜂蜜 300 克。

制法 将蜂蜜炼制后备用，其余药材浸泡后加适量水共煎 3 次，将 3 次煎液过滤去渣取汁合并，兑入炼制后的蜂蜜，搅拌均匀，慢火浓缩至稠膏状。

3. 肠胃实热证

症状：发疹时可伴有脘腹疼痛、神疲纳呆、大便秘结或泄泻，甚至恶心呕吐，苔黄腻，脉滑数。部分患者有肠寄生虫。

治法：疏风解表，通腑泄热。

方药：防风通圣散合茵陈蒿汤加减。

内服膏方示例：

组成　防风 150 克，荆芥 100 克，连翘 200 克，薄荷 100 克，川芎 90 克，炒白芍 150 克，栀子 150 克，大黄 60 克，石膏 200 克，黄芩 100 克，桔梗 150 克，苦参 90 克，白鲜皮 200 克，白蒺藜 100 克，牛蒡子 200 克，茵陈 120 克，蜂蜜 300 克。

制法　将蜂蜜炼制后备用，其余药材浸泡后加适量水共煎 3 次，将 3 次煎液过滤去渣取汁合并，兑入炼制后的蜂蜜，搅拌均匀，慢火浓缩至稠膏状。

4. 气血两虚证

症状：风疹块反复发作，延续数月或数年，劳累后则发作加剧，神疲乏力，舌质淡，苔薄，脉濡细。

治法：调补气血，息风潜阳。

方药：八珍汤加减。

内服膏方示例：

组成　当归 150 克，川芎 90 克，熟地黄 150 克，炒白芍 150 克，炒白术 100 克，茯苓 200 克，炙甘草 90 克，酸枣仁 300 克，白蒺藜 100 克，人参 100 克，黑芝麻 150 克，蜂蜜 300 克。

制法　将黑芝麻研成极细粉，人参另煎 3 次，蜂蜜炼制后备用，其余药材浸泡后加适量水共煎 3 次，将 3 次煎液与人参煎液合并过滤去渣取汁，兑入黑芝麻粉和炼制后的蜂蜜，搅拌均匀，慢火浓缩至稠膏状。

5. 冲任不调证

症状：常在月经前数天开始出现风团，往往随着月经的干净而消失，但在下次月经来潮时又发作，常伴有痛经或月经不调。

治法：调摄冲任。

方药：四物汤合二仙汤加减。

内服膏方示例：

组成　炒白芍 150 克，当归 150 克，熟地黄 150 克，川芎 90 克，淫羊藿 150 克，黄柏 150 克，知母 90 克，菟丝子 100 克，怀牛膝 100 克，益母草 150 克，桃仁 100 克，西红花 30 克，鳖甲胶 200 克，红糖 200 克。

制法　将鳖甲胶烊化，西红花文火另煎 3 次，红糖熬制后备用，其余药材浸泡后加适量水共煎 3 次，将 3 次煎液与西红花药液合并过滤去渣取汁，兑入烊化后的鳖甲胶和炼制后的红糖，搅拌均匀，慢火浓缩至稠膏状。

二、组方及应用要点

（一）变化应用

风热犯表证，风团鲜红灼热者，加牡丹皮、赤芍；口渴者，加玄参、天花粉；瘙痒剧烈者，加刺蒺藜、珍珠母。风寒束表证，恶寒怕冷者，加炙黄芪、炒白术、防风。

禁用或禁食某些过敏的药物或食物，避免接触致敏物品，积极防治某些肠道寄生虫病；忌食鱼腥虾蟹、辛辣、葱、酒等；注意气温变化，自我调摄寒温，加强体育锻炼。

（二）胶糖选择

瘾疹阴虚者糖类首选蜂蜜，解毒润燥；冲任不调者，可应用红糖活血祛瘀；合并糖尿病者可用木糖醇或元贞糖；潮热盗汗、手足心热的阴虚证者，可选择鳖甲胶、龟甲胶、猪皮胶补肺兼退虚热。

（三）细料选择

内服膏方中热毒炽盛，可以加入羚羊角粉；冲任不调，瘀血内停者，可加入西红花解毒活血。

三、古 今 膏 方

（一）内服膏方

抗过敏膏

来源 《北京市中成药规范》。

组成 乌梅150克，防风、柴胡、生甘草、五味子各90克，白鲜皮150克，苦杏仁90克。

制法 将诸药择净，研细，水煎3次，3液合并，文火浓缩，加入蜂蜜适量煮沸收膏即成。

功用 清热祛湿，散风止痒。

适应证 风热蕴结、脾湿风毒引起的风湿疙瘩，时起时伏，周身刺痒，怕冷发热，骨节酸痛，过敏性皮肤病，荨麻疹等。

用法 每次20毫升，每日2次，温开水适量送服。

（二）外用膏方

1. 虎杖红药子膏

来源 《千家妙方》。

组成 红药子、虎杖各适量，麻油60毫升，冰片10克。

制法 将红药子研细末，过筛，炒至浅灰色备用。虎杖加水煎汁，取液浓缩成膏，以500克药膏加麻油60毫升、冰片10克调和，后再加入红药子粉搅匀成膏。

功用 清热解毒，滋润生肌。

适应证 过敏性皮炎并溃烂感染。

用法 每次适量，涂于患处，每日3~4次。

2. 菊蕷膏

来源 《太平圣惠方》。

组成 菊蕷根、蔷薇根各60克，白蒺藜、附子、独活、犀角屑（现以水牛角代替）、白芷、防风、苦参、川升麻、漏芦、汉防己、川椒、木香、蛇衔草、茺蔚、枳壳、莽草各30克，猪脂1.25千克。

制法 将上药择净，研细，以食醋适量浸1宿，用猪脂入药，文火煎至白芷变赤色，下火，滤净，收膏即成。

功用 祛风止痒，行气活血。

适应证 风瘙瘾疹，皮肤苦痒，搔之血出等。

用法 使用时取药膏适量摩涂患处，每日3次。

3. 垂柳膏

来源 《小儿卫生总微方论》。

组成 垂柳枝 150 克，苦参 60 克，黄芩 30 克。

制法 将上药择净，研为细末备用。每次适量，加水 2 碗，煎至 1 碗，滤净，加墨汁适量搅匀，再熬成膏，候冷即成。

功用 清热利湿，祛风止痒。

适应证 漆疮痒痛，荨麻疹等。

用法 每次适量，外涂患处，不拘时。

牛 皮 癣

牛皮癣是皮肤状如牛领之皮，厚而且坚的慢性瘙痒性皮肤病。在中医古代文献中，因其好发于颈项部，又称摄领疮；因其病缠绵顽固，亦称顽癣。明代《外科正宗》说："牛皮癣如牛项之皮，顽硬且坚，抓之如朽木。"本病初起为风湿热之邪阻滞肌肤或硬领等外来机械刺激所引起；病久耗伤阴液，营血不足，血虚生风生燥，皮肤失去濡养而成；肝火郁滞，情志不遂，郁闷不舒，或紧张劳累，心火上炎，以致气血运行失职，凝滞肌肤，每易成重要诱发因素，且致病情反复。总之，情志内伤、风邪侵扰是本病发病的诱发因素，营血失和、气血凝滞则为其病机。

本病相当于西医学的神经性皮炎，其特点是皮损多是圆形或多角形的扁平丘疹融合成片，剧烈瘙痒，搔抓后皮损肥厚，皮沟加深，皮嵴隆起，极易形成苔藓化。

一、膏方治疗优势证候辨治

本病病程呈慢性，常多年不愈，易反复发作。本病治疗内服膏方以祛邪扶正为治则，根据不同证候，以清热、祛风、养血、润燥为治则。外用膏方以润肤止痒为原则，兼顾滋阴、解毒、利湿。内外兼治，促进病程缩短，加快康复。

1. 风湿蕴肤证

症状：局部除有成片丘疹肥厚外，并伴有部分皮损潮红、糜烂、湿润和血痂，苔薄黄或黄腻，脉濡数。

治法：祛风清热，利湿止痒。

方药：消风散加减。常用荆芥、防风、蝉蜕、牛蒡子、当归、生地黄、苦参、苍术、黑芝麻、知母、石膏、木通。病久皮损苔藓样变者，加三棱、莪术；剧痒难忍者，加乌梢蛇、蜈蚣。

内服膏方示例：

组成 荆芥 150 克，防风 150 克，蝉蜕 100 克，牛蒡子 150 克，当归 150 克，生地黄 200 克，苦参 100 克，苍术 120 克，黑芝麻 150 克，知母 90 克，石膏 200 克，木通 100 克，蜂蜜 200 克。

制法 将蜂蜜炼制后备用，其余药材浸泡后加适量水煎煮 3 次，滤汁去渣，合并滤液浓缩，兑入炼制后的蜂蜜，搅拌均匀，慢火浓缩至稠膏状。

2. 肝郁化火证

症状：皮损色红，伴心烦易怒，口苦，咽干，舌边尖红，脉弦数。

治法：疏肝清热，泻火止痒。

方药：龙胆泻肝汤加减。常用龙胆草、柴胡、黄芩、栀子、当归、泽泻、木通、车前子、生地黄、生甘草。惊悸失眠者，加珍珠粉；瘙痒剧烈者，加白蒺藜、白鲜皮。

内服膏方示例：

组成 龙胆草 200 克，黄芩 150 克，栀子 150 克，泽泻 120 克，木通 120 克，车前子 150 克，当归 150 克，生地黄 150 克，柴胡 150 克，生甘草 90 克，蜂蜜 200 克。

制法 将蜂蜜炼制后备用，其余药材浸泡后加适量水煎煮 3 次，滤汁去渣，合并滤液浓缩，兑入炼制后的蜂蜜，搅拌均匀，慢火浓缩至稠膏状。

3. 血热生风证

症状：成片红色小丘疹，发展迅速，自觉瘙痒明显，伴有大便秘结，小便短赤，口干舌燥，舌红苔薄白，脉浮数。

治法：清热消风，凉血止痒。

方药：凉血消风散加减。常用生地黄、当归、荆芥、蝉蜕、苦参、白蒺藜、知母、生石膏、生甘草。若血热症状较重者，可加用水牛角粉、赤芍、知母；若瘙痒较重者，可加用僵蚕、蝉蜕、蜈蚣；若夜寐不安、多梦者，可加用龙骨、牡蛎、磁石。

内服膏方示例：

组成　生地黄 200 克，当归 120 克，荆芥 120 克，蝉蜕 100 克，苦参 100 克，白蒺藜 100 克，知母 90 克，石膏 200 克，生甘草 120 克，猪皮胶 200 克，蜂蜜 300 克。

制法　将猪皮胶熬胶过滤取液，蜂蜜炼制后备用，其余药材浸泡后加适量水共煎 3 次，将 3 次煎液过滤去渣取汁合并浓缩，加入猪皮胶浓缩液，兑入炼制后的蜂蜜，搅拌均匀，慢火浓缩至稠膏状。

4. 血虚风燥证

症状：病程较长，局部干燥、肥厚、脱屑，状如牛领之皮，伴心悸怔忡，失眠健忘，舌淡，苔薄，脉细。

治法：养血息风，润燥止痒。

方药：当归饮子加减。常用当归、白芍、川芎、生地黄、白蒺藜、防风、荆芥、黄芪、甘草。失眠健忘者，加酸枣仁、首乌藤、女贞子、石菖蒲；肥厚粗糙，瘀血内阻者，加桃仁、红花、丹参。

内服膏方示例：

组成　荆芥 150 克，防风 150 克，白蒺藜 120 克，黄芪 150 克，甘草 90 克，何首乌 120 克，生地黄 150 克，当归 150 克，白芍 100 克，川芎 90 克，黄明胶 200 克，蜂蜜 200 克。

制法　将黄明胶烊化，蜂蜜炼制后备用，其余药材浸泡后加适量水煎煮 3 次，滤汁去渣，合并滤液浓缩，兑入烊化后的黄明胶和炼制后的蜂蜜，搅拌均匀，慢火浓缩至稠膏状。

二、组方及应用要点

（一）变化应用

本病初起多为风湿热之邪阻滞肌肤或硬领等外来的机械刺激所引起，病久耗伤阴液，营血不足，血虚生风，皮肤失去濡养；血虚肝旺，情志不安，过度紧张者，更易复发。本病在治疗过程中，除了外用膏方之外，应重视内服膏方治疗，去除病变产生的内在机制，减少复发。生活中应提醒患者避免精神刺激，保持情绪稳定，少食辛辣食物，禁用手搔抓及热水烫洗，避免硬领摩擦。

（二）胶糖选择

糖类选择上优选具有润燥、解毒、止痒作用的蜂蜜；胶类可根据证候的特点进行选择，如阴虚者可选黄明胶滋阴润燥；兼有热象者可选用猪皮胶润燥、清退虚热。

（三）细料选择

血瘀较重者，可考虑应用西红花活血解毒；兼见惊悸失眠者可加入珍珠粉安神解毒，可于收膏过程中兑入。

三、古 今 膏 方

外用膏方

1. 黑豆馏油软膏

来源 赵炳南《简明中医皮肤病学》。

组成 黑豆馏油（为豆科植物黑大豆的种子经干馏所得的焦油）10克，凡士林90克。

制法 将黑豆馏油与经加热熔融并滤过的凡士林基质混匀即得。

功用 软化浸润角质，消炎止痒。

适应证 慢性湿疹、银屑病、神经性皮炎等。

用法 取适量涂抹于患处，每日1～2次。

2. 黑豆软膏

来源 《赵炳南临床经验集》。

组成 白豆10克。

制法 将上药择净，研细，用10%黑豆馏油软膏，加到100克即成。

功用 收敛，止痒，还原角质。

适应证 神经性皮炎。

用法 每次适量，每日2次，外涂于皮损处。

3. 癣症熏药油膏

来源 《赵炳南临床经验集》。

组成 苍术、黄柏、苦参、防风各9克，大枫子、白鲜皮各30克，松香、鹤虱草各12克，五倍子15克。

制法 将诸药择净，研细，经减压后干馏成焦油物质，用凡士林或祛湿药膏制成5%～10%油膏。

功用 软坚止痒。

适应证 神经性皮炎（干癣），慢性湿疹（顽湿疡），皮肤淀粉样变性（松皮癣）等。

用法 每次适量，外敷患处，包扎固定，每日1换。

4. 糠地糊膏

来源 《赵炳南临床经验集》。

组成 糠焦油5克，地榆粉10克，液化酚1克。

制法 将上药用氧化锌糊膏，加到100克即成。

功用 消炎杀菌，止痒剥脱，软化浸润。

适应证 亚急性慢性肥厚性皮肤病，神经性皮炎，湿疹等。

用法 每次适量，每日2次，外涂于皮损处。

5. 玉容膏

来源 《普济方》。

组成 黄芪、当归、白芍、白芷、川芎、藿香叶、零陵香、白檀香、白附子、白及、白蔹、杏仁各30克，瓜蒌5克，冰片6克，清油120毫升，黄蜡60克。

制法 将前13味药切细，入清油内浸3日，再用文火煎至焦黄色，去渣，入冰片、黄蜡搅匀凝膏。

功用 活血，祛湿，止痒。

适应证 皮肤癣毒生疮。

用法 外涂患处，每日2次。

6. 豆青膏

来源　赵炳南《简明中医皮肤病学》。

组成　白降丹 3 克，巴豆油 4.5 克，青黛面 1 克，羊毛脂 30 克，凡士林 120 克。

制法　搅匀成膏。

功用　软化浸润，破瘀散结。

适应证　慢性肥厚性皮肤病，银屑病静止期，神经性皮炎，皮肤淀粉样变性等。

用法　外用薄敷。

备注　对汞过敏者及急性皮肤病不宜用。

附：白降丹

来源　赵炳南《简明中医皮肤病学》。

组成　朱砂 6 克，雄黄 6 克，水银 30 克，硼砂 15 克，火硝 45 克，食盐 45 克，白矾 45 克，皂矾 45 克。

制法　先将朱砂、硼砂、雄黄研细，入食盐、白矾、火硝、皂矾、水银研匀。用阳城罐一个置炭穴中，徐徐加药粉入罐，化尽，用微火焙干，再用一阳城罐合上，外加盐泥纸封固，炭火烧炼，刮下研细。

功用　腐蚀坚皮，化腐提毒。

适应证　鸡眼、寻常疣、疖毒成脓未溃、陈旧性窦道。

用法　水调少许点涂脓头，致破溃引流，或单独研细制成药线外用。

备注　外用时刺激疼痛较重，故应少用薄涂，汞过敏者禁用。

白 驳 风

白驳风是指皮肤变白，大小不同，形态各异的局限性色素脱失性皮肤病。中医文献中又有"白癜""白驳""斑白""斑驳"等名称。本病系气血失和，脉络瘀阻所致。情志内伤，肝气郁结，气机不畅，复受风邪，搏于肌肤；素体肝肾虚弱，或亡精失血，伤及肝肾，致肝肾不足，外邪侵入，郁于肌肤；跌打损伤，化学灼伤，络脉瘀阻，毛窍闭塞，肌肤腠理失养，酿成白斑。

本病相当于西医学的白癜风。其特点是皮肤白斑可发生于任何部位，任何年龄，单侧或对称，大小不等，形态各异，边界清晰；亦可泛发全身；病程呈慢性，易诊难治，影响美容。西医学发病原因不明。近年来一些学者研究认为，在多种因素，如精神、神经因素刺激下，免疫、代谢功能紊乱，使自身黑素细胞破坏，从而导致皮肤色素局限性脱失。

一、膏方治疗优势证候辨治

白驳风总由气血失和、脉络瘀阻所致。辨证论治上，内服膏方以理气、活血、通络为主，外用膏方以散寒、祛风、燥湿为主。内外同治，表里兼顾，能取得显著疗效。

1. 肝郁风袭证

症状：白斑散在渐起，形状不规则，无炎症及皮屑，伴有心烦易怒，或胸胁胀痛，夜眠不安，月经不调，舌质正常或淡红，苔薄，脉弦。

治法：祛风和血。

方药：白驳丸（赵炳南《简明中医皮肤病学》）加减。方中白蒺藜、防风疏风，当归、赤芍、川芎、红花养血活血，鸡血藤、首乌藤养血通络，黄芪益气固表，补骨脂、黑豆皮补肾乌须，陈皮理气和中。

内服膏方示例：

组成　当归 100 克，鸡血藤 150 克，防风 100 克，白蒺藜 300 克，补骨脂 100 克，赤芍 100 克，红花 100 克，陈皮 100 克，黄芪 150 克，川芎 100 克，黑豆皮 150 克，首乌藤 150 克，黄明胶 100 克，蜂蜜 300 克。

制法　将黄明胶用黄酒烊化，蜂蜜炼制后备用，其余药材浸泡后加适量水共煎 3 次，将 3 次煎液过滤去渣取汁合并浓缩，兑入烊化后的黄明胶和炼制后的蜂蜜，搅拌均匀，慢火浓缩至稠膏状。

2. 气血瘀滞证

症状：多有外伤，或病史日久，白斑局限或泛发，边界清楚，局部可有刺痛，舌质紫暗或有瘀斑、瘀点，苔薄白，脉涩。

治法：活血化瘀，通经活络。

方药：通窍活血汤或白驳片方（《中医外科学》）加减。

内服膏方示例：

组成　紫草 100 克，降香 100 克，桃仁 100 克，七叶一枝花 100 克，白药子 100 克，白薇 100 克，苍术 40 克，海螵蛸 70 克，生首乌 100 克，龙胆草 40 克，白蒺藜 100 克，甘草 75 克，西红花 30 克，鳖甲胶 100 克，鹿角胶 50 克，红糖 200 克。

制法　将鳖甲胶、鹿角胶用黄酒烊化，西红花另煎 3 次，红糖熬制后备用，其余药材浸泡后加适量水共煎 3 次，将 3 次煎液取汁，与西红花单煎液合并过滤去渣，兑入烊化后的鳖甲胶、鹿角胶和熬制后的红糖，搅拌均匀，慢火浓缩至稠膏状。

二、组方及应用要点

（一）变化应用

本病病机主要为气血失和，脉络瘀阻。其中本病发病的重要因素之一便是风邪，风邪与其他致病因素一起侵袭肌表而致气血失和，经络瘀阻，皮肤失养而致白斑。《内经》中提到："诸风掉眩，皆属于肝。"又因"肝肾同源"，素体肾精不足者，也会导致精血亏少，不能濡养腠理，肌肤失养而致本病。因此本病治疗关键在调肝养肾，祛风通络。本病多缠绵日久，久病入络，精亏血少，因此要重视外用膏方与内服膏方同时应用。内服膏方重在补肾填精，滋养肝肾，养血通络。外用膏方重在通阳化瘀，祛风通络。肝郁气滞证，心烦易怒者，加牡丹皮、栀子；月经不调者，加益母草；发于头面者，加蔓荆子、菊花；发于下肢者，加木瓜、牛膝。气血瘀滞证，跌仆损伤后而发者，加乳香、没药；局部有刺痛者，加白芷；发于下肢者，加牛膝；病久者，加苏木、刺蒺藜、补骨脂。

白驳风患者进行日光浴及理疗，要注意光的强度和时间，并在正常皮肤上搽避光剂或盖遮挡物，以免晒伤。避免滥用外擦药物，尤其是刺激性过强的药物，以防损伤肌肤。坚持治疗，树立信心；愈后巩固治疗，防止复发。少吃含维生素 C 高的蔬菜、水果，多吃豆类制品。

（二）胶糖选择

胶类选择上，肝郁风袭、营卫失和者，可选用黄明胶滋阴润燥，养血活血；气滞血瘀者，可选用鳖甲胶活血散瘀并配以鹿角胶温阳通络。糖类选择上可选择具有养阴生津作用的蜂蜜润泽肌肤，若血瘀者可选择红糖。

（三）细料选择

病程日久，脉络瘀阻较重者，可用西红花兑入，祛瘀宣通经络；兼见惊悸失眠者可加入珍珠粉安神解毒，可于收膏过程中兑入。

三、古今膏方

（一）内服膏方

1. 蓼花膏

来源　赵炳南《简明中医皮肤病学》。

组成　鲜白蓼花纯花。

制法　选鲜白蓼花纯花洗净，加水8倍，煎煮3小时后，过滤取汁，再煎煮浓缩成膏，加等量蜂蜜。

功用　祛风活血，退白斑。

适应证　白癜风、黄褐斑、女阴白斑等。

用法　每次 6 克，每日 2 次，热开水冲服。

2. 苍耳膏

来源　《医宗金鉴·外科心法要诀》。

组成　鲜苍耳全草一味洗净 1 千克。

制法　将苍耳全草加水 8 千克煮汁 3 小时去渣，浓缩成膏，每 300 克苍耳草药液浓缩成 90 克，再加入等量蜂蜜，混匀。

功用　祛风，除湿。

适应证　白癜风、银屑病、荨麻疹、急慢性湿疹等。

用法　每次 3～10 克，每日 2 次，开水冲服。

备注　苍耳有毒，应注意不可过量长期应用。

（二）外用膏方

1. 摩风膏

来源　《证治准绳》。

组成　硫黄、密陀僧、腻粉、乳香、白僵蚕（炒）、杏仁（去皮）各等份。

制法　上药各为细末，研匀，酥调成膏。

功用　祛风润肌。

适应证　白癜风。

用法　用时以生布包裹摩擦患处，每日 4～5 次。

2. 苦参膏

来源　《圣济总录》。

组成　苦参、食盐各等份。

制法　上药捣末，以酒 500 毫升，煎至 200 毫升左右，入药搅匀，慢火再煎成膏。

功用　清热燥湿。

适应证　白癜风。

用法　每次用时，先用清洁纱布擦患处令赤，取膏涂之。纱布揩擦不可将皮肤擦破，微红即可。

3. 附子膏

来源　《外台秘要》。

组成　附子、天雄、乌头各 90 克，防风 60 克。

制法　将上述 4 味药物切碎，与猪膏 600 克反复煎煮，不断浓缩，直至膏成。

功用　祛风，散寒，燥湿。

适应证　白癜风。

用法　取膏适量，敷患处上。

4. 如圣膏

来源　《世医得效方》。

组成　附子、硫黄各 50 克。

制法　将上药研为细末，姜汁调匀如膏状。

功用　燥湿散寒。

适应证　白癜风。

用法　先用布擦皮肤表面令损，再用茄蒂蘸药外擦。

冻　疮

冻疮是人体遭受寒邪侵袭所引起的局部性或全身性损伤。"冻疮"病名始见于《诸病源候论》。本病的特点是局部性者以局部肿胀发凉、瘙痒、疼痛、皮肤紫斑，或起水疱、溃烂为主要表现；全身性者以体温下降，四肢僵硬，甚则阳气亡绝为主要表现，若不及时救治，可危及患者生命。

《外科正宗》谓："冻疮乃天时严冷，气血冰凝而成。"概括地说明了冻疮主要为寒冷所致。人体遭到严寒侵袭后，尤其是在潮湿、刮风、防寒设备不良、衣帽和鞋袜紧小、长时间不活动等情况下更易发生；若平素气血衰弱、疲劳、饥饿、对寒冷敏感，亦容易导致本病发生。寒邪侵袭过久，耗伤元气，以致气血运行不畅，气血凝滞，而成冻疮；重者肌肤坏死，骨脱筋连，甚则阳气绝于外，荣卫结涩，不复流通而死。此外暴冻着热、暴热着冻也可导致气血瘀滞而坏死成疮。

本病相当于西医学的冻伤。临床上以暴露部位的局部性冻疮为最常见，局部性者常根据受冻部位的不同，分别称为"水浸足""水浸手""冻烂疮"等；全身性冻伤称为"冻死"，西医学称为"冻僵"。

一、膏方治疗优势证候辨治

本病因寒盛阳虚，气血冰凝所致，治宜温通散寒，补阳活脉。Ⅰ、Ⅱ度冻疮以膏方外治为主，以活血、消肿、止痛为治则。Ⅲ度冻疮要内外合治，内服膏方以温经、散寒、通脉为治则，外用膏方以祛风湿、散肿毒、生肌敛疮为治则。辨证论治中，分阶段，分轻重，分缓急，分病因。寒凝血瘀证为膏方优势治疗证候，寒盛阳衰证病势危重、发展迅速，需其他方法综合治疗。

寒凝血瘀证

症状：局部麻木冷痛，肤色青紫或暗红，肿胀结块，或有水疱，发痒，手足清冷，舌淡苔白，脉沉或沉细。

治法：温经散寒，养血通脉。

方药：当归四逆汤或桂枝加当归汤加减，可加黄芪补卫气，丹参、西红花化瘀滞。

内服膏方示例：

组成　桂枝 150 克，白芍 150 克，大枣 150 克，炙甘草 120 克，生姜 150 克，当归 150 克，细辛 40 克，通草 100 克，生黄芪 100 克，丹参 200 克，西红花 30 克，鹿角胶 100 克，红糖 300 克。

制法　将鹿角胶用黄酒烊化，西红花另煎 3 次，红糖熬制后备用，其余药材浸泡后加适量水共煎 3 次，将 3 次煎液取汁，与西红花单煎液合并过滤去渣，兑入烊化后的鹿角胶和熬制后的红糖，搅拌均匀，慢火浓缩至稠膏状。

二、组方及应用要点

（一）变化应用

在寒冷环境下工作的人员注意防寒保暖，尤其对手、足、耳、鼻等暴露部位的保护。防湿、防潮，保持服装鞋袜干燥，脚汗多者，可涂 3%～5% 甲醛液。冬天户外作业，静止时间不宜过长，适当活动，以促进血液循环。受冻后，不宜立即用火烤，防止溃烂成疮。冻疮未溃发痒，切忌用力搔抓，防止皮肤破伤感染。

（二）胶糖选择

冻疮由寒邪引起，选用胶类时可用鹿角胶温通经脉，如面色无华、头晕血虚者可选择阿胶养血补虚。糖类选择上可用红糖养血温经，如兼有脾胃虚寒者可选用饴糖补益中焦。

（三）细料选择

局部皮肤色暗瘀血者，可加入西红花活血解毒；形寒肢冷阳气不足者，可选海龙、海马温阳敛疮。

三、古 今 膏 方

外用膏方

1. 阳和解凝膏

来源 《外科方外奇方》。

组成 麻油 5 千克，全牛蒡子根叶梗 1.5 千克，白凤仙梗 120 克，当归、肉桂、附子、桂枝、大黄、川乌、地龙、僵蚕、赤芍、白芷、白药、白及各 60 克，川芎 12 克，防风、荆芥、木香、陈皮、香橼、川断、五灵脂各 30 克。

制法 将全牛蒡子根叶梗、白凤仙梗入麻油中熬枯，滤净，候 1 日，纳入诸药煎枯，滤净，隔 1 宿油冷后，取药油 500 克、黄丹 210 克，调匀，熬至滴水成珠，离火，下乳香、没药各 60 克，苏合油 120 克，麝香 30 克，调匀收膏，半个月后即可摊贴。

功用 温经和阳，行气活血，祛风散寒，化痰通络。

适应证 寒湿凝滞所致的阴疽、流注、瘰疬、冻疮、乳癖等阴性疮疡，兼治筋骨酸痛、寒性疟疾等。

用法 每次适量，摊贴患处，每日或隔日 1 换。

备注 临床应用以疮疡肿胀钝痛，皮色不变为辨证要点。

2. 柏叶膏

来源 《圣济总录》。

组成 炙柏叶 90 克，杏仁 20 枚，麻油 90 克，头发如鸡子大 1 团，盐 0.3 克，乳香 1.5 克，黄蜡 15 克。

制法 将盐和乳香研细，麻油与黄蜡煮沸，即下诸药，以头发熔化为度，其膏即成。

功用 祛风湿，散肿毒。

适应证 冻疮。

用法 每用时先以小便洗净患处，拭干，涂上膏药，宜厚，再以软帛包裹，勿令空气得入。如脚、指相掩处，尤须多用此膏。开始每日换药 1 次，稍愈后，3～4 日换药 1 次。

3. 灵异膏

来源　《证治准绳》。

组成　郁金 90 克，生地黄 60 克，甘草 30 克，猪脂 500 克，黄蜡 120 克。

制法　将上药择净，研细，入猪脂内煎焦黑色，滤净，入黄蜡搅匀，收贮。

功用　活血化瘀，消肿止痛。

适应证　杖疮，金疮，烫火伤，冻疮，恶疮等。

用法　每次适量，外敷患处，包扎固定，每日或隔日 1 换。

4. 冻疮膏

来源　《房芝萱外科经验》。

组成　肉桂 15 克，紫草 15 克，麝香 3 克，熟地黄 15 克，黄柏 30 克，炒苍术 30 克。

制法　上药共为细末，用适量凡士林调成软膏。

功用　散寒止痛，温经通脉。

适应证　冻疮。

用法　将膏涂于冻疮处。

烧　伤

烧伤是由于热力（火焰、灼热的气体、液体或固体）、电能、化学物质、放射线等作用于人体而引起的一种局部或全身急性损伤性疾病。在古代，一般以火烧和汤烫者居多，故又称为水火烫伤、汤泼火伤、火烧疮、汤火疮、火疮等。由于现代科学技术的发展，出现了化学烧伤、放射性烧伤、电击伤等。本病主要由于强热侵害人体，导致皮肉腐烂而成。主要有火焰、热水（油）、蒸汽、电流、激光、放射线、化学物质和战时火器等。轻者，仅皮肉损伤；重者，除皮肉损伤外，因火毒炽盛，伤津耗液，损伤阳气，致气阴两伤，或因火毒侵入营血，内攻脏腑，导致脏腑失和，阴阳平衡失调，重者可致死亡。

西医学认为高温可直接造成局部组织细胞损害，发生变质、坏死，甚至炭化。大面积严重烧伤可引起全身性变化，早期可因大量体液丢失和剧烈疼痛引起休克。在体液回收期和焦痂脱落期细菌感染可引起脓毒败血症。创面修复愈合可形成大量瘢痕或形成顽固性溃疡。

一、膏方治疗优势证候辨治

小面积轻度烧伤，可单用膏方外治；大面积重度烧伤，必须内外兼治。常见证候为火毒伤津证、阴伤阳脱证、火毒内陷证、气血两虚证、脾胃虚弱证。其中阴伤阳脱证、火毒内陷证病势较急，发展迅速，应给予汤剂或其他中西医结合治疗方案治疗，火毒伤津证、气血两虚证、脾胃虚弱证为内服膏方优势治疗证候。内服膏方治疗原则以清热解毒，益气养阴为主。外用膏方以凉血止血，祛湿润肌为主。内外兼治的同时，以保持创面清洁，预防和控制感染，促进愈合为原则。

1. 火毒伤津证

症状：壮热烦躁，口干喜饮，便秘尿赤，舌红绛而干，苔黄或黄糙，或舌光无苔，脉洪数或弦细数。

治法：清热解毒，益气养阴。

方药：黄连解毒汤、银花甘草汤、犀角地黄汤或清营汤加减。

内服膏方示例：

组成　黄连 150 克，黄芩 150 克，黄柏 150 克，栀子 150 克，金银花 150 克，生甘草 90 克，水牛角 450 克，生地黄 150 克，牡丹皮 150 克，赤芍 100 克，铁皮石斛 120 克，西洋参 90 克，黄明胶 150 克，冰糖 200 克。

制法 将黄明胶烊化，西洋参和铁皮石斛另煎 3 次，冰糖熬制后备用，其余药材浸泡后加适量水共煎 3 次，将所有煎液过滤去渣取汁合并浓缩，兑入烊化后的黄明胶和熬制后的冰糖，搅拌均匀，慢火浓缩至稠膏状。

2. 气血两虚证

症状：疾病后期，火毒渐退，低热或不发热，精神疲倦，气短懒言，形体消瘦，面色无华，食欲不振，自汗，盗汗；创面肉芽色淡，愈合迟缓，舌淡，苔薄白或薄黄，脉细弱等。

治法：补气养血，兼清余毒。

方药：托里消毒散或八珍汤加金银花、黄芪。

内服膏方示例：

组成 黄芪、白芍、白术、茯苓、当归、金银花各 150 克，川芎、白芷、甘草、桔梗、皂角刺各 80 克，人参 100 克，阿胶 200 克，蜂蜜 300 克。

制法 将阿胶烊化，人参另煎 3 次，蜂蜜炼制后备用，其余药材浸泡后加适量水共煎 3 次，将所有煎液过滤去渣取汁合并浓缩，兑入烊化后的阿胶和炼制后的蜂蜜，搅拌均匀，慢火浓缩至稠膏状。

3. 脾胃虚弱证

症状：病程日久，创面难以愈合，疲乏无力，食欲不振，腰腹胀满，或呕吐腹泻，面色少华，形体消瘦，舌淡，苔白腻，脉弱。

治法：健脾和胃。

方药：参苓白术散合益胃汤加减。

内服膏方示例：

组成 茯苓 250 克，炒白术 150 克，炙甘草 90 克，生薏苡仁 300 克，砂仁 90 克，陈皮 150 克，玉竹 150 克，沙参 150 克，麦冬 150 克，生地黄 150 克，生晒参 100 克，猪皮胶 200 克，饴糖 300 克。

制法 将猪皮胶熬胶过滤取液，生晒参另煎 3 次，饴糖熬制后备用，其余药材浸泡后加适量水共煎 3 次，将所有煎液过滤去渣取汁合并浓缩，兑入熬制后的饴糖，搅拌均匀，慢火浓缩至稠膏状。

二、组方及应用要点

（一）变化应用

大面积烧伤患者住院后实施无菌隔离 1～2 周，病室要定时通风，保持干燥，限制人员进出，接触患者的敷料、被单、物品等注意灭菌。精心护理，勤翻身，防止创面长期受压，保持痂皮干燥和完整。鼓励患者进食，可以绿豆汤、西瓜汁、水果露、银花甘草汤等代茶频服；多食新鲜蔬菜、水果、禽蛋、瘦肉；忌食辛辣之品。

治疗中加减用药，火毒伤津证，口干甚者加鲜石斛、天花粉等；便秘者加生大黄；尿赤者加白茅根、淡竹叶等。阴伤阳脱证，冷汗淋漓者加煅龙骨、煅牡蛎、黄芪、白芍、炙甘草。气血两虚证，食欲不振者加神曲、麦芽、鸡内金、薏苡仁、砂仁。

（二）胶糖选择

烧烫伤多由于热毒内留，选用胶类时，应选择性凉或平的胶类使用，黄明胶、猪皮胶有润肤补虚之功，可首选应用，如补血选用阿胶时，以陈年阿胶为宜。糖类可选择具有润肤滋养作用的蜂蜜，热证者，也可选冰糖；如瘀血明显，可选用红糖；脾胃虚弱者，可选用饴糖。

（三）细料应用

细料选择上，疮口不敛，可加入珍珠粉、羚羊角粉解毒生肌；阴虚者，可加入铁皮石斛、西洋参。气虚者选择参类时，可选用生晒参，或于普通饮片中应用太子参，避免使用燥烈性温的红参。

三、古今膏方

外用膏方

1. 白及膏

来源 《赵炳南临床经验集》。

组成 白及粉、煅石膏粉各 30 克，凡士林 240 克。

制法 将前 2 味药择净，与凡士林调匀成膏。

功用 收敛生肌。

适应证 烧烫伤，下肢溃疡、臁疮等。

用法 每次适量，外敷患处。

2. 紫草润肌膏

来源 《幼科金针》。

组成 紫草 3 克，当归 15 克，香麻油 120 克，黄蜡 15 克。

制法 将前 2 味药择净，研细，加香麻油熬枯，去渣取汁，将油再熬，加黄蜡熔化收膏即成。

功用 润肤止痛，活血生肌。

适应证 火烫发疱腐烂。

用法 每次适量，外涂患处，每日 3 次。

3. 鸡黄膏

来源 《圣济总录》。

组成 鸡蛋。

制法 将鸡蛋煮熟，去壳取黄，放置锅中炒取蛋黄油，加轻粉少许搅匀。

功用 收敛生肌。

适应证 烫火及热油伤成疮。

用法 每次适量，外涂患处，每日 3 次。

4. 生地黄膏

来源 《太平圣惠方》。

组成 生地黄 30 克，柏根白皮 60 克，苦竹叶、甘草各 30 克。

制法 将上药择净，研为细末，入猪脂 500 克内，煎至生地黄色黑，滤净，候冷收膏。

功用 清热解毒，收敛生肌。

适应证 水火烫伤。

用法 每次适量，外涂患处，每日 3 次。

5. 生肌玉红膏

见本章节"疗"古今膏方。

（高登鹏、施 怡）

第二节　其他外科疾病

瘰　疬

瘰疬是一种发生于颈部的慢性感染性疾病。因其结核成串，累累如贯珠状，故名瘰疬，又名"疬子颈""老鼠疮"。相当于西医学的颈部淋巴结结核、淋巴瘤等。其特点是多好发于颈部两侧，病程进展缓慢。初起时结核如豆，不红不痛，缓缓增大，窜生多个，相互融合成串，成脓时皮色转为暗红，溃后脓水清稀，夹有败絮样物，此愈彼溃，经久难敛，易成窦道，愈合后形成凹陷性瘢痕。

一、膏方治疗优势证候辨治

忧思恚怒，肝气郁结，气郁伤脾，脾失健运，痰湿内生，结于颈项而成；日久痰浊化热，或肝郁化火，下烁肾阴，热盛肉腐而成脓，溃后脓水淋漓，耗伤气血，经久难愈。也可因素体肺肾阴亏，以致阴虚火旺，肺津不能输布，灼津为痰，痰火凝结而形成。本病多发病日久，膏方治疗，不仅直接作用于患处，还可缓缓图之，缓则治其本。

（一）内治

1. 气滞痰凝证

症状：多见于瘰疬初期，肿块坚实，无明显全身症状，苔腻，脉弦滑。

治法：疏肝理气，化痰散结。

方药：开郁散加减。肝火偏盛者，加黄芩、栀子。

内服膏方示例：

组成　白芍 150 克，当归 60 克，白芥子 90 克，柴胡 30 克，炙甘草 30 克，全蝎 30 克，白术 90 克，茯苓 90 克，郁金 60 克，香附 90 克，浙贝母 150 克，制半夏 120 克，厚朴 200 克，桔梗 150 克，蜂蜜 200 克。

制法　将蜂蜜炼制后备用，其余药材浸泡后加适量水共煎 3 次，将 3 次煎液过滤去渣取汁合并，兑入炼制后的蜂蜜，慢火浓缩至稠膏状。

2. 阴虚火旺证

症状：核块逐渐增大，皮核相连，皮色转暗红；或伴午后潮热，夜间盗汗，舌红，少苔，脉细数。

治法：滋阴降火。

方药：消瘰丸合清骨散加减。热重者，加半枝莲、白花蛇舌草、天葵子清热散结；痰黏稠不易出者，加海蛤壳化痰散结。

内服膏方示例：

组成　玄参 200 克，生牡蛎 500 克，浙贝母 200 克，半枝莲 500 克，白花蛇舌草 300 克，海蛤壳 150 克，天葵子 200 克，银柴胡 80 克，胡黄连 80 克，秦艽 90 克，地骨皮 60 克，青蒿 60 克，甘草 150 克，鳖甲胶 100 克，冰糖 300 克。

制法　将上述药材浸泡后加适量水共煎 3 次，将 3 次煎液过滤去渣取汁合并，慢火浓缩至稠膏状。

3. 气血两虚证

症状：疮口脓出清稀，夹有败絮样物，形体消瘦，精神倦怠，面色无华，舌淡质嫩，苔薄，脉细。

治法：益气养血。

方药：香贝养营汤加减。若大便溏薄，加怀山药、薏苡仁。

内服膏方示例：

组成 白术 150 克，茯苓 200 克，陈皮 200 克，熟地黄 100 克，川芎 100 克，当归 100 克，浙贝母 100 克，香附 100 克，白芍 100 克，生黄芪 120 克，桔梗 100 克，甘草 80 克，生姜 80 克，大枣 60 克，阿胶 100 克，人参 100 克，蜂蜜 200 克。

制法 将阿胶用黄酒烊化，人参研磨成极细粉，蜂蜜炼制后备用，其余药材浸泡后加适量水共煎 3 次，将 3 次煎液过滤去渣取汁合并浓缩，兑入人参粉、烊化后的阿胶和炼制后的蜂蜜，搅拌均匀，慢火浓缩至稠膏状。

（二）外治

1. 初期

症状：颈部一侧或双侧结块肿大如豆粒，一个或数个不等；皮色不变，按之坚实；推之能动，不热不痛。多无全身症状。

治法：疏风消肿。

方药：局部肿块处可敷冲和膏或用阳和解凝膏掺黑退消，5～7 日一换。

2. 中期

症状：结核增大，皮核粘连。有时相邻的结核可互相融合成块，推之不动，渐感疼痛。如皮色渐转暗红，按之微热及微有波动感者为内脓已成。可伴轻微发热，食欲不振，全身乏力等。

治法：排脓散结。

方药：外敷冲和膏，如脓成未熟，改用千捶膏。脓熟宜切开排脓，创口宜大，或做十字切口，以充分引流。

3. 后期

症状：切开或自溃后，脓水清稀，夹有败絮样物，疮口呈潜行性空腔，疮面肉色灰白，四周皮肤紫暗，可形成窦道。如脓水转厚，肉芽转成鲜红色，则即将愈合。常伴潮热、咳嗽、盗汗等肺肾阴亏之证；或出现面色少华，精神倦怠，头晕，失眠，经闭等气血两亏之证；或出现腹胀便溏，形瘦纳呆等脾虚不运之证。

治法：清疮生肌。

方药：已溃者一般先用药线引流，或药棉嵌入疮口，外敷红油膏或冲和膏。肉芽鲜红，脓腐已尽时，改用生肌玉红膏。若疮面肉芽高突，可先用千金散棉嵌，待胬肉平整后改用生肌玉红膏。如有空腔或窦道时，可用千金散药线，也可用扩创或挂线手术。

二、组方及应用要点

（一）变化应用

内服膏方以扶正祛邪为总则，按初、中、后期辨证论治，尽量争取早期消散。形成窦道者需用腐蚀药，必要时做扩创手术，可增加营养食物，忌食鱼腥发物、辛辣刺激之品。本病愈后可因体质虚弱或劳累而复发。若结核数年不溃，也无明显增大，推之可动，其病较轻；若初起结核即累累数枚，坚肿不移，融合成团，其病较重。临床也有患者见数枚结核，有的推之可动，有的液化成脓，有的溃破成漏，几种表现可同时出现。

（二）胶糖选择

气滞痰凝实证，可不用或少用胶类。虚火旺者可加入鳖甲胶软坚散结，滋阴降火。气血两虚者可加入阿胶、黄明胶养血扶正。在糖类的选择上，如有热象，可选冰糖，虚证者可选蜂蜜、饴糖。

（三）细料选择

局部温度不热，形寒肢冷阳气不足者，可选海龙、海马散结消肿。选择参类时，气虚乏力者可用生晒参；若阴虚口干舌红，可加西洋参。

三、古今膏方

（一）内服膏方

夏枯草膏

来源　《医宗金鉴》。

组成　夏枯草 750 克，当归、白芍、玄参、乌药、浙贝母、僵蚕各 15 克，昆布、桔梗、陈皮、川芎、甘草各 9 克，香附 30 克，红花 6 克。

制法　将诸药择净，研细，水煎 3 次，3 液合并，文火浓缩，加入蜂蜜适量煮沸收膏即成。

功用　化硬消坚。

适应证　男妇小儿，忧思气郁，肝旺血燥，瘰疬坚硬，瘿瘤坚硬，结核肿痛，痈疖肿毒，目珠夜痛等。

用法　每次 10 毫升，每日 3 次，温开水适量送服。可同时配合局部外用。

（二）外用膏方

1. 冲和膏

来源　《仙传外科集验方》。

组成　炒紫荆皮 150 克，炒独活 90 克，炒赤芍 60 克，白芷 30 克，石菖蒲 45 克。

制法　上药研细末。每用适量，葱煎汤或热酒调敷患处。或以本品 1/5、凡士林 4/5 调匀成膏，外敷患处。

功用　疏风消肿，活血祛寒。

适应证　痈疽发背，流注骨疽，以及折伤损痛。

用法　局部涂敷，纱布覆盖。

备注　临床应用以阴阳不和、冷热不清之疮肿为其辨证要点。

2. 消核膏

来源　《徐评外科正宗》。

组成　制甘遂、红芽大戟各 60 克，白芥子 24 克，麻黄 12 克，生南星、姜半夏、僵蚕、藤黄、朴硝各 48 克。

制法　取香麻油 500 克，先投制甘遂、生南星、姜半夏，熬枯捞出；次下僵蚕；三下红芽大戟、麻黄；四下白芥子；五下藤黄，逐次熬枯，先后捞出；六下朴硝，熬至不爆。去渣取汁净，再下锅熬滚，徐徐投入炒透东丹，随熬随搅。下丹之多少以膏之老嫩为度。夏宜稍老，冬宜稍嫩。膏成，趁热倾入水盆中，去火毒，即可摊贴。

功用　化腐生肌。

适应证　瘰疬、乳核及各种结核。

用法　摊膏应用时，宜厚勿薄，贴患处，3～5 日换 1 次。

3. 红油膏

见本章第一节"痈"古今膏方。

4. 千捶膏

见本章第一节"疔"古今膏方。

5. 生肌玉红膏

见本章第一节"疔"古今膏方。

6. 阳和解凝膏

见本章第一节"冻疮"古今膏方。

7. 普救万全膏

见第八章第八节"痹证"古今膏方。

附　黑退消

来源　《中医外科学讲义》。

组成　生川乌15克，生草乌15克，生南星15克，生半夏15克，生磁石15克，公丁香15克，肉桂15克，制乳香15克，制没药15克，炒甘松9克，硇砂9克，冰片6克，麝香6g。

制法　上药除冰片、麝香外，各药研细末后和匀，再将冰片、麝香研细后加入和匀，用瓶装置，不使出气。

功用　行气活血，祛风逐寒，消肿破坚，舒筋活络。

适应证　阴证或半阴半阳证肿疡。

用法　用时将药粉撒于膏药或油膏上敷贴患处。

附　千金散

来源　《外伤科学》。

组成　煅白砒6g，制乳香、制没药、轻粉、飞朱砂、赤石脂、炒五倍子、煅雄黄、醋制蛇含石各15g。

制法　共研极细末。

功用　蚀恶肉、化腐。

适应证　用于一切恶疮顽肉死腐不脱者，以及千日疮、鸡眼、痔瘘等证。

用法　将药粉掺入患处，或黏附在棉线上，插入疮中。

瘿

瘿是以颈前结块肿大为基本临床特征的一类病证。瘿病主要包括"瘿囊""瘿瘤""瘿气"3种病证。瘤囊，是以颈部肿块、块形较大，弥漫对称，其状如瓮、下坠至胸、皮宽不急、触之光滑柔软等为特征的地方病；瘿瘤，是以颈前肿块偏于一侧或一侧较大，状如核桃、触之质硬有根、可随吞咽而上下等为特征的颈前肿瘤；瘿气，是以颈前轻度或中度肿大，其块触之柔软光滑、无结无根、可随吞咽动作而活动，并见以急躁易怒、眼球外突、消瘦易饥等为特征的病证。瘿多由于久居山瘴之地、先天禀赋异常、情志失调、饮食不节、感受外邪等多种原因，导致脏腑经络功能失调，气郁、痰结、血瘀壅于颈前所致。

西医学的单纯性甲状腺肿大、甲状腺功能亢进症、甲状腺肿瘤及慢性甲状腺炎等疾病，临床表现与瘿病相似，可参考本病辨证论治。

一、膏方治疗优势证候辨治

瘿的病位，在于颈前喉结两侧，乃任脉及督脉分支之所主，系于肝肾，且肝肾之经脉皆循喉咙，故其病位与任、督、肝、肾经络及相关脏腑具有一定的联系。其发病多由水土因素及情志内伤使气机郁滞，不能输布津液，凝聚成痰，痰气郁结，或气滞日久，血行不畅而生血瘀，使瘿肿较硬或有结节。其基本病机在于气、痰、瘀壅滞于颈前，故本病以实证居多，亦有部分瘿病由于痰气郁结化火，火热耗伤阴精，而出现阴虚火旺的病机变化，则由实转虚，出现虚实夹杂之证。

瘿病辨证论治首先要辨明瘿病类型，以临床表现特点为主，结合病因的不同，按照其疾病的特点，将瘿病分为瘿囊（瘿袋）、瘿瘤、瘿气3类。其次要辨证候的虚实及兼证的不同。内服膏方治疗瘿病，多以气滞痰凝、痰瘀互结、气阴两虚、脾胃气虚、脾肾阳虚等相对稳定的证候为优势治疗证候，对于气郁火旺、热毒瘀结等急性发作或肿块变化迅速等证候可选用外用膏方或易于变化的其他剂型甚至外科手术治疗。

1. 瘿囊

症状：颈前结块肿大，弥漫对称，边缘不清，肿块一般光滑、柔软。病程久者，可扪及结节。肿块大小程度不一，大者可如囊如袋，由颈部而下垂胸前。部分瘿肿较甚者，可出现胸闷、发憋、咳嗽或吞咽困难的症状。

治法：理气化痰，消瘿散结。

方药：昆布丸或四海舒郁丸加减。情志郁结而兼见胸闷、胁痛者，可酌加郁金、香附、柴胡、枳壳理气解郁；痰瘀互结，触有结块者，加莪术、三棱、丹参活血化瘀；兼有胸闷、发憋，可加郁金、石菖蒲、厚朴、瓜蒌开郁理气散结；声音嘶哑者，可加牛蒡子、射干、马勃利咽消肿。

内服膏方示例：

组成　木香60克，陈皮、海蛤粉各90克，海藻、昆布、海螵蛸各600克，射干、干姜各50克，茯苓、橘皮各100克，杏仁60克，荜茇、吴茱萸、大黄各20克，羚羊角6克，蜂蜜300克。

制法　将羚羊角研成极细粉，蜂蜜炼制后备用，其余药材浸泡后加适量水共煎3次，将3次煎液过滤去渣取汁合并浓缩，兑入羚羊角粉、炼制后的蜂蜜，搅拌均匀，慢火浓缩至稠膏状。

2. 瘿瘤

症状：颈前肿块偏于一侧，或一侧较大，或两侧均大，大小多如核桃，质常较硬，肿块可随吞咽动作上下。病情严重者，肿块迅速增大，质坚硬，表面高低不平，并且活动性减小，苔腻，脉弦或弦细。

治法：理气化痰，活血化瘀，消瘿散结。

方药：海藻玉壶汤加减。胸闷不舒者可加郁金、香附、枳壳理气开郁；化火而见烦热、舌红、苔黄、脉数者，酌加夏枯草、玄参、牡丹皮以泻火散结；胸闷发憋者加郁金、石菖蒲、瓜蒌开郁散结；声音嘶哑者加牛蒡子、射干、马勃利咽消肿；结块坚硬者可加黄药子、三棱、莪术、丹参等，以增强活血软坚、消瘿散结的作用；肿块坚硬且移动性减少，甚至不可移动者，除用黄药子、莪术、丹参等外，酌加露蜂房、山慈菇、蛇莓、天葵子、半枝莲、肿节风等，或配伍六军丸、犀黄丸散瘀通络、解毒消肿；正气不足见纳差、乏力、面色少华、脉弱者，加党参、黄芪、白术、茯苓、山药健脾益气。

内服膏方示例：

组成　海藻300克，昆布150克，浙贝母150克，制半夏100克，青皮60克，陈皮100克，当归150克，川芎100克，连翘100克，甘草60克，蜂蜜200克。

制法　将蜂蜜炼制后备用，其余药材浸泡后加适量水共煎3次，将3次煎液过滤去渣取汁合并浓缩，兑入炼制后的蜂蜜，搅拌均匀，慢火浓缩至稠膏状。

3. 瘿气

症状：颈前轻度或中度肿大、柔软、光滑、无结节、无根，可随吞咽动作而活动，可伴有烦热、心悸、失眠、自汗、急躁易怒、眼球突出、手指颤抖、多食易饥，甚至消瘦、乏力、月经量少、闭经，或阳痿，舌质红，脉弦数或细数。

治法：养阴清火，化痰散结。

方药：二冬汤合消瘰丸加味。心悸、失眠较甚者，加丹参、生地黄、酸枣仁、首乌藤养心安神；肝火偏亢、急躁易怒者加龙胆草、夏枯草、牡丹皮、白蒺藜清肝泻火；肝风内动，手指颤抖者，加生石决明、钩藤、白蒺藜、白芍等平肝息风；胃热亢盛、多食易饥者加石膏清泻胃热；脾胃运化失调而致大便稀溏、便次增加者，加白术、茯苓、薏苡仁、麦芽健运脾胃；病久正气耗伤、精血不足而见消瘦乏力、月经量少、经闭或阳痿者，可酌加黄芪、党参、当归、熟地黄、枸杞子、制何首乌等补益正气，滋养精血。

内服膏方示例：

组成　玄参、牡蛎、浙贝母各120克，天冬、甘草各60克，麦冬90克，天花粉、黄芩、知母、荷叶各30克，人参20克，蜂蜜200克。

制法　将人参研成极细粉，蜂蜜炼制后备用，其余药材浸泡后加适量水共煎3次，将3次煎液过滤去渣取汁合并浓缩，兑入人参粉和炼制后的蜂蜜，搅拌均匀，慢火浓缩至稠膏状。

外用膏方示例：

组成　海藻、昆布、黄药子、乳香各6克，冰片3克。

制法　将上药共研为细末，用凡士林调成膏剂。

用法　将膏药外敷颈部肿大区，直径4～6cm，外用纱布覆盖，胶布固定。

二、组方及应用要点

（一）变化应用

瘿属于一种慢性反复发作性疾病，病程较长，其转归一是由实转虚，即初期多实，病久由实致虚；二是某一瘿病转化为另一种瘿病，膏方配伍时应早期防治瘿病的严重病证。

膏方治疗瘿病，组方时应根据虚实的变化遵循标本同治、气血同调、调补并用、攻补兼施的治疗原则。瘿主要病理因素是痰、瘀、气滞。病情初起用药多以化痰、活血、理气为主，根据伴随症状亦加入益气养阴、清肝明目、补阳之品等。后期病程日久，损伤气阴，调治时则不主张用破气活血滑利之品，常常以扶正补虚为主，佐以疏肝、化痰、活血、养阴、益气之药，同时结合体质辨证及临床症状，调补脏腑气血阴阳。

疏肝理气药的作用主要是调畅情志，疏通气机，气行则血行，以起到行气活血散结的作用，多用于发病与情绪相关，肿块随喜怒而消长，痛、胀可因情绪而加重、减轻，肿块呈漫肿软绵者。对于瘿肿质地较硬或有结节者，应适当配合活血化瘀药，包括破气祛瘀、化痰解毒消瘿药，此类药物性质猛烈，意在攻坚；病程日久火郁阴伤者，当伍以滋阴降火、滋补肝肾药以调摄冲任。上述诸药在组方之时应灵活变通，当根据具体情况虚实兼顾，攻补兼施。同时在用药过程中应注意药性与体质要相配，根据体质类型加以辨证施治；对于慢性病的调治，要标本兼治，不可一味进补，以免闭门留寇，亦不可过分攻伐，以免损伤正气；要辨明虚实真假，把握病机，治病求本，从而恢复机体功能。同时内服膏方时应该遵循补而不滞之法，注意和胃健脾化滞，以达到滋而不腻、缓补攻邪之效。

瘿多以痰浊、气滞、瘀血为标实，服用期间若出现痰瘀日久化热、痰从寒化等证候变化或颈前肿块加重情况，可先临证辨治，组成汤剂短期调服或暂停内服、外用膏方。同时在辨病与辨证相结合的基础上慎用含碘药物，并且注意保持精神愉快，防止情志内伤对瘿病预后的影响。

（二）胶糖选择

瘿病发病机制与气机不畅关系密切，膏方中可不用或少用动物胶，兑蜜成膏即可。血瘀者，也可考虑应用鳖甲胶散结化瘀，也可用红糖入血分、活血、矫味代替蜂蜜；如乏力、畏寒肢冷等阳虚明显者，可考虑应用鹿角胶温肾助阳；如失眠多梦、头晕、面色淡白等血虚明显者，可加阿胶养血安神。

（三）细料选择

瘿病痰热互结者，可选用川贝母打极细粉；如甲状腺功能减退，症见乏力、怕冷等阳虚表现者，可加海马、海龙温阳散结，红参益气温阳；舌边尖瘀点，唇紫，脉涩属血瘀者，可加入西红花活血解毒；乏力气虚者，可选用生晒参益气扶正。

三、古 今 膏 方

（一）内服膏方

苏子膏

来源 《外台秘要》。

组成 腊月猪脂 1 千克，苏子、桂心、大黄、当归、干姜、橘皮、蜀椒各 45 克。

制法 将上述药物（腊月猪脂除外）切碎，加水同煎，直至三分减为一分，过滤去渣，入腊月猪脂，待其消尽则膏成。

功用 理气解郁，散结消瘿。

适应证 瘿气。

用法 取 10 克，口服，每日 1 次。

备注 忌生葱。

（二）外用膏方

1. 回阳玉龙膏

来源 《外科正宗》。

组成 草乌（炒）90 克，干姜（煨）90 克，赤芍（炒）、白芷、南星（煨）各 30 克，肉桂 15 克。

制法 上药共研细末，按药粉 1/5、凡士林 4/5 的比例，调匀成膏。亦可用热酒调服，或直接掺于膏内贴之。

功用 温经回阳，活血止痛。

适应证 阴寒内盛，气血不通等瘿囊、瘿瘤。

用法 将上膏摊于纱布上，敷在患处。

备注 皮肤过敏者慎用。

2. 黄连膏

来源 《医宗金鉴》。

组成 黄连 9 克，当归尾 15 克，生地黄 30 克，黄柏 9 克，姜黄 9 克。

制法 用麻油 360 克，将药煠枯，捞去滓；下黄蜡 120 克熔化尽，用夏布将油滤净，倾入瓷碗内，以柳枝不时搅之，候凝为度。

功用 清火解毒。

适应证 颈前肿块红肿热痛。

用法 涂抹患处。

3. 山药膏

来源 《类证治裁》。

组成　鲜山药、鲜蓖麻子各 50 克。

制法　上 2 味一起捣烂为膏。

功用　消肿拔毒。

适应证　瘿瘤所致的肿痛。

用法　取膏适量，涂患处。

4. 紫金膏

来源　《疡科心得集》。

组成　肉桂、木瓜、鳖甲各 300 克，生地黄、龟甲、紫草各 600 克，羌活、防风、木通、白芷、白术、远志各 150 克，黄芩 100 克，川连、生甲片各 75 克，当归 450 克，蜈蚣 15 条，丹参 250 克，茜草 300 克，商陆根 1.5 千克，秦艽、毛慈菇、乱发、柳枝、桃枝、枣枝、桑枝、槐枝各 250 克。

制法　上药入麻油 10 千克中浸 10 日，小火熬至焦枯，纱布滤去药渣，将所滤药油加热，入净飞丹 7.5 千克收膏，再下乳香末 25 克、没药末 25 克，搅拌均匀，冷凝即成。

功用　消痰散结。

适应证　颈前肿块大小多如核桃，质常较硬之肿块。

用法　取膏适量，外贴患处。

备注　方中商陆根、飞丹有毒，不宜内服。

5. 夏枯草膏

见第九章第二节"其他外科疾病–瘰疬"古今膏方。

6. 阳和解凝膏

见本章第一节"冻疮"古今膏方。

乳　核

乳核是发生在乳房部最常见的良性肿瘤。历代文献将本病归属"乳癖""乳痞""乳中结核"范畴。其临床特点是好发于 20～25 岁青年妇女，乳中结核，形如丸卵，肿块常单个发生，也可见多个在单侧或双侧乳房内同时或先后出现。肿块质地中等或偏硬，表面光滑，边界清晰，推之活动。一般无乳房疼痛，少数可有轻微胀痛，但与月经无明显关联。一般生长缓慢，可于妊娠期迅速增大。本病与脏腑功能失调，气血失和有关，肝主疏泄，调畅气机，若情志内伤，肝气郁结，气机逆乱，则乳络不通；肝郁横逆犯脾，或忧思伤脾，运化失司，痰湿内生，气滞痰凝结聚日久，阻滞乳络，则肿块得生；或冲任失调，气滞血瘀痰凝，积聚于乳房胃络而成核。

西医学中的乳腺纤维腺瘤可参照本病辨证论治。

一、膏方治疗优势证候辨治

乳核病位在乳房，多与肝、脾、胃等脏腑及冲、任二脉密切相关。本病虽以实证为主，但肝失疏泄日久易损肝血，脾失健运则气血生化乏源，故本病亦可转变为虚实夹杂之证。

乳核常见证型为肝气郁结证及血瘀痰凝证，主要根据乳房肿块质地、性状及其他伴随症状，并结合舌脉进行辨证。两种证候的病情相对稳定，均为膏方优势治疗证候，可选用内服或外用膏方施治。对多发或复发者可采用中药治疗，其治疗目标为控制乳房部肿块生长，减少复发，缩小甚至达到消除肿块的作用，对单发而肿块较大或发展快速者以手术治疗为宜。

1. 肝气郁结证

症状：乳房肿块较小，发展缓慢，不红不热，不觉疼痛，推之可移，伴胸闷叹息，舌质正常，苔薄白，脉弦。

治法：疏肝解郁，化痰散结。

方药：逍遥蒌贝散加减。方中柴胡疏肝解郁，与青皮、陈皮、郁金配伍，共奏疏肝理气、调畅气血之功，当归、白芍养血柔肝；瓜蒌、半夏、南星、浙贝母消痰散结。肝郁化火，口干口苦，烦躁易怒者，酌加夏枯草、牡丹皮、栀子清肝泻火；乳房胀痛者，加延胡索、川楝子疏肝理气；肿块质地较硬者，加生牡蛎、白芥子加强软坚化痰消癥之功。

内服膏方示例：

组成　柴胡 100 克，当归 100 克，白芍 120 克，白术 120 克，青皮 100 克，陈皮 100 克，郁金 100 克，香附 120 克，瓜蒌 200 克，制半夏 90 克，橘核 100 克，浙贝母 150 克，蜂蜜 200 克。

制法　将蜂蜜炼制后备用，其余药材浸泡后加适量水共煎 3 次，将 3 次煎液过滤去渣取汁合并，兑入炼制后的蜂蜜，慢火浓缩至稠膏状。

2. 血瘀痰凝证

症状：乳房肿块较大，坚硬木实，重坠不适，伴胸闷牵痛，烦闷急躁，或月经不调、痛经等，舌质暗红，苔薄腻，脉弦滑或弦细。

治法：疏肝活血，化痰散结。

方药：逍遥散合桃红四物汤加减。方中柴胡、当归疏肝养血活血，川芎、桃仁、红花活血行气祛瘀，熟地黄滋阴养血防伤阴之弊；山慈菇、生牡蛎破血消癥，软坚散结；白术、茯苓健脾祛湿，绝痰之源；浙贝母清热化痰、开郁散结。乳房肿块较大者，加海藻、昆布、瓦楞子软坚消痰，祛湿利水；肿块坚实难消者，加三棱、莪术活血化瘀消癥；月经不调者，合二仙汤加减调理冲任；痛经者加益母草、泽兰活血通经止痛；经前胸痛心烦者，加丹参、路路通化痰活血通络。

内服膏方示例：

组成　柴胡 100 克，当归 100 克，赤芍 100 克，白术 120 克，茯苓 120 克，桃仁 120 克，红花 120 克，川芎 80 克，熟地黄 150 克，青皮 80 克，陈皮 80 克，海藻 200 克，浙贝母 100 克，山慈菇 100 克，蜂房 60 克，生牡蛎 300 克，西红花 30 克，鳖甲胶 200 克，红糖 200 克。

制法　将鳖甲胶用黄酒烊化，西红花文火另煎 3 次，红糖熬制后备用，其他药材浸泡后加适量水共煎 3 次，将所有煎液过滤去渣取汁合并浓缩，兑入烊化后的鳖甲胶和熬制后的红糖，搅拌均匀，慢火浓缩至稠膏状。

外用膏方示例：

组成　木鳖子 15 克，山慈菇 15 克，黄药子 15 克，三棱 15 克，莪术 15 克，姜黄 15 克，生牡蛎 15 克，乳香 10 克，没药 10 克，僵蚕 10 克，南星 10 克，冰片 3 克。

制法　将上药共研细末，用凡士林调成膏剂。

用法　将膏药适量摊于纱布上，敷于患处，每日换药 1 次。

二、组方及应用要点

（一）变化应用

膏方治疗乳核应根据乳核虚实变化情况，标本兼顾。在经络上，足阳明胃经行贯乳中；足太阴脾经络胃上膈，布于胸中；足厥阴肝经上膈，布胸胁绕乳头而行，且女子以肝为先天。故乳核的发生与多个脏腑、经络密切相关。情志内伤，肝郁气滞是乳核发生的关键因素。脾胃为先天之本、气血生化之源，亦为气机升降之枢纽，故膏方治疗本病时重肝脾同治，疏理气机。气机调畅则血行流利，津液得以正常敷布运行。瘀血、痰饮是乳核形成过程中脏腑失调形成的重要病理产物，聚集于乳络成核，因此，治疗中应予以重视。另外，冲任二脉起于胞中，散布于胸中，共同调节人体气血，若冲任失调，气血不能顺利下行充盈胞宫，亦不能上行滋养乳房，经脉血海当疏泄时不畅达,可致气血凝滞,乳络经脉阻塞不通。因此,膏方治疗乳核时,组方用药应兼顾补气养血,调理冲任。

乳核多以气滞、痰湿、瘀血为标实,膏方服用期间若出现痰瘀交结缠绵,气血进一步亏损或乳房肿块较前增大、质地更坚等病情加重情况,可先临证辨治,组成汤剂短期调服或暂停服用膏方。

应用膏方治疗期间,应注意情志调摄,避免郁怒,保持乐观情绪,限制肥甘厚味及刺激性食物摄入。本病多属于良性结节,但仍应定期检查乳房肿块大小及质地的变化,如果肿块在短期内明显增大,应排除恶变可能,必要时手术治疗。

本病组方用药应以疏肝理气,开郁散结,祛瘀化痰为基本治则,配以散结通络之品治其标,使乳络疏通,则壅者通,郁者达,结者散,坚者软。但临证要时刻关注患者病情虚实变化,随证应用疏肝活血、养血柔肝、健脾益气、调理冲任、软坚散结等法,切忌单用散结药物。如证属肝郁脾虚者,调肝的同时要配以健脾益气之品,攻补兼施;又如肝郁日久化火,灼伤阴液,用药应侧重滋阴养血,护阴之虚,扶正固本。

(二)胶糖选择

乳核实证肝气郁结者,可不用动物胶类,多用素膏;血瘀者,可应用鳖甲胶软坚散结、活血化瘀。糖类的选择上可兑蜜成膏,如血瘀者可优选红糖活血化瘀;热证者,可选用冰糖。

(三)细料选择

乳核瘀血重者,可应用西红花活血化瘀,制备时另煎于收膏时兑入。热证,痰热互结重者选用川贝母清热散痰化结,研磨成极细粉于收膏时兑入。

三、古 今 膏 方

外用膏方

1. 玄参膏
来源　《太平圣惠方》。
组成　玄参15克,白檀香15克。
制法　将诸药捣细罗为散,用醋调成膏。
功用　理气消肿散结。
适应证　妇人乳中结塞肿硬如石。
用法　涂于肿结处,干即更涂。

2. 水膏
来源　《十便良方》。
组成　黄柏、糯米各100克,露蜂房25克,赤小豆150克,盐50克。
制法　上药捣研为细末,过筛为散,生地黄取汁调和成膏。
功用　清热解毒,消肿散结。
适应证　妇人乳生结核,坚硬或重、疼痛。
用法　视乳房肿块处之大小剪尺寸适宜之布块,摊膏于上,贴于患处,干则更换。

3. 碧玉膏
来源　《疡医大全》。
组成　蓖麻仁(去皮尖,捣烂)、杏仁(去皮,捣烂)各49粒,铜绿80克,松香2.5千克,麻油600毫升。

制法 先将麻油热滚，次下蓖麻仁、杏仁，煎制滴水成珠为度，去渣，将油再用文武火熬滚，徐徐入松香末，同时用桃枝、槐枝搅匀，收瓷盆内，待膏将凝时，加入铜绿水，搅匀，然后用水浸之，去火毒后收贮瓷罐内数月后再用。用热汤炖化摊贴。

功用 活血止痛，祛腐生新。

适应证 乳核、乳癖、乳岩等。

用法 取膏适量，用热汤炖化摊于纱布上，贴敷患处。

备注 忌食辛辣、荤腥，忌郁怒。

4. 金仙膏

来源 《理瀹骈文》。

组成 主方：苍术150克，白术、滑石各120克，羌活、川乌、姜黄、姜半夏、乌药、川芎、青皮、大黄各90克，生香附、炒香附、生五灵脂、炒五灵脂、生延胡索、炒延胡索、枳实、黄连、制厚朴、当归、威灵仙、黑牵牛子、巴豆仁、发团、石菖蒲、莱菔子、干姜各60克，黄芩、黄柏、蒲黄、栀子、郁金、莪术、三棱、槟榔、陈皮、山楂、麦芽、神曲、天南星、白牵牛子、葶苈子、苏梗、藿香梗、薄荷、草乌、独活、柴胡、前胡、细辛、白芷、荆芥穗、防风、连翘、葛根、桔梗、知母、贝母、甘遂、大戟、芫花、防己、瓜蒌仁、大腹皮、天花粉、赤芍、白芍、枳壳、茵陈、川楝子、木通、泽泻、车前子、猪苓、木瓜、皂角、杏仁、桃仁、苏子、益智仁、高良姜、草果、吴茱萸、红花、木鳖仁、蓖麻仁、僵蚕、全蝎、蜈蚣、蝉蜕、穿山甲、甘草、佛手、小茴香、艾各30克，榆枝、桃枝各240克，生姜、葱白、韭白、蒜、红凤仙、白凤仙、槐枝、柳枝、桑枝、薤白各300克，麻油10升，黄丹6千克。

附方：松香、石膏各120克，陈壁土、明矾各60克，雄黄、轻粉、砂仁、白芥子、蜀椒、木香、檀香、肉桂、制乳香、制没药各30克，酒蒸化之牛胶120克。

制法 主方用麻油熬，熬枯去渣，再熬至油老，入黄丹收膏，待温入附方药末搅匀。

功用 祛风寒，清温热，化痰湿，行气血。

适应证 妇人乳核。

用法 妇人乳核，不红不肿者，用姜葱汤洗后，膏内掺广木香贴，如红肿热痛者，用清阳膏加乌龙锭敷。

备注 孕妇及皮肤过敏者忌用。

5. 慈蚤蟾醋膏

来源 《中华脐疗大成》。

组成 山慈菇、蚤休各15克，蟾酥5克，陈米醋适量。

制法 诸药共研末，过筛后用米醋适量调成膏。

功用 化痰散结通络。

适应证 乳核初起。

用法 每日取适量分别敷于脐孔、乳核上，胶布固定。

6. 阳和解凝膏

见本章第一节"冻疮"古今膏方。

（庞 博、施 怡）

第十章　妇科膏方调治

第一节　月经病

痛　经

视频 10-1　妇科膏方调理

痛经是指妇女正值经期或经行前后，出现周期性小腹疼痛，或伴腰骶酸痛，甚至剧痛晕厥，影响正常工作及生活的疾病，亦称"经行腹痛"。本病伴随月经周期而发作，表现为小腹疼痛，或伴腰骶酸痛。至于异位妊娠破裂、先兆流产，或卵巢囊肿蒂扭转等病证导致的下腹痛，均不属于本病范畴，在诊断痛经时应进行鉴别。

西医学原发性痛经、子宫内膜异位症、子宫腺肌病、盆腔炎性疾病或宫颈狭窄等引起的继发性痛经可参照本病辨证治疗。

一、膏方治疗优势证候辨治

痛经的病位在冲任与胞宫，其发生与冲任、胞宫的周期性生理变化密切相关，痛经的病因有生活所伤、情志不和、六淫为害等。病因病机可概括为"不荣则痛"或"不通则痛"，其辨证重在明辨虚实寒热。若素体肝肾亏损，气血虚弱，行经时，血海满而溢泄，气血骤虚，冲任、胞宫失养，则"不荣则痛"；若由于肝郁气滞、寒邪凝滞、湿热郁结等因素导致瘀血阻络，客于胞宫，损伤冲任，气血运行不畅，则"不通则痛"。

痛经首当辨识疼痛发生的时间、部位、性质及程度。一般而言，痛发于经前或经行之初，多属实；月经将净或经后始作痛者，多属虚。辨痛之部位，以察病位在肝在肾，在气在血，如痛在少腹一侧或双侧多属气滞，病在肝；小腹是子宫所居之地，痛在小腹正中常与子宫瘀滞有关；若痛及腰脊多属病在肾。隐痛、酸痛、坠痛、喜揉喜按属虚；掣痛、绞痛、灼痛、刺痛、拒按属实。灼痛得热反剧属热，绞痛、冷痛得热减轻属寒。痛甚于胀，持续作痛属血瘀；胀甚于痛，时痛时止属气滞等。无论虚实寒热皆与患者素体状况有关，基于"标本缓急"的原则和"丸者缓也"的特点，非经期辨证求因以治本，适合膏方调理，其中寒凝血瘀、气血虚弱、肝肾亏损等证候为内服膏方优势治疗证候；经期症状明显，疼痛剧烈，以止痛为主，可选外用膏方或者易于变化的其他剂型治疗。

1. 寒凝血瘀证

症状：经前或经期，小腹冷痛拒按，得热痛减，或周期后延，经血量少，色暗有块，畏寒肢冷，面色青白，舌暗，苔白，脉沉紧。

治法：温经散寒，化瘀止痛。

方药：本证经期疼痛剧烈，不宜内服膏方，可选择外用膏方或者汤药等急治其标。非经期内服膏方以少腹逐瘀汤加减调理血瘀状态，缓治其本。方中肉桂、干姜、小茴香温经散寒；当归、川芎、赤芍养营活血；蒲黄、五灵脂、没药、延胡索化瘀止痛。全方共奏温经散寒，化瘀止痛之功。

内服膏方示例：

组成 吴茱萸 45 克，当归 90 克，赤芍 90 克，川芎 45 克，桂枝 60 克，鸡血藤 120 克，牡丹皮 150 克，麦冬 120 克，小茴香 45 克，花椒 30 克，生姜 50 克，紫石英 150 克，肉桂 20 克，桑寄生 120 克，盐杜仲 120 克，党参 300 克，延胡索 120 克，没药 45 克，香附 120 克，陈皮 90 克，炒枳壳 60 克，炒谷芽 120 克，炒麦芽 120 克，甘草 60 克，阿胶 200 克，红糖 300 克。

制法 将阿胶用黄酒加热烊化，红糖熬制后备用，其余药材加适量水煎煮 3 次，滤汁去渣，合并滤液，加热浓缩为清膏，兑入烊化后的阿胶、熬制后的红糖，收膏即成。

外用膏方示例：延胡膏

组成 延胡索、益母草、红花、川芎、干姜、苍术、吴茱萸、透骨草、艾叶、薄荷各 30 克，巴豆 45 克，香附、柴胡、荆芥、小茴香、防风各 60 克，牡丹皮、木香、肉桂各 15 克。

制法 用麻油 5 升，将药浸在油内，冬 7 日、夏 3 日，熬至药焦，去渣再熬，入炒樟丹 2 千克，搅熬成膏。

用法 将膏摊于布上，微火化开，贴于丹田穴（脐下 3 寸）。注意贴时先用姜片擦净。

2. 气血虚弱证

症状：经期或经后，小腹隐痛喜按，月经量少，色淡质稀，神疲乏力，头晕心悸，面色苍白，失眠多梦，舌质淡，苔薄，脉细弱。

治法：益气养血，调经止痛。

方药：圣愈汤加减。方中人参、黄芪补脾益气，当归、熟地黄、川芎养血和血。若月经夹有血块者，酌加蒲黄、五灵脂以活血止痛；若伴有经行便溏，腹痛严重者，可去当归，加茯苓、炒白术以健脾止泻；若失眠多梦，心脾虚者，酌加远志、合欢皮、首乌藤以养心安神；若伴畏寒肢冷，腰腹冷痛，可加肉桂、小茴香、艾叶散寒止痛。

内服膏方示例：

组成 党参 150 克，黄芪 300 克，当归 100 克，川芎 60 克，白芍 300 克，熟地黄 200 克，黄精 150 克，仙鹤草 300 克，墨旱莲 150 克，女贞子 150 克，桑椹 150 克，丹参 200 克，川怀牛膝各 100 克，香附 100 克，川楝子 150 克，延胡索 150 克，五灵脂 100 克，木香 60 克，神曲 100 克，陈皮 50 克，龟甲胶 100 克，阿胶 200 克，红糖 300 克。

制法 将龟甲胶、阿胶用黄酒加热烊化，红糖熬制后备用，其余药材加适量水煎煮 3 次，滤汁去渣，合并滤液，加热浓缩为清膏，兑入烊化后的龟甲胶和阿胶、熬制后的红糖，收膏即成。

3. 肝肾亏损证

症状：经期或经后，小腹绵绵作痛，喜按，伴腰骶酸痛，月经量少，色淡暗，质稀，头晕耳鸣，面色晦暗，失眠健忘，或伴潮热，舌质淡红，苔薄白，脉沉细。

治法：补养肝肾，调经止痛。

方药：益肾调经汤加减。方中巴戟天、杜仲、续断补肾壮腰，强筋止痛；乌药温肾散寒，艾叶温经暖宫；当归、熟地黄、白芍滋阴养血，益母草活血调经。全方共奏补养肝肾，调经止痛之功。

内服膏方示例：

组成 巴戟天 120 克，杜仲 120 克，续断 120 克，乌药 60 克，小茴香 45 克，桂枝 60 克，艾叶 50 克，当归 90 克，熟地黄 200 克，白芍 90 克，黄精 120 克，女贞子 120 克，桑椹 120 克，枸杞子 120 克，菟丝子 150 克，川芎 45 克，香附 120 克，益母草 300 克，陈皮 90 克，木香 60 克，炒谷芽 120 克，炒麦芽 120 克，神曲 120 克，龟甲胶 100 克，阿胶 200 克，红糖 300 克。

制法 将龟甲胶、阿胶用黄酒加热烊化，红糖熬制后备用，其余药材加适量水煎煮 3 次，滤汁去渣，合并滤液，加热浓缩为清膏，兑入烊化后的龟甲胶和阿胶、熬制后的红糖，收膏即成。

二、组方及应用要点

（一）变化应用

痛经膏方治疗非经期应辨证求因以治本，调理冲任气血，为膏方治疗的优势。根据患者的体质及病机的不同，各有侧重。寒凝血瘀者，以温经散寒、化瘀止痛为主，辅以活血、行气、温阳等，如加艾叶、小茴香、肉桂、吴茱萸、桂枝等温经散寒、暖宫祛瘀；气滞血瘀者，以疏肝理气、活血化瘀为主，辅以温阳、补血之品，如加香附、枳壳、川楝子等疏肝理气；气血虚弱或肝肾亏损者以补肾益精、益气养血为主，辅以调理心脾、活血止痛，如加党参、黄芪、黄精等补益气血或加杜仲、续断、地黄、菟丝子、巴戟天等补肾益精。

痛经膏方治疗经期调血止痛以治标，痛经发作剧烈，尤在治疗之初，可适当选用中成药如散结镇痛胶囊、玄胡止痛片或布洛芬等西药止痛，以防厥脱。

组方不忘顾护脾胃。气血虚弱、肝肾亏虚的痛经，"不荣则痛"，为膏方优势治疗证候，多加入地黄、黄精、黄芪、党参、阿胶等补益药，因膏方多需久服，为防味厚之品滋腻碍胃，常增加陈皮、枳壳、炒谷芽、炒麦芽、山楂、神曲等健脾理气、消积化滞。

对子宫发育不良或畸形、子宫内膜异位症及子宫腺肌症等所致经行腹痛，当根据不同情况，结合现代医学检查，选择最佳治疗方案。

（二）胶糖选择

寒凝血瘀证痛经，"不通则痛"，为实证，多减少糖和蜜的加入，或调制为清膏。

气血虚弱和肝肾亏虚证痛经，"不荣则痛"，为虚证，多用荤膏。可合理应用红糖等其他糖类矫正苦味，优化口感。对此类痛经，可选用黄明胶、阿胶、龟甲胶等，补益虚损。

（三）细料选择

痛经在辨证治疗中，应根据患者的体质及病机适当选加相应的细贵药材以加强止痛之功。虚寒者加鹿茸末、红参，血瘀者选加三七粉、西红花，气血亏虚者加生晒参、紫河车。

三、古 今 膏 方

（一）内服膏方

1. 益母膏

来源　《古今医统大全》。

组成　益母草。

制法　端午日或小暑日采集该药，不限多少，连根茎叶洗净，用大石臼石杵捣烂，以布滤取浓汁，入砂锅内，文武火熬成膏，如黑砂糖色为度，入瓮罐收贮。

功用　调和阴阳，活血通经。

适应证　治妊妇一切诸病，产后诸病。

用法　每服2～3匙，酒便调下。或治诸血病，汤药中加1匙服，其效尤妙。

备注　此方亦载于《景岳全书·卷六十一·小儿》。

2. 妙应丹

来源　《太平惠民和剂局方》。

组成　蚕沙、鲤鱼鳞、煅石膏、炮附子、木香、川芎、防风、炒芫荑、芒硝、人参、花椒、蝉蜕、白薇、姜厚朴、炮姜、炙甘草、吴茱萸、红花各 100 克，当归、槟榔各 150 克，泽兰、熟地黄、黄柏子仁各 300 克。

制法 上药加入冷水浸泡 12 小时，水量以高出药面 15 厘米为宜，先用大火将药液煮沸，再用小火煎煮，保持微沸，煎煮时应及时搅拌，并去除浮于表面的泡沫，以免药液溢出，煮 2～5 小时，过滤取出药液。药渣续加冷水再煎，第二次加水量以淹没药料即可，如法煎煮 3 次为度，合并药液，静置沉淀，再用四层纱布过滤 3 次，尽量减少药液中的杂质。将煎出的药液再放在小火上煎煮蒸发浓缩，同时不断用筷子搅动药液，防止焦化，逐渐形成稠膏状，趁热用筷子取浓缩的药液滴于干燥皮纸上，以滴膏周围不见水迹为度。糖、白蜜各 1.5 千克先行炒透，随后再一起放入稠膏状的药液中，用小火煎熬，并不断用筷子搅拌和匀收膏。

功用 益气温阳，养血祛风。

适应证 妇人众病，无所不治。

用法 血瘕块痛，用绵灰酒（酒初熟时下石灰水少许使之澄清所得之清酒）送服；催生，用温酒送服；血劳血虚，用桔梗酒送服；血崩，用棕榈灰酒送服；血气痛，用炒白姜酒送服；血风，用荆芥酒送服；血晕闷绝，胎死腹中，胞衣不下，用生地黄汁、童子小便、酒各 1 杯，合煎后送服。常人服用，空腹时，醋汤或温酒送服。

备注 本方又名延龄丹，方中炮附子有毒，需注意炮制方法。

（二）外用膏方

1. 调经回春膏

来源 《北京市中药成方选集》。

组成 当归 90 克，生地黄、肉桂、厚朴、全蝎、白芷、延胡索、防风、蓖麻子、杏仁、天花粉、白芍、黄柏、玄参、草乌、乌药、川芎、丹参、丝瓜络各 30 克，细辛、独活、羌活、枳实各 15 克，穿山甲、桃仁、三棱、莪术、红花、牛膝各 18 克，黄连、猪牙皂、槟榔各 24 克，大黄、川乌、木香各 42 克，香附、益母草、熟地黄各 60 克，香麻油 9.6 千克，黄丹适量（春 4.14 千克，秋 4.08 千克），丁香 21 克，干姜 9 克，阿魏 3 克，乳香、没药、血竭各 6 克，肉桂 120 克，冰片 12 克，麝香 6 克。

制法 将上药（香麻油、黄丹、丁香除外）择净，研细，碎断，用香麻油炸枯，去渣取汁，炼至滴水成珠，加黄丹搅匀成膏，取出放入冷水中，出火毒后，加热熔化，兑入丁香末调匀成膏。

功用 理气通经，化瘀止痛。

适应证 月经不调，血色不正，瘀血结块，胁胀腹痛。

用法 摊贴脐处，每日 1 换。

2. 寒痛膏

来源 《古今脐疗良方集解》。

组成 乌药、砂仁、木香、延胡索、香附、甘草各 10 克，白酒适量。

制法 前 6 味药共研细末，白酒调为膏备用。

功用 行气止痛，疏肝调经。

适应证 痛经。

用法 外敷脐部，胶布固定，每日 1 次。

3. 通经膏

来源 《理瀹骈文》。

组成 主方：当归 1.5 千克，酒川芎、苍术、熟地黄、乌药、半夏、大黄、白芍、附子、吴茱萸、桂枝、红花、发团、生姜各 60 克，羌活、独活、防风、党参、黄芪、白术、山茱萸、白芷、细辛、荆芥穗、秦艽、厚朴、醋青皮、陈皮、枳实、苏木、生香附、炒香附、生五灵脂、炒五灵脂、生延胡索、炒延胡索、生蒲黄、炒蒲黄、莪术、醋三棱、姜黄、威灵仙、草果、山楂、麦芽、神曲、槟榔、天南星、杏仁、桃仁、菟丝子、蛇床子、杜仲、续断、熟牛膝、车前子、泽泻、木通、炙甘草、煨甘遂、葶苈子、炒黑牵牛子、巴豆、益智仁、大茴香、川乌、五味子、高良姜、炒远志、黄连、炮穿山甲、木鳖仁、蓖麻仁、柴胡、葱白、韭白、凤仙草、石菖蒲、干姜、炮姜、白芥子、艾叶、花椒、胡椒、大枣各 30 克，炒蚕沙、飞滑石、蒜、桃枝各 120 克，皂角刺 48 克，槐枝、柳枝、桑枝各 240 克，乌梅 15 克，麻油 5 升，黄丹 3 千克。

附方：雄黄、枯矾、肉桂、丁香、木香、降香、乳香、没药、砂仁、轻粉各 30 克，黄明胶 120 克。

制法 主方用麻油熬至药枯，去渣，去火，入黄丹，待温下附方药末搅匀。

功用 温经散寒，通络活血。

适应证 血虚有寒，腹中积冷，痛经。

用法 外贴膻中、神阙、脐下及痛处，每日 1 次。

闭　经

闭经有原发及继发之分。原发性闭经是指女性年逾 16 岁，虽有第二性征发育但无月经来潮，或年逾 14 岁，尚无第二性征发育及月经。继发性闭经是指月经周期已建立后又停闭 3 个周期或 6 个月以上。月经的产生是脏腑、天癸、气血、冲任协调作用于胞宫的结果，其中任何环节发生功能失常都可导致血海不能定期满溢，月事不下。

西医学中因下丘脑、垂体、卵巢、子宫等因素或甲状腺、肾上腺、胰腺等内分泌功能异常引起的闭经，均可参照本病辨证论治。另外，妊娠、哺乳和围绝经期，或月经初潮后 1 年内发生月经停闭，不伴有其他不适症状者，不作闭经论。

一、膏方治疗优势证候辨治

闭经辨证论治需辨虚实。虚者多因精血匮乏，冲任不充，血海空虚，无血可下；一般而论，年逾 16 岁尚未行经，或已行经而又月经稀发、量少，渐至停闭，并伴腰膝酸软，头晕眼花，面色萎黄，五心烦热，或畏寒肢冷，舌淡，脉弱等，多属虚证。实者多为邪气阻隔，冲任瘀滞，脉道不通，经不得下；若既往月经基本正常，而骤然停闭，伴胸胁胀满，小腹疼痛，或脘闷痰多，形体肥胖，脉象有力等，多属实证。临床常见证候虚证为肾虚证（肾气虚证、肾阴虚证、肾阳虚证）、脾虚证、精血亏虚证，实证为气滞血瘀证、寒凝血瘀证、痰湿阻滞证，均适合内服膏方调治。

1. 肾气虚证

症状：月经初潮来迟，或月经后期量少，渐至闭经，头晕耳鸣，腰膝酸软，小便频数，性欲降低，舌淡红，苔薄白，脉沉细。

治法：补肾益气，养血调经。

方药：大补元煎加减。方中人参大补元气；山药、甘草补益脾气；当归养血活血调经；熟地黄、枸杞子、山茱萸、杜仲滋补肝肾，补益精血。若闭经日久，畏寒肢冷甚者，酌加菟丝子、肉桂、紫河车等温肾助阳，调冲任；夜尿多者，酌加金樱子、覆盆子以温肾缩尿。

内服膏方示例：

组成 山药 60 克，熟地黄 90 克，菟丝子 150 克，杜仲 60 克，当归 60 克，山茱萸 30 克，枸杞子 90 克，炙甘草 30 克，丹参 30 克，牛膝 30 克，人参 100 克，龟甲胶、阿胶各 200 克，蜂蜜 250 克。

制法 将人参研成极细粉，阿胶、龟甲胶用黄酒烊化，蜂蜜炼制后备用，其余药材浸泡后加适量水共煎 3 次，将 3 次煎液过滤去渣取汁合并，兑入人参粉、烊化后的阿胶和龟甲胶、炼制后的蜂蜜，搅拌均匀，慢火浓缩至稠膏状。

2. 肾阴虚证

症状：月经初潮来迟，或月经后期量少，渐至闭经，头晕耳鸣，腰膝酸软，或足跟痛，手足心热，甚则潮热盗汗，心烦少寐，颧红唇赤，舌红，苔少或无苔，脉细数。

治法：滋肾益阴，养血调经。

方药：左归丸加减。方中熟地黄滋肾填精，大补真阴；山药补脾益阴，滋肾固精；枸杞子补肾益精，养肝明目；山茱萸养肝滋肾，涩精敛汗；龟、鹿二胶，为血肉有情之品，峻补精髓，龟甲胶偏于补阴，鹿角胶偏于补阳，在补阴之中配伍补阳药，取"阳中求阴"之义；菟丝子益肝肾、强腰膝、健筋骨。若潮热盗汗者，酌加青蒿、鳖甲、地骨皮以滋阴清热；心烦不寐者，酌加柏子仁、丹参、珍珠母以养心安神；阴虚肺燥，咳嗽咯血者，酌加沙参、白及、仙鹤草以养阴润肺止血。全方共奏滋肾益阴，止血调经之功。

内服膏方示例：

组成　熟地黄 240 克，山药 120 克，枸杞子 120 克，山茱萸 120 克，川牛膝 90 克，菟丝子 120克，鹿角胶 120 克，龟甲胶 120 克，蜂蜜 200 克。

制法　将鹿角胶和龟甲胶用黄酒加热烊化，蜂蜜炼制后备用，其余药材浸泡后加适量水共煎 3次，将 3 次煎液过滤去渣取汁合并，兑入烊化后的鹿角胶、龟甲胶和炼制后的蜂蜜，搅拌均匀，慢火浓缩至稠膏状。

3. 肾阳虚证

症状：月经初潮来迟，或月经后期量少，渐至闭经，头晕耳鸣，腰痛如折，畏寒肢冷，小便清长，夜尿多，大便溏薄，面色晦暗，或目眶暗黑，舌淡，苔白，脉沉弱。

治法：温肾助阳，养血调经。

方药：十补丸加减。方中肉桂、附子温补肾阳；熟地滋补肾阴，山药、山茱萸滋补肝脾，辅助滋补肾中之阴。鹿茸、五味子填精纳气；泽泻、茯苓利水渗湿，牡丹皮清泻肝火，使补而不腻，温而不燥。若腰痛如折，畏寒肢冷，性欲淡漠者，酌加淫羊藿、菟丝子以温阳益肾；若大便溏薄，面肢浮肿者，酌加黄芪、桂枝以温阳益气利水；面色晦暗兼有色斑，少腹冷痛者，酌加蒲黄、香附以温阳活血理气。

内服膏方示例：

组成　熟地黄 200 克，山茱萸 200 克，山药 200 克，菟丝子 150 克，茯苓 200 克，牡丹皮 200克，泽泻 200 克，丹参 150 克，淫羊藿 100 克，肉桂 200 克，五味子 300 克，佛手 100 克，川芎 100克，砂仁 60 克，鹿角胶 150 克，蜂蜜 300 克。

制法　将鹿角胶用黄酒加热烊化，蜂蜜炼制后备用，其余药材浸泡后加适量水共煎 3 次，将 3次煎液过滤去渣取汁合并浓缩，兑入烊化后的鹿角胶和炼制后的蜂蜜，搅拌均匀，慢火浓缩至稠膏状。

4. 脾虚证

症状：月经停闭数月，神疲肢倦，食少纳呆，脘腹胀满，大便溏薄，面色淡黄，舌淡胖有齿痕，苔白腻，脉缓弱。

治法：健脾益气，养血调经。

方药：参苓白术散加减。方中人参、白术、茯苓益气健脾渗湿；山药、莲子肉健脾益气，兼能止泻；白扁豆、薏苡仁助白术、茯苓以健脾渗湿；砂仁醒脾和胃，行气化滞；桔梗宣肺利气，通调水道，又能载药上行，培土生金；炒甘草健脾和中，调和诸药。若腰膝酸软，五更泻，小便频数者，乃脾肾阳虚，酌加肉豆蔻、巴戟天以温阳止泻；若腹痛而泄泻，伴胸胁、乳房胀痛者，为脾虚而肝气乘之，酌加防风、白芍、柴胡以平肝止痛。全方共奏补益中气，健脾渗湿之功。

内服膏方示例：

组成　白术 100 克，茯苓 100 克，白扁豆 150 克，甘草 60 克，山药 100 克，莲子肉 100 克，桔梗 50 克，薏苡仁 50 克，砂仁 50 克，红景天 60 克，赤小豆 100 克，泽兰 50 克，怀牛膝 50 克，人参 100 克，蜂蜜 200 克。

制法　将人参研成极细粉，蜂蜜炼制后备用，其余药材浸泡后加适量水共煎 3 次，将 3 次煎液过滤去渣取汁合并，兑入人参粉、炼制后的蜂蜜，搅拌均匀，慢火浓缩至稠膏状。

5. 精血亏虚证

症状：月经停闭数月，头晕目花，心悸少寐，面色萎黄，阴道干涩，皮肤干枯，毛发脱落，生殖器官萎缩，舌淡，苔少，脉沉细弱。

治法：填精益气，养血调经。

方药：归肾丸加减。方中菟丝子、杜仲补益肾气；熟地黄、山茱萸、枸杞子滋肾养肝；山药、茯苓健脾和中；当归补血调经。全方共奏补肾健脾，益精养血之功。若精血亏虚日久，渐至阴虚血枯经闭，兼见形体羸瘦，骨蒸潮热，或咳嗽唾血，两颧潮红，舌绛苔少或无苔，脉细数，治宜滋肾养血，壮水制火，可选用补肾地黄汤（《陈素庵妇科补解》）。若精血亏虚日久，渐至阳虚血枯经闭，兼见神疲倦怠，面色苍白，畏寒肢冷，性欲淡漠，舌淡，脉沉缓，治宜温肾养血，益火之源，可选用四二五合方（《刘奉五妇科经验》）。

内服膏方示例：

组成　菟丝子 120 克，杜仲 120 克，枸杞子 120 克，山茱萸 120 克，当归 90 克，熟地黄 250 克，山药 120 克，丹参 150 克，茯苓 120 克，北沙参 60 克，鸡血藤 60 克，龟甲胶 200 克，蜂蜜 200 克。

制法　先将龟甲胶用黄酒加热烊化，蜂蜜炼制后备用，其余药材浸泡后加适量水共煎 3 次，将 3 次煎液过滤去渣取汁合并，兑入烊化后的龟甲胶和炼制后的蜂蜜，搅拌均匀，慢火浓缩至稠膏状。

6. 气滞血瘀证

症状：月经停闭数月，小腹胀痛拒按，精神抑郁，烦躁易怒，胸胁胀满，嗳气叹息，舌紫暗或有瘀点，脉沉弦或涩而有力。

治法：行气活血，祛瘀通经。

方药：膈下逐瘀汤加减。方中以桃红四物汤去熟地黄之滋腻，养血活血；枳壳、乌药、香附行气通络；延胡索、五灵脂疏通血脉，化瘀定痛；牡丹皮凉血消瘀；甘草调和诸药。若烦急，胁痛或乳房胀痛，舌尖边红者，酌加柴胡、郁金、栀子以疏肝清热；口干渴，大便结，脉数者，酌加黄芩、知母、大黄以清热泻火；若肝郁气逆，水不涵木，闭经而兼见溢乳，心烦易怒，头痛，腰膝酸软，舌红苔薄，脉弦而尺弱，治宜疏肝回乳，益阴通经，方用逍遥散，酌加川楝子、炒麦芽、川牛膝、生地黄。

内服膏方示例：

组成　当归 90 克，川芎 60 克，赤芍 60 克，桃仁 90 克，红花 90 克，枳壳 45 克，延胡索 30 克，五灵脂 60 克，乌药 60 克，香附 45 克，牡丹皮 60 克，甘草 90 克，鳖甲胶 200 克，蜂蜜 250 克。

制法　将鳖甲胶用黄酒加热烊化，蜂蜜炼制后备用，其余药材浸泡后加适量水共煎 3 次，将 3 次煎液去渣取汁合并，兑入烊化后的鳖甲胶和炼制后的蜂蜜，搅拌均匀，慢火浓缩至稠膏状。

7. 寒凝血瘀证

症状：月经停闭数月，小腹冷痛拒按，得热则痛缓，形寒肢冷，面色青白，舌紫暗，苔白，脉沉紧。

治法：温经散寒，活血通经。

方药：温经汤加减。方中肉桂温经散寒；当归、川芎活血调经；人参甘温补气，助肉桂通阳散寒；莪术、牡丹皮、牛膝活血祛瘀；白芍、甘草缓急止痛。若小腹冷痛重者，酌加艾叶、小茴香、香附温经暖宫止痛；四肢不温，畏寒者，酌加炮附子、吴茱萸、肉桂温经助阳通经。

内服膏方示例：

组成　当归 120 克，川芎 90 克，白芍 120 克，肉桂 120 克，牡丹皮 120 克，莪术 90 克，甘草 120 克，牛膝 100 克，人参 120 克，鹿角胶 250 克，饴糖 250 克。

制法　将鹿角胶用黄酒加热烊化，人参单煎 3 次，饴糖熬制后备用，其余药材浸泡后加适量水共煎 3 次，将 3 次煎液与人参煎液合并过滤并去渣取汁，兑入烊化后的鹿角胶和熬制后的饴糖，搅拌均匀，慢火浓缩至稠膏状。

8. 痰湿阻滞证

症状：月经停闭数月，带下量多，色白质稠，形体肥胖，胸脘满闷，神疲肢倦，头晕目眩，舌淡胖，苔白腻，脉滑。

治法：豁痰除湿，活血通经。

方药：丹溪治湿痰方加减。方中苍术、半夏化痰除湿；白术、茯苓健脾祛湿；滑石利湿而通窍；当归、川芎、香附养血活血行气。若胸脘满闷重者，酌加瓜蒌、枳壳、郁金宽胸理气；面目、肢体浮肿者，酌加益母草、泽泻、泽兰除湿化瘀；腰膝酸软者，酌加川续断、菟丝子、杜仲补肾气，强腰膝。全方共奏豁痰祛湿，活血通经之功。

内服膏方示例：

组成　苍术 150 克，白术 300 克，姜半夏 100 克，茯苓 100 克，香附 50 克，川芎 50 克，当归 100 克，生薏苡仁 300 克，山药 150 克，赤小豆 90 克，茺蔚子 150 克，丹参 200 克，石菖蒲 120 克，陈皮 60 克，桃仁 60 克，川牛膝 120 克，鸡血藤 120 克，龟甲胶 150 克，黑芝麻 150 克，冰糖 250 克。

制法　将龟甲胶用黄酒加热烊化，冰糖熬制后备用，其余药材浸泡后加适量水共煎 3 次，将 3 次煎液过滤去渣取汁合并，兑入烊化后的龟甲胶和熬制后的冰糖，搅拌均匀，慢火浓缩至稠膏状。

二、组方及应用要点

（一）变化应用

闭经患者需首先排除先天性生殖器官发育异常，后天器质性损伤致闭经者，因药物治疗难以奏效，故不可参照施治。

闭经的治疗，应根据病证，虚者补而通之，实者泻而通之。实证闭经者，治宜行气活血，化痰通经，药后月经来潮或有经来先兆，疗效较好。但不可久用通经之法，避免一味活血变生他证。虚证闭经者，治宜补气养血调经，适当配以理气健脾等药物，使补而不腻，补中有行。临床常有虚实夹杂之证，应用膏方辨治时，应遵循标本同治、扶正祛邪，补虚而不留邪、祛邪而不伤正的治则，切不可不分虚实概以活血理气通之。

无论实证或虚证闭经，治疗中应时时顾及脾胃。膏剂因其性黏腻，恐有碍脾之弊。在应用膏方治疗前，对于伴有脘腹痞胀、纳呆恶心、嗳腐吐酸、舌苔厚腻者，建议先以健脾和胃汤剂调理。在膏剂治疗过程中出现上述症状，应暂停服用膏方，待脾胃调和后，再辨证施以膏方。

（二）胶糖选择

虚证闭经多用荤膏。虚证闭经兼阴血不足者，可选用阿胶养阴补血；肾阳不足者，可选用鹿角胶温阳补肾；兼潮热盗汗、手足心热等阴虚内热者，可选用龟甲胶、鳖甲胶滋阴补血，兼清虚热，因鳖甲胶具有通血脉的作用，尤适用于虚证夹瘀者，龟甲胶强筋健骨，闭经患者若兼有骨质疏松，可考虑优先使用。蜂蜜味甘、性平，具有补中止痛、润燥止咳、润肠通便、解毒等功效，尤适用于闭经伴见阴虚便秘或咳嗽者，且可调和膏方诸药药性。

实证闭经多用活血、理气、化瘀之品成膏，配伍时需加入健脾益气之品固护正气；同时，瘀久化热，方中需酌加滋阴清热之品，以防损伤阴血。

（三）细料选择

依据闭经各证候特点辨证选用细料。对于虚证闭经者，细料常用参类，脾肾气虚证可选用生晒参，阳虚证可选用红参；阴不足证，可选用西洋参。肾阳亏虚者，可选用鹿茸、海马、海龙。精血不足者，可选用紫河车等。虚证经闭日久多兼见血瘀之象，细料可加用三七粉、西红花等。

三、古 今 膏 方

（一）内服膏方

1. 虎杖煎

来源　《备急千金要方》。

组成　虎杖5千克，王瓜根汁、牛膝汁各1千克。

制法　将虎杖切碎后水浸1夜，煎煮滤汁，如此3遍，将药汁混匀后浓缩，再加入王瓜根汁、牛膝汁，搅拌均匀，微火煎至药液如饴糖状，膏即成。

功用　散瘀定痛，通经利水。

适应证　月经闭塞不通，腹部胀满，短气欲死，结瘕等症。

用法　每服1匙，酒化服，白天2次，夜间1次，宿血当下。若病去，则停止服用。

备注　虚证者不宜服。

2. 无极膏

来源　《良朋汇集经验神方》。

组成　大黄100克，浓醋200克。

制法　将浓醋放入铜锅中，先用大火煮沸，再用小火煎煮。然后将大黄打成粉状放入锅中，先用大火将药液煮沸，再用小火煎煮，保持微沸，同时不断用筷子搅动药液，防止焦化，逐渐形成稠膏状，和匀收膏。

功用　活血通经，化瘀止痛。

适应证　妇人干血所致的闭经。

用法　临睡时用热酒化开服用，每次1汤匙，待大便通利1～2次之后经水即来。

备注　内无干血者慎服。

3. 万化膏

来源　《鲁府禁方》。

组成　麻油、蜂蜜各600克。

制法　将上述药物混合后置于瓷碗内煎煮约2小时，直至膏成。

功用　滋阴养血，润燥通经。

适应证　日久经闭不行。

用法　空腹趁热服用，月经即通。

（二）外用膏方

1. 太乙膏

来源　《外科正宗》。

组成　大黄120克，玄参、生地黄、赤芍、当归、白芷、肉桂各60克，麻油600毫升，黄丹420克。

制法　将黄丹研细末备用。麻油熬其余药材，去渣，黄丹收膏。

功用　养阴温阳，活血通腑。

适应证　月经不行，结块作痛。

用法　外贴关元穴或患处，每日1次。

备注　不可内服。孕妇忌用。

2. 通经山楂膏

来源　《古今脐疗良方集解》。

组成　鲜山楂 10 枚，赤芍 3 克，生姜 15 克。

制法　上药共捣如膏，备用。

功用　温经通脉。

适应证　闭经、少腹冷痛。

用法　外敷脐部，纱布覆盖，胶布固定，再热熨。每日 1 次，每次热熨 30 分钟，连用 3～5 次。

备注　忌风寒及生冷食物。

绝经前后诸证

视频 10-2　围绝经期综合征药食膏方调制

绝经前后诸证是指妇女在绝经期前后，出现烘热汗出，烦躁易怒，潮热面红，失眠健忘，精神倦怠，头晕目眩，耳鸣心悸，腰背酸痛，手足心热，或伴月经紊乱等与绝经有关的症状。古代医籍对其症状的描述可散见于"脏躁""百合病""老年血崩"等病证中，如《金匮要略·妇人杂病脉证并治》指出："妇人脏躁，喜悲伤欲哭，象如神灵所作，数欠伸。"西医学中的围绝经期综合征、双侧卵巢切除或放射治疗后卵巢功能衰竭出现围绝经期综合征表现者，可参照本病辨证治疗。中医学认为本病的发生与妇女绝经前后的生理特点密切相关。七七之年，肾气渐衰，天癸渐竭，冲任二脉逐渐亏虚，月经将断而至绝经，在此生理转折时期，受身体内外环境的影响，如素体阴阳有所偏衰，素性抑郁，素有痼疾，或家庭、社会等环境变化，易导致肾阴阳平衡失调而发病。"肾为先天之本"，又"五脏相移，穷必及肾"，故肾之阴阳失调，每易波及其他脏腑。而其他脏腑病变，久则必然累及于肾，故本病之本在肾，常累及心、肝、脾等脏，致使本病证候复杂。

绝经前后诸证症状多样，临床表现可与某些内科病，如眩晕、心悸、水肿等相类似，辨证论治时应注意鉴别。绝经前后的年龄为癥瘕好发期，如出现月经过多或经断复来，或有下腹疼痛，浮肿，或带下五色，气味臭秽，或身体骤然明显消瘦等症状者，应详加诊察，必要时结合西医学辅助检查，明确诊断，以免贻误病情。

一、膏方治疗优势证候辨治

中医学认为本病以肾虚为本，肾的阴阳平衡失调，影响心、肝、脾脏，从而发生一系列的病理变化，出现诸多证候。临证应主要根据临床表现、月经紊乱的情况及舌脉辨其属阴、属阳，或阴阳两虚，或心肾不交。治疗应注重固护肾气，清热不宜过于苦寒，祛寒不宜过于温燥，更不可妄用克伐，以免犯虚虚之戒。若涉及他脏者，则兼而治之。

1. 肾阴虚证

症状：绝经前后，头晕耳鸣，腰酸腿软，烘热汗出，五心烦热，失眠多梦，口燥咽干，或皮肤瘙痒，月经周期紊乱，量少或多，经色鲜红，舌红，苔少，脉细数。

治法：滋肾益阴，育阴潜阳。

方药：六味地黄丸加减。方中熟地黄、山茱萸滋阴补肾；山药、茯苓健脾和中；牡丹皮、泽泻清泄虚热。加龟甲胶滋阴补肾；加生牡蛎、石决明平肝潜阳。全方共奏滋阴补肾，育阴潜阳之功。

内服膏方示例：

组成　熟地黄 200 克，山药 150 克，山茱萸 100 克，茯苓 100 克，牡丹皮 100 克，泽泻 100 克，生牡蛎 300 克，石决明 100 克，龟甲胶 300 克，蜂蜜 300 克。

制法 将龟甲胶用黄酒加热烊化，蜂蜜炼制后备用，其余药材浸泡后加适量水共煎 3 次，将 3 次煎液过滤去渣取汁合并，加入烊化后的龟甲胶和炼制后的蜂蜜，搅拌均匀，慢火浓缩至稠膏状。

2. 肾阳虚证

症状： 绝经前后，头晕耳鸣，腰痛如折，腹冷阴坠，形寒肢冷，小便频数或失禁，带下量多，月经不调，量多或少，色淡质稀，精神萎靡，面色晦暗，舌淡，苔白滑，脉沉细而迟。

治法： 温肾壮阳，填精养血。

方药： 右归丸加减。方中鹿角胶温补肾阳，填精补髓；熟地黄、枸杞子、山茱萸、山药滋阴益肾，养肝补脾；菟丝子补阳益阴，固精缩尿；杜仲补益肝肾，强筋壮骨；当归养血补血，助鹿角胶以补阳养精血。亦可加淫羊藿、补骨脂加强补肾壮阳，固精缩尿之效。全方共奏温肾壮阳，填精养血之功。

内服膏方示例：

组成 熟地黄 100 克，山药 100 克，山茱萸 100 克，枸杞子 100 克，菟丝子 100 克，当归 100 克，杜仲 100 克，补骨脂 100 克，淫羊藿 100 克，鹿角胶 100 克，蜂蜜 300 克。

制法 将上述药材除鹿角胶、蜂蜜外浸泡后加适量水共煎 3 次，将 3 次煎液过滤去渣取汁合并，加热浓缩为清膏。再将鹿角胶研成粗末，加适量黄酒浸泡后隔水炖烊，冲入清膏，蜂蜜炼制后兑入，混合均匀收膏。

3. 肾阴阳俱虚证

症状： 绝经前后，乍寒乍热，烘热汗出，月经紊乱，量少或多，头晕耳鸣，健忘，腰背冷痛，舌淡，苔薄，脉沉弱。

治法： 阴阳双补。

方药： 二仙汤合二至丸加减。方中仙茅、淫羊藿、巴戟天温补肾阳；知母、黄柏滋肾坚阴；当归养血和血；墨旱莲、女贞子滋肝肾之阴；加何首乌补肾育阴，生龙骨、生牡蛎滋阴潜阳敛汗。全方共奏阴阳双补之功。

内服膏方示例：

组成 仙茅 100 克，淫羊藿 100 克，当归 100 克，巴戟天 100 克，黄柏 100 克，知母 100 克，女贞子 100 克，墨旱莲 100 克，何首乌 100 克，龙骨 300 克，牡蛎 300 克，黑芝麻 100 克，阿胶 100 克，蜂蜜 300 克。

制法 将阿胶用黄酒加热烊化，蜂蜜炼制后备用，其余药材浸泡后加适量水共煎 3 次，将 3 次煎液过滤去渣取汁合并，加入烊化后的阿胶和炼制后的蜂蜜，搅拌均匀，慢火浓缩至稠膏状。

4. 心肾不交证

症状： 绝经前后，心烦失眠，心悸易惊，甚至情志失常，月经周期紊乱，量少或多，经色鲜红，头晕健忘，腰酸乏力，舌红，苔少，脉细数。

治法： 滋阴补血，养心安神。

方药： 天王补心丹加减。方中生地黄、玄参、天冬、麦冬滋肾养阴液；人参、茯苓益心气；丹参、当归养心血；远志、柏子仁、酸枣仁、五味子养心安神，除烦安眠；桔梗载药上行。全方共奏滋阴补血，养心安神之功。

内服膏方示例：

组成 人参 100 克，玄参 100 克，当归 100 克，天冬 100 克，麦冬 100 克，丹参 100 克，茯苓 100 克，五味子 100 克，远志 100 克，桔梗 100 克，酸枣仁 100 克，生地黄 100 克，柏子仁 100 克，茯神 200 克，砂仁 60 克，蜂蜜 300 克。

制法 将蜂蜜炼制后备用，其余药材浸泡后加适量水共煎 3 次，将 3 次煎液过滤去渣取汁合并，加入炼制后的蜂蜜，搅拌均匀，慢火浓缩至稠膏状。

二、组方及应用要点

（一）变化应用

本病以肾虚为本，临床以肾阴虚居多，由于体质或阴阳转化等因素，亦可表现为肾阳虚，或阴阳两虚或心肾不交，并由于诸种因素，绝经前后常可兼夹气郁、血瘀、痰湿等复杂病机。本病证候复杂，常寒热错杂，虚实并存，涉及多个脏腑，故在治疗时要注意同时兼顾。

本病持续时间长短不一，短则数月，长者数年，严重者甚至可持续 5～10 年，如未及时施治或因误治易发生情志异常、心悸、心痛、贫血、骨质疏松症等疾患，运用膏方时要全面评估。

（二）胶糖选择

虚证绝经前后诸证多用荤膏。月经缠绵漏血色淡不止者，可选用阿胶养阴补血止血；月经缠绵漏血色红，兼潮热盗汗、手足心热者，可选用龟甲胶滋阴补血兼清虚热，腰膝酸冷者，可选用鹿角胶温阳补肾。选择糖类时，绝经前后诸证伴气虚便秘者可选择蜂蜜补中润肠；大便偏软可选择白砂糖缓中补虚。

实证闭经多用活血、理气、化瘀之品成膏，配伍时需加入健脾益气之品固护正气，月经断续有块，瘀血征象明显，甚至瘀久化热者可选用鳖甲胶散结祛瘀，退热除蒸。

（三）细料选择

绝经前后个体差异较大，需要辨证选用细料。对于虚证闭经者，脾肾气虚证可选用生晒参，阳虚证可选用红参；阴虚证，可选用西洋参、石斛。小腹或腰部凉，或崩漏血色淡，属肾阳亏虚者，可选用鹿茸、海马、海龙。精血不足者，可选用紫河车等。虚证经闭日久多兼见血瘀之象，细料可加用三七粉、西红花等。

三、古　今　膏　方

内服膏方

1. 二至膏

来源　《证治准绳》。

组成　女贞子、墨旱莲各 250 克，蜂蜜 500 克。

制法　将女贞子、墨旱莲择净，水煎 3 次，3 液合并，文火浓缩，加入蜂蜜煮沸收膏即成。

功用　补益肝肾，滋养阴血。

适应证　围绝经期综合征，肝肾阴虚所致的头目眩晕，腰膝酸软，须发早白，牙齿松动，健忘早衰等。

用法　每次 20 克，每日 2 次，温开水适量送服。

2. 六味二仙膏

来源　《东方药膳》。

组成　生地黄、白芍、肉苁蓉、淫羊藿、山茱萸、鳖甲胶、女贞子、墨旱莲、菟丝子、巴戟天、枸杞子各 120 克，茯苓、泽兰、福泽泻、潼蒺藜、焦内金、鹿角胶、知母、牡丹皮、炒栀子、地骨皮各 100 克，煅龙骨、煅牡蛎各 180 克，川牛膝、川杜仲、生山楂、炒怀山药、白蒺藜、瓜蒌各 150 克，黄柏、杭菊花、大黄各 90 克，炒五味子、广陈皮各 60 克，阿胶、胡桃肉、黑芝麻各 250 克，龙眼肉、红枣各 200 克，冰糖 300 克。

制法 将阿胶、鳖甲胶、鹿角胶用黄酒加热烊化，冰糖熬制后备用，其余药材浸泡后加适量水共煎 3 次，将所有煎液过滤去渣取汁合并浓缩，兑入烊化后的阿胶、鳖甲胶、鹿角胶，加入熬制后的冰糖，搅拌均匀，慢火浓缩至稠膏状。

功用 滋补肝肾，调和阴阳。

适应证 围绝经期综合征，时或烘热，汗出津津，大便不畅，舌淡红苔薄，脉细软等。

用法 每次 20 毫升，每日 3 次，温开水适量送服。

第二节 产 后 病

产 后 汗 证

产后汗证以产后出汗量较多、持续时间长为主要临床表现，据出汗发生时间之不同分为自汗和盗汗。白昼汗多，动则尤甚为自汗；寐中出汗，醒后即止为盗汗。中医学认为产后多汗应归属于"虚汗"范畴，是由于气虚不固，或阴虚导致津液外出所致。隋代《诸病源候论》首列"产后汗出不止候"，指出其病因主要为产时伤血致"阴气虚而阳气加之，里虚表实，阳气独发于外"。产妇在生产时耗气失血，导致元气耗损，阴血空虚，故在产后易表现为血虚气亏之证。产后汗出有轻重之别，轻度见偶有自汗，于进食时或偶尔头部潮热汗出；中度见自汗阵作，身感有汗或胸背潮热、潮湿；重度见常有自汗，湿衣，动则明显或周身潮热，汗出如水洗。

产后汗出的辨证论治，首先应排除风湿、结核、感染及内分泌疾病等，还应与中暑、发热等所致的出汗相鉴别。产后中暑在夏日炎热酷暑之季，感受暑邪，骤发高热，汗出，神昏，嗜睡，甚则躁扰抽搐为特征，而产后自汗无季节性，无发热及神志的改变。产后发热以高热多汗，汗出后热退为特征，起病急，病程短，而产后汗证为汗出过多而无发热。

一、膏方治疗优势证候辨治

中医学认为异常汗出是指人体由于阴阳偏盛偏衰，营卫不和，湿热熏蒸，痰瘀内蓄，以及情志过极，饮食劳伤，房事不节等原因引起腠理开阖失调，导致出汗异常为主要表现的一种常见病。汗证有在表、在里、在半表半里之分，有寒、热、虚、实之异。而自汗盗汗多属虚和热所致，虚多是气虚、阴虚；热多是阴虚内热。产后汗证有气虚、阴虚之不同。治疗产后汗证，气虚者，治以益气固表，和营止汗；阴虚者，治以益气养阴，生津敛汗。

1. 气虚证

症状：产后汗出过多，不能自止，动则加剧；时有恶风身冷，气短懒言，面色㿠白，倦怠乏力，舌质淡，苔薄白，脉细弱。

治法：益气固表，和营止汗。

方药：黄芪汤加减。方中黄芪、白术、茯苓、甘草健脾补气固表；熟地黄、麦冬、大枣养阴滋血；牡蛎固涩敛汗，防风走表，助黄芪、白术以益气御风，黄芪得防风，其功益彰；加入党参加强益气之功，桂枝、白芍、浮小麦加强固表和营止汗之效，全方共奏益气固表、和营止汗之效。

内服膏方示例：

组成 黄芪 300 克，党参 200 克，防风 150 克，荆芥 120 克，白术 150 克，熟地黄 120 克，茯苓 120 克，煅牡蛎 120 克，麦冬 90 克，桂枝 60 克，白芍 120 克，浮小麦 300 克，麻黄根 100 克，大枣 30 枚，神曲 120 克，陈皮 60 克，炙甘草 60 克，阿胶 100 克，蜂蜜 300 克。

制法　将阿胶用黄酒加热烊化，蜂蜜炼制后备用，其余药材浸泡后加适量水煎煮 3 次，滤汁去渣，合并滤液，加热浓缩为清膏，再加入烊化后的阿胶和炼制后的蜂蜜，搅拌均匀，慢火浓缩至稠膏状。

2. 阴虚证

症状：产后睡中汗出，甚则湿透衣衫，醒后即止，面色潮红，头晕耳鸣，口燥咽干，渴不思饮，或五心烦热，腰膝酸软，舌质红苔少，脉细数。

治法：益气养阴，生津敛汗。

方药：生脉散加减。方中人参益气生津，麦冬、五味子滋阴敛汗，加山萸肉以滋阴敛汗，加牡蛎以固涩，浮小麦、糯稻根以止汗，加玉竹以滋阴润燥，加栀子以清心除烦。共奏益气养阴、生津敛汗之效。

内服膏方示例：

组成　麦冬 150 克，山茱萸 150 克，五味子 150 克，煅牡蛎 120 克，浮小麦 90 克，糯稻根 90 克，枸杞子 150 克，黄精 100 克，熟地黄 150 克，白芍 150 克，五味子 100 克，白术 150 克，山药 120 克，人参 100 克，铁皮石斛 60 克，龟甲胶 200 克，蜂蜜 200 克。

制法　将人参、铁皮石斛另煎 3 次取汁，龟甲胶用黄酒加热烊化，蜂蜜炼制后备用，其余药材浸泡后加适量水共煎 3 次，将所有煎液过滤去渣取汁合并浓缩，兑入烊化后的龟甲胶和炼制后的蜂蜜，搅拌均匀，慢火浓缩至稠膏状。

二、组方及应用要点

（一）变化应用

产后自汗、盗汗，有气虚和阴虚之分。但临床上阴损及阳，阳损及阴，故自汗、盗汗并非绝对化的分属气虚、阴虚。正如《景岳全书·汗证》云："诸古法云自汗者属阳虚……盗汗者属阴虚……自汗盗汗亦各有阴阳之征，不得谓自汗必属阳虚，盗汗必属阴虚也。"产后汗证及时治疗以补虚敛汗为主。产后自汗、盗汗，因虚所致，前者主要责之气虚，后者主要责之阴虚。临床辨证时，除根据出汗时间在昼在夜外，尚需根据兼证及舌脉进行分析。治疗时，针对病因或补气，或滋阴，并宜酌加敛汗之品，标本兼治，方收良效。此外，基于气与津互根互生的生理关系，治疗自汗时，勿忘佐以补津化气之品；治疗盗汗时，勿忘佐以补气生津之物。如此"阴中求阳、阳中求阴"，相得益彰，而其效更佳。气虚乏力，若兼见恶露不绝，可在加入阿胶养阴补血止血基础上，加用大小蓟、海螵蛸、茜草炭、地榆清热养阴止血，或加艾叶温经止血，或予以生化汤加减治疗。若兼见乳汁过少，可在益气养血基础上，加用王不留行、路路通等活血通经之品。

（二）胶糖选择

气虚证所致的产后自汗，可选用补益气血之类，选用阿胶、黄明胶以补血润燥，调和营卫；鹿角胶补肾阳，益精血。阴虚所致的产后盗汗，可选用龟甲胶滋阴潜阳、养血补心，鳖甲胶养阴补血。糖类可选用蜂蜜、冰糖以益气生津，还可治疗肺燥喘咳。

（三）细料选择

气虚自汗证，可选用生晒参等大补元气，养血安神以益气固表止汗，加入黄酒以补血养颜、通经活络，气通血脉而护养脾气；产后瘀阻者，可选用西红花活血化瘀；阴虚盗汗者，可加入西洋参益气养阴。

三、古 今 膏 方

（一）内服膏方

1. 猪膏煎方

来源　《备急千金要方》。

组成　猪膏1千克，清酒500克，生姜汁1千克，白蜜1千克。

制法　将前3味药择净，研细，水煎3次，3液合并，文火浓缩，加入白蜜煮沸收膏即成。

功用　补中益气，固表止汗。

适应证　妇女产后体虚自汗，乏力气短。

用法　每服1匙，酒化服，不拘次数。

备注　实证不宜服。

2. 五味子膏

来源　《慈禧光绪医方选议》。

组成　五味子500克。

制法　水洗净，浸半日，煮烂滤去滓，再熬似饴，少兑蜂蜜收膏。

功用　敛肺滋肾，生津敛汗，涩精止泻，宁心安神。

适应证　体虚之失眠、久咳、久泻、自汗、遗精等症。

用法　空腹服用，每次1汤匙。

备注　本方滋补，以火旺或湿热为主者，非本方所宜。

3. 黄芪膏

来源　《清宫配方集成》。

组成　黄芪600克。

制法　将上药切碎，水浸后煎煮，纱布滤去药渣，如此3遍，再将所滤药液加热浓缩，下入蜂蜜，收膏即成。

功用　补中益气，调荣固卫。

适应证　凡男妇老幼一切气虚不足之证，并皆治之。

用法　每用10克，白开水冲服，或入煎剂，或用修合丸药，亦可。

备注　本方纯补，外感初起及邪实苔厚者非宜。

4. 百花膏

来源　《是斋百一选方》。

组成　熟地黄、生地黄、当归、川芎、白芍、人参各30克，生藕自然汁、生姜自然汁、蜂蜜各适量。

制法　将前6味药择净，研细，入生藕自然汁、生姜自然汁、蜂蜜各适量，同煎沸即成。

功用　益气养血。

适应证　产后虚羸，头目眩晕，体弱自汗等。

用法　每次20毫升，每日2次，大枣汤适量送服。

（二）外用膏方

1. 倍乌柏矾膏

来源　《中华脐疗大成》。

组成　五倍子、何首乌、黄柏、枯矾各等量，牛乳适量（原方选人乳，现以牛乳替代）。

制法　除牛乳外，诸药共研为细末，过筛后与牛乳调制成膏。

功用 固表止汗。

适应证 盗汗。

用法 敷于脐上，盖以纱布，胶布固定。每日1次，10日为1个疗程。

2. 五倍子膏

来源 《常见病验方参考资料》。

组成 五倍子15克，醋适量。

制法 将五倍子研细末，醋调成膏备用。

功用 收敛止汗。

适应证 汗证。

用法 外贴脐部，每日1次，连用3～4日。

备注 本品酸涩收敛，凡兼有外感咳嗽或湿热泻痢者均忌用。

产 后 抑 郁

产后抑郁是以产妇在分娩后出现情绪低落、精神抑郁为主要症状的病证，是产褥期精神疾病中常见的一种类型。本病可以从产后1周就开始出现，产后4～6周逐渐明显，平均持续6～8周，甚则长达数年。本病发生在产后，与产褥期生理和病理特点有关。产后多虚，气血津液受损，心血不足，心神失养，或思虑太过，所思不遂，心脾两伤，气虚血弱，血不养心，心神失养，情志抑郁。产后多瘀，气血亏虚，又复因劳倦耗气，气虚无力推动血行，血滞成瘀，或产时、产后感寒，寒凝血瘀，或产后胞宫瘀血停滞，败血停积，闭于心窍，扰乱心神，神明异常，情志抑郁。女性多思虑，情志所伤或素性忧郁，胆怯心虚，气机不畅，加之产后血虚，肝血不足，肝气郁结，魂失所藏，情志抑郁。

西医学的产褥期抑郁症，可参照本病辨证治疗。

一、膏方治疗优势证候辨治

产后抑郁辨证论治需考虑产褥期生理和病理特点，应当注意产后多虚多瘀及气血变化的特点。膏方治疗宜调和气血，安神定志。根据肝气郁结、瘀血内阻、心脾两虚的不同辨证结果，膏方的治疗大法分别偏于疏肝解郁、活血逐瘀或健脾养心之不同。在治疗本病时应重视心理治疗，先医其心，然后根据病情用膏方调整，心态复常，才能取得较好的疗效。

1. 心脾两虚证

症状：产后焦虑，忧郁，心神不宁，常悲伤欲哭，情绪低落，失眠多梦，健忘，精神萎靡，伴神疲乏力，面色萎黄，纳少便溏，脘闷腹胀，恶露色淡，质稀，舌淡苔薄白，脉细弱。

治法：健脾益气，养心安神。

方药：归脾汤加减。方中黄芪补脾益气；龙眼肉补脾养心，人参、白术、黄芪补脾益气；当归补血养心，酸枣仁宁心安神，茯神养心安神，远志宁神益智，木香理气醒脾，炙甘草补益心脾之气，并调和诸药，生姜、大枣调和脾胃。乳汁偏少者，加入当归、麦冬、猪蹄、桔梗、通草、王不留行等以养血滋阴，利气通脉；伴体虚无力、腰腿酸软、足跟疼痛等症状者，可加入黄精、墨旱莲、女贞子、桑椹、山茱萸、熟地黄等滋补肾阴，鹿茸、紫河车、淫羊藿、巴戟天、杜仲、续断、补骨脂、菟丝子等补益肾阳。全方共奏健脾益气，养心安神之功。

内服膏方示例：

组成 黄芪120克，当归90克，陈皮100克，升麻60克，柴胡150克，白术90克，茯神90克，木香60克，炙甘草30克，生姜60克，大枣30克，人参60克，阿胶150克，龟甲胶100克，蜂蜜 200 克。

制法 将人参研磨成细粉，阿胶、龟甲胶用黄酒加热烊化，蜂蜜炼制后备用，其余药材浸泡后加适量水共煎 3 次，将 3 次煎液过滤去渣取汁合并浓缩，兑入人参粉、烊化后的阿胶和龟甲胶、炼制后的蜂蜜，搅拌均匀，慢火浓缩至稠膏状。

2. 瘀血内阻证

症状：产后抑郁寡欢，默默不语，失眠多梦，神志恍惚，恶露淋漓日久，色紫暗有块，面色晦暗，舌暗有瘀斑，苔白，脉弦或涩。

治法：活血逐瘀，解郁安神。

方药：调经散加减。方中西红花解郁安神、活血祛瘀；赤芍、没药活血祛瘀，肉桂温通血脉；当归、白芍养血活血，细辛、麝香辛香走窜，芳香开窍醒神。失眠者，可加用柴胡、枳壳、远志、酸枣仁、茯神、首乌藤等解郁安神；伴有关节疼痛者，可加用秦艽、羌活、牛膝、地龙等。

内服膏方示例：

组成 当归 120 克，肉桂 30 克，没药 30 克，赤芍 150 克，川芎 120 克，益母草 120 克，白芍 150 克，白术 120 克，延胡索 100 克，西红花 30 克，鳖甲胶 250 克，红糖 200 克。

制法 将鳖甲胶用黄酒加热烊化，西红花单煎 3 次，红糖熬制后备用，其余药材浸泡后加适量水共煎 3 次，将 3 次煎液与西红花煎液合并过滤去渣取汁，兑入烊化后的鳖甲胶和熬制后的红糖，搅拌均匀，慢火浓缩至稠膏状。

3. 肝气郁结证

症状：产后心情抑郁，心神不安，或烦躁易怒，夜不入寐，或噩梦纷纭，惊恐易醒，恶露量或多或少，色紫暗有块，胸闷纳呆，善太息，苔薄，脉弦。

治法：疏肝解郁，镇静安神。

方药：逍遥散加减。方中柴胡疏肝解郁；当归、白芍养血柔肝；白术、甘草、茯苓健脾养心；薄荷助柴胡以散肝郁；煨生姜温胃和中。伴失眠者，可加用远志、酸枣仁、茯神、首乌藤等安神之品；伴肝火偏旺者，可加用牡丹皮、生地黄、栀子、夏枯草等。全方共奏补脾疏肝、补益气血之功。

内服膏方示例：

组成 当归 120 克，茯苓 120 克，白芍 120 克，白术 120 克，柴胡 120 克，薄荷 30 克，煨姜 60 克，磁石 200 克，首乌藤 120 克，合欢皮 200 克，柏子仁 100 克，炙甘草 60 克，鳖甲胶 250 克，蜂蜜 200 克。

制法 将鳖甲胶用黄酒加热烊化，蜂蜜炼制后备用，磁石先煎 50 分钟后与浸泡后的其余药材加适量水共煎 3 次，将 3 次煎液过滤去渣取汁合并浓缩，加入烊化后的鳖甲胶和炼制后的蜂蜜，搅拌均匀，慢火浓缩至稠膏状。

二、组方及应用要点

（一）变化应用

对于产后抑郁，多属虚证或因虚致实证，是膏方治疗较为优势的证候。产后气血大伤，百脉不实，应注意补而不滞，以防闭门留寇；其次产后气血运行无力，易成瘀，应注意养血活血，祛邪而不伤正，化瘀而不伤血；最后当注意顾护脾胃，脾胃为后天之本、气血生化之源，用药时可酌加调和脾胃、疏理气机之味，以期正气早复。

若产后抑郁进一步发展，有精神分裂症状者应先请精神科医生专科治疗，待症情好转后予膏方治疗。

应用膏方治疗产后抑郁，最好先用心理治疗医其心，调整好心理状态，然后根据病情用膏方调整，才能取得较好疗效。

（二）胶糖选择

心脾两虚证可选用阿胶滋阴养血，龟甲胶润燥潜阳；瘀血内阻证、肝气郁结证可选用鳖甲胶滋阴养血、化瘀散结。

糖类选择上除产后补虚应用蜂蜜外，心脾两虚证可选用饴糖和中益气；瘀血内阻证可选用红糖散瘀活血。

（三）细料选择

心脾两虚证，可用人参益气和中，若偏于阴虚者，可加入西洋参滋阴润燥；瘀血内阻证，可选用西红花活血解郁。

三、古 今 膏 方

内服膏方

和肝益血调气膏

来源　《清宫配方集成》。

组成　茯苓300克，当归、陈皮、川芎、白芍各150克，白扁豆、半夏曲、白术各200克，炙甘草、厚朴、黄芩、砂仁各100克。

制法　将上药切碎，水浸后煎煮，纱布滤去药渣，如此3遍，再将所滤药液加热浓缩，下入蜂蜜，收膏即成。

功用　养肝健脾，和胃化湿。

适应证　肝胃不和之情志抑郁，月经不调、量少，腹胀，乏力少食，脉弦缓。

用法　每日早晚各进1茶匙，开水冲。

产 后 身 痛

产妇在产褥期内，出现肢体或关节酸痛、麻木、重着者，称为"产后身痛"，亦称"产后关节痛""产后遍身疼痛""产后痹证""产后痛风"，俗称"产后风"。

本病的发病机制，主要是产后营血亏虚，经脉失养或风寒湿邪乘虚而入，稽留关节、经络所致。产后身痛的发生，与产褥期的生理密切相关，产后气血虚弱，或产后发热后虚损未复，四肢百骸及经脉失养；或产后气血不足，元气亏损，风、寒、湿邪乘虚而入，使气血凝滞，经络阻滞或经络失养；或产时耗伤肾气可致产后身痛。常见病因有血虚、风寒、血瘀、肾虚，但总以产后内伤气血为主，而兼风寒湿瘀，临床表现往往本虚标实，治疗当以养血益气补肾为主，兼活血通络、祛风止痛。

西医学产褥期因风湿、类风湿引起的关节痛，产后坐骨神经痛，多发性肌炎等病可参照本病辨证论治。

一、膏方治疗优势证候辨治

产后身痛辨证首以疼痛的部位、性质为主要依据，结合兼证与舌脉。若肢体关节酸楚疼痛、麻木，伴面色萎黄、头晕心悸，舌淡，脉细弱，属血虚；若肢体关节肿胀、麻木、重着，疼痛剧烈，宛如针刺，屈伸不利或痛无定处，或遇热则舒，伴恶寒畏风，舌苔薄白，脉濡细，属外感风寒；若疼痛较重，痛有定处，麻木、发硬、重着、屈伸不利，伴恶露量少，舌暗苔白，脉弦涩，属血瘀；若产后腰酸，足跟疼痛，伴头晕耳鸣，舌淡暗，脉沉细弦，属肾虚。妇人产后尤易体虚，感受外邪，而膏方可以补益脏腑精气之不足，膏方药味全面综合，药效和缓持久，经过配伍，补妇人气血不足，调整阴阳失衡，扶正祛邪，治疗妇人产后病有着独到的优势。

1. 血虚证

症状：产后遍身酸痛，肢体麻木，关节酸楚，面色萎黄，头晕，心悸，舌淡，苔薄白，脉细无力。

治法：补血益气，通络止痛。

方药：黄芪桂枝五物汤加减。方中黄芪益气固表，补益卫气。桂枝温通血脉，白芍养血补血。生姜温阳散寒；大枣益气补中，化生气血，并调和诸药；加秦艽祛风湿，舒筋络；加当归、丹参养血活血；加鸡血藤补血，活血，通络。全方共奏补血益气，通络止痛之功。

内服膏方示例：

组成　黄芪 500 克，芍药 200 克，桂枝 120 克，当归 200 克，秦艽 120 克，丹参 300 克，鸡血藤 300 克，川芎 120 克，熟地黄 300 克，白术 150 克，白茯苓 150 克，远志 120 克，龙眼肉 200 克，陈皮 100 克，炙甘草 100 克，生姜 45 克，大枣 100 克，生晒参 150 克，阿胶 250 克，红糖 500 克。

制法　将生晒参另煎取汁，其余药材（阿胶、红糖除外）浸泡后加适量水煎煮 3 次，滤汁去渣，合并滤液，加热浓缩为清膏，阿胶加适量黄酒加热烊化，兑入清膏和匀，加熬制后的红糖收膏即成。

2. 血瘀证

症状：产后遍身疼痛，或关节刺痛，屈伸不利，按之痛甚，恶露量少色暗，或小腹疼痛拒按，舌紫暗，苔薄白，脉弦涩。

治法：养血活络，行瘀止痛。

方药：身痛逐瘀汤加减。方中当归、川芎养血和血为君。桃仁、红花、五灵脂、没药活血逐瘀。香附行气，使气行则血行；秦艽、羌活、地龙祛风胜湿，通络止痛；牛膝强筋壮骨；毛冬青、忍冬藤、益母草、木瓜活血通络。甘草调和诸药为使。全方共奏养血活络，行瘀止痛之功。

内服膏方示例：

组成　秦艽 120 克，川芎 120 克，桃仁 120 克，红花 100 克，羌活 120 克，没药 100 克，当归 200 克，香附 120 克，牛膝 150 克，地龙 100 克，毛冬青 150 克，忍冬藤 300 克，益母草 300 克，木瓜 120 克，桂枝 120 克，鸡血藤 300 克，炮姜 60 克，甘草 100 克，生晒参 150 克，阿胶 200 克，红糖 500 克。

制法　将生晒参另煎取汁，其余药材（阿胶、红糖除外）浸泡后加适量水煎煮 3 次，滤汁去渣，合并滤液，加热浓缩为清膏，阿胶加适量黄酒加热烊化，兑入清膏和匀，加熬制后的红糖收膏即成。

3. 外感证

症状：产后遍身疼痛，项背不舒，关节不利，或痛处游走不定，或冷痛剧烈，恶风畏寒，或关节肿胀、重着，或肢体麻木，舌淡，苔薄白，脉浮紧。

治法：养血祛风，散寒除湿。

方药：独活寄生汤加减。方中独活祛风除湿；桑寄生补肝肾，强筋骨，祛风湿，止痹痛；细辛、肉桂辛温散寒，温经止痛；防风、秦艽祛风胜湿，舒利关节；杜仲、怀牛膝补肝肾，强筋骨；当归、白芍、干地黄、川芎养血活血；人参、茯苓、甘草补气健脾，扶助正气；甘草调和诸药。全方共奏养血祛风，散寒除湿之效。

内服膏方示例：

组成 黄芪 250 克，独活 120 克，桑寄生 150 克，秦艽 120 克，防风 120 克，细辛 45 克，当归 150 克，川芎 120 克，干地黄 200 克，杜仲 150 克，牛膝 150 克，茯苓 150 克，芍药 150 克，肉桂 120 克，白术 150 克，薤白 120 克，葛根 150 克，杏仁 120 克，黄芩 150 克，生姜 45 克，甘草 100 克，生晒参 60 克，饴糖 500 克。

制法 将生晒参另煎取汁，其余药材（饴糖除外）浸泡后加适量水煎煮 3 次，滤汁去渣，合并滤液，加热浓缩为清膏，加熬制后的饴糖收膏即成。

4. 肾虚证

症状：产后腰膝、足跟疼痛，艰于俯仰，头晕耳鸣，夜尿多，舌淡暗，苔薄，脉沉细弦。

治法：补肾填精，强腰壮骨。

方药：养荣壮肾汤加减。方中杜仲、续断、桑寄生补肾强腰，壮筋骨；防风、独活祛风湿而止痛；山茱萸、熟地黄补益肝肾；秦艽祛风湿，舒筋络；肉桂、生姜温经散寒；当归、川芎养血活血止痛。全方共奏补肾填精，强腰壮骨之功。

内服膏方示例：

组成 当归 250 克，川芎 150 克，独活 120 克，秦艽 120 克，熟地黄 300 克，山药 300 克，山茱萸 150 克，茯苓 150 克，牛膝 150 克，益智仁 120 克，芡实 120 克，金樱子 150 克，菟丝子 150 克，肉桂 60 克，川断 150 克，杜仲 150 克，桑寄生 250 克，防风 150 克，生姜 45 克，生晒参 150 克，阿胶 150 克，鹿角胶 100 克，饴糖 500 克。

制法 将生晒参另煎取汁，其余药材（阿胶、鹿角胶、饴糖除外）浸泡后加适量水煎煮 3 次，滤汁去渣，合并滤液，加热浓缩为清膏，阿胶、鹿角胶加适量黄酒加热烊化，兑入清膏和匀，加熬制后的饴糖收膏即成。

二、组方及应用要点

（一）变化应用

产后身痛虽然病因各异，但总因产后失血过多，气血虚弱不能濡养经脉为其根本，为本虚标实之病，故治疗应以养血为主，纵有外感也不可峻投风药，只宜稍佐宣络之品。

产后身痛之外感证，以风湿犯表证多见，治疗上以祛风胜湿，通痹止痛为主要治则，辅以益气养血，活血行气。若标实太重，宜先临证辨治，组成汤剂联合膏方短期服用或暂停服用膏方只服用汤剂以祛邪，待标实渐缓，再行服用膏方以治本。

产后身痛的治疗可分早期、中期、晚期 3 个阶段。早期为产后 1 个月之内，治当以补益气血、调和营卫为主，兼以祛邪，方可用黄芪桂枝五物汤稍加祛邪之品；中期为产后 1 个月至百日，治疗当攻补兼施，两者并进，方可用三痹汤，以达益气活血、补肾散寒、祛风除湿之效；晚期为百日至数年，治当扶正祛邪、活血通络，方用独活寄生汤，并酌情加虫类药物以增强搜剔祛邪作用。

（二）胶糖选择

以本虚为主的产后身痛多用荤膏。产后任督二脉空虚，肝肾不足，气血亏损，稍有不慎，风寒湿邪乘虚而入，则气血凝滞，经脉闭阻，遍身疼痛。故宜酌情选用龟甲胶、鳖甲胶、鹿角胶、阿胶等血肉有情之品以补肝肾，填肾精，滋气血。

以标实为主的产后身痛多用清膏。产后"多瘀多虚"，即使标实为主，因其虚实夹杂，故应标本兼顾，扶正祛邪，在胶类的选择上可酌情减少阿胶的使用，或配合白术、砂仁、大腹皮等和胃助运，防止膏方滋腻碍胃留邪。

糖类选择上可选择具有补益中焦作用的饴糖，如血虚或血瘀者可选用养血祛瘀的红糖。

（三）细料选择

血虚证，可加大生晒参用量或选用红参以益气补血；血瘀证，可以加入三七粉、西红花等以活血化瘀；肾虚证，可加用紫河车等补肾填精。

三、古 今 膏 方

外用膏方

1. 千风膏

来源 《理瀹骈文》。

组成 当归 24 克，荆芥穗 15 克，防风 9 克，川芎 12 克，血余炭 3 克，炮姜 1.5 克，黑豆 10 克，黄明胶 10 克，麻油 200 毫升，黄丹 120 克，葱白 3 根。

制法 将黄明胶烊化，黄丹研细末备用。麻油熬余药，黄丹收膏，再入黄明胶搅匀，摊膏。

功用 温经活血，祛风止惊。

适应证 产后惊风、中风。

用法 敷外心口、背脊、脐部，每日 1 次。

备注 不可内服。

2. 茵芋膏

来源 《本草纲目》。

组成 茵芋叶 200 克，木防己 320 克，醋 9 升，猪脂 2.56 千克。

制法 先用醋浸渍茵芋叶及木防己 1 晚，再与猪脂合煎，反复煎煮不断浓缩，直至膏成。

功用 祛风通络。

适应证 产后中风。

用法 先将手烤热再取适量，摩患处千遍。

缺 乳

哺乳期内，产妇乳汁甚少，或无乳可下，称为"缺乳"，又称"乳汁不足""乳汁不行"。《诸病源候论》最早列有"产后乳无汁候"，其云："妇人手太阳、少阴之脉，下为月水，上为乳汁……既产则水血俱下，津液暴竭，经血不足者，故无乳汁也。"本病的特点是产妇哺乳期完全无乳或乳汁甚少，不足以喂养婴儿。多发生在产后 2～3 日至半个月内，也可发生在整个哺乳期。缺乳的主要病机为乳汁化源不足，无乳可下；或乳汁运行受阻，乳不得下。若素体气血亏虚，或脾胃虚弱，气血生化不足，或产后操劳过度，耗伤气血，复因分娩失血耗气，以致气血虚弱，不能化生乳汁，因而乳汁甚少或无乳可下。若素性抑郁，加之产时失血，肝失所养，肝郁更甚；或产后情志不遂，肝失条达，气机不畅，致乳络不通，乳汁运行不畅，因而缺乳。此外，精神紧张、劳逸失常、营养不良或哺乳方法不当等，均可造成乳汁分泌不足。

西医学的产后缺乳、泌乳过少等可参照本病辨证论治。

一、膏方治疗优势证候辨治

缺乳有虚实两端，如乳汁清稀，乳房柔软，属虚证，多为气血虚弱；若乳汁浓稠，乳房胀硬疼痛，属实证，多为肝郁气滞。气血虚弱证为内服膏方优势治疗证候，而肝郁气滞证可选用外用膏方。

1. 气血虚弱证

症状：产后乳少，甚或全无，乳汁清稀，乳房柔软，无胀感，面色少华，倦怠乏力，神疲食少，舌质淡，苔薄白，脉细弱。

治法：补气养血，佐以通乳。

方药：通乳丹加减。方中人参、黄芪补气；当归、麦冬养血滋阴增液；桔梗、木通利气通络；猪蹄补血滋养通乳。食少便溏者，加炒白术、茯苓、炒白扁豆健脾渗湿；头晕心悸者，加阿胶、白芍、何首乌养血安神。全方共奏补气养血，通络下乳之功。

内服膏方示例：

组成　黄芪 300 克，当归 600 克，麦冬 150 克，桔梗 100 克，人参 300 克，猪蹄 2 个，红糖 200 克。

制法　猪蹄 2 个，加水煮至熟烂，取汤汁 2 升，将人参单煎 3 次，其余药材（红糖除外）浸泡后加上述汤汁共煎 3 次，将所有煎液过滤去渣取汁合并，兑入熬制后的红糖，慢火浓缩至稠膏状。在服药后 3 小时以湿热毛巾热敷两乳，并轻轻按揉，以助乳腺通畅，对乳汁不足有很大作用。

2. 肝郁气滞证

症状：产后乳少，甚或全无，乳汁浓稠，乳房胀硬、疼痛，胸胁胀满，情志抑郁，食欲不振，舌质正常，苔薄黄，脉弦或弦数。

治法：疏肝解郁，通络下乳。

方药：下乳涌泉散加减。方中柴胡、青皮疏肝解郁；当归、白芍、川芎养血行血；生地黄、天花粉补血滋阴；白芷入阳明，气芳香以散风通窍；穿山甲、王不留行、漏芦通络下乳；桔梗、通草理气通络；甘草调和诸药。乳房胀痛甚者，酌加橘络、丝瓜络、香附以增理气通络，行气止痛之效；乳房胀硬疼痛，局部有热感，触之有块者，加蒲公英、夏枯草、赤芍、路路通以清热散结通络；若乳房红肿掣痛，伴高热恶寒，或乳房结块有波动感者，应按"乳痈"诊治。全方共奏疏肝解郁，通络下乳之功。

内服膏方示例：

组成　当归、川芎、白芍、生地黄各 300 克，天花粉、柴胡各 150 克，青皮、漏芦、桔梗、白芷、通草各 100 克，玫瑰花 60 克，皂角刺 150 克，王不留行 90 克，甘草 100 克，红糖 200 克。

制法　将红糖熬制后备用，其余药材浸泡后加适量水煎煮 3 次，滤汁去渣，合并滤液，加热浓缩为清膏，加熬制后的红糖收膏即成。

二、组方及应用要点

（一）变化应用

产后缺乳有虚实两证。虚者，气血虚弱，乳汁化源不足，无乳可下；实者，肝气郁滞，乳汁排出不畅。治疗以调理气血，通络下乳为主。虚者，补益气血，同时佐以滋液之品，以增乳汁之化源；实者，疏肝解郁，佐以补血之品，以养血调肝。然而无论虚实，均宜佐以通络下乳之品，以助乳汁分泌。《本草纲目》云："盖乳乃阴血所化，生于脾胃，摄于冲任。"故产后缺乳，慎用凉血止血之品，避免导致乳汁减少。局部可以用陈皮煎水外敷乳房，或用热水、葱汤熏洗乳房，以宣通气血。

（二）胶糖选择

以本虚为主的产后缺乳，可用荤膏，猪蹄有补虚下乳的功效，同时也可成胶，应用中注意加水熬制后趁热过滤去除杂质，可代替其他胶类使用，填充产后任督二脉空虚，气血亏损。

以标实为主的产后缺乳，可用素膏。产后"多瘀多虚"，因其虚实夹杂，故应标本兼顾，乳血同源，注意理气活血，部分胶类使用可有止血功效，应注意寒热虚实辨证，避免对乳汁造成不利影响。糖类选择上，乳血同源，产后缺乳尤其血虚或血瘀者可选用养血祛瘀的红糖。

（三）细料选择

产后缺乳气虚者可于普通饮片中加入黄芪，如细料中可选用参类，阳虚怕冷者，选用红参；气虚神疲者，选用生晒参。阴虚，口干舌红者，选用西洋参、铁皮石斛；血瘀者，选用西红花等以活血化瘀。

三、古 今 膏 方

（一）内服膏方

1. 归芪通行膏

来源 《中国丸散膏丹方药全书》。

组成 当归 200 克，生黄芪 200 克，路路通 150 克，漏芦 150 克，王不留行 150 克，通草 150 克，穿山甲 150 克，川芎 150 克，金银花 150 克，柴胡 100 克，生甘草 100 克。

制法 上药浸泡后加水煎煮 3 次，滤汁去渣，合并滤液，加热浓缩成清膏，再加红糖 300 克，收膏即成。

功用 补益气血，化瘀通乳。

适应证 妇女产后缺乳。

用法 口服，每次 15～30 克，每日 2 次，开水调服，5 日为 1 个疗程。

2. 生乳膏

来源 《中药制剂手册》。

组成 穿山甲 30 克，沙参 10 克，天花粉、丝瓜络各 50 克，马悬蹄 60 克，鹿角 10 克。

制法 将诸药择净，研细，水煎 3 次，3 液合并，文火浓缩，加入蜂蜜适量煮沸收膏即成。

功用 通经，活络，下乳。

适应证 妇人气血不足，经络不通，奶汁稀薄及奶汁灰黄。

用法 每次 30 毫升，每日 3 次，温开水适量送服。

3. 催乳膏

来源 《中医膏方指南》。

组成 黄芪 200 克，生地黄 200 克，熟地黄 200 克，白芍 300 克，当归 100 克，党参 150 克，川芎 60 克，王不留行 150 克，路路通 150 克，通草 50 克，柴胡 60 克，炙甘草 50 克，阿胶 150 克，蜂蜜 300 克。

制法 上药除阿胶、蜂蜜外，余药加水煎煮 3 次，滤汁去渣，合并滤液，加热浓缩为清膏，再将阿胶加适量黄酒浸泡后，隔水炖烊，冲入清膏和匀，然后加蜂蜜收膏即成。

功用 补益气血，通络下乳。

适应证 妇女产后乳少或全无。

用法 口服，每次 15～30 克，每日 2 次，开水调服。

（二）外用膏方

增乳膏

来源 《手部疗法治百病》。

组成　黄芪 80 克，当归 30 克，漏芦 20 克，穿山甲 26 克。

制法　上药共研细末，和匀，用白酒适量调和成软膏状，备用。

功用　补气益血，通络增乳。

适应证　产后缺乳（虚证）。

用法　外用。用时取此膏 30 克，外敷于双手心劳宫穴和肚脐上，外加包扎固定。每日换药 1 次，10 次为 1 个疗程。另服猪蹄汤。

备注　本方系由补血汤加漏芦、穿山甲而成。故可配制散剂内服，亦可制成膏滋内服。

第三节　不　孕　症

女子未避孕，性生活正常，男方生殖功能正常，与配偶同居 1 年而未孕者，称为不孕症。从未妊娠者为原发性不孕，《备急千金要方》称为"全不产"；曾经有过妊娠继而未避孕 1 年以上未孕者为继发性不孕，《备急千金要方》称为"断绪"。《景岳全书·妇人规》言："种子之方，本无定轨，因人而药，各有所宜。"强调治疗不孕症应辨证论治。若先天不足，或房劳多产，或久病大病，或年逾五七，肾气亏虚，精不化血，则冲任虚衰，难以受孕；素体阳虚或寒湿伤肾，肾阳不足，胞宫失煦，则冲任虚寒，不能成孕；肾阴素虚，或久病耗损真阴，天癸乏源，胞宫失养，冲任血海空虚，或阴虚内热，热扰冲任，乃致不孕。若情志不畅，或盼子心切，肝郁气滞，疏泄失常，气血失调，冲任失和，胎孕不受。若思虑劳倦，或肝木犯脾，伤及脾阳，健运失司，水湿内停，湿聚成痰，冲任壅滞，而致不孕；或素体肥胖，嗜食肥甘，躯脂满溢，痰湿内盛，胞脉受阻，致令不孕。若经行产后，摄生不慎，邪入胞宫致瘀；或寒凝血瘀，或热灼血瘀，或气虚运血无力致瘀，瘀滞冲任、胞宫，以致不孕。

西医学不孕症女方因素多由排卵障碍、输卵管因素等所致，其他如免疫因素、不明原因等所致的不孕也可参照本病辨证治疗。

一、膏方治疗优势证候辨治

本病主要病机为肾气不足，冲任气血失调。须重视辨病与辨证相结合，根据月经、带下、全身症状及舌脉等综合分析，审脏腑、冲任、胞宫之病位，辨气血、寒热、虚实之变化。治疗以温养肾气，调理气血为主。调畅情志，择"的候"（即排卵期，又称为真机）而合阴阳，以利于受孕。

1. 肾气虚证

症状：婚久不孕，月经不调或停闭，量多或少，色淡暗质稀，腰酸膝软，头晕耳鸣，精神疲倦，小便清长，舌淡，苔薄白，脉沉细，两尺尤甚。

治法：补益肾气，调补冲任。

方药：毓麟珠合五子衍宗丸加减。方中八珍丸补益气血；菟丝子、杜仲、鹿角霜温养肝肾；佐以花椒温督脉，五子衍宗丸补肾填精，可加续断、桑寄生补肾强腰。全方共奏补益肾气，调补冲任之功。

内服膏方示例：

组成　熟地黄 150 克，生地黄 150 克，菟丝子 150 克，杜仲 150 克，枸杞子 150 克，山茱萸 100 克，淫羊藿 120 克，黄精 150 克，女贞子 150 克，五味子 150 克，覆盆子 150 克，肉苁蓉 120 克，山药 150 克，炒白术 150 克，党参 150 克，车前子 100 克，茯苓 120 克，炙黄芪 150 克，怀牛膝 120 克，谷芽 120 克，炒麦芽 120 克，鸡内金 60 克，当归 100 克，川芎 90 克，木香 60 克，香附 60 克，丹参 90 克，赤芍 100 克，白芍 100 克，炙甘草 120 克，核桃仁 150 克，生晒参 100 克，西洋参 100

克，阿胶 250 克，龟甲胶 200 克，蜂蜜 250 克。

制法　将生晒参、西洋参另煎 3 次，阿胶、龟甲胶用黄酒烊化，蜂蜜炼制后备用，其余药材浸泡后加适量水煎煮 3 次，将 3 次煎煮过滤与生晒参、西洋参煎液合并过滤并去渣取汁，兑入烊化后的阿胶、龟甲胶及炼制后的蜂蜜，搅拌均匀，慢火浓缩至稠膏状。

2. 肾阳虚证

症状：婚久不孕，初潮延迟，月经后期，量少，色淡质稀，甚至停闭，带下量多，清稀如水，腰膝酸冷，性欲淡漠，面色晦暗，大便溏薄，小便清长，舌淡，苔白，脉沉迟。

治法：温肾助阳，调补冲任。

方药：温胞饮加减。方中巴戟天、补骨脂、菟丝子、杜仲、紫石英、阳起石温肾助阳；肉桂、附子补益命门，引火归原；茯苓、白术、薏苡仁健脾益气除湿；山药、芡实、益智仁、桑螵蛸补肾涩精。全方共奏温肾助阳，调补冲任之效。

内服膏方示例：

组成　巴戟天 150 克，补骨脂 150 克，菟丝子 150 克，肉桂 45 克，杜仲 150 克，益智仁 200 克，山茱萸 120 克，肉豆蔻 30 克，紫石英 300 克，葫芦巴 120 克，沙苑子 120 克，白蒺藜 120 克，山药 120 克，芡实 120 克，金樱子 200 克，生黄芪 300 克，桑螵蛸 120 克，海螵蛸 120 克，当归 90 克，川牛膝 100 克，鸡血藤 120 克，赤芍 150 克，香附 90 克，茯苓 150 克，薏苡仁 150 克，木香 60 克，生白术 150 克，天冬 100 克，麦冬 100 克，龙眼肉 150 克，核桃仁 120 克，莲子肉 200 克，鹿角胶 300 克，龟甲胶 150 克，饴糖 250 克。

制法　将鹿角胶、龟甲胶用黄酒烊化，饴糖熬制后备用，其余药材浸泡后加适量水共煎 3 次，将 3 次煎液过滤去渣取汁合并浓缩，兑入烊化后的鹿角胶、龟甲胶和熬制后的饴糖，搅拌均匀，慢火浓缩至稠膏状。

3. 肾阴虚证

症状：婚久不孕，月经先期，量少，色红质稠，甚或闭经，或带下量少，阴中干涩，腰酸膝软，头晕耳鸣，形体消瘦，五心烦热，失眠多梦，舌淡或舌红，少苔，脉细或细数。

治法：滋肾养血，调补冲任。

方药：养精种玉汤加减。方中生地黄、熟地黄、山茱萸、黄精补益肾精；桑寄生、枸杞子滋养肝肾；当归、赤芍、丹参养血活血柔肝；地骨皮、牡丹皮、知母滋阴清热；淫羊藿、肉桂阳中求阴。

内服膏方示例：

组成　熟地黄 150 克，生地黄 150 克，山茱萸 150 克，怀山药 200 克，黄精 200 克，白芍 120 克，赤芍 120 克，当归 150 克，枸杞子 150 克，葛根 300 克，麦冬 120 克，天冬 120 克，煅龙骨 300 克，煅牡蛎 300 克，淫羊藿 150 克，肉桂 45 克，桑寄生 150 克，怀牛膝 150 克，丹参 150 克，炒白术 150 克，茯苓 150 克，地骨皮 100 克，牡丹皮 100 克，知母 90 克，女贞子 150 克，墨旱莲 150 克，桑椹 120 克，佛手 60 克，香附 100 克，砂仁 45 克，西洋参 120 克，大枣 150 克，黑芝麻 200 克，龟甲胶 250 克，阿胶 200 克，蜂蜜 250 克。

制法　将黑芝麻研磨成极细粉，龟甲胶、阿胶加适量黄酒加热烊化，蜂蜜炼制后备用，其余药材浸泡后加水煎煮 3 次，滤汁去渣，合并滤液，兑入烊化后的阿胶、龟甲胶，炼制后的蜂蜜，黑芝麻粉，搅拌均匀，慢火浓缩至稠膏状。

4. 肝气郁结证

症状：婚久不孕，月经周期先后不定，量或多或少，色暗，有血块，经行腹痛，或经前胸胁、乳房胀痛，情志抑郁，或烦躁易怒，舌淡红，苔薄白，脉弦。

治法：疏肝解郁，理血调经。

方药：开郁种玉汤加减。方中香附、郁金、香橼、玫瑰花理气解郁；当归、赤芍、白芍养血柔肝；白术、茯苓健脾培土；牡丹皮凉血活血。全方共成疏肝解郁，理血调经之功。

内服膏方示例:

组成 香附 150 克,郁金 120 克,牡丹皮 120 克,白芍 150 克,当归 150 克,赤芍 150 克,白术 100 克,茯苓 100 克,香橼 150 克,玫瑰花 100 克,枳壳 90 克,延胡索 100 克,木香 90 克,丹参 100 克,升麻 60 克,决明子 150 克,桑椹 120 克,栀子 45 克,夏枯草 60 克,陈皮 90 克,薄荷 60 克,菊花 100 克,合欢皮 200 克,酸枣仁 200 克,女贞子 120 克,墨旱莲 120 克,知母 45 克,五味子 90 克,龟甲胶 250 克,蜂蜜 250 克。

制法 将龟甲胶打碎加适量黄酒加热烊化,蜂蜜炼制后备用,其余药材浸泡后加适量水煎煮 3 次,滤汁去渣,合并滤液,加入烊化后的龟甲胶、炼制后的蜂蜜,搅拌均匀,慢火浓缩至稠膏状。

5. 痰湿内阻证

症状:婚久不孕,月经后期,甚或闭经,带下量多,色白质黏,形体肥胖,胸闷呕恶,心悸头晕,舌淡胖,苔白腻,脉滑。

治法:燥湿化痰,理气调经。

方药:苍附导痰丸加减。方中苍术、茯苓、薏苡仁、泽泻祛痰除湿;胆南星、制半夏软坚化痰,石菖蒲既祛痰又能安神;痰湿内阻,壅塞冲任,气血运行不畅,故病久必导致瘀血阻滞胞宫,与痰湿夹杂,故本膏方加茺蔚子、丹参、川芎、桃仁活血化瘀;地龙、路路通、鸡血藤通经活络;痰湿日久易化火,少佐马鞭草、马齿苋、蒲公英活血化瘀、清热化湿;全方攻邪不伤正,故予生白术、生黄芪健脾化湿,女贞子、墨旱莲、山茱萸补益肝肾益精血,诸药配制成膏,以期燥湿化痰,调经助孕。

内服膏方示例:

组成 苍术 100 克,茯苓 120 克,生白术 150 克,薏苡仁 150 克,胆南星 45 克,制半夏 90 克,香附 90 克,泽泻 90 克,赤小豆 90 克,茺蔚子 150 克,丹参 200 克,石菖蒲 120 克,陈皮 60 克,川芎 60 克,桃仁 60 克,地龙 90 克,路路通 120 克,川牛膝 120 克,鸡血藤 120 克,牡丹皮 100 克,马齿苋 150 克,马鞭草 150 克,蒲公英 60 克,生黄芪 150 克,杏仁 60 克,女贞子 100 克,墨旱莲 100 克,山茱萸 90 克,车前子 150 克,徐长卿 200 克,浙贝母 100 克,砂仁 60 克,黑芝麻 150 克,阿胶 150 克,龟甲胶 150 克,冰糖 250 克。

制法 将黑芝麻研磨成极细粉,阿胶、龟甲胶打碎加适量黄酒加热烊化,冰糖熬制后备用,其余药材浸泡后加适量水煎煮 3 次,滤汁去渣,合并滤液,加入烊化后的阿胶、龟甲胶,熬制后的冰糖,黑芝麻粉,搅拌均匀,慢火浓缩至稠膏状。

6. 瘀滞胞宫证

症状:婚久不孕,月经后期,量或多或少,色紫黑,有血块,可伴痛经,平素小腹或少腹疼痛,或肛门坠胀不适,舌质紫暗,边有瘀点,脉弦涩。

治法:活血化瘀,止痛调经。

方药:少腹逐瘀汤加减。方中桃仁、红花、川芎活血祛瘀;水蛭、土鳖虫破瘀散结;当归、丹参、益母草、鸡血藤养血活血;赤芍、牡丹皮清热祛瘀;山药、菟丝子、川断补益肝肾、固护冲任;莪术、延胡索、木香、郁金行气通络;川牛膝引瘀血下行。诸药合用既有活血化瘀养血之功,又有行气解郁,使气血流畅之效,冲任瘀血消散,经行如常,诸症自除,以利摄精成孕。

内服膏方示例:

组成 郁金 90 克,木香 90 克,香附 120 克,鸡血藤 150 克,当归 90 克,川芎 45 克,丹参 120 克,赤芍 120 克,牡丹皮 120 克,三棱 90 克,莪术 90 克,菟丝子 120 克,水蛭 120 克,土鳖虫 120 克,煅瓦楞子 300 克,红藤 300 克,败酱草 300 克,皂角刺 120 克,桂枝 45 克,生大黄 60 克,川楝子 120 克,延胡索 120 克,益母草 150 克,乌药 90 克,桃仁 90 克,红花 90 克,枳壳 60 克,川牛膝 120 克,党参 300 克,黄芪 300 克,熟地黄 150 克,白芍 150 克,炙甘草 60 克,川断 120 克,怀山药 150 克,茯苓 120 克,阿胶 200 克,龟甲胶 200 克,红糖 250 克。

制法 将阿胶、龟甲胶打碎加适量黄酒加热烊化，红糖熬制后备用，其余药材浸泡后加适量水煎煮 3 次，滤汁去渣，合并滤液，加入烊化后的阿胶、龟甲胶及熬制后的红糖，搅拌均匀，慢火浓缩至稠膏状。

二、组方及应用要点

（一）变化应用

不孕病因复杂，临床表现纷繁多样，可由多囊卵巢综合征、子宫内膜异位症、高催乳素血症及盆腔炎性疾病后遗症等妇科疾病导致，亦与多种内、外科疾病密切相关。需详问病史，认真查体，明辨病因，分析病位，选取适合者运用膏方调治。临床还要重视男方因素，提倡夫妇同诊。

使用膏方调治本病，大多患者需长期服用，因此处方用药要避免过度偏颇，不能补益太过而恋邪，攻邪太过而伤正；不能偏温热而动相火，偏寒凉而伤脾胃；不能滋腻太过而碍运化，升散太过而耗精血，故处方时必须注意组方的平衡。

阴阳平衡：不孕症主因肾虚为主，分为肾气不足、肾阳虚和肾阴虚，调治注重补肾之法，临证处方要善于"阴中求阳""阳中求阴"，两者可相互配合，旨在阴实阳充，阳盛阴足。

动静协调：不孕症女性多焦虑，致使肝气疏泄失常导致气机升降紊乱。因此，疏肝理气、调畅气机需贯穿治疗始终，使膏方补而不壅，动静相宜。

固护脾胃：脾胃为后天之本，不孕症多为本虚标实之证，以肾虚为主，而补肾填精药物多滋腻，易碍脾胃，不利运化，故在开具膏方时，常在处方中配伍山楂、神曲、麦芽、谷芽等助消化，陈皮、枳壳、砂仁、豆蔻等健脾理气。同时，方中需配伍健脾益气之品，体现"以后天补先天"之意。

膏方调治过程中，如发现月经未按时来潮，需及时检查血或尿 HCG，如发现妊娠者，需停用膏方及时就诊，在医师指导下进行下一步诊治。

（二）胶糖选择

不孕症调治中注重补肾治疗，制订膏方时常选用龟甲胶、鳖甲胶、鹿角胶、阿胶等。月经缠绵漏血色淡不止或者月经量少色淡，眩晕麻轻，属血虚证者，选择阿胶养阴补血。不孕症常用糖类包括饴糖、红糖、蜂蜜和冰糖。中焦虚寒者，可选用饴糖；气滞血瘀者，可选用红糖；阴液亏虚者，可选用蜂蜜或冰糖。

（三）细料选择

不孕症患者，常根据辨证选择细料，如肾虚兼精血不足者可加用紫河车；肾阳虚者可选用鹿茸、海马、海龙等；肾阴虚者可选用西洋参等。

三、古 今 膏 方

（一）内服膏方

人参鹿角膏

来源 《墨宝斋集验方》。

组成 人参、鹿角胶、白蜜各 120 克。

制法 将人参择净，研细，水煎 2 次，2 液合并，文火浓缩。鹿角胶用黄酒 300 毫升煮沸熔化，与人参膏、白蜜和匀收膏即成。

功用　补肾阳，益精血。

适应证　女子不孕。

用法　每次 30 毫升，每日 1 次，晨起以温开水适量冲服，或调入稀粥中服食。

（二）外用膏方

1. 毓麟固本膏

来源　《清太医院配方》。

组成　杜仲、熟地黄、附子、肉苁蓉、牛膝、补骨脂、续断、肉桂、甘草各 120 克，生地黄、大茴香、小茴香、菟丝子、蛇床子、天麻子、紫梢花、鹿角各 45 克，羊腰子 1 对，赤石脂、龙骨各 30 克，香麻油 4 千克，黄丹 1.5 千克，雄黄、丁香、沉香、木香、乳香、没药各 30 克，麝香 1克，阳起石 1.5 克。

制法　将前 20 味药择净，研细，用香麻油熬枯去渣取汁，加黄丹、雄黄、丁香、沉香、木香、乳香、没药、麝香、阳起石，收膏即成。

功用　温肾填精，通血脉，利关节。

适应证　下元虚冷，虚劳不足，阳痿不举，举而不坚，遗精盗汗，久无子嗣，下淋白浊，腰痛腿痛，手足顽麻，半身不遂，小肠疝气，单腹胀满；妇人干血劳瘵，久不受孕，或屡经小产（不育不孕）。

用法　男子贴肾俞穴及丹田穴，妇人贴脐上，每 15 日 1 换。

2. 神效暖脐膏

来源　《慈禧光绪医方选议》。

组成　肉桂 45 克，牡丹皮 24 克，黄芪、党参、当归身、生地黄各 60 克，白芍、肉苁蓉、附子、木鳖子各 30 克，荆芥、防风、麻黄、桂枝、柴胡、前胡、升麻、葛根、苏叶、薄荷、羌活、独活、白芷、藁本、川芎、细辛各 15 克。

制法　上药择净，用香麻油 1 千克，生姜、葱头各 120 克，入油内文火熬枯，滤净。按药油 500克、黄丹 250 克的比例调匀，收膏，去火毒即成。

功用　镇痛止泻，祛风散寒，健肠胃，暖肚。

适应证　受寒受冷，腹痛腹胀，呕吐酸水及久不孕育，腰骶疼痛。

用法　摊贴肚脐或患处。

3. 煨脐种子膏

来源　《急救广生集》。

组成　当归、川芎、白芍、川牛膝、川巴戟、杜仲、肉苁蓉、熟地黄、菟丝子、蛇床子、虎胫骨（现用羊胫骨代替）、细辛、补骨脂各 25 克，香麻油 700 克，甘草 200 克，硫黄 15 克，乳香、没药、儿茶、血竭各 15 克，麝香 6 克。

制法　将香麻油熬滚，下甘草，熬滚后下入前 13 味药，慢火熬至药物焦枯，纱布滤去药渣，再熬至滴水不散，入硫黄，离火，再入余药，搅拌均匀，冷凝即成。

功用　温补肝肾，通经活络。

适应证　不孕，兼治漏肩风及女子赤白带下。

用法　外贴肚脐上。

备注　不宜内服。

（黄欲晓、袁敬柏）

第十一章　男科膏方调治

第一节　男性不育症

男子不育症是指婚后同居 2 年以上，未采取避孕措施，女方生育功能正常，而未生育者。在中医文献中又称为"不男""无嗣""男子艰嗣"等。男性不育症与先天因素及后天因素都密切相关，若先天禀赋薄弱，肾精不足，生殖之精难以化生，故难有子。先天禀赋异常，生殖系畸形，因不能正常交合，亦难生育。若后天养护不足，房事频繁而无节制，纵欲过度，或久病不育，嗜食辛辣，均可耗损肾精及宗筋之络脉，可致不育。若外阴不洁或不洁性交，而致秽浊内积，淫毒侵染，可致梅毒、淋浊、血精、脓精、疝疮等症。

西医学中的无精子症、少精子症、畸形精子症、弱精子症、精液不液化、免疫性不育症等均可参考本病辨证论治。

一、膏方治疗优势证候辨治

男性不育症病位主要在肾，也涉及心、肝、脾。如瘀血阻滞者，多责之肝和肾，而湿热下注证，则涉及脾、胃、肝、胆和肾。临床辨证诊疗当分清虚实。本病治疗应分清虚实，若属精子减少症，则以肾元亏虚、阳气虚衰为主。实证则多见于湿热下注，经脉瘀阻，同时亦有虚实夹杂，或因虚致实、因实致虚者，临证需仔细辨识。

男性不育症以虚证多见，同时亦有实证致不育者，常见虚证证候有肾精亏虚证，实证证候有瘀血阻滞证、湿热下注证。膏方治疗男性不育，针对肾精不足、肾元亏损的患者，可缓缓补益、徐徐滋养，可借浓缩药物之力填补患者亏损之肾气、肾精；对于实证者，膏方可逐步去除瘀血、湿热等不育的病理因素，改善下焦精血状态。

1. 肾精亏虚证

症状：婚后多年不育，精液量少，精子密度低，活力弱，畸形率增高，伴腰膝酸软，头晕耳鸣，精神疲惫，记忆减退，舌淡，苔白，脉沉细弱。

治法：补肾填精。

方药：五子衍宗丸合七宝美髯丹加减。方中以枸杞子、覆盆子、菟丝子补肾益精；五味子、补骨脂、怀牛膝、何首乌、当归补肝肾，强腰膝。两方合用可补肾益精，强壮腰膝。可酌加鱼鳔、紫河车以增强补肾生精之力；若偏于肾阴虚，伴精液不液化、死精子多者，可加牡丹皮、地骨皮、生地黄、白芍、玄参滋阴清热凉血。

内服膏方示例：

组成　枸杞子 120 克，菟丝子 120 克，五味子 60 克，车前子 100 克，覆盆子 100 克，何首乌 120 克，茯苓 120 克，怀牛膝 100 克，当归 120 克，补骨脂 120 克，海马 20 克，海龙 20 克，鹿角胶 100 克，龟板胶 100 克，蜂蜜 300 克。

制法　将海马、海龙文火另煎 3 次，鹿角胶和龟板胶用黄酒烊化，蜂蜜炼制后备用，其余药材浸泡后加适量水共煎 3 次，将所有煎液过滤去渣取汁合并浓缩，兑入烊化后的鹿角胶和龟板胶、炼制后的蜂蜜，搅拌均匀，慢火浓缩至稠膏状。

2. 瘀血阻滞证

症状：不育，精子数目少，精液量少，精子密度低，活力弱，畸形率增高，伴精索静脉曲张，面色紫暗，皮肤粗糙，少腹不适，阴囊、睾丸刺痛，舌暗红或有瘀斑。

治法：行气活血，化瘀生精。

方药：血府逐瘀汤加减。方中以红花、桃仁、川芎、当归、赤芍活血化瘀；柴胡疏肝理气。诸药合用可行气活血、化瘀生精。

内服膏方示例：

组成 桃仁 120 克，赤芍 200 克，川芎 90 克，川牛膝 200 克，生甘草 60 克，柴胡 120 克，枳壳 120 克，桔梗 120 克，当归 150 克，生地黄 120 克，西红花 30 克，鳖甲胶 150 克，鹿角胶 50 克，红糖 200 克。

制法 将西红花另煎，鳖甲胶、鹿角胶用黄酒烊化，红糖熬制后备用，其余药材浸泡后加适量水共煎 3 次，将 3 次煎液取汁，与西红花单煎液合并过滤去渣，兑入烊化后的鳖甲胶、鹿角胶和熬制后的红糖，搅拌均匀，慢火浓缩至稠膏状。

3. 湿热下注证

症状：婚后不育，精子数目少，密度低，精液黏稠而不液化，精液中可见较多的脓细胞或白细胞，口苦咽干，胸胁胀满，阴囊潮湿或痒，小便滴白，少腹或会阴部不适，尿黄短赤，舌红，舌苔黄，脉濡数或滑数。

治法：清热利湿，兼补阴精。

方药：龙胆泻肝汤合六味地黄汤加减。方中龙胆草可清泻肝胆湿热；金银花、连翘可清热解毒；栀子、黄柏可清湿热；车前子、泽泻给邪以出路，使湿热从小便而解；山茱萸、山药、牡丹皮、熟地黄滋阴益肾生精。诸药合用可起到清热利湿、兼补阴精之功用。

内服膏方示例：

组成 龙胆草 100 克，黄芩 100 克，栀子 100 克，泽泻 100 克，木通 100 克，车前子 100 克，当归 100 克，柴胡 100 克，甘草 100 克，生地黄 200 克，山药 150 克，茯苓 120 克，山茱萸 150 克，牡丹皮 120 克，蜂蜜 200 克。

制法 将蜂蜜炼制后备用，其余药材浸泡后加适量水共煎 3 次，将 3 次煎液过滤去渣取汁合并浓缩，兑入炼制后的蜂蜜，搅拌均匀，慢火浓缩至稠膏状。

二、组方及应用要点

（一）变化应用

男性不育者多为先天禀赋不足，或后天养护失当，房事过度，久病不愈或劳倦太过，而致肾精亏虚、肾元不固，精子成活率低、活动力差，肾阳虚衰者加淫羊藿、巴戟天、菟丝子等，严重者，可加肉桂、鹿茸；疲乏无力甚者，加黄芪、人参。嗜食辛辣厚味，或感染虫毒，湿热下注，阻闭精窍，死精、畸形精子多者，加土茯苓、蚤休等；精液中有脓细胞者，加蒲公英、红藤、黄柏等。

（二）胶糖选择

腰酸腿软，五心烦热，遗精，属肾阴不足者，可选择龟甲胶滋阴益肾、鱼鳔胶补益精血；腰背酸冷，脚凉，或小便清长，或精子活动度差，属于肾阳不足者，选用鹿角胶温阳、鱼鳔胶补益精血。实证瘀血者，可选择鳖甲胶破瘀活血，鹿角胶温阳推动气血运行；实证湿热下注者，可少用或不用胶类。糖类选择上，补虚者可选择蜂蜜；瘀血者可选择红糖活血化瘀。

（三）细料选择

男性不育症腰背酸冷肾阳不足者，可选择鹿茸、海龙、海马、蛤蚧助阳益精。细料中选择参类时，阳虚怕冷的老年患者选用红参；阴虚内热者选用西洋参；气虚神疲者选用生晒参；阴虚火旺者可酌情选用西洋参，或配以铁皮石斛；不宜用人参者，也可于普通饮片中酌情选用党参、太子参等。

三、古今膏方

（一）内服膏方

1. 十子奇方

来源 《惠直堂经验方》。

组成 凤仙花子（焙干）、金樱子（去毛捣碎，熬膏）、五味子（酒，浸，蒸，晒干）、石莲子（研碎，用茯苓、麦冬各50克煎汁拌蒸，晒干）、菟丝子（酒浸3夜煮1昼夜，吐丝为度）、女贞子（酒浸，九蒸九晒）各150克，枸杞子（一半乳拌蒸，一半酒浸微炒）200克，小茴香（微炒为末，白菊花100克煎汁拌，晒干）50克，山药、桑椹（极黑肥大者取汁，以瓷盆盛之，每日晒成膏）各200克，大附子（蜜煮1日，换水煮半日，人参100克煎汁拌附子，晒干）50克。

制法 将金樱子、五味子、菟丝子、女贞子、枸杞子熬为稀膏，余药研为细末，下入拌匀为稠膏。

功用 健脾补肾，填精壮阳。

适应证 男子不育，饮食少进，阳痿早泄，腰膝酸软，畏寒怕冷，倦怠乏力等症。

用法 每服1匙，每日3次。

2. 天根月窟膏

来源 《温病条辨》。

组成 鹿茸、鹿角胶、乌贼骨、桑螵蛸、菟丝子、桂圆肉、当归、小茴香、山茱萸、紫石英、杜仲、牛膝、萆薢各500克，乌骨鸡1对，鲍鱼、海参、龟甲、茯苓、牡蛎、沙苑蒺藜、白芍、芡实、补骨脂、枸杞子、肉苁蓉、龙骨各1千克，鸡子黄16枚，羊腰子16枚，西洋参1.5千克，莲子1.5千克，熟地黄2千克，白蜜1.5千克。

制法 将鹿茸、乌骨鸡、鲍鱼、鸡子黄、海参、龟甲、羊腰子等血肉有情之品煎煮滤汁，将所滤汁液文火熬成膏状；茯苓、莲子、芡实、牡蛎、龙骨、白芍、乌贼骨等有粉无汁之品研为极细末；除鹿角胶、白蜜外，其余药物煎煮滤汁，熬如膏状。将三者混合，下入鹿角胶、白蜜，搅拌均匀，微火熬至如膏。

功用 补阴益阳，强壮身体。

适应证 男子遗精滑泄，精寒无子。

用法 每服1匙，每日3次。

备注 有湿热证者不可服。

（二）外用膏方

1. 布膏药

来源 《青囊秘传》。

组成 生地黄、当归、何首乌、川芎、川断、红花、五加皮、川草乌、苍术、高良姜、官桂、香附、乌药、枳壳、陈皮、柴胡、白芷、羌活、独活、威灵仙、麻黄、莪术、三棱、刘寄奴、荆芥、防风、赤芍、青皮、桃红、大黄、牙皂、藁本、连翘、南星、山柰、姜半夏、海风藤、甘松各12克。细料方：麝香（现用人工麝香代替）、肉桂各4克，附子8克，冰片2克，洋樟、木香、乳香、没药、细辛、阿魏、八角、小茴香各12克，研末。

制法　用麻油 2.56 千克入诸药煎枯，下净血余 120 克，熔化，再下飞广丹 1.2 千克，熬膏。再下后细料药，搅匀用之。

功用　理气活血，祛风通络，散寒止痛。

适应证　男子艰嗣，梦遗精滑；跌打损伤，遍身筋骨疼痛，腰脚酸疼，足膝无力，左瘫右痪，水泻痢疾，腰胁气滞痛。男性不育症证属瘀血阻滞者。

用法　男子艰嗣、梦遗滑精，贴命门。

备注　方中川草乌、飞广丹、附子、细辛有毒。

2. 神效万应膏方

来源　《单方汇编》。

组成　天冬、蛇床子、生地黄、熟地黄、麦冬、远志、牛膝、谷精草、杏仁、菟丝子、川断、紫梢花、肉苁蓉各 50 克，川附子 10 克，麻油 2.25 千克。

制法　上药用麻油浸，春夏秋 5 日、冬 10 日，以文武火煎枯，滤去渣，加松香熬过去渣，净油 2 千克，黄丹 1 千克飞净炒黑色，用杨柳枝不住手搅，滴水成珠，不黏手为度，稍冷再入细药。厚肉桂、鹿茸（酥炙）、沉香、乳香（去油净）、没药（去油净）、丁香、雄黄、木香、赤石脂、龙骨、硫黄、阳起石各 50 克，虎骨（现以狗骨代替）150 克，麝香 60 克，蟾酥 12 克共为细末入膏内搅匀。

功用　壮阳补肾。

适应证　肾阳虚损，男子不育者。

用法　贴两膏肓及肾俞。

备注　禁内服，孕妇及皮肤过敏者禁用。

3. 洞府保养灵龟神方

来源　《集验良方》。

组成　甘草、天冬、麦冬、远志、牛膝（酒浸）、生地黄（酒洗）、熟地黄、蛇床子（酒洗）、菟丝子（酒蒸）、肉苁蓉、虎胫骨（醋炙，现以狗胫骨代替）、鹿茸（酒洗）、续断（酒洗）、紫梢花、木鳖肉、谷精草（酒洗）、杏仁（去皮尖）、官桂、大附子各 12 克，麻油 1.2 千克。

制法　将上药入油内熬枯、滤去渣，再熬至滴水成珠，下松香 200 克、黄丹 400 克、硫黄 15 克、雄黄 15 克、龙骨 15 克、蛤蚧 1 对、赤石脂 15 克、乳香 15 克、没药 15 克、沉香 15 克、母丁香 15 克、木香 15 克、麝香 15 克、蟾酥 15 克、阳起石 15 克，上药为末，诸药下完，不住手搅。入瓷罐，下井中浸 3～5 日，出火气，方可用。

功用　此膏能固玉池真精不泄，通十二经血脉，强阳健力，补精髓助元阳。

适应证　五劳七伤、半身不遂、下元虚损、疝气、手足顽麻、阳痿不举、白浊、下淋、妇女血崩，皆能治之。

用法　摊贴两肾俞穴及丹田。又脐处用汗巾缚住，勿令走动，60 日 1 换。

第二节　阳　痿

阳痿是指男性除未发育成熟或已到性欲衰退时期，性交时阴茎不能勃起，或虽勃起但勃起不坚，或勃不能维持，以致不能完成性交全过程的病证。阳痿乃宗筋失养而弛纵，病因或恣情纵欲，耗伤真元，命门火衰，宗筋失于温煦而致；或先天禀弱或后天食少，禀赋不足而引起；或忧思气结，伤及肝脾，精微失布，宗筋失养而引起；或湿热侵袭，内蕴湿热，循肝经下注宗筋，宗筋弛纵而引起；或瘀血阻塞阳道。由于恣情纵欲、思虑、抑郁、惊恐所伤者，多为脾肾亏虚，命门火衰，属于虚证；由于肝郁化火，湿热下注，瘀血阻络致宗筋弛纵者，属于实证。青壮年多实证，老年人多虚证。

西医学中的功能性勃起功能障碍，血管、神经、内分泌等因素引起的器质性勃起功能障碍和某些慢性疾病表现有阳痿症状者，可参考本病辨证论治。

一、膏方治疗优势证候辨治

阳痿多由于恣情纵欲，频繁手淫，导致精气虚损，命门火衰，或由于情志不畅，肝气郁结而成。少数可因湿热下注，宗筋弛纵所致。其辨证当分清虚实，有火无火，脏腑病位所在。虚证当补，实证当泻，有火宜清，无火宜温。命门火衰者，治宜温补下元；抑郁伤肝者，治宜疏肝解郁；湿热下注者，治宜清化湿热；阳明受损者，治宜健脾和胃；血脉瘀滞者，治宜活血化瘀通络。阳痿属慢性疾病，内服膏方治疗可贯穿阳痿治疗的各个证候，亦可配合使用外用膏方。

（一）虚证

1. 命门火衰证

症状：阳事不举，精薄清冷，头晕耳鸣，面色㿠白，精神萎靡，腰膝酸软，畏寒肢冷，舌淡苔白，脉沉细。

治法：温补下元。

方药：赞育膏加减。方中巴戟天、肉桂、淫羊藿、韭菜子壮命门之火；熟地黄、山茱萸、枸杞子、当归滋阴养血，从阴求阳。滑精频繁，精薄精冷，可加覆盆子、金樱子、益智仁补肾固精；若火衰不甚，精血薄弱，可予左归丸治疗。

内服膏方示例：

组成　熟地黄 250 克，白术 250 克，当归 180 克，枸杞子 180 克，杜仲 120 克，仙茅 120 克，巴戟肉 120 克，山茱萸 120 克，淫羊藿 120 克，肉苁蓉 120 克，韭菜子 120 克，蛇床子 60 克，炮附子 30 克，肉桂 60 克，人参 100 克，鹿角胶 60 克，蜂蜜 200 克。

制法　将人参研成极细粉，鹿角胶用黄酒烊化，蜂蜜熬制后备用，炮附子先煎 1 小时后与浸泡后的其余药材加适量水共煎 3 次，将 3 次煎液过滤去渣取汁合并浓缩，兑入人参粉、烊化后的鹿角胶和熬制后的蜂蜜，搅拌均匀，慢火浓缩至稠膏状。

2. 脾胃虚弱证

症状：阳事不举，面色欠华，纳少腹胀，少气懒言，舌淡苔白，脉缓弱。

治法：补气，健脾，和胃。

方药：九香长春饮加减。方中九香虫健脾益胃；蜂房、人参健脾益气；黄芪、白术、茯苓、泽泻运脾治湿；山药、白芍补脾益阴，防诸药之过；桂枝醒脾通络；炙甘草健脾和胃，调和诸药。

内服膏方示例：

组成　九香虫 90 克，蜂房 50 克，黄芪 200 克，白术 120 克，茯苓 150 克，泽泻 90 克，山药 150 克，白芍 150 克，桂枝 90 克，炙甘草 90 克，人参 100 克，鱼鳔胶 100 克，蜂蜜 300 克。

制法　将人参研成极细粉，蜂蜜炼制后备用，鱼鳔胶蒸煮后浸泡 12 小时后切细小火煎煮 6 小时，取浓缩胶汁过滤，再煎煮 2 次，取汁过滤，合并煎液。其余药材浸泡后加适量水共煎 3 次，将 3 次煎液过滤去渣取汁合并，兑入鱼鳔胶汁小火浓缩，后兑入人参粉和炼制后的蜂蜜，搅拌均匀，慢火浓缩至稠膏状。

（二）实证

1. 抑郁伤肝证

症状：阳痿伴见胸胁胀满，或窜痛，善太息，情志抑郁，咽部如物梗阻，舌淡少苔，脉弦。

治法：疏肝解郁。

方药：逍遥散加减。方中柴胡、香附、郁金、川楝子疏肝理气；当归、白芍、生地黄、枸杞子养血柔肝；白术、茯苓、甘草健脾助运。若见口干口苦，急躁易怒，目赤尿黄，此为气郁化火，可加牡丹皮、栀子、龙胆草以泻肝火；若气滞日久，兼有血瘀之证，可加川芎、丹参、赤芍以活血化瘀。

内服膏方示例：

组成　柴胡 300 克，当归 300 克，茯苓 300 克，白芍 300 克，白术 300 克，甘草 150 克，合欢皮 500 克，薄荷 300 克，莲子心 200 克，鳖甲胶 200 克，蜂蜜 400 克。

制法　将鳖甲胶用黄酒烊化，蜂蜜炼制后备用，其余药材浸泡后加适量水共煎 3 次，将 3 次煎液过滤去渣取汁合并浓缩，兑入烊化后的鳖甲胶和炼制后的蜂蜜，搅拌均匀，慢火浓缩至稠膏状。

2. 湿热下注证

症状：阴茎痿软，阴囊潮湿、臊臭，下肢酸困，小便黄赤，苔黄腻，脉濡数。

治法：清化湿热。

方药：龙胆泻肝汤。方中龙胆草、黄芩、栀子清肝泻火，柴胡疏肝达郁，木通、车前子、泽泻清利湿热；当归、生地黄养阴、活血、凉血，与清热泻火药配伍，泻中有补，使泻火之药不致苦燥伤阴。若症见梦中举阳，举则遗精，寐则盗汗，五心烦热，腰酸膝软，舌红少津，脉弦细数，为肝肾阴伤，虚火妄动，治宜滋阴降火，方用知柏地黄丸合大补阴丸加减。若症见阴囊潮湿，阳事不举，腰膝沉重，或腰冷而重，尿清便溏，舌苔白腻，脉濡缓，为阴湿伤阳，治用九仙灵应散外洗。

内服膏方示例：

组成　龙胆草 120 克，黄芩 180 克，栀子 180 克，泽泻 200 克，木通 180 克，车前子 200 克，当归 80 克，生地黄 120 克，柴胡 120 克，甘草 100 克，蜂蜜 200 克。

制法　将蜂蜜炼制后备用，其余药材浸泡后加适量水共煎 3 次，将 3 次煎液过滤去渣取汁合并浓缩，兑入炼制后的蜂蜜，搅拌均匀，慢火浓缩至稠膏状。

3. 血脉瘀滞证

症状：阳痿不举，面色黧黑，阴茎色泽紫暗发凉或睾丸刺痛，舌紫暗或有瘀斑，舌下静脉怒张，脉涩。

治法：活血化瘀通络。

方药：血府逐瘀汤加减。方中红花、桃仁、生地黄、赤芍、当归、川芎活血化瘀而养血；柴胡、枳壳行气和血而疏肝；桔梗开宣肺气，载药上行，合枳壳则升上焦之气而宽胸；牛膝通利血脉，引血下行。瘀久化热，烦躁易怒者，加知母、黄柏；少腹疼痛，加延胡索、乌药；会阴坠胀甚者，加黄芪、党参；睾丸疼痛者，加荔枝核。

内服膏方示例：

组成　桃仁 120 克，赤芍 200 克，川芎 90 克，川牛膝 200 克，生甘草 60 克，柴胡 120 克，枳壳 120 克，桔梗 120 克，当归 150 克，生地黄 120 克，荔枝核 120 克，乌药 90 克，西红花 30 克，鳖甲胶 150 克，鹿角胶 50 克，红糖 200 克。

制法　将西红花另煎 3 次，鳖甲胶、鹿角胶用黄酒烊化，红糖熬制后备用，其余药材浸泡后加适量水共煎 3 次，将 3 次煎液取汁，与西红花浸泡单煎液合并过滤去渣，兑入烊化后的鳖甲胶、鹿角胶和熬制后的红糖，搅拌均匀，慢火浓缩至稠膏状。

二、组方及应用要点

（一）变化应用

阳痿属虚者宜补，属实者宜泻，有火者宜清，无火者宜温。命门火衰者，阳气既虚，真阴多损，且肾恶燥，故温补之法，忌纯用刚烈燥涩之剂，宜血肉温润之品。肝气郁结者，应以疏达肝气为主。湿热下注者，治用苦味坚阴，淡渗祛湿，即《内经》所谓"肾欲坚，急食苦以坚之"的原则。瘀血阻络者，以活血通络为治。

阳痿单纯由命门火衰所致者，临床上并不多见。若阳痿他证误用温肾壮火治疗，则可导致复杂的变证。如肝气郁结误用壮阳，则可肝郁化火，抑或徒伤肝肾之阴；肝经湿热误用壮阳，犹如火上加炭，使肝木焦萎；瘀血阻络误用壮阳，则伤津耗血，血液黏稠，血行更加不畅，反加重阳痿，临床尤应注意。

对于阳痿，不少医家多从温肾壮阳论治，滥用温补之品，有的非但疗效不佳，反而造成肾阴损耗，湿热内生的状况。故用药应水中补火，或补中有清，寓清于补，乃可使水火得其养。具体而言，在温肾药的使用上应选用温而不燥，或燥性较小的血肉有情之品，如巴戟天、菟丝子、鹿角胶、肉苁蓉，并加用熟地黄、黄精等从阴引阳。此外，入肝肾经的牛膝等，以及根据证候特点适当选用在阳痿治疗中有一定疗效的药物，如蜈蚣、细辛、灵芝等有利于提高疗效。

（二）胶糖选择

腰膝酸冷，肾阳不足者，选用鹿角胶温肾益精；脾胃虚弱者，可选用鱼鳔胶和中气，益精血；脉络瘀阻者，可选用鳖甲胶祛瘀通络；湿热下注者，可用素膏。糖类选择上，一般可选用蜂蜜兑蜜成膏，瘀血者可选用红糖。

（三）细料选择

阳痿遗精，腰背酸冷肾阳不足者，可选鹿茸、海龙、海马、蛤蚧助阳益精；瘀血者，可选用西红花活血化瘀；气不足者可选用生晒参，兼见阳虚者可选择红参。

三、古今膏方

（一）内服膏方

1. 玉燕投怀膏

来源　《毓麟验方》。

组成　炮附子60克，虎胫骨（现以狗胫骨代替）、沉香各6克，紫梢花、龙骨各3克，麝香9克，海螵蛸6克。

制法　将诸药择净，研细，炮附子用黄酒煮半小时，取出同诸药同捣如泥，分作40丸备用。

功用　温阳补肾，固精止泄。

适应证　阳痿，早泄，遗精。

用法　每次1丸，填肚脐中，外用膏药封固，每日1次。

2. 鹿鞭膏

来源　《中国膏药学》。

组成　鹿鞭1对，阿胶250克，冰糖适量。

制法　将鹿鞭择净，研为细末。阿胶用清水漂净，研成细末。诸药同放在锅内，加入清水、黄酒各半，文火熬膏即成。

功用　补肾壮阳，益肾暖宫。

适应证　肾阳虚所致的阳痿不举，性欲低下，宫寒不孕等。

用法　每服10克，每日2次，白开水冲服，或调入米粥中服食。

（二）外用膏方

1. 保元膏

来源　《冯氏锦囊秘录》。

组成　人参、枸杞子各40克，当归身48克，白术60克，大附子3克，川椒12克。

制法　上药浸泡加水煎成膏，入麝香（现以人工麝香代替）0.8克，储存于锡盒中备用。

功用　补肾壮阳，益气起痿。

适应证 阳痿。

用法 取膏适量，房事前用水调化，敷阴茎。

2. 保养元气膏

来源 《景岳全书》。

组成 生地黄、熟地黄、麦冬、肉苁蓉、远志、蛇床子、菟丝子、牛膝、鹿茸、续断、虎骨（现以狗骨代替，用量须 3 倍以上）、紫梢花、木鳖子、谷精草、附子、肉桂、龙骨、硫黄、赤石脂、乳香、沉香、丁香、木香、阳起石、麝香、蟾酥、鸦片、甘草各 10 克，黄蜡 400 克，麻油 500 克。

制法 先将龙骨、硫黄、赤石脂、乳香、丁香、沉香、木香、阳起石、麝香、蟾酥、鸦片打成粉状备用。将麻油倒入铜锅中煮沸，再将除黄蜡以外的其余药材放入铜锅中一起煎煮，待锅中药物变为焦黑色时滤出药渣，继续加热，然后将制备好的药粉放入锅中搅拌均匀，再放入黄蜡即可收膏。将膏药装入玻璃瓶密封好，放入冷水中浸泡 3 日即可取出使用。

功用 温阳益髓，活血通络。

适应证 虚劳百损、五劳七伤所致的腰膝疼痛，半身不遂，疝气，带下白浊，阳痿不举。

用法 将膏药涂于肚脐或腰眼，然后以绷带包扎好，5～6 日 1 换。

3. 千金封脐膏

来源 《寿世保元》。

组成 天冬、生地黄、熟地黄、木鳖子、大附子、杏仁、蛇床子、远志、牛膝、肉苁蓉、肉桂、菟丝子、肉豆蔻、虎骨（现以狗骨代替）、鹿茸、麦冬、紫梢花各 6 克。

制法 上药共为末，置锅内加入麻油 620 克，文武火熬至药呈黑色，去渣澄清，入黄丹（水飞过）250 克、松香 120 克，再熬，用槐条、柳条搅至滴水不散为度。再下硫黄、朱砂、赤石脂、龙骨（此 4 味俱为末）各 9 克搅匀离火。待药油微冷后，再入腽肭脐 1 副，阿芙蓉、蟾酥各 9 克，麝香 3 克，阳起石、沉香末各 9 克（此 6 味俱为末，俱不见火），待药冷凉后下黄蜡 18 克，置瓷器内盛之，封口放水中浸 3 日以去火毒，从水中取出备用。

功用 温补下元。

适应证 男子下元虚冷，小肠疝气，痞疾并腰腿骨节疼痛，半身不遂。女子子宫久冷，赤白带下，久不受孕及产后破伤风。

用法 将膏药化开，贴于命门穴、丹田处。

4. 秘传膏

来源 《普济方》。

组成 赤石脂、硫黄、天冬（去心）、麦冬（去心）、熟地黄（酒浸）、菟丝子（酒浸）、木香（炙酥）、肉苁蓉（酒浸）、没药（另研）、紫梢花、杏仁（去皮尖，另研）、鹿茸、生虎骨（现以狗骨代替）、牛膝（酒浸）、阳起石、远志（去心）、川续断、蛇床子、谷精草、煅龙骨各 6 克，炮附子（去皮脐）1 个，乳香（另研）15 克，蟾酥（另研）、麝香（另研）各 3 克，雄黄（另研）12 克，生地黄、沉香、母丁香各 6 克，肉桂（另研）、甘草各 9 克，松香（另研）90 克，木鳖子（去壳、碾细）30 克。

制法 上药为末，除甘草、杏仁、木鳖子、肉桂、松香外，将余药置砂锅内，加水 3.12 千克，用桑柴火熬至 500 克去粗渣，将松香末、麻油各 60 克，白及末 30 克，下砂锅内熬数沸，再将甘草、杏仁、木鳖子、肉桂及松香入砂锅内不停地搅动，以稠黏成膏为度，贮瓷器内备用。

功用 补益肝肾。

适应证 脾肾阳虚，阳痿、早泄等。

用法 用时将膏药化开以绢或红布厚摊如小碗大，贴脐上及腰上。

（庞 博、施 怡）

第十二章　儿科膏方调治

小儿膏方不是成人膏方简单的翻版减量，小儿生理病理特点、膏方的适应范围、选膏用药均异于成人。

视频 12-1 小儿膏方组方及应用要点.mp4

（一）小儿生理病理特点

小儿为纯阳之体，生机蓬勃、发育迅速；但小儿同时又是稚阴稚阳之体，脏腑娇嫩，形气未充，有"三不足，二有余"，肺、脾、肾三脏不足，而心、肝两脏相对充足。

小儿寒暖不能自调，饮食不会自控，故较成人更易发病，且易于传变，易虚易实、易寒易热；但同时小儿脏气清灵、随拨随应，说明疾病较成人单纯，故只要辨证正确，治疗及时，护理仔细，也较易康复。

（二）膏方在儿科的适应范围

年龄在 3 岁以上慢性疾病缓解期或间歇期辨证属虚或虚中夹实者，如反复呼吸道感染，包括经常感冒发热或多次罹患支气管炎、肺炎；支气管哮喘反复发作；形瘦面黄、食欲不振、大便溏薄等属脾胃虚弱；过敏性疾病、汗证、遗尿和生长发育迟缓；急性病或慢性病后体质虚弱，如患过急性传染病、心肌炎之后，肾病综合征激素维持阶段、迁延性肾炎、紫癜性肾炎、血小板减少症等。

（三）小儿膏方处方原则

（1）要遵循辨证论治原则。

（2）重视"脾常不足"：脾喜燥恶湿，用药忌柔用刚，常选党参、白术、苍术、砂仁、豆蔻仁等；胃喜润恶燥，用药忌刚用柔，常用山药、白芍、玉竹、石斛等。临床常以刚柔相济为原则调理脾胃。在调理脾胃中要十分注意气机之升降，"脾宜升则健，胃宜降则和"。处方中常配以柴胡、枳壳、升麻、旋覆花、陈皮、佛手等行气药，调畅气机，以助脾胃升降出入之常。同时选用炒鸡内金、炒谷芽、炒麦芽、生山楂、焦山楂、六神曲等促进膏方吸收。

（3）把握"稚阴稚阳"：膏方用药宜清灵活泼、平和柔润、阴阳相济。补气多用太子参、党参、黄芪、参须，慎用人参。人参大补元气，是成人人膏方常用的补气药，但人参味甘性温而刚燥，具有较强的促性腺及兴奋垂体作用，故小儿慎用。补肾宜平补慎用温补，随年龄增长虚者必会充实，所以主张平补，可选用生地黄、熟地黄、山药、桑椹、桑螵蛸、黄精、金樱子、紫河车等，慎用温肾壮阳之品。若确属于肾阳虚者也可选淫羊藿、菟丝子、肉苁蓉、补骨脂等温补而不燥之品，阳虚甚者，如鹿茸、巴戟天、仙茅等温肾壮阳药须辨证酌情使用。

（4）崇尚用素膏：素膏尤其适合 3~5 岁小儿，不仅易于消化吸收且口感较好，基质有枣泥、莲子泥、冰糖、饴糖、蜂蜜等。枣泥、莲子泥易变质，制膏前后均应冷藏。

第一节　小儿哮喘

哮喘是小儿时期常见的一种以发作性的哮鸣气促、呼气相延长为特征的肺部疾患。《幼科发挥·哮喘》云："小儿素有哮喘，遇天雨而发者""发则连绵不已，发过如常，有时复发，此为宿疾，不可除也"。认识到本病具有反复发作、难以根治、每因气候骤变而诱发的临床特点。病因为素体肺、脾、肾三脏不足，痰饮留伏，因气候转变、寒温失调、接触异物、过食生冷咸酸诱发，触动伏痰，痰阻气道所致。

西医学的支气管哮喘可参照本病辨证论治。

一、膏方治疗优势证候辨治

膏方病位在肺，可累及脾、肾。哮喘反复发作，可以导致肺气耗散，涉及脾、肾，在缓解时可出现肺、脾、肾的虚象；或虚实夹杂，出现轻度持续哮喘。

哮喘辨证论治遵丹溪"未发以扶正气为主，既发以攻邪气为急"，分发作期与缓解期进行辨治，发作期多属于邪实，应当攻邪以治其标，并辨其寒热而施治；缓解期多属于正虚痰伏，应当扶正以治其本，扶脾益肾，补土生金，调其脏腑功能，祛其生痰之因。但也有不少属于虚实兼见，寒热并存，而且三者往往相互夹杂，相互转化，治疗时对于这种本虚标实的证候，又宜适当兼顾。

小儿哮喘邪实只是在发病过程中的短暂阶段，根据本病病程较长，反复发作，以及病久必虚的特点，在缓解期抓紧时机，扶脾益肾、补土生金可减轻和制止发作，逐步达到根治的目的。膏方正好具有这种独特的优势，所以膏方比较适用于缓解期及虚实夹杂之证，出现轻度持续期患儿。而对急性发作期表证未解、病情严重、变化迅速的患儿，膏方暂不适合。

（一）轻度持续期

1. 热性哮喘

症状：轻度咳喘哮鸣，痰稠色黄，渴喜冷饮，小便黄赤，大便干燥，舌苔薄黄或黄腻，脉滑数。

治法：清肺化痰定喘。

方药：定喘汤加减。可加葶苈子、地龙、芍药甘草汤加强平喘之功；加鱼腥草、金荞麦、三叶青、桔梗、浙贝母、海浮石、海蛤壳加强清肺化痰之功；便秘者，可加枳实、瓜蒌子、紫菀；如肺阴已伤，痰热未清，加入芦根、沙参、麦冬、玉竹、川贝母之类。

内服膏方示例：

组成　炙麻黄 45 克，黄芩 75 克，桑白皮 60 克，鱼腥草 150 克，杏仁 60 克，制半夏 45 克，款冬花 60 克，紫苏子 60 克，桔梗 30 克，前胡 60 克，浙贝母 75 克，白芍 75 克，白果 60 克，芦根 150 克，甘草 30 克，冰糖 250 克。

制法　将冰糖熬制后备用，其余药材浸泡后加适量水共煎 3 次，将 3 次煎液过滤去渣取汁合并浓缩，兑入熬制后的冰糖，搅拌均匀，慢火浓缩至稠膏状。

2. 寒性哮喘

症状：轻度咳喘哮鸣，咳痰清稀色白，形寒肢冷，面色晦滞带青，口中不渴，或渴喜热饮，舌苔薄白或白腻，脉紧或滑。

治法：温肺化痰定喘。

方药：射干麻黄汤加减。可加葶苈子、地龙、芍药甘草汤加强平喘之功；酌加杏仁、紫苏子、白前、陈皮化痰利气。

内服膏方示例：

组成　炙麻黄 45 克，射干 45 克，干姜 45 克，细辛 15 克，姜半夏 45 克，紫菀 60 克，款冬花 60 克，紫苏子 60 克，白前 60 克，五味子 45 克，大枣 60 克，陈皮 45 克，甘草 30 克，冰糖 250 克。

制法　将冰糖熬制后备用，其余药材浸泡后加适量水共煎 3 次，将 3 次煎液过滤去渣取汁合并浓缩，兑入熬制后的冰糖，搅拌均匀，慢火浓缩至稠膏状。

（二）缓解期

1. 肺气虚弱证

症状：面色㿠白，气短懒言，语声低微，倦怠乏力，自汗怕冷，四肢不温，苔薄质淡，脉细无力。

治法：补肺固卫。

方药：玉屏风散加味。汗多者加五味子、牡蛎，敛汗固涩。肢冷者加桂枝、炮附子，温阳益气。若症见面赤唇红，痰少稠黏，手足心热，易汗出易感冒，舌红少苔，脉细数，则属肺阴耗伤之证，治宜养阴润肺，可用百合固金汤。

内服膏方示例：

组成　黄芪 120 克，白术 60 克，防风 60 克，太子参 120 克，桂枝 30 克，白芍 75 克，大枣 150 克，五味子 45 克，陈皮 90 克，炒鸡内金 150 克，炙甘草 30 克，黄明胶 125 克，冰糖 250 克。

制法　将黄明胶用黄酒烊化，冰糖熬制后备用，其余药材浸泡后加适量水共煎 3 次，将 3 次煎液过滤去渣取汁合并浓缩，兑入熬制后的冰糖、烊化后的黄明胶，搅拌均匀，慢火浓缩至稠膏状。

2. 脾虚气弱证

症状：咳嗽痰多，食少脘痞，面黄欠华，大便不实，肌肉痿弱，倦怠乏力，苔少色淡，脉缓无力。

治法：健脾化痰。

方药：六君子汤加减。大便溏薄者可加木香、砂仁，宽中理气止泻；食欲不振者，加焦山楂、六神曲、炒谷芽、炒麦芽，导滞助运。

内服膏方示例：

组成　党参 75 克，太子参 75 克，炒白术 60 克，姜半夏 45 克，陈皮 90 克，茯苓 75 克，山药 150 克，薏苡仁 75 克，炒薏苡仁 75 克，焦山楂 150 克，炒谷芽 150 克，炒麦芽 150 克，莲子 150 克，大枣 150 克，炙甘草 30 克，饴糖 250 克。

制法　将饴糖熬制后备用，其余药材浸泡后加适量水共煎 3 次，将 3 次煎液过滤去渣取汁合并浓缩，兑入熬制后的饴糖，搅拌均匀，慢火浓缩至稠膏状。

3. 肾虚不纳证

症状：面色㿠白，形寒怯冷，下肢不温，脚软无力，动则心悸气促，大便澄清，或夜间遗尿，舌淡苔白，脉细无力。若症见形体羸弱，腰膝酸软，五心烦热，大便秘结，舌红少津，脉细数，则属肾阴不足，虚火内生之证。

治法：补肾固本。

方药：金匮肾气丸加减。若肾阳虚衰，水失蒸化，痰涎上泛者，可加半夏、胆南星。肾阴不足者，宜滋阴补肾，方用六味地黄丸，或麦味地黄丸加减。阴阳两虚者，可用人参蛤蚧散加淫羊藿、白石英、五味子、核桃仁，或用河车大造丸、紫河车等，以补元气，益精血，定喘嗽。

内服膏方示例：

组成　淫羊藿 150 克，桂枝 60 克，地黄 120 克，山药 150 克，茯苓 75 克，山茱萸 45 克，牡丹皮 60 克，泽泻 60 克，姜半夏 45 克，陈皮 90 克，桑椹 150 克，芡实 150 克，金樱子 60 克，桑螵蛸 60 克，炒鸡内金 150 克，焦山楂 150 克，大枣 150 克，炙甘草 30 克，龟甲胶 150 克，鹿角胶 100 克，冰糖 250 克。

制法　将龟甲胶和鹿角胶烊化，冰糖熬制后备用，其余药材浸泡后加适量水共煎 3 次，将 3 次煎液过滤去渣取汁合并浓缩，兑入熬制后的冰糖、烊化后的龟甲胶和鹿角胶，搅拌均匀，慢火浓缩至稠膏状。

二、组方及应用要点

（一）变化应用

膏方治疗小儿哮喘，以缓解期或轻度持续期之虚证及虚实夹杂证为优势治疗证候，对于伴有恶心纳呆、吐酸嘈杂、舌苔厚腻者，建议先以开路方健脾开胃。小儿哮喘分急发期和缓解期论治，一般来说发作期以实证为主，适合以汤药"荡"之，缓解期以虚证为主，适合膏滋缓调之。反复发作者往往虚实夹杂、本虚标实，呈轻度持续状态，亦适合用膏方标本同治、扶正祛邪，补虚而不留邪、祛邪而不伤正，且无论实证、虚证都应时时顾护脾胃，健脾以助化痰，补脾以助肺肾。

膏方服用期间出现证候变化或哮喘加重，可先根据证候特点组成汤剂处方，暂停服用膏方。待标实渐缓、外邪已解，再应用膏方治疗。

（二）胶糖选择

小儿轻度持续哮喘，可减少糖和蜜的加入，为兼顾口感，可加入冰糖调味，不加荤胶类，调制为素膏；哮喘脾胃虚寒明显者宜选用饴糖。缓解期选用荤胶者可选黄明胶、阿胶，尤以祛除火性的陈阿胶为佳。小儿为"纯阳之体"，如应用阿胶时，龟甲胶滋阴润燥、质地清爽，可制约新阿胶燥热之性，故可配用，阴虚者可加大剂量；肾阳不足者，可选用鹿角胶配用。5 岁以下小儿脾胃功能尚未发育完善，建议用素膏。

（三）细料选择

人参大补元气，是成人膏方常用的补气药，但其性温而刚燥，具有较强的促性腺及兴奋垂体作用，故小儿慎用。小儿补气除用太子参、党参、黄芪外，可选参须。补肾宜平补、慎用温补，尽可能达到补肾而无早熟之弊。尽量选用药食同源及温和之品。灵芝孢子粉作为细料药平补、清补，可按每天 0.5 克剂量兑入膏中。

三、古 今 膏 方

（一）内服膏方

1. 蜜瓜膏

来源　《幼幼新书》。

组成　瓜蒌皮适量。

制法　将瓜蒌皮择净，蜜涂，文火炙酥，研为细末。

功用　清热宣肺，化痰止咳。

适应证　小儿痰热咳喘。

用法　每次 3 克，蜂蜜调匀，时抹小儿口中。

2. 润肺化痰膏

来源　《冯氏锦囊》

组成　大白梨汁 500 克，白茯苓、麦冬各 120 克，蜂蜜 500 克，川贝母 60 克，核桃肉 120 克。

制法　白茯苓、川贝母研末，麦冬熬汁，核桃捣烂。取梨汁煮沸，再纳入蜂蜜煮沸，文火浓缩，加麦冬汁、诸药末，煮沸收膏即成。

功用　润肺化痰。

适应证　小儿哮喘，咳嗽。

用法　每次 10 毫升，每日 1 次，晨起温开水适量冲饮。

（二）外用膏方

平喘膏

来源　《中国外治妙方》。

组成　蛴螬 8 只，桃仁 100 克，杏仁 6 克，知母 18 克，胡椒 3 克。

制法　将蛴螬用香麻油炸焦，诸药共研细末，用鸡蛋清适量调膏，分为四等份。

功用　宣肺理气，止咳平喘。

适应证　小儿哮喘。

用法　取本品敷于双侧涌泉穴及足背之相应处，用无菌塑料薄膜外包，12 小时后取下药膏，隔 12 小时重贴 1 次。

视频 12-2　小儿厌食
症药食膏方调理.mp4

第二节　小儿厌食

厌食是指小儿较长时期见食不贪，食欲不振，甚则拒食的一种常见病证。本病的主要原因是平素饮食不节，或因喂养不当，以及长期偏食等情况，伤损脾胃正常的运化功能，从而产生见食不贪，肌肉消瘦，影响正常生长发育。脾为阴土，喜燥而恶湿，得阳则运；胃为阳土，喜润而恶燥，以阴为用。故饮食失调，必伤脾胃，胃阴伤则不思进食，脾阳伤则运化失职。本病以 1～6 岁儿童多见。本病临床诊断，以长期见食不贪，并经排除其他急慢性消化系统疾病，其形体虽较消瘦，但无大便不调、脾气急躁、精神萎靡和腹膜作胀等疳证症状者。

西医学中的小儿厌食症（又称消化功能紊乱），可参照本病辨证论治。

一、膏方治疗优势证候辨治

厌食是一个慢性、长期的症状，适合口感较好的膏剂缓调，根据脾运失健、胃阴不足、脾胃气虚三个不同的证候，分别予以和脾助运、养胃育阴和健脾益气治法论治。

1. 脾运失健证

症状：面色少华，不思纳食，或食物无味，拒进饮食，形体偏瘦，二便可，舌苔白或薄腻，脉尚有力。

治法：和脾助运。

方药：曲麦枳术丸加味。本方以白术为主药，重在健脾渗湿，并合六神曲、麦芽消食和中，与枳实相伍，宽中下气，具有运脾通降之功，舌苔厚腻湿重者，因脾失健运的患儿，多有脾阳失展的因素，将白术替为苍术，并可加陈皮、鸡内金、枳实，以燥湿运脾、通阳泄浊。

内服膏方示例：

组成　炒白术 60 克，六神曲 60 克，炒麦芽 150 克，枳实 60 克，生山楂 150 克，陈皮 90 克，苍术 60 克，炒鸡内金 150 克，甘草 30 克，冰糖 250 克，红枣泥 500 克。

制法　将冰糖用水化开熬制，红枣煮熟后去皮去核捣成枣泥，其余药材浸泡后加适量水共煎 3 次，将 3 次煎液过滤去渣取汁合并浓缩，兑入熬制后的冰糖、枣泥，搅拌均匀，慢火浓缩至稠膏状。

2. 胃阴不足证

症状：口干多饮而不喜进食，皮肤干燥，缺乏润泽，大便多干结，舌苔多见光剥，或舌光红少津者，质偏红，脉细。

治法：养胃育阴。

方药：养胃增液汤加减。方中石斛、乌梅、北沙参、玉竹、白芍、甘草具有酸甘化阴之意，清而不滋，养胃生津。如兼见脾气不足者，用山药以补益之，山药性平不燥、健脾而不碍脾运。

内服膏方示例：

组成　乌梅75克，北沙参60克，玉竹75克，白芍75克，山药150克，炒鸡内金150克，枳壳75克，甘草30克，鲜铁皮石斛75克，冰糖250克。

制法　将铁皮石斛另煎3次取汁，冰糖熬制后备用，其余药材浸泡后加适量水共煎3次，将所有煎液过滤去渣取汁合并浓缩，兑入熬制后的冰糖，搅拌均匀，慢火浓缩至稠膏状。

3. 脾胃气虚证

症状：精神较差，面色萎黄，厌食、拒食，若稍进饮食，大便中夹有不消化残渣，或大便不成形，容易出汗，舌苔薄净或薄白，脉无力。

治法：健脾益气。

方药：参苓白术散加减。方中太子参、山药，益气健脾，和胃补中；白术、茯苓、薏苡仁、扁豆等为渗湿健脾之要药；砂仁和胃醒脾，且有理气宽中作用；桔梗取其升清载药上行之意。

内服膏方示例：

组成　党参75克，太子参75克，山药150克，薏苡仁75克，炒薏苡仁75克，炒白术60克，茯苓75克，炒白扁豆60克，砂仁45克，炒鸡内金150克，桔梗30克，炙甘草30克，莲子泥500克，饴糖250克。

制法　将饴糖用水化开熬制，莲子煮烂后捣泥后备用，其余药材浸泡后加适量水共煎3次，将3次煎液过滤去渣取汁合并浓缩，兑入熬制后的饴糖、莲子泥，搅拌均匀，慢火浓缩至稠膏状。

二、组方及应用要点

（一）变化应用

厌食症虽同属脾胃为病，但治脾宜升发脾气，运则脾健；治胃多宜清降，润则胃生。故治脾之药不能代以治胃，治胃之药须防碍脾，欲使脾健，不在补而贵在运。因此，膏方用药切不可因为患儿因厌食出现消瘦虚弱之证而投补益滋腻之品，以防妨碍脾胃功能。

除膏方调治外，调节饮食，是预防和治疗小儿厌食症的重要措施。纠正不良的偏食习惯，禁止饭前吃零食和糖果，定时进食，建立规律的生活方式。患病后发现食欲不振，应及时检查原因和进行治疗。

膏方口感较好，与汤剂相比更适合厌食症较长期缓缓调治，脾运失健证、胃阴不足证、脾胃气虚证均为优势治疗证候，对于舌苔厚腻或黄腻、口秽者，建议先以汤剂清化湿浊或湿热后再行膏剂调补。

（二）胶糖选择

厌食症状较重者，不加荤胶类，可用冰糖加红枣泥或莲子泥调制为素膏，脾胃气虚明显者宜选用饴糖。5岁以下小儿脾胃功能尚未发育完善，建议用素膏。

（三）细料选择

人参为健脾益气要药，但其性温而刚燥，具有较强的促性腺及兴奋垂体作用，故小儿慎用。小儿补气除用太子参、党参、黄芪外，可选参须。养胃阴首选铁皮石斛，分为干铁皮枫斗与鲜铁皮石斛，以鲜者为佳，两者作为细料药均需另煎收膏时兑入。

三、古 今 膏 方

（一）内服膏方

1. 扶元和中膏

来源 《慈禧光绪医方选议》。

组成 党参 150 克，白术、当归身、杜仲、茯苓、黄芪、炒谷芽、鸡内金各 100 克，砂仁 40 克，姜半夏 80 克，香附、佩兰、生姜各 60 克，大枣 55 枚。

制法 上药共以水熬透，去渣，再熬浓，兑冰糖 200 克为膏。

功用 扶元和中，健脾化滞。

适应证 久病脾虚食少，胸闷干哕，倒饱嘈杂，食物不消。

用法 每服 10 克，白开水冲服。

2. 养阴调中化饮膏

来源 《慈禧光绪医方选议》。

组成 西洋参、川贝母、陈皮、香附各 90 克，朱茯神 180 克，柏子仁、地黄、当归身、六神曲、焦山楂各 120 克，枳壳 60 克，姜黄连 45 克。

制法 上药共以水煎透，去渣再熬浓汁，兑炼蜜收膏。

功用 清热养阴，健脾祛痰。

适应证 肺胃积热，脾不健运，火盛津枯之干咳、食滞、纳呆、口渴思饮。

用法 每服 10 克，白开水冲服。

3. 清热理脾除湿膏

来源 《慈禧光绪医方选议》。

组成 茯苓、薏苡仁、石斛、白扁豆各 150 克，陈皮、白术、麦冬、茵陈各 120 克，炒三仙各 60 克，山药、菊花各 90 克，甘草 60 克。

制法 上药共以水煎透，去渣，加蜜炼成膏。

功用 淡渗健脾，清热除湿。

适应证 脾运不健之食少纳呆，饮食不消，疲倦乏力，脘痞腹胀，口干烦热，大便溏薄等。

用法 每服 7 克，白开水冲服。

4. 楂梨膏

来源 《种杏仙方》。

组成 鲜山楂 1.5 千克，甜梨 1.5 千克。

制法 将上述药物一起捣烂，过滤取自然汁，入锅内煎熬，直至如稀糊样。一般药汁与蜜的比例为 5∶2，即得汁 600 克，入蜜 240 克，再熬，直至成膏，也可制成饼子服用。

功用 化食消积。

适应证 小儿食积不化。

用法 取药饼适量，食之。

（二）外用膏方

健脾膏

来源 《理瀹骈文》。

组成 牛精肉 500 克，牛肚 200 克（用小磨麻油 1.5 千克浸熬，听用），益智仁、姜半夏、南星、当归、厚朴、陈皮、乌药、姜黄、甘草（半生半炙）、枳实、白术、川乌、莱菔子、干姜、川椒各

100 克, 黄芪、党参、川芎、白芍、赤芍、羌活、香白芷、细辛、防风、香附、五灵脂、苏梗、苏子、延胡索、山楂、麦芽、神曲、木瓜、青皮、槟榔、枳壳、桔梗、威灵仙、大腹皮、醋三棱、醋莪术、杏仁、柴胡、升麻、远志肉、吴茱萸、五味子、草蔻仁、肉蔻仁、巴戟天、补骨脂、高良姜、荜茇、大茴香、红花、黄连、黄芩、大黄、甘遂、苦葶苈子、红芽大戟、巴豆、黑丑头、茵陈、木通、泽泻、车前子、皂角、木鳖仁、蓖麻仁、全蝎、炮穿山甲、白附子、附子各 50 克, 苍术、滑石、生姜、薤白、韭白、葱白、大蒜各 200 克, 鲜槐枝、柳枝、桑枝各 400 克, 石菖蒲、艾、白芥子、胡椒、佛手 (干) 各 50 克, 凤仙草 (全株) 1 棵, 枣 7 枚。

制法 上药共用油 11 千克, 分熬丹收, 再入肉桂、木香、丁香、砂仁、檀香各 50 克, 牛胶 (酒蒸化) 200 克, 俟丹收后, 搅至温温, 以一滴试之不爆, 方取下, 再搅千余遍, 令匀, 愈多愈妙, 勿炒珠, 炒珠无力, 且不黏也。

功用 健脾消食。

适应证 脾阳不运, 饮食不化, 或噎塞饱满, 或泻痢腹痛, 或为湿痰, 水肿, 黄疸, 臌胀, 积聚, 小儿慢脾风。

用法 贴胸脐。

特别提醒 严禁内服。

第三节 小儿遗尿

遗尿又称遗溺、尿床, 是小儿睡中小便自遗, 醒后方觉的一种疾病。婴幼儿及学龄儿童因白天游戏过度等原因偶然发生遗尿都不属病态。超过 3 岁, 特别是 5 岁以上的幼童, 不能自主控制排尿, 熟睡时经常遗尿, 轻者数夜一次, 重则可一夜数次, 则为病态。遗尿若长期不愈, 致使儿童遭受精神上的压力而产生自卑感, 且对小儿的智力、体格发育都有影响。小便正常的排泄, 有赖于膀胱和三焦的气化功能, 而三焦之气化, 又与肺、脾、肾等脏有关, 故遗溺的发生, 虽然主要在于膀胱不能约束, 但酿成膀胱不约的原因是多方面的, 主要有下元虚寒、肾气不足, 不能温养膀胱, 膀胱气化功能失调, 闭藏失职, 不能制约水道; 脾肺气虚, 上虚不能制下, 下虚不能上承, 致使无权约束水道; 肝经湿热, 热郁化火, 火热内迫, 迫注膀胱而致遗尿。

西医学中的儿童遗尿症可参照本病辨证论治。

一、膏方治疗优势证候辨治

小儿遗尿以虚证为主, 亦有实证。常见证候为下元虚寒证、肺脾气虚证和肝经湿热证。下元虚寒证, 治以温补肾阳为主; 脾肺气虚证, 治以益气健脾为主; 肝经湿热证, 治以泻肝清热为主。

1. 下元虚寒证

症状: 睡中经常遗尿, 多则一夜数次, 醒后方觉, 神疲乏力, 面色苍白, 肢凉怕冷, 下肢无力, 腰酸腿软, 智力较差, 小便清长, 舌质较淡。

治法: 温补肾阳, 固涩小便。

方药: 菟丝子散合缩泉丸加减。方中菟丝子、肉苁蓉、炮附子温补肾阳, 以暖下元; 益智仁温补脾肾, 乌药温化膀胱; 五味子、牡蛎益肾固涩, 以缩小便; 山药健脾。若伴有痰湿内蕴, 困寐不醒者, 加胆南星、半夏、石菖蒲、远志, 以化痰浊, 开窍醒神; 若纳差、便溏者, 加党参、白术、茯苓、山楂, 以健脾和中助运。

内服膏方示例:

组成 菟丝子 75 克, 煅牡蛎 150 克, 肉苁蓉 60 克, 五味子 45 克, 益智仁 60 克, 乌药 60 克,山药 150 克，制半夏 45 克，石菖蒲 60 克，远志 60 克，党参 75 克，炒白术 60 克，茯苓 60 克，莲子 150 克，陈皮 90 克，炒鸡内金 150 克，炙甘草 30 克，黑芝麻 100 克，核桃仁 150 克，饴糖 250 克。

制法 将黑芝麻、核桃仁炒熟后研成极细粉，饴糖熬制后备用，其余药材浸泡后加适量水共煎 3 次，将 3 次煎液过滤去渣取汁合并浓缩，兑入黑芝麻粉、核桃仁粉、熬制的饴糖，搅拌均匀，慢火浓缩至稠膏状。

2. 脾肺气虚证

症状：睡后遗尿，少气懒言，神软乏力，面色苍黄，食欲不振，大便溏薄，常自汗出，苔薄嫩，脉少力。

治法：培元益气，固涩小便。

方药：补中益气汤合缩泉丸加减。方中人参、黄芪、白术、山药、炙甘草、升麻、柴胡升阳益气；当归合黄芪，调补气血；益智仁、山药、乌药培元补肾，固涩小便；陈皮兼利气机。若困寐不醒者，加石菖蒲清心醒神；若大便稀溏者，加炮姜温脾祛寒。

内服膏方示例：

组成 党参 75 克，炙黄芪 120 克，炒白术 60 克，山药 150 克，升麻 30 克，柴胡 30 克，当归 60 克，益智仁 60 克，乌药 60 克，石菖蒲 60 克，莲子 150 克，陈皮 90 克，炒鸡内金 150 克，炙甘草 30 克，饴糖 250 克。

制法 将饴糖熬制后备用，其余药材浸泡后加适量水共煎 3 次，将 3 次煎液过滤去渣取汁合并浓缩，兑入熬制后的饴糖，搅拌均匀，慢火浓缩至稠膏状。

3. 肝经湿热证

症状：遗出之尿，尿量不多，但尿味腥臊，尿色较黄，平时性情急躁，或夜间梦语龅齿，唇红，苔黄，脉数有力。本证常见于白天嬉戏玩耍过度、脾气急躁的儿童。

治法：泻肝清热。

方药：龙胆泻肝汤加减。方中龙胆草、黄芩、栀子泻肝胆实火；泽泻、木通、车前子清利膀胱湿热；配当归、生地黄养血润燥；柴胡条达肝气；甘草调和诸药。若久病不愈，身体消瘦，虽有湿火内蕴，但已耗伤肾阴，舌质红者，可用知柏地黄丸治之，以滋阴降火。

内服膏方示例：

组成 焦栀子 60 克，黄芩 75 克，泽泻 60 克，通草 30 克，车前子 75 克，当归 60 克，地黄 75 克，柴胡 60 克，甘草 30 克，知母 60 克，黄柏 60 克，山药 75 克，牡丹皮 60 克，陈皮 90 克，茯苓 75 克，冰糖 250 克。

制法 将冰糖熬制后备用，其余药材浸泡后加适量水共煎 3 次，将 3 次煎液过滤去渣取汁合并浓缩，兑入熬制后的冰糖，搅拌均匀，慢火浓缩至稠膏状。

二、组方及应用要点

（一）变化应用

膏方治疗小儿遗尿，以肾虚、肺脾两虚的虚证为优势治疗证候，但临床常有虚实夹杂、本虚标实诸证，如常伴有痰湿内蕴，困寐不醒者，应用膏方辨治时应遵循标本同治、扶正祛邪、补虚而不留邪的组方原则，在补虚基础上兼顾化痰开窍。对习惯性遗尿，除尿床外，别无其他任何症状，治疗以教育、改善不良习惯为主。

针对实证肝经湿热证的小儿遗尿，可先给予汤剂治疗，龙胆泻肝汤过于苦寒，仅适合汤剂短时间服用，若病势稍缓可改用清膏或素膏，建议去龙胆草。本方苦寒药较多，对于下元虚冷，脾胃虚弱者，均不宜使用。

（二）胶糖选择

小儿遗尿胶糖选择以年龄与虚实为依据，3～5 岁脾胃功能尚未完善，均可用素膏，虚证可选用莲子泥、枣泥加饴糖作素膏基质；实证可用清膏或素膏，素膏建议选择冰糖调味；5 岁以上虚证小儿建议用荤膏，糖类可用饴糖温补虚损。

（三）细料选择

小儿遗尿虚证不建议用人参，可用党参、太子参代替。补肾宜平补，尽量选用药食同源及温和之品，尽可能达到补肾而无早熟之弊。

三、古　今　膏　方

（一）内服膏方

1. 桑螵参芪膏

来源　《程氏医学笔记》。

组成　黄芪 180 克，党参 120 克，茯苓 120 克，桑螵蛸 120 克，枸杞子 120 克，益智仁 150 克，覆盆子 300 克，菟丝子 150 克，金樱子 100 克，山药 200 克，炙甘草 60 克，杜仲 60 克。伴有腰痛不适者，重用杜仲至 120 克，加桑寄生 150 克；小腹喜温怕凉者，加肉桂 60 克。

制法　上药浸泡后加水煎煮 3 次，滤汁去渣，合并滤液，加热浓缩为清膏，再加红糖 150 克，饴糖 150 克收膏即成。

功用　健脾补肾，固涩止遗。

适应证　遗尿。

用法　每次 15～30 克，小儿酌减，每日 2 次，温开水调服。

2. 五子益智膏

来源　《临床验方集》。

组成　覆盆子 100 克，枸杞子 100 克，菟丝子 100 克，五味子 100 克，车前子 100 克，党参 80 克，益智仁 80 克，黄芪 80 克，白术 80 克，山药 80 克，甘草 50 克，黑芝麻 100 克，核桃仁 150 克。

制法　上药除黑芝麻、核桃仁外，余药加水煎煮 3 次，滤汁去渣，合并滤液，加热浓缩为清膏，黑芝麻、胡桃肉研碎后，冲入清膏，再加蜂蜜 300 克，收膏即成。

功用　益肾健脾。

适应证　遗尿。无论成人与小儿均可用之。

用法　每次 15～30 克，小儿酌减，每日 2 次，开水调服，7 日为 1 个疗程。

3. 益香膏

来源　《程氏医学笔记》。

组成　桑螵蛸 150 克，益智仁 150 克，党参 100 克，黄芪 90 克，覆盆子 90 克，杜仲 90 克，川芎 90 克，赤芍 90 克，红花 90 克，土鳖虫 90 克，牛膝 90 克，菟丝子 90 克，制香附 90 克，当归 120 克，金樱子 90 克，山药 90 克。

制法　上药浸泡后加水煎煮 3 次，滤汁去渣，合并滤液，加热浓缩为清膏，再加红糖 150 克，饴糖 150 克，收膏即成。

功用　健脾补肾，活血固摄。

适应证　小儿遗尿，女性遗尿。

用法　每次 15～30 克，小儿酌减，每日 2 次，温开水调服。

（二）外用膏方

温肾止遗膏

来源 《穴位贴敷治百病》。

组成 五倍子30克，五味子30克，益智仁30克，桑螵蛸30克，吴茱萸30克，石菖蒲10克。

制法 将上药共研细末，和匀，用米醋适量调和为稀糊状备用。

功用 温肾缩尿，收敛止遗。

适应证 小儿遗尿。

用法 外用。用时取药膏20～30克，外敷于双手心劳宫穴和肚脐上，外加包扎固定。每日换药1次，10次为1个疗程。

第四节　小儿多动症

小儿多动症，又称注意力缺陷多动障碍，是一种较常见的儿童时期行为障碍性疾病，临床以与年龄不相应的注意缺陷、多动冲动为主要特征。小儿多动症在中医学中未见记载，根据其临床表现，可归属于"脏躁""躁动"范畴，由于患儿智能接近正常或完全正常，但活动过多，思想不易集中而导致学习成绩下降，故又与"健忘""失聪"有关。本病多见于学龄期儿童，男孩多于女孩。病因主要为先天禀赋不足、后天失于护养、教育不当、环境影响等，其他如外伤瘀滞、情志失调等也可引起。

视频12-3　小儿多动症药食膏方调治.mp4

一、膏方治疗优势证候辨治

小儿多动症病位主要在心、肝、脾、肾。病机关键为脏腑阴阳失调，阴失内守，阳躁于外。

小儿多动症病性有虚实之分，实证为心肝火旺、痰火内扰；虚证为肝肾阴虚、心脾两虚。本病以调和阴阳为治疗原则，以滋阴潜阳、补益心脾、清心平肝、泻火豁痰为主要治法。膏方治疗小儿多动症，以肝肾阴虚证、心脾两虚证及虚实夹杂证为优势治疗证候，而对心肝火旺证、痰火内扰证，汤剂治疗稳定后亦可用膏方巩固疗效。

1. 肝肾阴虚证

症状：多动难静，急躁易怒，冲动任性，难以自控，神思涣散，注意力不集中，难以静坐，或有记忆力欠佳、学习成绩低下，或有遗尿、腰酸乏力，或有五心烦热、盗汗、大便秘结，舌质红，苔少，脉细弦。

治法：滋养肝肾，平肝潜阳。

方药：杞菊地黄丸加减。夜寐不安者，加酸枣仁、五味子；盗汗者，加浮小麦、煅龙骨、煅牡蛎；急躁易怒者，加龙胆草、石决明、钩藤；大便秘结者，加火麻仁、桑椹。

内服膏方示例：

组成 枸杞子75克，熟地黄120克，山茱萸45克，山药150克，茯苓75克，菊花45克，牡丹皮60克，泽泻60克，龙齿150克，石决明150克，钩藤75克，桑椹150克，鸡内金150克，枳壳75克，鲜铁皮石斛75克，灵芝孢子粉30克，龟甲胶200克，冰糖250克。

制法 将鲜石斛另煎3次取汁，龟甲胶烊化，灵芝孢子粉单放，冰糖熬制后备用，其余药材浸泡后加适量水共煎3次，将所有煎液过滤去渣取汁合并浓缩，兑入灵芝孢子粉、烊化后的龟甲胶、熬制后的冰糖，搅拌均匀，慢火浓缩至稠膏状。

2. 心脾两虚证

症状：神思涣散，注意力不能集中，神疲乏力，形体消瘦或虚胖，多动而不暴躁，言语冒失，做事有头无尾，睡眠不熟，记忆力差，伴自汗盗汗，偏食纳少，面色无华，舌质淡，苔薄白，脉虚弱无力。

治法：养心安神，健脾益气。

方药：归脾汤合甘麦大枣汤加减。思想不集中者，加益智仁、龙骨；睡眠不熟者，加五味子、首乌藤；记忆力差，动作笨拙，苔厚腻者，加半夏、陈皮、石菖蒲。

内服膏方示例：

组成　党参75克，黄芪120克，炒白术60克，大枣150克，炙甘草45克，茯神60克，远志60克，酸枣仁75克，龙眼肉150克，当归60克，淮小麦150克，木香45克，益智仁60克，龙骨150克，姜半夏45克，陈皮90克，石菖蒲60克，鸡内金150克，灵芝孢子粉30克，龟甲胶200克，阿胶50克，冰糖250克。

制法　将灵芝孢子粉单放，龟甲胶、阿胶烊化，冰糖熬制后备用，其余药材浸泡后加适量水共煎3次，将3次煎液过滤去渣取汁合并浓缩，兑入灵芝孢子粉、烊化后的龟甲胶和阿胶、熬制后的冰糖，搅拌均匀，慢火浓缩至稠膏状。

3. 心肝火旺证

症状：多动不安，冲动任性，急躁易怒，注意力不集中，做事莽撞，或好惹扰人、常与人打闹，或面赤烦躁，大便秘结，小便色黄，舌质红或舌尖红，苔薄或薄黄，脉弦或弦数。

治法：清心平肝，安神定志。

方药：安神定志丸加减。除方中药物柴胡、黄芩、决明子、连翘、天竺黄、石菖蒲、郁金、当归、益智仁、远志、龙齿外，急躁易怒者，加钩藤、珍珠母；冲动任性，烦躁不安者，加栀子、青礞石；大便干结，数日一行者，加大黄、枳实、槟榔。

内服膏方示例：

组成　柴胡60克，黄芩75克，决明子150克，连翘60克，天竺黄60克，石菖蒲60克，郁金60克，当归60克，益智仁60克，远志60克，龙齿150克，枳实150克，青礞石60克，甘草30克，冰糖300克。

制法　将冰糖熬制后备用，其余药材浸泡后加适量水共煎3次，将3次煎液过滤去渣取汁合并浓缩，兑入熬制后的冰糖，搅拌均匀，慢火浓缩至稠膏状。

4. 痰火内扰证

症状：多动多语，烦躁不安，冲动任性，难以制约，兴趣多变，注意力不集中，胸中烦热，懊侬不眠，纳少口苦，便秘尿赤，舌质红，苔黄腻，脉滑数。

治法：清热泻火，化痰宁心。

方药：黄连温胆汤加减。烦躁易怒者，加钩藤、龙胆草；大便秘结者，加大黄；痰热盛者，加青礞石、黄芩。

内服膏方示例：

组成　黄连30克，陈皮45克，姜半夏45克，胆南星60克，竹茹45克，瓜蒌子120克，枳实150克，石菖蒲60克，茯苓75克，珍珠母150克，青礞石60克，黄芩60克，钩藤75克，甘草30克，冰糖300克。

制法　将冰糖熬制后备用，其余药材浸泡后加适量水共煎3次，将3次煎液过滤去渣取汁合并浓缩，兑入熬制后的冰糖，搅拌均匀，慢火浓缩至稠膏状。

二、组方及应用要点

（一）变化应用

小儿多动症属于慢性病证，病情变化较为缓慢，治疗奏效时间也相对较长，所以适合膏方剂型。

针对心肝火旺、痰火内扰的实证小儿多动症，可先给予汤剂治疗，病势稍缓可改用清膏或素膏。由于小儿脏腑娇嫩，易虚易实，治疗时应注意滋阴而不伤脾，祛邪而不伤正，勿过用苦寒之品，同时注意安神益智。龙胆草性味过于苦寒，仅适合汤剂短期服用，不适合入膏。

（二）胶糖选择

小儿多动症胶糖选择需考虑小儿年龄与病证虚实。3～5 岁小儿脾胃功能尚未完善，均建议用素膏，虚证可选用莲子泥、枣泥加冰糖或饴糖作素膏基质；实证建议用清膏或素膏，素膏建议选择冰糖调味。5 岁以上小儿虚证时建议用荤膏，糖类建议用冰糖或饴糖。

（三）细料选择

小儿多动症虚证不建议用人参，用党参、太子参代替。补肾宜平补，尽量选用药食同源及温和之品，尽可能达到补肾而无早熟之弊。细料选择，肝肾阴虚证可选择鲜铁皮石斛，肝肾阴虚证及心脾两虚证均可选择清补安神益智之灵芝孢子粉。

三、古 今 膏 方

内服膏方

1. 知柏胡桃膏

来源　《中医膏方指南》。

组成　知母 60 克，黄柏 60 克，牡丹皮 100 克，石菖蒲 60 克，煅龙骨 150 克，煅牡蛎 150 克，生地黄 100 克，麦冬 60 克，淮小麦 100 克，甘草 60 克，制何首乌 60 克，淫羊藿 60 克，龟甲胶 150 克，黑芝麻 150 克，核桃仁 250 克。

制法　上药除龟甲胶、黑芝麻、核桃仁外，余药加水煎煮 3 次，滤汁去渣，合并滤液，加热浓缩为清膏，再将龟甲胶加适量黄酒浸泡后隔水炖烊，黑芝麻、胡桃肉研碎后，冲入清膏和匀，然后加饴糖 200 克收膏即成。

功用　滋阴降火，养阴润燥，潜阳制动。

适应证　小儿多动症肾阴不足证。多表现为注意力涣散、思想不集中、小动作多、任性冲动、易出汗、大便偏干、夜眠翻身多、舌质红。

用法　每次 15～30 克，每日 2 次，开水调服，1 个月为 1 个疗程。

2. 龙牡钩藤膏

来源　《程氏医学笔记》。

组成　生地黄 150 克，茯苓 150 克，钩藤 150 克，石菖蒲 150 克，生龙骨 300 克，生牡蛎 300 克，远志 50 克，琥珀 2 克。若心烦难眠者，加龟甲 100 克，百合 100 克，熟地黄 100 克；若形寒肢冷者，加鹿角粉 10 克，黄芪 100 克；若胸闷、食少者，加法半夏 100 克，焦山楂 100 克；若大便秘结者，加龙胆草 60 克，火麻仁 100 克。

制法　上药浸泡后加水煎煮 3 次，每次煮沸 1.5～2 小时，过滤，合并滤液，加热浓缩为清膏，再加饴糖 300 克至熔，和匀收膏即成。

功用　平肝潜阳，开窍安神。

适应证　小儿多动症。

用法　每次 15～30 克，每日 3 次，开水调服，半个月为 1 个疗程。

（汤　军、李　雁）

参 考 文 献

鲍相璈. 1997. 验方新编[M]. 周光优 点校. 北京：人民卫生出版社.

陈红风. 2016. 中医外科学[M]. 4版. 北京：中国中医药出版社.

陈可冀. 1981. 慈禧光绪医方选议[M]. 北京：中华书局.

陈可冀. 2015. 清宫膏方精华[M]. 北京：科学出版社.

窦志芳. 2011. 中医膏方学[M]. 太原：山西科学技术出版社.

龚延贤. 1997. 寿世保元[M]. 鲁兆麟 点校. 沈阳：辽宁科学技术出版社.

国家药典委员会. 2020. 中华人民共和国药典[M]. 北京：中国医药科技出版社.

黄亚博，霍介格，罗兴洪. 2022. 江苏中医膏方临床应用专家共识（2021）[J]. 江苏中医药，54（1）：1-13.

江育仁，王玉润. 1985. 中医儿科学[M]. 上海：上海科学技术出版社.

秦伯未. 2007. 秦伯未膏方集[M]. 张玉萍 点校. 福州：福建科学技术出版社.

孙一奎. 1986. 赤水玄珠[M]. 凌天翼 点校. 北京：人民卫生出版社.

谈勇. 2016. 中医妇科学[M]. 4版. 北京：中国中医药出版社.

王绪前. 2016. 中医膏方大全[M]. 北京：中国医药科技出版社.

王永炎，严世芸. 2009. 实用中医内科学[M]. 2版. 上海：上海科学技术出版社.

许国帧. 1992. 御药院方[M]. 王淑民 点校. 北京：人民卫生出版社.

轩志程. 2018. 中医膏方大全[M]. 北京：化学工业出版社.

张奇文. 2018. 中国膏敷疗法[M]. 2版. 北京：中国医药科技出版社.

张时彻. 1994. 摄生众妙方[M]. 张树生 点校. 北京：中医古籍出版社.

赵炳南，张志礼. 1983. 简明中医皮肤病学[M]. 北京：中国展望出版社.

赵佶. 1962. 圣济总录[M]. 北京：人民卫生出版社.

中华中医药学会. 2009. 中医体质分类与判定（ZYYXH/T157-2009）[J]. 世界中西医结合杂志，4（4）：303-304.

周端，陈昕琳. 2019. 中医膏方学[M]. 北京：中国中医药出版社.

朱橚. 1960. 普济方[M]. 北京：人民卫生出版社.